《手术室护理管理与实践》
编委会

主　编　陈　红　李　岩

副主编　何国龙　吴　波　夏述燕　刘　静　旷　婉　田书梅

主要参编人员　（按姓氏汉语拼音排序）

曹　娟　常　宝　陈　璨　陈　丹　陈梦妮　陈　敏

韩　凌　胡　曼　黄　蓉　李　乔　李　玥　林　敏

刘　丹　任莉雯　盛　芳　万静雯　王　玲　吴素兰

吴黎琨　吴祖璇　熊　锦　殷　杰　余云红　袁　丁

钟　浩　张　莺　邹　康　张春瑾

◎主 编 陈红 李岩

手术室护理
管理与实践

Nursing Management and Practice
in the Operating Room

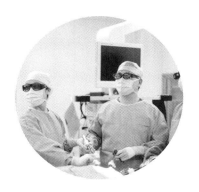

华中科技大学出版社
http://press.hust.edu.cn
中国·武汉

内 容 提 要

本书分上下两篇,共 23 章,上篇系统性介绍了手术室管理的相关内容,包括手术室建筑布局与管理、手术室护理人力资源管理、手术室护理应急预案与流程、手术室医院感染的预防与控制、手术室仪器设备与物品管理、围手术期护理与安全管理;下篇主要是从手术室 18 个亚专科手术的特点出发,结合临床配合需求,将专科手术配合常规进行梳理、总结,包括手术适应证、麻醉方式、手术间布局、物品准备、常用手术体位的安置方法、皮肤消毒范围、手术步骤及配合方法、巡回护士与器械护士配合要点等多方面内容。

本书对手术室管理和临床手术配合相关内容进行了系统全面的梳理和总结,内容翔实具体,图文并茂,有较强的实用性和可操作性,可作为手术室护理工作规范和标准的参考书,也可作为手术室在职护士及新职工的教学参考用书。

图书在版编目(CIP)数据

手术室护理管理与实践/陈红,李岩主编. —武汉:华中科技大学出版社,2023.9
ISBN 978-7-5772-0016-3

Ⅰ.①手… Ⅱ.①陈… ②李… Ⅲ.①手术室-护理 ②手术室-管理 Ⅳ.①R472.3 ②R612

中国国家版本馆 CIP 数据核字(2023)第 169504 号

手术室护理管理与实践　　　　　　　　　　　　　　　　　　　　陈　红　李　岩　主编
Shoushushi Huli Guanli yu Shijian

策划编辑:周芬娜　陈舒淇
责任编辑:周芬娜
封面设计:刘　卉
责任校对:刘　竣
责任监印:周治超
出版发行:华中科技大学出版社(中国·武汉)　　　电话:(027)81321913
　　　　　武汉市东湖新技术开发区华工科技园　　　邮编:430223
录　　排:武汉市洪山区佳年华文印部
印　　刷:武汉科源印刷设计有限公司
开　　本:787mm×1092mm　1/16
印　　张:31.25　　插页:2
字　　数:800 千字
版　　次:2023 年 9 月第 1 版第 1 次印刷
定　　价:128.00 元

序　言

国家卫生健康委印发的《全国护理事业发展规划(2021—2025)》中,明确指出了"十四五"时期是我国卫生健康事业发展的关键时期,护理工作作为卫生健康事业中的一个重要组成部分,对全面推进健康中国建设和积极应对人口老龄化具有重要意义。专科人才培养是护理工作专业化发展的基石,形成内容丰富、实用性强、临床指导性强的专业教材体系是培养专科专业人才的关键。

手术室是医院关键的核心部门之一,在保障手术顺利、安全、高效上起着至关重要的作用,手术室护理团队是一支作风优良、技术精湛的队伍,手术室护士的专业技术水平影响着医院的手术质量与安全,手术室护理的管理水平影响着医院整体的运营质量,因此,打造一支专业过硬、管理得当的护理队伍是手术室专业发展的重点目标。

《手术室护理管理与实践》根据新时代对专科护理提出的新要求,从我国手术室护理专业的实际情况出发,将手术室的临床护理工作和护理管理进行了全面而详细的阐述,对全国的手术室护理专业人员的教学与操作具有较强的指导作用。本书编撰人员均为手术室各专业骨干成员,在各亚专科团队手术配合中,以丰富的临床经验、精湛的手术配合技能和严谨的专业态度赢得了各专科医疗团队的高度认可,正是她们严谨求实的治学精神,对手术孜孜不倦的追求,对专业精益求精的态度,才有了本书的高质量呈现,为培养和打造专业的手术室护理团队提供了宝贵的培训教材!

护理事业是一项崇高的职业,新的形势下护理事业机遇与挑战并存,手术室的护理管理人员和护理专业人才都应努力从自身做起、从现在做起,抓住机遇、迎接挑战,不断提高专业水平和管理水平,不断总结、丰富本专科知识体系和理论框架,在医院高质量发展的大形势下,培养出一代又一代优秀的专科护理人员。我认为要实现此目标,需要广大同道一起努力,本书的出版将对手术室护理管理与实践方面做出一定贡献,希望今后能有更多优秀作品以飨读者。

中国科学院院士

武汉医学会会长

2023 年 9 月

前　言

随着现代医疗技术的快速发展和优质护理服务的广泛开展,手术室护理的发展也呈现出突飞猛进、日新月异的发展趋势。在推进公立医院高质量发展的新阶段,医疗技术水平的不断提升对手术室护理管理和手术室护士专业配合技能都提出了更高的标准与要求。为了帮助手术室护理同仁更好地适应手术模式的转变和新业务、新技术的开展,我们从临床实践出发,将手术室护理管理经验和丰富的临床手术配合经验进行总结,经过近3年的打磨与优化,编撰了《手术室护理管理与实践》。

本书分为上下两篇,共包含23章。上篇(1~6章)系统性介绍了手术室管理的相关内容,包括手术室建筑布局与管理、手术室护理人力资源管理、手术室护理人员的岗位设置与管理、手术室安全管理、手术室医院感染的预防与控制、手术室仪器设备与物品管理、围手术期护理等内容。下篇(7~23章)主要是从手术室18个亚专科手术的特点出发,结合临床配合需求,将专科手术护理配合常规进行梳理、总结,包括手术适应证、麻醉方式、手术间布局、物品准备、常用手术体位的安置方法、皮肤消毒范围、手术步骤及配合方法、巡回护士与器械护士配合要点等,内容翔实而具体,对手术室护理人员的临床工作具有指导作用。

本书在编写和定稿过程中,承蒙华中科技大学同济医学院附属同济医院护理部汪晖主任和王颖主任的大力支持,并得到了华中科技大学同济医学院附属同济医院护理部曾铁英副主任、刘于副主任、黄丽红副主任、胡露红副主任、徐蓉副主任、尹世玉总护士长、周雁荣总护士长等老师们的帮助与指导,对此表示诚挚的感谢!学问艰深笔墨涩,难免有瑕疵疏漏,敬请广大读者、手术护理同仁斧正,不胜感激!

编者

2023 年 8 月

于华中科技大学同济医学院附属同济医院

目　　录

下篇　手术配合实践

上　篇

手术室护理管理

第1章 手术室建筑布局与管理

第一节 手术室建筑布局与设备

一、手术室建筑布局与区域划分

1. 洁净手术部的建立

手术室建筑布局应满足洁净手术室用房要求和设置回风夹墙布置要求。洁净手术部应独立成区,并与其密切相关的外科重症护理单元相邻,并与放射科、病理科、消毒供应中心、输血科等科室毗邻。

2. 手术室组成及区域划分

(1)洁净手术部平面必须分为洁净区和非洁净区。洁净区与非洁净区之间的连接处必须设置缓冲区或传递窗。

(2)负压手术室和感染手术室在出入口都应设置准备室作为缓冲室。负压手术室要设置独立出入口。

(3)更衣室内设淋浴房、卫生间,要求相对封闭。

(4)缓冲间:应有洁净度级别,与高级别一侧同级,最高可达 6 级;面积不宜小于 3 m²;可兼作其他用途;应设定与邻室间的气流方向一致。

(5)每 2～4 间洁净手术室应单独设置 1 间刷手间,刷手间不应设门;在洁净走廊上设置刷手池应既不影响通行,又不影响环境卫生。

二、手术间内部布局与要求

1. 建筑要求

(1)洁净手术部建筑应遵循的总体原则:不产生粉尘、不易积尘,耐腐蚀、耐碰撞,不开裂,防潮防霉、易于清洁,环保节能,符合防火要求。

(2)洁净手术部内的地面可选用实用经济的材料,以浅色为宜。

(3)洁净手术部内的墙体转角和门的竖向侧边的阳台角,以圆角为宜。防撞板应设在通道两侧及转角处墙上。

(4)洁净手术部内与室内空气直接接触的外露材料不得使用木材与石膏。

(5)洁净手术部进出转运车的门,净空宽度不应小于 1.4 m,采用电动悬挂式自动门时,应有自动延时关闭和防冲击功能,并有手动功能。洁净区通向非洁净区的门除平开门和安全门为向外开之外,其他洁净区内的门均向静压高的方向开。

(6)插座、开关、各种柜体、观片灯等应设置在洁净手术部和洁净辅助用房的墙体内,不得突出墙体表面。

(7)洁净手术部和洁净辅助用房内不应有明露管线。

2. 手术室硬件设施

(1)各洁净手术室配备的与平面布置和建筑安装有关的基本设备,宜符合表 1-1-1 的要求。

表 1-1-1　洁净手术室的装备

装 备 名 称	每间最低配置数量
无影灯	1 套
手术台	1 台
计时器	1 只
医用气源装置	2 套
麻醉气体排放装置	1 套
医用吊塔、吊架	根据需要配置
免提对讲电话	1 部
观片灯(嵌入式)或终端显示屏	根据需要配置
保暖柜	1 个
药品柜(嵌入式)	1 个
器械柜(嵌入式)	1 个
麻醉柜(嵌入式)	1 个
净化空调参数显示调控面板	1 块
微压计(最小分辨率为 1 Pa)	1 台
记录板	1 块

注:所需装备可根据医疗要求调整。

(2)应按手术要求和手术间面积配置无影灯,以多头型无影灯为宜;无影灯架调平板的位置应设在送风面之上,距离送风面不应小于 5 cm;无影灯底座护罩不应安装在送风口下面。

(3)手术室计时器应同时具备麻醉计时、手术计时和一般时钟计时功能,应明确标识时、分、秒,计时控制器应配置齐全;自备蓄电池在停电时应自动接通,其供电时间应不少于 10 h;计时器宜设在病人不易看到的墙面上方。

(4)在手术台病人头部右侧的麻醉吊塔上和离地面高 1.0～1.2 m 的麻醉机附近的墙壁上分别设置医疗气源装置,并在麻醉吊塔(或壁式气体终端上)设置麻醉气体排放装置。

(5)观片灯联数可按手术室大小类型配置,观片灯或终端显示屏宜设置在主刀医生对面墙上。

(6)手术台病人头端墙内合适位置宜嵌入麻醉柜,手术台病人脚端墙内的位置宜嵌入器械柜和药品柜。

（7）转运车入口门侧墙上宜设置净化空调参数显示和调控面板。

（8）多功能复合手术室等新型手术室可根据实际医疗需要对医疗、影像等装备进行调整。

3. 洁净手术部水、电、气及消防要求

（1）洁净手术部的供用水水质应符合现行国家标准《生活饮用水卫生标准》（GB 5749—2022）的要求。

（2）洁净手术部内的盥洗设备及刷手池应同时具备冷热水系统，并在刷手池内设置非手动开关的水龙头。

（3）洁净手术部的洁净区不应设置地漏。有防污措施的专用密封地漏可应用于洁净手术部内的其他位置，不能采用钟罩式地漏。

（4）洁净手术部应采用独立双路电源供电。

（5）有生命支持电气设备的洁净手术室必须设置应急电源，以满足以下要求自动恢复供电时间：

① 生命支持电气设备应能实现在线切换。

② 非治疗场所的生命支持电气设备应在 15 s 内恢复供电。

③ 应急电源工作时间不应小于 30 min。

（6）隔离变压器必须设置在心脏外科手术室用电系统中。

（7）各防火分区在洁净手术部所在楼层高度 24 m 以上时，应设置避难间。

第二节　洁净手术室的空气调节与净化技术

一、洁净手术室与空气净化技术的概念

（1）手术间（Operating Room）是指对病人进行手术操作的房间。

（2）普通手术间（General Operating Room）是指没有设置空气净化系统，室内空气采用其他清洁消毒方法，卫生指标符合我国《医院消毒卫生标准》（GB 15982—2012）规定的房间。

（3）洁净手术间（Clean Operating Room）是指设置符合《医院洁净手术部建筑技术规范》（GB 50333—2013）要求的空气净化系统的手术间。

（4）隔离手术间（Isolated Operating Room）是指实施污染手术或对传染性、感染性疾病病人实施手术的房间。

（5）负压手术间（Negative-pressure Operating Room）是指设置独立空气净化系统，室内空气静压低于相邻相通环境空气静压，进行空气或呼吸道传播性疾病手术的房间。

（6）限制区（Restricted Area）是指包括手术间、刷手区和无菌物品存放间在内的对人流、物流的进入进行严格限制的区域，以维持手术区域较高的环境卫生洁净程度。

（7）半限制区（Semi-restricted Area）是指对人流、物流的进入进行限制的区域，包括术前准备间、器械间和麻醉恢复间等，以维持手术区域一定的环境卫生洁净程度。

(8) 非限制区(Non-restricted Area)是指包括办公区、休息区、更衣区和病人准备区等无特殊洁净度要求的工作区域。

(9) 空气过滤器(Air Filter)是指以机械阻挡、阻隔(如网、孔)方式将空气中的微粒截留在滤料上的装置。

(10) 粗效空气过滤器(Roughing Air Filter)是指按《空气过滤器》(GB/T 14295—2019)规定的方法检验,对粒径≥2 μm 微粒 1 次通过的计数效率≥50％的过滤器。

(11) 中效空气过滤器(Medium Efficiency Air Filter)是指按《空气过滤器》规定的方法检验,对粒径≥0.5 μm 微粒的 1 次通过的计数效率<70％的过滤器。

(12) 高中效空气过滤器(High Efficiency Air Filter)是指按《空气过滤器》规定的方法检验,对粒径≥0.5 μm 微粒的 1 次通过,70％≤计数效率<95％的过滤器。

(13) 亚高效空气过滤器[Sub-hepa(High Efficiency Particulate Air)Filter]是指按《空气过滤器》规定的方法检验,对粒径≥0.5 μm 微粒的 1 次通过,95％≤计数效率<99.9％的过滤器。

(14) 高效空气过滤器(High Efficiency Air Filter)是指按《高效空气过滤器》(GB/T 13554—2020)规定的方法检验,在额定通风量下,钠焰法效率为 99.9％～99.999％,初阻力在 190～250 Pa 之间的过滤器。

(15) 空气洁净度(Air Cleanliness)是指洁净环境内单位体积空气中含大于和等于某一粒径的悬浮微粒的允许数量。

(16) 洁净度 5 级(Cleanliness Class 5)是指环境空气中≥0.5 μm 的微粒数>350 粒/m³(0.35 粒/L)至≤3500 粒/m³(3.5 粒/L);≥5 μm 的微粒数为 0 粒/L 的空气洁净程度。相当于原 100 级。

(17) 洁净度 6 级(Cleanliness Class 6)是指环境空气中≥0.5 μm 的微粒数>3520 粒/m³(3.52 粒/L)至≤35200 粒/m³(35.2 粒/L);≥5 μm 的微粒数≤293 粒/m³(0.3 粒/L)的空气洁净程度。相当于原 1000 级。

(18) 洁净度 7 级(Cleanliness Class 7)是指环境空气中≥0.5 μm 的微粒数>35200 粒/m³(35.2 粒/L)至≤352000 粒/m³(352 粒/L);≥5 μm 的微粒数>293 粒/m³(0.3 粒/L)至≤2930 粒/m³(3 粒/L)的空气洁净程度。相当于原 10000 级。

(19) 洁净度 8 级(Cleanliness Class 8)是指环境空气中≥0.5 μm 的微粒数>352000 粒/m³(352 粒/L)至≤3520000 粒/m³(3520 粒/L);≥5 μm 的微粒数>2930 粒/m³(3 粒/L)至≤29300 粒/m³(29 粒/L)的空气洁净程度。相当于原 100000 级。

(20) 洁净度 8.5 级(Cleanliness Class 8.5)是指环境空气中≥0.5 μm 的微粒数>3520000 粒/m³(3520 粒/L)至≤11120000 粒/m³(11200 粒/L);≥5 μm 的微粒数>29300 粒/m³(29 粒/L)至≤92500 粒/m³(92 粒/L)的空气洁净程度。相当于原 30 万级。

二、洁净手术室的空气调节与净化技术

(1) 净化空调系统应使洁净手术部各手术间整体处于可控状态,并能对各手术间进行

调控。

（2）在手术进行中，在送风温度低于室温状况下，宜采用Ⅰ～Ⅲ级洁净手术室净化空调系统。

（3）洁净手术室及与其配套的相邻辅助用房应与其他洁净辅助用房分开设置净化空调系统；Ⅰ、Ⅱ级洁净手术室与负压手术室每间都要有独立的净化空调系统，Ⅲ、Ⅳ级洁净手术室可以2～3间合用一个系统。净化空调系统要有措施，便于控制风量的调节，并且能够保持风量的平稳。

（4）净化空调系统设置空气过滤器或装置应符合下列要求：

① 新风过滤器或装置应设置在新风口或紧靠新风口处。

② 预过滤器应设置在空调机组送风正压段出口。

③ 末级过滤器或装置应设置在系统末端或靠近末端静压箱的位置。

④ 回风过滤器设置在洁净用房回风口处。

⑤ 排风过滤器设置在洁净用房排风入口或出口处。

参 考 文 献

［1］李秀华.手术室专科护理［M］.北京：人民卫生出版社，2019.

［2］GB 50333—2013，医院洁净手术部建筑技术规范［S］.北京：中国建筑工业出版社，2014.

［3］WS/T 368—2012，医院空气净化管理规范［S］.北京：中国标准出版社，2012.

（陈红，刘静，宿浩然）

第2章　手术室护理人力资源管理

医疗护理服务与人类的生命安全息息相关,如何应对医疗资源不足的问题,促进医疗资源合理配置是世界各国卫生部门管理者关注的重要问题。近年来,随着护理事业的迅速发展,护理人力资源配置不再仅仅是医院运营和人力成本核算的问题,而是推动全球卫生系统高质量、可持续发展的关键战略问题之一。手术室作为医院的重要保障部门,其工作效率及质量与医院的整体运营及发展密切相关。因此,为合理高效管理手术室护理人力资源,保证手术室护理工作高效开展,综合医院手术室工作应关注手术室护理人力资源配置,明确护理人员岗位与职责,注重亚专科化发展,落实分层培训与绩效考核,促进手术室护理团队的高效发展。

第一节　手术室护理人力资源配置

护理人力资源配置(Allocation of Nursing Human Resource)是指护理人力资源在医疗卫生保健机构,包括医院、社区等机构为病人提供优质护理服务所需的护士数量及类型。手术室护理管理者应树立科学的管理理念,从岗位设置、弹性调配、专科化管理、分层管理及人性化管理等多方面入手整合护理人力资源,做到人尽其才、才尽其用,提高手术室运行效率。

一、按需设岗

按照科学管理、按需设岗、保证病人安全和临床质量的原则合理设置护理岗位,明确岗位职责和任职条件,建立岗位职责制度,提高管理效率。岗位设置需在规定的数量范围内,以行政职能、工作任务、专科发展等为基础进行设置,严格控制岗位数量及人员比例,多维度了解岗位设置的科学性与合理性。

二、弹性调配

实施弹性排班,在护理工作量较大的时间段,动态调整增加护士人数。结合实际工作情况制定人力资源紧急调配预案,确保有效应对突发事件或满足特殊情况下临床护理的紧急需要。护理管理者每日掌握手术开台、连台与结束时间及手术难易程度等,合理调整下一班次及次日手术人员,调节护理人员工作时间,防止超负荷工作,加快手术间周转,提高手术间利用率。

三、专科化管理

成立亚专科手术护理小组,设立专科组长,由临床经验丰富、专科知识扎实、专科技术过硬、具有一定管理能力、沟通协调能力较强的护士竞聘担任。以专科小组为单位实行区域化手术间管理,提高手术配合质量,加强护士工作责任感,充分调动护士工作积极性,提高工作效率,实现手术室护理工作规范化、制度化、流程化、细节化。

四、分层管理

建立符合护理工作特点的护士分层级管理制度,以护士临床服务能力和专业技术水平为主要指标,结合工作年限、职称和学历等,对护士进行合理分层,充分发挥不同层级护士的工作能力,做到人尽其才、才尽其用。将护士分层管理与护士薪酬分配、晋升晋级等有机结合,实现医院发展与护士自身发展的和谐统一。

第二节　手术室护理人员的岗位设置与管理

一、手术室护理管理岗

1. 手术室总护士长

(1)制定手术室的工作计划与目标,并组织实施落实与评价。

(2)加强手术室护理人才梯队的建设和培养,促进学科的稳步发展。

(3)参与制定和修订手术室护理工作规章制度、质量考核标准、护理工作计划、各级人员岗位职责、护理流程、护理常规等。

(4)制定合理的护理人力资源配置计划,高效地使用和调配人力资源。如遇突发公共事件,服从护理部的人力资源调配。

(5)负责手术室二级护理质量控制和护理安全工作。督促护士严格执行核心规章制度和操作流程,防止护理不良事件的发生。

(6)严格执行护士岗位管理,实施分层培训与考核。

(7)严格执行护士绩效考核,定期督促和指导护士长的绩效考核工作。

(8)认真执行总护士长查房,定期参加专科晨会交接班,督导危重病人护理工作落实。

(9)定期参加手术室护理不良事件及安全风险讨论分析会,指导并提出建设性意见和建议。

(10)参与并指导专科危重及疑难病人的护理查房。

(11)指导手术室建立专科质量指标,并运用科学的管理工具进行汇总分析。

(12)制定手术室的专业学习计划和培训计划,并组织实施落实。

(13)负责手术室新入职护士的岗位培训,以及临床护士规范化培训和继续教育管理工作。

(14)负责手术室不同层次临床及课堂教学的管理工作,并参与授课。

(15)制定手术室护理科研计划,督促检查计划执行情况。

(16)参与和组织各类科研项目的申报工作。

2. 手术室专科护士长

（1）在护理部主任指导下，在手术室总护士长的直接领导下开展工作。

（2）制定手术室工作计划与目标，并组织实施落实与评价。

（3）制定合理的护理人力资源配置计划，高效地使用和调配人力资源，服从护理部和总护士长的人力资源调配。

（4）负责手术室护理人员的排班，科学分工。

（5）制定护士培训和发展计划，督促培训计划落实。

（6）指导和协助护士长、教学总督导、专科组长、手术间责任护士对护理工作的落实。

（7）制定和完善手术室规章制度和操作规程。

（8）参加和指导专科危重及疑难病人的抢救与护理工作。

（9）定期召开手术室护理不良事件及安全风险的分析会，有记录，有措施，有评价。

（10）负责安排进修生、实习护士的培训，组织科内开展新业务、新技术和科研工作。

（11）掌握本科室员工的思想动态，做好员工思想工作，稳定员工队伍。

3. 手术室护士长

（1）制定手术室的工作计划与目标，并组织实施落实与评价。

（2）加强手术室人才梯队的建设和培养，促进手术室护理的稳步发展。

（3）制定和修订手术室护理工作护理流程和疾病护理常规，并督促护士严格执行。

（4）制定合理的护理人力资源配置计划，高效地使用和调配人力资源，如遇突发公共事件，服从护理部和总护士长的人力资源调配。

（5）负责手术室一级护理质量控制和护理安全工作，督促护士严格执行核心规章制度和操作流程，防止护理不良事件的发生。

（6）严格执行护士岗位管理，实施分层培训与考核。

（7）严格执行护士绩效考核，根据工作量、工作质量和工作效果进行绩效分配。

（8）督促、检查、指导助理护士、保洁员、配餐员的岗位职责落实情况。

（9）认真执行护士长查房，督促和指导危重病人的护理工作落实情况。

（10）定期召开手术室护理不良事件及安全风险的分析会，有记录，有措施，有评价。

（11）参加和指导专科危重及疑难病人的抢救与护理工作。

（12）参加科内新业务、新技术和疑难、重症、死亡病例讨论，加强医护联系和沟通。

（13）定期召开护患沟通会，征求意见，持续改进护理工作。

（14）建立手术室护理质量指标，并运用科学的管理工具进行汇总分析。

（15）制定手术室护理的学习计划和培训计划，并组织实施落实。

（16）负责手术室新入职护士的岗位培训，以及临床护士规范化培训和继续教育管理工作。

（17）负责手术室不同层级临床及课堂教学的管理工作，并参与授课。

（18）制定手术室护理科研计划，督促检查计划执行情况。

（19）参与和组织各类科研项目的申报工作。

二、手术室护理教学及科研岗

1. 教学总督导

（1）完成实习生的实习安排、进修生的进修学习、科室的在职教育、各类会议的组织等教学工作,确保科室教学工作的有序进行。

（2）根据护理部教学要求制定各片区的教学计划,按计划完成各级人员培训,包括理论授课、操作培训、操作考核。

（3）定期完成各级学员的入科培训、出科鉴定等规定流程工作内容。

（4）每2~3日进行1次临床查房,与临床教学督导一起检查各片区手术室护理人员工作情况。

（5）着重关注实习生、进修生、培训护士、新职工、低年资护士的学习与工作情况,随机进行抽考。发现问题及时予以解决,酌情向上级(总护士长)汇报。

（6）建立全科人员的护士执照登记表,登记证件编号、最近注册时间,便于定期检查执照是否都在有效期内,是否需要分批集中办理重新注册。

（7）协助举办各种科室活动,如志愿者活动、实习生活动等。

（8）每年更新各项数据,如全科人员信息核对、通讯录等,年底将全年统计数据汇总,便于护士长年终考核作为参考。

2. 临床教学督导

（1）结合专科疾病和专科特点,协助护士长制订本区域年度专科理论与技能培训计划。

（2）按计划分层落实护理部、总护士长和专科的培训计划。做到有落实,有记录,有反馈,且资料完整。

（3）定期深入临床督导本区域护士的临床操作规范情况,有记录,有反馈。

（4）定期对各层级护士进行考核,有试卷,有成绩,有分析,有改进。

（5）按计划完成实习生、进修生的教学计划,定期组织专科理论学习与护理查房。

（6）定期对实习生、进修生进行考核与反馈。

（7）参与和主讲护理部和本专科的业务学习和查房。

3. 科研护士

（1）协助护士长制订并落实手术室护理科研工作计划。

（2）解决临床问题:发现临床问题,及时与护士长、护士沟通,协助其用科学的方法解决临床问题。

（3）开展科研咨询与指导:协助科室护士凝练科研问题,指导循证实践,协助研究立项,指导研究开展与实施、数据管理与处理、论文撰写与投稿等。

（4）参与科研项目管理:协助完成手术室各类护理科研立项、标书撰写与申报、项目实施、质量把控、计划进度的落实、结题、成果申报等工作。

（5）组织科研培训:协助护士长、教学总督导制订科室科研培训计划,根据护士的需求或存在的问题,分期分批对科室护士进行有计划、有针对性的科研培训。

（6）协助护理硕士研究生管理:协助硕士研究生导师完成在职护理硕士研究生临床护理

科研工作的开展,以及专业硕士研究生在本科室的临床实践与科学研究工作。

（7）积极参与科室各项科研工作,协助护士长完成护理部下达的各项科研任务。

三、手术室临床护理岗

1. 器械护士

（1）手术前一天了解病人手术方式及手术医生对该手术的特殊要求,熟悉局部解剖和手术步骤。

（2）提前 15 min 洗手,检查手术所需的一般器械和特殊用品,术前和巡回护士双人唱点器械、刀片、缝针、棉球、纱布、纱布垫、螺帽等数目并检查其完整性。

（3）协助手术医生进行皮肤消毒,铺置无菌单。

（4）切开皮肤前,与巡回护士、手术医生、麻醉医生共同完成手术安全核查(Time Out)。

（5）手术中严格遵守无菌操作原则,维持手术台整齐、清洁和干燥,如有污染立即更换。

（6）密切关注手术进展,迅速准确地传递器械。传递器械时需将柄端传递给手术者,用过的器械立即擦净还原,不得放在病人身上。传递尖锐器械时注意安全,防止误伤。

（7）妥善保留手术标本,做好标识,术后及时送病理检查,防止丢失。

（8）使用各种药物严格落实"三查八对"。

（9）关闭体腔前,与巡回护士双人唱点物品和器械的数目及检查完整性,数目与手术前完全一致后,告知主刀医生关闭体腔。关闭体腔后、缝合皮肤后,再次与巡回护士清点以上用物,完成手术开始前、关闭体腔前、关闭体腔后、缝合皮肤后的四次清点工作。

（10）手术结束后,将常规器械和精密器械分类,按手术器械回收流程进行交接,由消毒供应中心集中规范处理。

（11）在病人离开手术间前与麻醉医生、巡回护士、手术医生共同完成安全核查(Sign Out),核对并完善各种相关文件书写、签字。

（12）参与专科组织的专业学习与查房。

2. 巡回护士

（1）手术前一天到病房访视病人,给予术前指导。了解病人心理状况,做好安慰工作,减轻病人紧张和恐惧心理。

（2）准备好手术所需器械、敷料、手术体位用物。检查手术间内的电源、吸引器、无影灯、手术床等常规设备是否处于功能状态。

（3）落实手术间晨间清洁工作,调节手术间温、湿度。

（4）与麻醉医生一同到等待间接病人,运用个人数字助理(Personal Digital Assistant, PDA)扫描病人手腕带,与等待间人员核对病人所有信息并签字,检查手术区域皮肤准备及手术标识是否达到要求。

（5）正确评估和选择输液部位,建立静脉通道,协助麻醉。

（6）麻醉实施前,在麻醉医生的主导下进行安全核查(Sign In)并及时签名,麻醉完成后妥善安置手术体位,充分显露手术野,保护病人隐私,注意保暖并保持病人处于舒适状态,防止肢体受压。

（7）安置电外科设备回路电极，正确使用电外科设备，防止电灼伤。

（8）协助手术人员穿无菌手术衣、戴无菌手套。

（9）严格落实《手术用物清点制度》，术前与器械护士双人唱点器械、刀片、缝针、棉球、纱布、纱布垫、螺帽等数目，并检查其完整性，及时记录。

（10）切开皮肤前，与器械护士、手术医生、麻醉医生共同完成手术安全核查（Time Out），及时完善核查内容，并签名。

（11）手术中坚守岗位，随时供应手术台上所需器械、敷料；主动巡视检查手术区域有无污染，发现有应立即更换；密切观察病人病情变化；保持输液通畅，定期查看输液部位有无肿胀，输液管路有无扭曲、受压。

（12）术中如需用药物或输血，必须严格执行查对制度。

（13）关闭体腔前、关闭体腔后、缝合皮肤后，与器械护士共同清点纱布、纱布垫、器械、缝针、棉球、螺帽等数目并检查其完整性，防止异物遗留。

（14）严格控制手术间参观人员，维持手术间正常秩序。

（15）备好标本送检所需用物，与医生一同送检标本，并做好核对及签名工作。

（16）手术结束后，整理好病人衣物、X 光片、CT 片，在病人离开手术间前与麻醉医生、器械护士、手术医生共同完成安全核查（Sign Out 环节），认真填写《手术用物清点单》《手术病人转运交接单》《手术病人安全核查单》，并签名。

（17）安全转运病人至手术转运床，协助麻醉医生和手术医生送病人出手术间，必要时送病人至苏醒室，并与苏醒室护士进行交接。

（18）若为连台手术，前台手术完毕，指导保洁人员进行有效清洁处理，再行连台手术。

（19）全天手术完毕，督促保洁人员彻底清洁手术间，整理用物，归还原处。准备第二天手术所需用物。

3. 术前等待间护士

（1）按时到岗，统计前一日手术的数量及夜班人员变动情况，并及时记录。

（2）合理安排手术病人转运人员，保证首台手术能按时接进手术室。

（3）负责手术病人的信息核对及转运，确保病人的安全。

（4）做好病人心理护理，减轻焦虑，尽量满足其个性化需求。

（5）通过查阅病历、护理查体、与病人或家属（无法顺畅沟通的病人）沟通评估手术病人术前的准备情况，及时发现导致手术延迟因素（如发热、月经来潮、禁食水时间过短、术前检查不完善、手术部位标识缺失或有误、术前未备皮等），并与手术医生联系，给予妥善处理。

（6）加强与手术间护士、麻醉医生、手术医生、病房护士的联系，做好连台手术的协调与调度，协助麻醉医生及手术间护士将病人送至相应手术间，缩短手术衔接时间。

（7）协调手术医生术中与病人家属的联系。

（8）负责等待间的清洁、整理与消毒；及时提供临时外出人员所需的外勤衣、鞋，督促外出人员规范着装。

（9）负责等待间的贵重仪器及物品的管理，并做好登记。

（10）为病人提供手术相关专业知识的健康教育。

（11）协助教学总督导进行等待间人员的培训和考核管理。

4. 无菌物品管理护士

（1）负责各科择期和急诊手术器械、敷料准备和供应工作，确保供应准确无误，满足手术需要，方便手术医生使用。

（2）定期检查各类手术器械的性能是否良好，随时保养、补充、更新。贵重及显微器械由专人负责清洗和处理。

（3）负责检查、监督手术器械的正确使用，禁止用手术器械从事非功能范围的工作。

（4）负责各科急诊手术器械包和特殊器械包的清点、无菌状态的检查，每日一次。

（5）负责整理器械柜，做到定位放置、清洁整齐，每周一次。

（6）负责所有常规手术器械的保养、清点，每季度一次。

（7）保持室内清洁、整齐，定期通风消毒，各科器械柜应该有明显的标识。

（8）指导供应区每个岗位的工作人员规范履行岗位职责，督导各项监测的实施，监测结果要符合国家规范要求。

（9）负责每日对外来器械检查、登记，按要求进行消毒灭菌，做到全程追溯，并保证使用后的外来器械经过初步处理后合格，才能放行。

（10）指导手术室的医务人员正确使用手术器械，避免器械撞、压、摔等现象的发生。

（11）参与专科组织的专业学习与查房，并讲授相关专科知识。

5. 感染监测护士

（1）按照医院感染科的要求负责本科室感染监测采集工作，合格率达到100％。

① 每季度按照手术间净化级别进行手术间空气采样。

② 每季度对手术间物体表面、手术室无菌物品以及医务人员手卫生进行采样。

③ 每季度对手术中使用的无菌腔镜器械进行采样。

④每半年对手术室紫外线灯管进行强度监测。

（2）将收集的相关监测数据和结果进行整理与分析，化验报告单按时间顺序粘贴保存。

（3）细菌培养监测不合格时应及时报告护士长及医院感染控制部门，查明原因。采取改进措施后，再进行细菌培养监测，直至培养合格，并及时填写医院感染监测登记本。

（4）定期督查手术室消毒隔离措施及手术人员无菌技术操作，对违反操作规程或可能污染环节应及时纠正。

（5）负责手术室的医院感染知识宣教。

（6）参与制定多重耐药菌病人手术以及特异性感染病人手术的相关操作流程，并检查和督导相关流程的落实。

（7）协助护士长及教学总督导进行科室员工院内感染控制相关知识的培训和考核。

6. 主班护士

（1）负责值班期间手术室管理工作，坚守岗位，履行职责。

（2）保证值班期间科室运营安全。

（3）负责急诊手术协调，遇到特殊情况及时向护士长报告。

（4）完成急诊手术配合及抢救工作。严格执行无菌技术操作和核对制度，预防差错、事故或医院感染的发生。手术结束做好手术间的整理工作，用物归还原处。

（5）清点、检查并登记急诊备用物品，如特殊器械、耗材、急救物品、贵重仪器等和标本的数目，并签名。

（6）检查各手术间门窗、水电、中心吸引、中心供气的关闭情况。清点消防器材，检查安全通道，确保安全。

（7）手术室空气消毒（开启空气消毒装置或层流净化系统），督促值班保洁人员做好公共区域的清洁卫生工作，包括走廊、男女更衣室、办公室、值班室、厕所。

（8）清洁整理值班室及办公区。提醒工作人员按时接病人，协调手术顺序，并与护士长做好交接。

（9）负责填写值班日志，手术数量统计。

7. 夜班护士

（1）清点各项高值耗材、手术标本等。

（2）统筹安排夜间手术与人力资源，做好特殊病人与病房护士的交接，确保病人安全，必要时与护士长联系沟通。

（3）做好夜班期间的手术登记及必要的收费工作。

（4）落实清洁消毒工作。

（5）确保各手术间的空气层流及空气消毒机的正常运行，按时开启及关闭生活区的紫外线灯，并记录使用时长。

（6）夜间查房。检查门窗、各通道等是否安全，关闭电脑、电源、空调等。严格管理进出手术室人员，如有问题及时向护士长或医院总值班报告。

（7）晨间查房。开启空调，调节手术间温、湿度。做好当日手术所需的特殊准备，如病人手术间的升温，心脏大血管、器官移植等手术所需的冰屑等。

（8）交班。参加晨会交班，当面交接夜班器械处理情况，与标本管理员当面清点交接所有标本。

第三节　手术室亚专科化管理

随着现代医学技术的飞速发展，外科技术逐渐向专科化、微创化、精准化和复杂化方向发展，手术室亚专业分支不断细化，专科领域的精细手术操作、手术技术显著优化，新的技术、各种精密手术器械、仪器设备等不断应用于临床，对手术配合的专业性提出了更高的要求。因此，以往全科式手术配合模式已无法适应各手术专科发展的需要。成立手术室护理亚专业组，实施亚专科化管理是外科手术亚专业分化的必然趋势。有研究表明，实施亚专业组管理模式能有效提高手术医生的满意度，促进手术进程。

手术室亚专科化管理应以护士分级管理为基础,遵循岗位管理原则,结合各医院手术室的工作特点进行,可实行以亚专科组组长为主导的亚专科组长-亚专科护士二级管理模式,构建亚专科护理岗位管理体系,设置亚专科组长、亚专科护士岗位,建立亚专科人员准入、培训及考核标准,搭建亚专科护理人员梯队,以亚专科组长为学科引领,带动各专科护理发展,并对手术室质量控制以及各专科的专科教学、护理科研、后勤管理等方面实行全面管理,既相对独立,又密切配合,成为手术室学科建设和科室管理的重要支撑。

一、手术室亚专科分组与岗位设置

1. 手术室亚专科分组

进行手术室护理亚专科分组是实施亚专科化管理的前提。合理的亚专科分组和岗位配置,有利于更好地进行手术配合。目前,国内医院在手术室护理亚专科分组时,均根据自身情况,采取不同的分组方式,主要有以下三种类型。

(1)采取一对一模式进行分组,即一个手术专科对应一个护理亚专科组,该分组类型通常被人员充足、人员梯队建设成熟的大型综合性医院所采纳。

(2)采取一对多模式进行分组,即一个护理亚专科组对应多个手术专科,多见于手术间较少、人员少的综合性医院。部分医院还将各外科腔镜手术独立成组,成立腔镜组,来进行统一管理和配合护理。

(3)部分以某一专科为主的综合性医院手术室,在分组时,对自己医院所擅长的骨科、耳鼻喉外科、心外科、神经外科等专科进行更为细化的亚专科分组,如以心外科为主的综合性医院手术室,将心外科细分为先心病、冠心病、风心病和大血管等几个亚专业小组进行手术配合护理。

2. 手术室亚专科岗位设置

专科组长是基层管理者,是手术室工作整体部署的执行者和专科业务的带头人,是护士长与护士之间、手术医生与护士之间沟通的桥梁,充分发挥专科组长的管理作用有助于护士长对手术室护理进行全面的管理,统筹调配资源,保证各科手术的顺利进行。专科护士是在专科组长的带领下,完成专科临床、教学、科研及管理等方面的工作,是专科组长的得力助手。因此,完整的手术室亚专科化管理体系应设立专科组长和专科护士岗位,包括为每一个亚专科组设置一名组长岗位和根据每个专科手术具体情况设置职数不等的专科护士岗位,并制定相应的岗位职责、选拔与聘任条件、考核标准等。

本院手术室每个亚专科组分别设置专科组长 1 名、专科护士 1~2 名,共设置 18 个亚专科组长岗位,并将其定位为最重要的关键岗位。各亚专科组护理人力资源配置应综合考虑各亚专科手术量、手术间数、手术难度等情况,可按照手术间与护士人数之比为 1:2~1:2.5 的比例来进行合理配置。

二、手术室亚专科组组长与专科护士的岗位职责

1. 专科组长的岗位职责

(1)在护士长的领导下,负责各专科临床、教学、科研等方面的全面管理工作,做好护士长

与护士之间的沟通桥梁。

（2）协助护士长参与科室管理，并在手术室和各专科之间起到桥梁作用，承担科室各类授课任务。

（3）负责专科护理质量与安全管理工作，制定专科管理制度，规范科室管理，定期召开专科小组会议，及时发现本专科医疗护理、工作流程、各项操作等方面的安全隐患，进行 RCA 分析，制定有效的改进措施并执行落实，形成专科护理质量持续改进的长效机制。

（4）作为手术室质量与安全管理小组成员，履行小组职责，协助护士长做好手术室质量控制工作。

（5）制定本专科临床工作指引，并定期更新、不断完善。

（6）担任本专科疑难复杂、特殊手术配合以及手术演示工作，参加特殊病例讨论及疑难病例会诊，制定手术配合方案，确保手术安全顺利进行。

（7）积极参加并带领年轻护士参加专科学术会议及护理继续教育培训班或专题讲座，参与并组织专科护士积极投稿，了解专科学术发展前沿，掌握专科新知识、新技术和新理念。

（8）掌握本专科的新技术、新业务，梳理护理流程，制定护理常规，及时向科室其他同事介绍，并指导年轻护士积极配合。

（9）负责专科教学及教学管理工作，制定专科临床教学、培训计划和目标，不断完善各类人员的带教、培训及考核方案，制定专科轮转手册、考核标准等，并组织落实。

（10）负责专科科研创新工作，带领年轻护士积极撰写科研论文，组织专科团队积极申报科研课题、专利及成果鉴定等。

（11）协助后勤护士长完成专科仪器设备及耗材的管理工作，掌握设备及耗材、维保和使用情况，并积极与科主任沟通，做好更新换代，促进专科发展。

（12）加强与各专科科主任及手术医生之间的沟通交流，每季度征求专科医生意见，定期汇总并与护士长进行沟通后持续改进，起到上传下达作用。

（13）承担专科团队建设和专科护士梯队培养工作，增强专科凝聚力，具备前瞻性发展思路，有计划地培养专科护理人才。

2. 专科护士的岗位职责

（1）在专科组长的带领和指导下，协助专科组长做好专科的临床、教学、科研及管理等方面的工作。

（2）协助专科组长，针对专科工作中的问题和安全隐患进行原因分析，制定有效的改进措施，并执行落实。

（3）参与本专科疑难复杂、特殊手术配合以及手术演示工作，确保手术安全顺利进行。

（4）掌握本专科的新技术、新业务，协助专科组长梳理护理流程、制定护理常规，及时向科室其他同事介绍，并指导其他护士积极配合。

（5）熟练掌握专科仪器设备、特殊耗材的使用方法，并指导轮转护士、年轻医生实际操作。

（6）协助专科组长制定本专科临床工作指引，并定期更新、不断完善。

（7）协助专科组长完成专科临床教学培训任务，担任本专科器械护士带教工作，协助专科组长不断完善各类人员的带教、培训与考核方案,制定专科轮转手册、考核标准等,参与科内分层培训授课与本专科培训带教授课。

(8)积极参与并协助专科组长开展专科科研创新工作,积极撰写科研论文,主持或参与专科护理质量改善项目,参与科研课题与专利申报等。

(9)积极参加专科学术活动和护理继续教育培训班或专题讲座,了解手术室发展动态和前沿知识。

(10)协助专科组长推进本专科工作信息化进程,做好专科成本核算、测算工作,开源节流,避免浪费。

三、专科组长与专科护士的选拔与培养

1. 专科组长的选拔与聘任

专科组长实行公开竞聘的方式进行选拔,其竞聘条件如下。

(1)思想素质:热爱手术室护理,热爱本专业,爱岗敬业,坚持临床一线工作,认真贯彻执行医院及科室的各项规章制度;为人公道、正派,作风民主,具有高度的责任心、极强的事业心和工作热情,以及良好的团队协作精神、组织协调能力和沟通能力。

(2)业务能力:有较丰富的临床经验、扎实的专科理论知识和专科技能,应急能力强,具备较强的临床教学能力、一定的管理能力和科研创新能力,能够及时发现、分析并解决临床护理问题。

(3)资质条件:

① 学历为本科及以上;

② 专业技术职称为主管护师及以上;

③ 岗位级别为 N3 级及以上;

④ 手术室护理工作≥10 年,专科护理工作≥5 年,参加了国内外进修的人员工龄可适当放宽;

⑤ 前一年度绩效考核成绩≥70 分。

(4)优先考虑与加分项:近两年有护理科研论文发表,或有课题申报,或有专利申报;绩效考核成绩≥80 分;党员优先。

竞聘考核方法:遵循德才兼备、以德为先,群众公认、注重实绩,公平、公正、公开,择优聘任的原则。首先由个人向科室提出申请,由科室核心小组和护士代表组成的竞聘考核小组对竞聘者组织面试,面试形式为 3 min PPT 演讲、2 min 评委提问,竞聘工作小组统计竞聘结果,最后根据竞聘结果,结合专科手术医生的评价进行综合考量,择优录用,确定最终人选,并在科内公示 3 天。如无异议,则聘任上岗,任期为 2 年;任期满后,需参加新一轮的竞聘考核。

2. 专科护士的准入

专科护士采取个人与专科双向选择的原则,要求专科护士达到以下准入条件:

(1)在手术室护理工作≥5 年;

(2)本科学历及以上;

(3)护师及以上职称;

（4）N2 级及以上护理岗位；

（5）前一年度绩效考核成绩≥70 分；

（6）机器人手术专科组需要获得机器人手术配合资质证；

（7）取得中华护理学会、湖北省、院内专科护士资格证书者优先。

3. 专科组长与专科护士的培养

（1）均参加科内相应岗位级别的分层培训。

（2）临床实践：高年资（手术室工作≥15 年）专科组长固定专科、可不参与轮转学习；低年资（手术室工作 10～15 年）专科组长需要轮转，轮转周期为 2 年；专科护士相对固定，需要轮转，具体可根据科室人力资源配置情况和个人兴趣酌情合理调配。

（3）支持专科组长参加各专科国内外学术交流，了解专科学术前沿知识和发展动态；参加各专科新技术、新业务培训，获得最新技能，推动科室新业务、新手术的迅速开展。

（4）对于专科护士的培养，侧重于专科理论和专科技能，参加本专科新技术、新业务培训，提高专科特大手术、疑难手术、新手术、特殊手术的配合能力。

四、专科组长与专科护士的考核标准

1. 专科组长与专科护士的考核方法

专科组长与专科护士的考核包括工作汇报和民主测评两部分，考核频率为一年一次。护士长根据工作成效和民主测评结果对专科组长与专科护士进行调整，调整周期为两年。

（1）工作汇报：每年年底，专科组长与专科护士都要进行年终工作汇报。汇报内容为上一年在临床、教学、科研、管理等方面所开展的工作及取得的成绩，下一年的工作计划与安排；汇报时间为 10 min/人；参会人员为科室全体护理人员。

（2）民主测评：参与专科组长民主测评的人群包括手术室护士长（所在病区）、手术室护士（本专科与非本专科）、专科麻醉医生以及本手术专科主任与手术医生，共 10 人。参与专科护士民主测评的人群包括专科组长、手术室护士（本专科与非本专科）、专科麻醉医生及专科手术医生，共 9 人。分别从工作态度、工作能力、专业知识、专业技能四个方面进行评价。

2. 专科组长的考核标准

（1）参加全院年度考核和年底统一的年终考试，且合格；年终绩效考核成绩≥70 分。

（2）按照专科教学培训计划圆满完成专科教学培训任务；组织完成专科培训考核≥2 次/年，承担科内业务培训授课≥2 次/年，组织专科疑难病例讨论或护理查房≥2 次/年。

（3）个人发表正式期刊论文≥1 篇/年，专科发表正式期刊论文≥2 篇/年。

（4）任期内，带领专科团队开展专科护理质量改善项目 1 项，或申报科研课题 1 项，或申报专利 1 项。

（5）每季度进行一次专科护理质量分析与改进；协助护士长完成手术室质量控制≥1 次/年。

（6）组织专科成员积极参加科室及医院活动，每年至少参与 1 次，完成健康教育投稿≥1 篇/年。

3. 专科护士的考核标准

(1) 参加全院年度考核和年底统一的年终考试,且合格;年终绩效考核成绩≥70分。

(2) 参与专科疑难复杂手术、新手术或特殊手术配合≥5次/年。

(3) 协助专科组长制定、实施专科教学培训计划;执行落实专科培训考核≥2次/年,承担科内业务培训授课≥1次/年,主持专科疑难病例讨论或护理查房≥1次/年。

(4) 协助专科组长每季度完成一次专科护理质量分析与改进。

(5) 每两年发表正式期刊论文1篇。

(6) 任期内参与专科护理质量改善项目1项,或参与科研课题申报1项,或参与专利申报1项。

五、专科组长与专科护士的绩效考核

专科组长享受科室给予同级别岗位绩效的1.1倍系数,同时每年对专科组长进行考核,若未完成相应的考核指标,则逐一扣除。

专科护士的岗位绩效待遇按照护理部统一规定的要求执行。

第四节 手术室护理人员分层培训与考核

一、N0级护士(新护士)培训

N0级护士是指在手术室工作1年内的新入职护士,已完成医院和护理部组织的岗前培训并考核合格,具有护士执业资格证书或已参加护士执业资格考试且合格。采取三阶梯递进式培训模式,培训周期为1年。

1. 培训目标

(1) 熟悉手术室工作环境、工作特点、工作流程、岗位职责及素质要求,树立正确的工作与学习态度。

(2) 掌握手术室基本理论知识、核心工作制度、器械护士和巡回护士职责、消防知识与应急预案、职业安全与防护。

(3) 掌握手术室专科基础操作技能、常见仪器设备的正确使用和注意事项、常见手术体位安置要点及注意事项。

(4) 能够在上级护士指导下完成各亚专科(心脏大血管与器官移植专科除外)Ⅰ、Ⅱ级手术的护理配合。

(5) 具备评判性思维、外科快速康复理念和责任制整体护理观,能够应用护理程序为手术病人实施术前访视、术中配合、术后回访等围手术期护理,促进病人早日康复。

2. 培训内容与方法

1) 第一阶段(入科基础培训阶段)

培训时间为4周(1个月),可酌情适当延长或缩短;由教学总督导负责监督、落实。具体培训内容与方法见表 2-4-1。

表 2-4-1　入科基础培训阶段的培训内容与方法

培训主题	培训内容	培训方法
环境布局与入科指引	手术室环境介绍、标准出入流程、手术人员着装	PPT 讲授、视频教学
	入科须知,即工作细节说明(班次、就餐时间、劳动纪律等)	
	手术室概况、手术室护士职业规划与职业发展	
制度职责	手术室工作流程、工作制度及工作职责(器械/巡回护士工作职责)	PPT 讲授、视频教学
	手术室常见安全隐患及风险防范	
体位安置	各种常见手术体位的安置原则、常见并发症与注意事项	PPT 讲授、视频教学
应急预案	手术室消防知识及模拟演习、手术室应急预案	PPT 讲授、情景模拟
	手术室职业防护、职业暴露预防及处理流程	
仪器设备	手术室基础仪器设备的安全操作与维护保养(手术床、无影灯、高频电刀、超声刀、吸引器、加温仪、除颤仪、交换床、控制面板、冰箱、温箱、气压止血带、间歇式充气压力装置、显微镜等)	演示法、操作示教、现场教学、分组练习
	基本手术器械的正确使用、手术常用耗材简介	
专科基础操作	无菌概念及手术室无菌技术操作:外科手消毒、各种敷料的折叠与打包、取用无菌物品、穿无菌手术衣、无接触式戴无菌手套、协助医生穿手术衣及戴无菌手套、开无菌包、铺置无菌器械台、器械台的一次整理与清点、各专科器械台的二次摆台(妇科、基外、脑外、骨科等)、穿针、带线、弹线、皮肤消毒方法、铺巾方法、手术器械传递、术后敷料/器械处理、基外开腹手术配合演练	演示法、操作示教、视频教学、分组练习、角色扮演、模拟演练、微格教学
消毒隔离	手术室消毒灭菌方法及相关知识、手术隔离技术	PPT 讲授、视频教学、现场教学
	手术室环境表面清洁与消毒、连台手术手术间清洁处理、垃圾分类处理	
	特异性感染手术与多重耐药菌感染手术处理	
	急诊手术接待与抢救流程、死亡病人的终末处理	
人文关怀	手术室人文关怀举措、人际沟通技巧、手术室文化与专科团队建设	PPT 讲授、现场教学、座谈会
	术前访视与术后回访	
	PPT 制作与授课技巧	
	往年优秀新职工代表成长经验分享	
专科指引	各亚专科入科指引:人员构成;专科工作流程、特点与专科特色;专科常见病种、局部解剖、手术类型与常见术式、用物准备、手术简要步骤、配合要领;专科手术常见体位及安置要点;专科特殊仪器设备的使用与维护	PPT 讲授、现场教学、视频教学

2) 第二阶段(辅助岗位轮转阶段)

培训时间为 3 周,可酌情延长或缩短;培训由教学总辅导与各病区护士长负责监督、落实。具体培训内容见表 2-4-2。

表 2-4-2　辅助岗位轮转阶段的培训内容与方法

轮转岗位		培训内容	时间安排	培训方法
消毒供应中心	回收、清洗区	消毒供应中心的分区与人员分工;手术器械回收、清洗、配包、消毒灭菌的标准流程;清洗酶的配置、超声清洗机的使用与维护;(大型)清洗机的操作使用;器械清洗质量的检查方法;器械从回收到灭菌的扫描追溯过程、分类处理;配包方法;各专科常见器械的名称、用途;不同敷料的折叠与打包方法;物品各种灭菌方法、识别方法;消毒锅的操作与维护;灭菌物品的监测指标与具体操作方法;低、高温封口机的使用	1 周	现场教学、临床实践
	配包区			
	消毒灭菌区			
	敷料打包间			
一次性用物室		取血制品的标准流程;血袋的转运知识;血袋的核对与交接班;安全用血的知识;各种一次性耗材的识别(名称、用途、特性);耗材的管理与配送	3 天	
无菌物品存放间		无菌物品的保管与配送;不同手术配送无菌包的需求;手术类型与器械包的配备;器械追溯管理流程	2 天	
等待间		手术病人的接送流程、身份识别与核对、转运交接;手术病人的心理护理与人文关怀;转运床的使用;静脉输液通道的选择与建立	3 天	
前台接待岗		参观人员与外来人员的接待;内部人员的门禁管理	1 天	
清洁岗		手术间清洁流程(连台、终末);医疗垃圾的分类、存放、转运与交接;辅助人员手卫生的培训	1 天	

3) 第三阶段(专科轮转学习阶段)

(1) 轮转专科:普通外科(胃肠、胆胰、肝外择其一)、神经外科、骨科(创伤、关节)、泌外、胸外、妇产科(产科、妇科或妇肿);每个专科各轮转学习 2 个月。由教学总督导、专科组长负责监督、落实。

(2) 培训内容:以上各专科常见手术护理配合,涵盖各专科特点、各专科常见疾病特点、局部解剖、手术步骤、洗手配合要点、各专科常见手术体位安置、常见仪器设备的安全使用与维护等,并将入科基础培训阶段的理论知识和技能操作应用于实践,进一步巩固。

(3) 培训方法:固定专科带教老师,一对一临床带教。

3. 考核与评价

1）第一阶段培训效果考核

（1）理论知识测试：题型包括选择题、填空题、名词解释、是非判断题、简答题、案例分析题，总分100分。要求成绩≥90分，方为合格。

（2）技能操作考核：考核项目包括外科手消毒、穿脱无菌手术衣、无接触式戴无菌手套、铺置无菌器械台、术前清点与穿针带线。按照相应技能操作的考核评分标准进行评分，总分为100分。要求成绩≥95分，方为合格。

（3）学习态度评价：包括培训期间的劳动纪律、参与度、学习积极性与主动性等方面的表现。

2）第二阶段培训效果考核

（1）理论知识测试：题型包括选择题、填空题、是非判断题、简答题，总分100分。要求成绩≥90分，方为合格。

（2）技能操作考核：针对各辅助岗位的工作流程和工作职责，采取现场追踪与观察的方法进行考核与评价。

（3）学习态度评价：包括培训期间的劳动纪律、参与度、学习积极性与主动性等方面的表现。

（4）书写1篇心得体会。

3）第三阶段培训效果考核

（1）出科理论考核：每轮转1个专科结束前进行一次出科理论考试，由各专科组长负责组织、落实。要求成绩≥90分，方为合格。

（2）手术配合情况评价：每月进行一次，由临床带教老师负责落实，采用现场追踪与观察法对手术配合情况进行评价，并及时反馈。

（3）学习态度评价：包括劳动纪律、参与度、学习积极性与主动性、学习笔记等方面。

（4）定期查房与随机抽考：护士长、教学总督导和教学督导定期查房（每2周一次），及时了解新护士的临床工作表现、存在的问题，并进行随机抽考。

（5）出科汇报：每轮转1个专科进行一次出科汇报，总结学习情况，找出存在的不足，提出改进计划和应对措施。

二、N1 级护士培训

N1级护士是指在手术室工作1～5年的初级护士，已完成N0级护士培训并考核合格，具有护士执业资格证书。

1. 培训目标

（1）熟悉掌握手术室各项工作制度、工作职责和工作流程。

（2）掌握普通外科、妇产科、骨科、神经外科、泌尿外科、胸外科、五官科、创伤外科、整形外科、小儿外科等手术专科护理理论。

（3）掌握普通外科、妇产科、骨科、神经外科、泌尿外科、胸外科、五官科、创伤外科、整形外科、小儿外科等专科手术配合技能。

（4）娴熟参与普通外科、妇产科、骨科、神经外科、泌尿外科、胸外科、五官科、创伤外科、整形外科、小儿外科等专科Ⅰ～Ⅳ级手术护理配合。

（5）了解本专科新技术、新业务的进展。

（6）掌握手术室突发事件的应急处理。

（7）具备一定的临床教学能力和护理信息素养，能够参与护理实习生临床带教工作。

2. 培训内容与方法

培训内容与方法见表 2-4-3。

表 2-4-3　N1 级护士培训内容与方法

培 训 内 容	培 训 方 法
结合临床实际工作进一步学习护理法律法规及手术室各项工作制度、工作职责、工作流程、应急预案	参加科室业务学习、自学、翻转课堂
手术室护理基本理论和操作技术（常见手术体位安置技术、电外科设备、专科常用仪器设备）	参加科室业务学习、临床实践、自学
临床培训普通外科（甲乳、胃肠、肝脏、胆胰）、妇产科、骨科、神经外科、泌尿外科、胸外科、五官科（眼科、口腔科、耳鼻咽喉科）、创伤外科、整形外科、小儿外科等专科手术配合技能	临床实践：每个专科固定轮转至少 6 个月，一对一带教、自学，参加所轮转专科内的业务学习、护理查房、个案讨论等
课件制作、临床护理教学基本理论、基本方法和技巧	参加科室业务学习、全院业务学习、继续教育培训班、自学
文献检索方法与技巧、综述类护理论文撰写、个案类护理论文撰写	参加科室业务学习、全院业务学习、继续教育培训班、自学

3. 考核与评价

（1）每专科轮转结束后进行出科理论与技能考核，由专科组长和专科带教老师负责落实，要求理论考试成绩≥90 分（百分制）、技能考核≥95 分（百分制）方为合格。

（2）3～5 年 N1 级护士每年完成科内授课 1 次，参与实习生临床带教工作。

（3）每年完成 N1 级岗位所要求的护理继续教育学分。

（4）每年参加全院年终考核与年底统一考试，并考核合格；参加临床护士岗年终绩效考核，且考核成绩≥60 分。

（5）取得全国护师资格证书。

（6）3 年以内 N1 级护士撰写 1 篇综述类或个案类护理论文；3～5 年 N1 级护士完成 1 篇会议论文，或者发表 1 篇护理论文（F 类期刊及以上）。

三、N2 级护士培训

N2 级护士是指在手术室工作 6～10 年的中级护士，已完成 N1 级护士培训并考核合格，具有护士执业资格证书、护师资格证书。

1. 培训目标

（1）熟悉掌握各专科手术护理常规及操作技能。

（2）掌握器官移植、心脏大血管外科等手术专科护理理论和手术配合技能。

（3）熟练掌握各专科大手术、疑难复杂手术、急救手术的护理配合。

（4）熟练掌握器官移植手术、心脏大血管手术的护理配合。

（5）掌握本专科新技术、新业务、新进展，并能够熟练应用于临床护理实践。

（6）熟悉急危重症手术病人的病情观察和护理配合，具有处理突发事件、意外事件的应急处理。

（7）具备较强的临床教学能力，能够参与新护士、低年资护士、进修护士的临床带教工作。

（8）具备一定的科研思维和科研能力，熟悉护理科研研究方法，能够参与护理专项改善、品管圈等活动。

2. 培训内容与方法

培训内容与方法见表 2-4-4。

表 2-4-4 N2 级护士培训内容与方法

培 训 内 容	培 训 方 法
护理法律法规、手术室工作职责制度、应急预案、围手术期护理、手术室护理风险事件预防与安全管理	参加科室业务学习、自学、翻转课堂
各专科护理理论和操作技术（各专科大手术、疑难复杂手术、器官移植手术、心脏大血管手术）	临床实践：心脏大血管外科固定轮转 6 个月～1 年、器官移植手术连续配合 20 台以上，其余专科每科固定轮转 6 个月；一对一带教、自学，参加所轮转专科内的业务学习、护理查房、疑难病例讨论等
各专科护理新技术、新业务、新进展	参加科室业务学习、临床实践
急危重症手术病人的救治	临床实践、参加科室业务学习、全院业务学习、继续教育培训班
临床教学方法与教学技巧	参加科室业务学习、全院业务学习、继续教育培训班、自学、教学实践
护理科研选题、科研设计与论文撰写、医学统计学基本知识、SPSS 统计软件使用	参加科室业务学习、全院业务学习、继续教育培训班、自学、科研实践

3. 考核与评价

（1）器官移植、心脏大血管外科轮转结束后进行出科理论与技能考核，由专科组长和专科带教老师负责落实，要求理论考试成绩≥90 分（百分制）、技能考核≥95 分（百分制）方为合格。

（2）每年完成科内授课 1 次，主持专科护理查房 1 次，参与疑难病例讨论。

（3）参与新职工、低年护士、进修护士临床带教工作。

（4）每年完成 N2 级岗位所要求的护理继续教育学分。

（5）每年参加全院年终考核与年底统一考试，并考核合格；参加临床护士岗年终绩效考核，且考核成绩≥65 分。

（6）取得全国卫生专业技术资格考试（中级）证书。

（7）每 2 年发表 1 篇正式期刊论文。

四、N3 级护士培训

N3 级护士是指在手术室工作 11～15 年的高级护士，已完成 N2 级护士培训并考核合格，具有护士执业资格证书、主管护师资格证书。

1. 培训目标

（1）具有坚实的临床护理能力，能解决专科护理中的疑难问题，指导疑难复杂手术、新手术、特殊手术的护理配合及急危重症手术病人的救治。

（2）能组织本专科护理查房、疑难病例讨论。

（3）能够在临床护理教学、管理、科研中发挥骨干作用。

（4）具备很强的临床教学能力，能承担专科轮转护士培训任务。

（5）具备较强的科研能力和创新能力，能够发现临床问题，并运用科研思维来分析、解决问题，能写出高水平护理科研论文。

（6）具有一定的管理能力，能参与本专科护理质量控制与日常管理工作。

2. 培训内容与方法

培训内容与方法见表 2-4-5。

表 2-4-5 N3 级护士培训内容与方法

培 训 内 容	培 训 方 法
护理法律法规、手术室工作职责制度、应急预案、围手术期护理与风险管理、手术病人安全管理	参加科室业务学习、全院业务学习、自学、翻转课堂（科内授课）
专科急危重症救治及疑难病例护理	临床实践：专科相对固定，选择感兴趣的 2～3 个专科固定轮转 1～2 年，自学，组织本专科内的业务学习、护理查房、疑难病例讨论等
专科护理新技术、新业务、新进展	参加科室业务学习、临床实践
专科护理质量标准、质量管理工具及其应用	参加科室业务学习、全院业务学习、继续教育培训班、自学、临床管理实践
临床教学方法、教学策略、教学过程设计	参加科室业务学习、全院业务学习、继续教育培训班、自学、教学实践
护理科研选题与科研设计、科研项目申请书撰写与申报、专利申请书撰写与申报	参加科室业务学习、全院业务学习、继续教育培训班、自学、科研实践

3. 考核与评价

（1）每年完成科内授课 1～2 次，主持专科疑难病例讨论护理查房 1 次，参与专科护理会诊及护理技术指导。

（2）参与本专科轮转护士、进修护士培训与理论授课。

（3）每年完成 N3 级岗位所要求的护理继续教育学分。

（4）每年参加全院年终考核与年底统一考试，并考核合格；参加临床护士岗年终绩效考核，且考核成绩≥70 分。

（5）取得副主任护师资格。

（6）参与本专科日常管理、质量控制与改进，协助专科组长制定并实施专科工作计划。

（7）每年发表 1 篇统计源期刊论文，或者每 2 年发表 1 篇核心期刊论文。

（8）撰写并申报科研项目申请书 1 项或专利申请书 1 项。

五、N4 级护士培训

N4 级护士是指在手术室工作＞15 年的专科护士，已完成 N3 级护士培训并考核合格，具有护士执业资格证书、副主任护师资格证书。

1. 培训目标

（1）具有扎实的专科理论、技能及临床护理实践能力，具有发现、分析及解决问题的能力，能指导急危重症手术、疑难复杂手术、新技术、新业务护理常规的制定与实施，能处理各种急危重症、疑难复杂手术病人的护理问题。

（2）能组织本专科护理会诊、护理查房、疑难病例讨论，参与全院性护理会诊。

（3）具备较强的临床教学能力、教材编写能力，能申报或举办专科技术继续教育培训班或讲座。

（4）具备较强的科研能力和创新能力，善于应用科学思维解决临床实际问题。

（5）具有较强的管理能力，能主持专科护理质量改善项目，参与科室质量管理，协助护士长落实专科护理质量控制。

（6）掌握本专科的前沿发展信息与技术，不断更新专业知识和技能，提升专科业务管理能力，推动专科化发展。

2. 培训内容与方法

培训内容与方法见表 2-4-6。

表 2-4-6 N4 级护士培训内容与方法

培训内容	培训方法
专科理论及技能	参加全国（中华护理学会）、省、特殊专科护士培训基地等机构的规范化培训，自学
专科新技术、新业务、新进展	参加各级各类学术交流会议、继续教育培训班或专题讲座，外出进修，自学

培 训 内 容	培 训 方 法
专科护士查房、疑难病例讨论、护理会诊	主持科内专科护士查房与疑难病例讨论、参加院内举办的专科护士查房与疑难病例讨论
护理教育理论与方法	自学,参加院内、省市级、国家级护理教育专题讲座或继续教育培训班,参与临床教学实践
护理管理理论与方法	自学,参加院内、省市级、国家级护理管理专题讲座或继续教育培训班,开展专科质量改善项目,参与科室护理质量管理实践
护理科研理论、方法与实践	自学,参加科院内、省市级、国家级护理科研专题讲座或继续教育培训班,开展临床护理科研实践

3. 考核与评价

（1）每年完成科内授课 1～2 次,主持科内疑难病例讨论或护理查房、或者专科护理会诊至少 1 次,参与院内护理会诊或专科护士查房/疑难病例讨论 1 次。

（2）组织、落实本专科轮转护士、低年护士、进修护士的培训与考核。

（3）每年完成 N4 级岗位所要求的护理继续教育学分。

（4）每年参加全院年终考核与年底统一考试,并考核合格;参加临床护士岗年终绩效考核,且考核成绩≥75 分。

（5）取得副主任护师及以上专业技术职称。

（6）承担专科组长工作,主持专科护理质量改善项目,参与科室质量管理,协助护士长落实专科护理质量控制。

（7）每年发表 1 篇核心期刊论文。

（8）成功申报科研课题 1 项,或成功申请专利 1 项。

（9）参与编写教材或教学参考书 1 部,或成功申报并举办专科技术继续教育培训班 1 次。

第五节　手术室护理人员绩效管理

一、手术室护理人员绩效管理原则

1. 公平、公正、公开的原则

制定科学、规范的绩效考评指标,以岗位职责为基础,以日常工作和表现为重点,包括护士的工作业绩考核、职业道德评定和业务水平测试,考核结果与护士的收入分配、奖励、评先评优、职称评聘和职务晋升挂钩,保证绩效考核结果公平、公正、公开。

2. 按劳分配的原则

护士的个人收入与绩效考核结果挂钩,以护理服务质量、工作量、技术风险和病人满意度为主要依据,注重临床表现和工作业绩,体现同工同酬、多劳多得、优绩优酬,激发手术室护士的工作积极性、主动性和创造性。

3. 按岗定酬的原则

以"按需设岗、按岗定酬"的分配原则,适当拉开不同岗位之间的薪酬差距,强化绩效分配的激励引导作用,以手术室护理人员工作岗位职责为主,同时兼顾个人综合业绩考核,根据手术室护理人员的工作能力和岗位胜任情况进行绩效考核与分配,并向工作量大、技术性难度高的临床护理岗位倾斜,形成有激励、有约束的内部竞争机制。

二、手术室护理人员绩效考核管理制度

(1)按照公平、激励、竞争的原则建立手术室护理人员月考核和年度绩效考核制度。

(2)科室成立"护理人员绩效考核小组",由总护士长任组长,科护士长与病区护士长及护理骨干组成,共同参与科室护理人员绩效考核评定工作。

(3)月考核:根据护理岗位绩效考核制度与体系,运用医院护理绩效考核系统进行月考核,其结果作为发放当月岗位绩效的依据。

① 护士长每月根据护理人员年资、学历、职称、岗位、工作量、工作质量、满意度七个维度进行综合考评,最终绩效成绩由绩效考核小组全体成员认可,签字同意后方可进行分配。

② 每月绩效考核成绩由个人签字确认,归档留存。

(4)年考核:护理人员按岗位类别进行绩效考评,同一岗位类别执行相同的考核标准,其结果作为职称晋升、岗位晋级、评优评先等依据。

① 护理人员在进行自评时,应准确填写各项考核指标,保证自评结果的真实性;科室要实事求是地对每一位护理人员进行客观、公平的评价;护理部副主任对分管科室的护理人员进行年度考核结果的复评,确保评价结果的准确性和一致性。

② 将考核结果反馈给科室及个人,并要求个人签名确认,考核表存入专业技术档案。

三、手术室护理人员绩效考核指标

1. 手术室护理人员月绩效考核指标

手术室护理人员绩效考核指标包括年资、学历、职称、岗位、工作量、工作质量、满意度共七个维度,满分为 100 分。

2. 手术室护理人员年绩效考核指标

手术室护理人员年终绩效考核为综合性考核,主要包括全年工作量、行为规范与工作表现、优质服务、岗位履行、工作能力、护理安全、专业考核、院内外学术活动参加情况、专科查房次数、项目改善、教学、文章、科研,通过自评、科评、护评,最终确定年终考核成绩。

参 考 文 献

[1] 医政医管局. 国家卫生健康委关于印发《全国护理事业发展规划(2021-2025 年)的通知》[EB/OL]. (2020-05-07) [2022-10-20]. http://www. nhc. gov. cn/yzygj/s7653pd/

202205/441f75ad347b4ed68a7d2f2972f78e67. shtml.

[2] 卫生医政司. 关于实施医院护士岗位管理的指导意见[EB/OL]. (2022-05-04)[2022-10-20]. http://www. nhc. gov. cn/wjw/gfxwj/201304/67d11ef015f34688aab66b1e56d6bab2. shtml.

[3] 医政医管局. 国家卫生健康委办公厅关于进一步加强医疗机构护理工作的通知[EB/OL]. (2020-09-02) [2022-10-20]. http://www. nhc. gov. cn/yzygj/s7653pd/202009/67aba592ab854891b97c61a06c1058a6. shtml.

[4] 徐梅. 北京协和医院手术室护理工作指南[M]. 北京:人民卫生出版社,2016.

[5] 徐梅,蒲霞,王惠珍,等. 手术室亚专科护理岗位管理体系的构建与临床实践[J]. 中国护理管理,2018,18(10):1371-1374.

[6] 王英丽,蒲霞,王惠珍,等. 20 个省份手术室开展护理亚专业组管理的现状调查[J]. 中华护理杂志,2018,53(09):1055-1059.

[7] 熊国新,孙宁琳,徐燕. 亚专科分组管理对提高手术室护理管理效能的影响[J]. 齐鲁护理杂志,2021,27(06):157-159.

[8] 魏革,刘苏君,王方. 手术室护理学(第 4 版)[M]. 北京:化学工业出版社,2019.

[9] 郭莉,徐梅. 手术室专科护理[M]. 北京:人民卫生出版社,2018.

[10] 刘春英,王悦. 手术室护理质量管理[M]. 北京:中国医药科技出版社,2018.

[11] 高兴莲,田莳. 手术室专科护士培训与考核[M]. 北京:人民卫生出版社,2017.

[12] 何丽,李丽霞,徐淑娟. 手术室护理规范化管理与教学[M]. 北京:人民军医出版社,2014.

[13] 赵体玉. 洁净手术部(室)护理管理与实践[M]. 武汉:华中科技大学出版社,2010.

[14] 袁浩斌. Benner 的从新手到专家模式及其在护理实践中的运用[J]. 护理学杂志,2017,6(2):76-79.

[15] 医政医管局. 国家卫生计生委办公厅关于开展优质护理服务评价工作的通知[EB/OL]. (2014-06-16) [2022-10-20]. http://www. nhc. gov. cn/cms-search/xxgk/getManuscriptXxgk. htm? id=8c99ec14e65f4289894a66c279edd08b.

[16] 卫生医政司. 关于实施医院护士岗位管理的指导意见[EB/OL]. (2012-05-04)[2022-10-20]. http://www. nhc. gov. cn/wjw/gfxwj/201304/67d11ef015f34688aab66b1e56d6bab2. shtml.

[17] 临床药师网. 医院评审标准实施细则(2018 通用版)[EB/OL]. (2019-11-1)[2022-10-20]. https://docs. qq. com/doc/DTEZ5SVFsYUFPeVhV.

(陈红,吴波,余云红,张春瑾)

第3章 手术室仪器设备与物品管理

第一节 手术室器械的管理

一、概述

手术器械(Instruments)是指在临床手术中用于切割、剥离、抓取、牵拉、缝合等特定功能所使用的手术工具或医疗器械,包括基础手术器械和专科手术器械。种类齐全、功能良好的器械是手术顺利进行的重要保障。手术器械管理效果直接关系到病人的安全,因此加强手术器械管理十分重要。对手术室器械进行科学规范化的管理,运用追溯系统对手术器械的清洗、包装、灭菌、监测、转运、储存与使用进行全程的闭环管理,实现手术器械管理的规范化、信息化。

二、手术室器械管理制度

手术室器械按使用范围主要分为手术室基础器械、专科特殊精细器械、腔镜器械、外来器械及植入物等几大类。具体管理要求如下。

1. 基础器械

基础器械包括手术中使用的血管钳、镊子、剪刀及各种拉钩等。

(1)基础器械由手术室负责申领、保管及统一提供使用。手术室负责制定基础器械的采购计划,由医院器材科统一采购。

(2)手术室建立器械专柜,按手术专科分类分区放置,专人管理,做到标识醒目,摆放有序,建账立册,账物相符。专管人员每周清洁、整理器械柜,每月对器械进行保养,每半年对器械进行清点、检查,及时更换、补充。

(3)基础器械包按手术需要组合使用,设器械包名称、数量基数卡,并将器械包清单、图片等存入器械追溯系统中,方便清点,以防遗失。

(4)择期手术器械,手术前一日由器械室根据手术需要准备,并发放至相应手术间;手术者若需特殊器械,则术前一日与器械室沟通,器械室护士负责准备并供术中使用,并做好交班。

(5)手术室备有一定数量的急诊器械,以满足急诊手术的需求。

(6)严禁将手术器械拿出手术室,原则上手术者不得自带手术器械到手术室使用。

2. 专科特殊精细器械

专科特殊精细器械是指精细、锐利、尖端易损伤的器械。如显微器械或神经外科、口腔科、耳鼻喉科及眼科专用的各种精细器械,具有专科性强、使用频次高、易损伤等特点。

（1）专科精细器械的采购先由各专科组长与医生沟通,选择合适品牌、合适型号的专科器械,手术室根据意见提出申请,按照医院的申请、招标、采购流程进行购买。

（2）专科精细器械专柜放置,标识明确,专人管理,摆放有序,建账立册,账物相符。各专科特殊精细器械由专科组长负责定期清点,安排专科人员每周清洁、整理器械柜,每月对器械进行保养,每半年对器械进行清点、检查,及时更换、补充。

（3）专科特殊精细器械由专科组长与手术医生共同讨论,根据使用要求进行器械的组合和配包,根据器械的材料质地、使用频率等选择合适的包装及灭菌方式。

（4）建立专科精细器械明细清单,注明每件器械的名称、使用方式、清洗流程、注意事项及保养要求。使用前注意检查完整性,使用时注意保护尖端,不用时使用保护套保护。器械回收及清洗不宜与普通器械混淆,专筐专洗,以免压坏变形。

（5）将器械包清单、图片等存入器械追溯系统中,方便清点,以防遗失。

（6）器械护士根据手术要求前一天备好特殊器械,如遇特殊情况及时与主刀医生沟通。

（7）严禁将手术器械拿出手术室或挪作他用,手术者不得自带手术器械到手术室使用或将手术器械带出使用,特殊情况确需使用,需要经过有关部门审批,手术室专科组长及护士长审批同意后方可借出,并做好登记,责任到人。

3．腔镜器械

（1）腔镜器械精密,价格昂贵,需定点分区放置,专人管理。

（2）腔镜器械应由受过专门培训的护理人员进行管理并制定严格管理制度。

（3）腔镜器械存放于专用器械柜,根据形状大小及材质合理安置存放,摆放时尖端闭合,使用保护套给予保护。

（4）腔镜器械出现故障时应由专业人员负责维修。

（5）各导线、光纤使用后及时用清水纱布擦拭,盘放时按照直径 10 cm 左右的圆环进行存放,严禁出现折痕损坏光缆。

（6）腔镜器械应定点放置于干燥、清洁的环境中,注意防潮、防晒、防碰撞。

（7）定期对腔镜器械进行检查保养并做好记录。

4．外来器械与植入物

外来医疗器械是经器械供应商租借而来的医疗器械,主要用于植入物相关手术,可重复使用。

（1）临床手术科室必须使用经过器材科和医务处审核通过的外来器械及植入物。

（2）手术前一天,主刀医生根据手术要求,通过医院外部服务云平台发出外来器械和植入物申请,供应商接到申请后,准备相应的外来器械和植入物到器材科验收。

（3）供应商携验收合格的外来器械和植入物到消毒供应中心,与消毒供应中心工作人员按《手术外来器械通知单》和《手术排班通知单》共同核对确认,并按器械清点单共同清点数量及功能,核对无误后,工作人员在《外来医疗器械登记本》上做好验收登记。

（4）外来手术器械和植入物由消毒供应中心按规范要求对手术器械进行清洗、消毒、打包、灭菌后方可使用。

（5）外来器械和植入物由巡回护士与主刀医生核实后，方可投递到手术台上使用。植入物使用后，须通过三次确认后，方可计价：

① 一次确认：主刀医生通过手机端云平台扫描耗材送货单二维码，手术收费系统生成耗材明细，手术室护士与主刀医生共同确认耗材使用的数量、型号无误后，保存提交；

② 二次确认：主刀医生通过医生工作站，再次查看耗材使用情况，点击审核确认；

③ 三次确认：手术结束，手术医生与巡回护士共同再次确认耗材使用情况，点击审核，确认并计价。

（6）外来器械和植入物使用后，巡回护士将灭菌追溯条形码和植入物的产品合格证粘贴于护理记录单上，随病历归档留存。

（7）手术结束后，外来器械经消毒供应中心清洗后，在手术室暂存保管。

第二节　手术室常用仪器设备使用维护与保养

一、电外科工作站的使用维护和保养

1. 单极模式

1）工作原理

通过高频电流释放热能作用于组织，所产生的高温热能和放电使组织快速脱水、分解和凝血，达到切割止血的目的。

2）主要结构

主机、单极高频电刀、回路电极。

3）操作步骤

（1）接通电源，连接电源线，开机自检。

（2）检查病人是否佩戴金属饰品，是否有金属植入物，是否安装心脏起搏器，确认病人身体未直接接触任何导电金属物品。

（3）根据手术部位合理粘贴回路负极板，粘贴于肌肉丰厚部位，连接负极板线路。

（4）根据医生习惯和手术需要，选择合适的输出模式和功率。

（5）连接电刀笔连接线，术中根据手术需要可再调整模式及功率，并督促手术人员安全使用电刀。

（6）使用完毕后将输出功率调至最低，关闭主机电源，拔除电刀笔连接线、回路负极板连接线，揭除回路负极板，再拔出电源插头。

（7）检查病人皮肤。

4）维护保养

（1）在常规使用功率下，当使用效果差或无法正常工作时，不可盲目加大功率，应检查各部分连线是否完好。

（2）使用后的单极不宜用高温高压消毒，以防损伤胶质导线造成漏电。

（3）定期清洁,检测维护。主机每月清洁 1 次,防止由灰尘引起电路短路事故的发生。

（4）主机在长时间不使用的情况下,特别是在潮湿季节,最好将其存放在有除湿设备的房间里,否则应定期给主机通电,一般要求每星期通电 2 次,每次 2～3 h,用仪器本身所产生的热量驱除机内湿气,防止因潮湿而造成器件及电路板短路。

（5）健全管理制度,建立使用登记本,提高警惕,遵循操作规程,防止医疗事故的发生。

5）注意事项

（1）严格掌握禁忌证,检查病人是否取下所有金属饰品,是否安装起搏器,以及体内是否有金属植入物,检查病人身体不可接触任何导电金属物品。

（2）正确固定电刀笔连接线,避免缠绕。

（3）使用时应保持手术切口及周围的无菌巾干燥,及时清除刀头上的焦痂组织,保持电刀头的清洁、干燥,产生的烟雾及时吸净。

（4）电刀笔暂时不用时可置于绝缘容器内,勿放置于病人暴露的体表,避免意外触发而引起非手术部位灼伤。

（5）单极在使用时会形成电火花,遇到易燃物会着火,因此在使用时应避免有易燃物存在。

（6）使用单极时应避免长时间连续操作,因负极板不能及时分散电流,易致皮肤灼伤。

（7）负极板粘贴部位的选择:适宜的部位有平坦、肌肉丰厚区、血管丰富区;不适宜的部位有骨性隆起、疤痕、皮肤皱褶、承重部位、液体可能积聚的部位、金属移植物或起搏器周围。

2. 双极模式

1）工作原理

双极模式的工作原理是电子式射频电流发生器,在双极镊与组织接触良好的情况下,电流在双极镊的两极之间形成回路,所以不需要使用负极板。双极技术是两个热极直接输入,电流只通过电灼镊两相邻电极之间的组织区域。双极电凝基本无切割功能,主要是凝血功能,速度较慢但止血效果可靠,对周围组织影响极小,可以脚控或手控。

2）主要结构

主机、双极电凝镊、脚踏。

3）操作步骤

（1）检查线路及配件,接通电源开机自检,将脚踏放在适宜位置。

（2）连接双极电凝,选择合适的输出功率,术中根据医生需求调节输出功率。

（3）使用结束关闭主机电源,拔除双极电凝线和主机电源线。

（4）将脚踏及脚踏连线的污物、血迹擦拭干净。

4）维护保养

（1）脚踏在使用前可用防水保护套予以保护,以防血液及冲洗液浸湿脚踏,造成短路或故障。

（2）定期清洁、检测、维护。

5）注意事项

（1）术前需根据手术的不同，选择合适长度与规格的双极电凝镊。

（2）术中及时擦拭双极电凝器头端的焦痂，用湿纱布擦拭，避免用锐器刮擦电凝镊头端，否则会损伤电凝镊表面保护层，使镊尖更易黏附焦痂组织或灼伤周围组织。

（3）使用过程中用生理盐水滴注或间断冲洗，以便保持术野清洁、湿润，避免高温影响周围重要组织和结构，减少组织焦痂与双极镊的黏附。

（4）每次电凝时间约 0.5 s，重复多次，直到达到电凝效果，间断电凝比连续电凝能更有效地防止电凝镊与组织粘连，还可有效防止意外损伤。

（5）在重要组织结构（如脑干、下丘脑等）附近电凝时尽可能降低电凝输出功率。

二、能量平台的使用维护和保养

1. 工作原理

将电能转变为机械能，产生高频振动，使组织内水汽化、蛋白氢链断裂从而使蛋白凝固、血管闭合，从而达到切开、凝血的作用。其主要优点有切割精确，极少产生烟及焦痂，可先凝后切，减少了出血的风险，同时对组织远端的热传导和损伤远小于高频电刀，采用超声切割凝固原理，不易发生传导性损伤。

2. 主要结构

主机、手柄、连接线、刀头系列及脚踏开关。

3. 操作步骤

（1）检查各电源线、脚踏连接是否正确，连接是否牢固。

（2）接通电源开机自检，选择输出功率参数。

（3）器械安装：套转换帽→竖直安装刀头→用扳手拧紧。

（4）连接手柄与主机，张开钳口测试检测通过后可正常使用。

（5）使用结束后，先关闭主机电源，再拔除电源。

4. 维护保养

（1）手柄连接线应顺其弧度盘绕，勿折压或过度扭曲。

（2）使用后的手柄连接线不宜用水冲洗，可用湿布擦拭干净。

（3）术后手柄及手柄连接线推荐采用环氧乙烷或低温等离子灭菌。

5. 注意事项

（1）术前及术中，注意检查刀头及白色垫片的完整性。

（2）装卸手术刀头时动作轻柔，轻拿轻放，勿使用暴力，避免撞击，以防止刀头损坏。

（3）使用过程中，请勿将激发状态下的刀头头端碰触骨组织或金属组织。

（4）如超声刀头粘连较多组织时，请及时清理，可在清水中高档位激发若干秒，并用纱布擦拭干净。

（5）超声刀持续工作时间过长、温度过高时，机器会自动报警应停止使用。刀头不可触及病人以免灼伤。

三、腔镜设备的使用维护和保养

1. 工作原理

利用二氧化碳气体建立起人工气腹,通过穿刺器建立起腹腔和外界的通道,穿刺器内插入腔镜镜头,摄像系统在冷光源的照明下,将腹腔内的脏器显示在监视屏幕上,手术医生借助监视屏中的图像,在腹腔外操纵各种手术器械,展开探查切开、止血缝合等手术操作。

2. 主要结构

摄像系统、光源、气腹机、监视器。

3. 操作步骤

(1)摄像系统:将摄像头连线上的蓝色箭头对准摄像主机上的箭头后直接插入即可,切勿旋转,然后开启电源。使用完毕后,关闭电源开关,拔除摄像头,盖上防尘帽。

(2)光源:顺时针旋转光纤旋钮,听到"咔哒"响后即停止。从光纤卡口处插入光纤,光纤自动锁死,然后开启光源。使用完毕后,逆时针旋转光纤旋钮,取出光纤,面板显示待机状态,关闭电源开关。

(3)气腹机:连接气源,启动气腹机电源开关设置压力和流量(压力设置为 12～16 mmHg),连接气腹管。使用完毕后,关闭气源,拔除气腹管,排出余气,关闭电源开关。

(4)监视器:打开监视器电源开关,按下启动键。确认输入是 DDVI 模式。使用完毕后,关闭监视器电源开关。

4. 维护保养

(1)建立腔镜设备维护保养制度,定点放置专人管理,定期检查机器性能。

(2)摄像头光纤顺其弧度盘绕,勿打折扭曲。

(3)光纤卡口顺时针旋转,不宜逆时针旋转。

(4)监视器屏幕可用软布或者清水擦拭,勿用酒精或者其他溶剂擦拭屏幕。

(5)摄像头连接线或光纤表面有血迹时,可用中性酶擦拭。

5. 注意事项

(1)在设备使用过程中,请勿频繁开关机,以免影响灯泡的寿命,如短暂性停止使用,可将光源亮度调至最低。

(2)冷光源放置通风良好处,勿覆盖机身,避免主机过热。

(3)注意保护摄像头上的光学镜面,妥善放置防止坠落损伤,避免锐器划伤。

四、动力系统的使用维护和保养

1. 工作原理

动力系统是通过高速运转马达带动钻头,运用钻、铣、磨的功能,达到切割、削磨、钻孔等目的,辅助外科医生高效、安全、快速地完成手术。

2. 主要结构

主机、脚踏、电缆线、马达手柄、工作部件。

3. 操作步骤

（1）检查所有配件是否齐全、功能是否完好，将脚踏放在合适位置。

（2）正确连接手术台上各个部件，将电缆线连接至主机，再打开主机电源开关，等待主机自检。

（3）根据不同手术部位需求，选择合适部件，调节主机的输出功率。

（4）使用时应采取正确握持手势，钻、铣刀手柄应垂直使用，用力适度，使用铣刀时一手持笔式，一手推进自然平移，避免强行操作造成手柄损坏。

（5）磨头、铣刀使用时要持续注水冷却，以防止温度升高造成损伤。

（6）使用结束后先关主机电源开关，再将电缆线与主机分离，以免残余电流损伤电缆线。

（7）按要求清洗各部件，无电路的机械部分拆分后可用水清洗，带有电路的部件如马达外部可用柔软湿纱布擦拭血渍、污渍，也可用专门清洗剂擦拭，以防电线短路发生故障，内部用专用防锈润滑油配专用喷嘴喷洗，关节部位滴油润滑，避免生锈，清洗时动作轻柔，避免各部件碰撞变形。

（8）记录铣刀片、磨头使用次数并签名，清点部件数目，放置在专用的器械盒内。

4. 维护保养

（1）使用前仔细检查主机、手柄是否处于功能状态，所有配件如钻头、磨头等是否锐利或变形，钻头和磨头达到限用时间和次数时及时更换，以免超负荷运转损伤马达和手柄内部轴承。

（2）使用结束后，应立即进行清洗保养。

（3）定期进行设备检测和维护，定期进行人员培训，要求工作人员熟练掌握各个部件的装卸与操作规程，正确连接各部件。

5. 注意事项

（1）在使用时，建议佩戴护目镜，避免术中的血液和组织碎屑飞溅，引起损伤或传播传染性疾病。

（2）暂时不用时，应将手控保险开关关闭，避免意外触发脚踏导致误伤。

（3）护士在连接或取下铣刀片时，要注意防护，可用纱布包裹铣刀片，以免误伤。

（4）存放时，电缆线盘绕整齐，盘绕直径不小于 10 cm，无扭转、无屈曲，勿用暴力拉扯电缆线，以免电缆线连接口断裂，马达及手柄应单独固定，防止相互碰撞变形。

（5）所有部件均可高温高压或低温等离子消毒，消毒后要放置冷却，不可用生理盐水冲洗降温。

五、显微镜的使用维护和保养

1. 工作原理

手术显微镜通过照明系统，光源从术野上方照明，产生的像是进入物镜的反射光成像，该成像通过手术显微镜的光学系统进入人眼，以供观察。

2. 主要结构

手术显微镜包括基本机械系统、观察系统、支架系统、成像系统、脚踏控制系统。

3．操作步骤

（1）使用前。

① 取下显微镜防尘罩，接通电源。

② 打开电源开关，等待显微镜自检后，按住显微镜臂移动按钮，调整显微镜至合适位置。

③ 取下脚踏，放于手术床头合适位置。

④ 踩下脚踏光源控制开关打开光源，检查光源处于正常工作状态，光源的调节应从最小的亮度开始，调节至合适处。

⑤ 根据主刀医生的瞳距进行目镜的调节。

（2）使用后。

① 使用完毕，调节显微镜光源至最弱，踩下脚踏光源控制开关关闭光源。

② 用擦镜纸擦净镜头表面污迹，清理显微镜外表面，清理脚踏污迹。

③ 将显微镜脚踏挂至显微镜上专用挂杆，按住显微镜臂移动按钮，将显微镜调节至合适位置，避免镜头碰撞到周围物体。

④ 关闭电源开关，断开插头。

⑤ 罩上防尘罩，并在仪器使用维护登记本上记录使用情况。

4．维护保养

（1）建立完善的仪器维护保养制度，显微镜定点放置，定专人管理，定期检查维护，设立使用维护登记本，每次使用后登记使用情况并责任人签名。

（2）建立完善的培训制度，定期对操作人员进行培训，务必做到人人爱护显微镜，动作不可粗暴，保证显微镜处于良好工作状态。

（3）显微镜的照明灯泡，一旦达到使用寿命，及时更换。每次关机前，调节光源亮度至最弱，关闭光源开关后方可关闭机器开关，避免下次开机时突然高压损坏光源。

（4）每次使用完毕，用专用镜头清洁棉清理镜头。显微镜镜身禁止使用强酸强碱等消毒。

（5）显微镜定位放置，避免碰撞。

5．注意事项

（1）正确操作显微镜，除使用手册明确要求的情况外，严禁安装任何其他附件。

（2）使用显微镜时，手术医生可通过脚踏控制移动焦距、光源亮度等，到达调节极限时，应立即停止。

（3）显微镜使用中出现关节臂过紧或过松的现象时需要重新调节平衡，恢复正常工作状态。每次使用后应常规检查各关节有无松动现象，以免影响手术进展。

六、电动止血仪的使用维护和保养

1．工作原理

电动止血仪作为一种智能止血仪器，通过计算机程序控制通路中的气体压力进而对患肢产生压迫力，通过控制血流达到止血暴露手术野的目的，可缩短手术时间，有助于手术操作。

2. 主要结构

电动止血仪基本结构包括主机、气囊止血带、电源线等三个部件。

3. 操作步骤

（1）接通电源，打开电源开关，选择合适的止血袖带（应选择与手术止血部位周径相适应的袖带，简易袖带气囊交叠部分在 8～15 cm 之间）缚于所需肢体部位，松紧适宜。

（2）将止血袖带螺旋接口连接至主机出气口中，注意接口连接时操作需轻巧，以免接口磨损滑丝。

（3）按相应的上下键，选定所需手术止血压力。一般袖带的压力设定，上肢 200～250 mmHg，时间＜60 min；下肢 300～350 mmHg，时间＜90 min。如根据患者血压设定，上肢压力为病人收缩压加 50～75 mmHg，下肢压力为收缩压加 100～150 mmHg。具体压力设置需视病人的实际情况作适当调整。按上下键，选定所需时间。

（4）按"充气"键（保持 1 s），"运行"指示灯亮，定时器工作（"计时"指示灯亮）。机器向止血袖带充气至设定压力时，自动停止（"平衡"指示灯亮）。手术过程中，如需改变压力值，操作方法同上。

（5）设定时间倒计时至 10 min、5 min、1 min 时，蜂鸣器将以不同间歇的 5 次蜂鸣形式进行提醒，倒计时时间为"0"后蜂鸣器将持续鸣叫，提醒操作者根据手术实际情况作时间调整。

（6）手术完毕，应先按"放气"键，使止血带放气减压，待工作压力降至接近"0"时，"运行"指示灯熄灭后，再关闭电源开关，拆除止血袖带。

4. 维护保养

（1）术中使用时应避免接触水及血液，机体清洁保养时确保断开电源。

（2）如长期不使用时要妥善安置，避免阳光直射，断开电源，使用防尘罩保护机身。

（3）止血带应保持经常检修，注意止血带的使用寿命。使用前必须检查所有的阀门和袖带，才能保证止血仪正常工作。

（4）在高压消毒前，应确定止血带内无残余气体。

5. 注意事项

（1）使用时，机器的放置位置避免距离病人过远，以免气道管路承受过大拉力而松动漏气。

（2）当按下"充气"键，系统超过 2 min 仍达不到设定压力，应检查系统的连接、止血袖带等有无漏气，若发现漏气应及时排除或更换，以保证系统的正常工作。

（3）止血袖带扎缚松紧度以能容纳一指为宜，过紧宜造成止血处皮肤、神经、血管、肌肉的损伤，甚至引起肢体远端坏死，过松达不到止血效果。

（4）止血袖带扎缚时，予以衬垫，将气囊中的空气排尽后平整地贴近皮肤，以免充气后出现褶皱压迫皮肤引起水泡。

（5）严格控制使用时间，止血袖带充气后立即计时，避免超时，如要反复使用，第 1 次放气间隔时间 10～15 min 为宜，以后逐渐增加间隔时间，缩短止血袖带使用时间，减少肢体缺氧时间和酸性物质的产生，减轻病人的痛苦。

（6）手术结束，止血袖带放气时，应适当加快静脉补液，防止回心血量减少造成脏器瞬间失血而导致休克。

（8）使用后的止血袖带要及时清洁，保证无污垢、无血迹残留。

七、温毯仪的使用维护和保养

1. 工作原理

加温装置吸入周围环境中的空气，加温至所设定温度，将加温后的空气通过送风管送入加温毯，使充满加温空气的加温毯覆盖于病人身体，以达到保温的目的。

2. 主要结构

主机、送风管、加温毯、主机支架、电源线。

3. 操作步骤

（1）检查温毯仪是否处于备用状态；连接电源并打开温毯仪开关进行检测，并调节各档位风速，评估风速及温度是否适宜。

（2）根据手术方式将暖风置于合适位置，评估病人体温情况，调节至适宜的温度和风速。

（3）连接配套温毯，切勿将温毯仪出风口直接接触病人皮肤，以免热灼伤。

（4）术中密切观察病人体温，病人体温恢复后，应间歇关闭温毯仪，以维持病人体温，防止术中温度过高灼伤病人。

（5）体温极低的病人，应逐渐复温。

4. 维护保养

（1）清洁。清洁之前应确认设备已经断开电源，电源插头已经拔除。定期用湿抹布清洁设备盖板和面板。如果有必要，用中性清洁剂对污痕进行清除。禁止使用具有腐蚀性的清洁剂，以免损毁有色部件或者塑料部件。不要让液体溅到设备上。

（2）消毒。定期对温毯仪进行消毒，可以用含消毒液的卡瓦布来擦拭消毒，禁止使用具有腐蚀性的消毒品。尤其是温毯仪的出风口部位，防止交叉污染发生。

5. 注意事项

（1）如出现故障情况，重新启动仪器。

（2）出现温毯仪不工作的常见原因：

① 电源连接线松动。

② 温毯仪管道破损或管道连接不紧密导致漏风。

③ 温毯仪电机短路。

④ 温毯仪开关面板损坏。

八、加温输血仪的使用维护和保养

1. 工作原理

通过加温仪器内部的智能微电脑控制系统将左右两条加热管进行恒温加热，输血输液时，将液体管路压入加热管中，输液管内的液体通过加热管产生的热量升温。

2．主要结构

主机、弹性加热管、固定组件、电源线。

3．操作步骤

（1）使用前检查仪器及附件是否处于备用状态，如主机面板或加热管有无破损。

（2）使用安全的立式输液架，底座需安全稳固，防止倾倒。

（3）仪器固定在底座牢固的输液架上，高度在输液袋口或血袋口下方 20～30 cm，与墨菲氏滴管平齐。

（4）连接电源，此时显示屏全部点亮并伴随蜂鸣声 2 s。

（5）将输血流速调节旋钮移到墨菲氏滴管下方。

（6）将输液管路预充，并排空空气。

（7）在预充的输液管路末端 2～3 cm 处压入加热管的尾部，并将输液管路从加热管末端向头端方向捋压过去，直至输液管路填满加热管。

（8）将加热管挂靠在仪器的固定位置上。

（9）调节所需要的温度，按下仪器电源键开始输注。

（10）使用结束后按压电源键 1 s 后进入待机状态。

（11）将输液压力解除，关闭输液泵。

（12）将输液管从仪器上取出，拔除电源插头，按照要求清洁和消毒仪器。

4．维护保养

（1）每次使用结束，清洁仪器表面、紧固夹以及加热管外侧，定期用消毒剂擦拭。

（2）消毒剂应使用不含氧气释放成分的酒精基制备液（次氯酸钠或乙醛含量小于 0.2%）。

（3）仪器不能被浸在液体中或用高压蒸汽及热化学方法消毒。

（4）每 12 个月进行仪器检测，仪器长期不用后再度启用时必须检测 1 次，仪器经过剧烈震动或搬运后必须检测 1 次。

（5）更换血袋或液体时避免将血制品或液体滴在仪器上，清洗时避免将清洁液或消毒剂渗入设备通风口。

5．注意事项

（1）禁止给加热后会影响正常药效发挥的药液加温。

（2）发热、严重心肺功能不全的病人禁用。

（3）当高温警报响起时，必须立即停止输液。

（4）仪器使用过程中温度异常，或仪器高温保护强制断电时，必须立即停止输液，拔除电源插头即可安全断电。

（5）不可在有火灾隐患的地方使用。

（6）禁止在有易燃麻醉气和空气的混合气、氧气或氧化亚氮的混合气情况下使用。

（7）避免夹在输液床上，须固定在稳固的输液架上使用。

（8）避免外界不良影响，如强电磁辐射或高温。

（9）加热管不能弯折、打结、撕扯，或用利器划伤、切割，以免损坏。

（10）加热管应保持裸露，不能被装饰材料、衣物、被褥或热气垫覆盖，避免太阳直射或热辐射源照射，不要将其导入或经过婴儿暖箱，以免控温不准。

（11）输液停止流动且加温管处于加热状态时，会使输液过热。

九、除颤仪的使用维护和保养

1. 工作原理

除颤仪是用于心脏电击除颤的设备，能完成电极复律，即除颤。它利用较强的脉冲电流通过心脏来消除心律失常，将心脏恢复到正常的节律中。心脏除颤复律时作用于心脏是一次瞬时高能脉冲，持续时间为 4～10 ms，电能在 40～400 J。

2. 主要结构

监护屏、电复律机、电极板、电池。

3. 操作步骤

（1）整理病人体位，暴露胸部，避免肢体接触金属物，以免发生电击伤。

（2）打开除颤仪开关，选择除颤功能。

（3）在电极板上均匀涂抹导电糊。

（4）选择焦耳数。非同步除颤：适用于室颤病人 200～360 J，双向波 150～200 J。同步除颤：适用于室上速、室速 150 J 以内，必要时 200 J。

（5）按下充电按钮，达到所需值充电完成，将两个电极板分别放置于病人心底与心尖部。心底（Sternum）：病人右侧锁骨中线第 2～4 肋间。心尖（Apex）：病人左乳头外侧第 4～5 肋间与腋中线的交点。两个电极板之间距离不应小于 10 cm。

（6）将两个电极板紧贴病人皮肤，嘱医务人员勿接触，操作者双手同时按下电极放电按钮除颤。

4. 维护保养

（1）耗材有效期检查：确认多功能电极片密封完好，检查有效日期。

（2）电池维护：保证至少每周一次对电池进行充电，绿灯亮表示充电完成。

（3）清洁：除颤仪配件的清洁可以用常见的非腐蚀性消毒剂和清洁剂，例如 90% 异丙基（电缆和插头）、肥皂水。

（4）保持除颤手柄电极板表面清洁：每次除颤使用完毕，需将两侧电极板表面导电糊清洁干净，防止干涸后影响导电性能。

5. 注意事项

（1）电极板涂导电糊或垫盐水纱布，避免涂到除颤手柄与手上，手的任何部位不得接触电极板，防止电击。电极板与胸壁需紧密接触，可减少阻力易于导电，同时防止皮肤电灼伤。

（2）用后放置指定位置，及时充电，保证除颤仪电量充足，确保随时处于备用状态。

（3）除颤仪无法开启或非正常关机时检查电池安装情况。

（4）擦拭仪器时不要过湿，以免内部进水，造成部件损坏。

第三节 特殊功能手术间的管理

一、一体化手术间的管理

1. 一体化手术间

一体化手术间是数字信息化与手术室层流净化相融合的产物,它可以进行系统集成,为医务人员提供全面的病人信息和影像资料、精确的手术导航、便捷的信息交流,为手术提供准确、高效、安全的工作环境。

2. 一体化手术间的功能

一体化手术间能够合理布局电源、气源、各种信息接口与各类医疗设备,从而减少设备布局对层流的干扰,既能提高工作效率,也能确保环境安全。一体化手术间主要包括四个组成部分:影音管理系统、集中控制系统、存储系统和交互式示教系统。其软硬件配置包括:数字化监控平台录播服务器、无损视频超高速转发单元、数字化手术室管理软件、接口平台管理软件、全高清手术一体化集成控制终端、术野高清摄像机、全景摄像机、医用液晶触摸屏、医用监视器、多功能视频显示屏、扩音喇叭、功放、无线话筒、数字视频接口(Digital Video Interactive, DVI)、信号延长器等。

一体化手术间包含以下功能:

(1)通过触屏系统集中控制管理手术灯、手术床、视频、音频、医疗设备等,优化手术室环境,简化操作,增强手术室应用的舒适性,进行更为专业性的手术。

(2)与医院信息系统(Hospital Information System, HIS)、激光干涉空间天线(Laser Interferometer Space Antenna, LISA)、医学影像系统(Picture Archiving and Communication System, PACS)、手术麻醉、电子病历等系统采用界面集成可调阅查询、上传病人病史信息,实现病人信息共享。

(3)整合手术相关信息(全景、手术野、血管造影、腔镜、超声、监护仪、影像设备等),任意切换、传输、存储语音系统数据。

(4)实时共享手术影像资料及音视频资料,实现手术直播、远程教学、远程会诊、科研合作等工作。

(5)实现手术室统一管理平台,即手术监测、手术记录、手术存储、手术点播,形成一套手术智能控制及教学科研的完整系统。

3. 一体化手术间的管理

(1)三级管理模式:一体化手术间主要采用区域控制、物品管理、行为管理三级管理模式,实现医疗质量、医疗安全、科研教学三维度的提升,也能有效进行手术远程监管和医院感染控制。

(2)九个功能模块:包括医疗行为管理系统、手术示教管理系统、手术巡查管理系统、高值耗材管理系统、药品管理系统、设备追踪定位管理系统、智能中控手术系统、手术一体化控制系统、手术信息发布系统。制定手术间工作流程及管理制度,明确操作细则和管理职责,制定术前准备、术中使用、术后维护的操作步骤,并制作成工作手册。

(3)手术示教系统:运用光纤技术,配置高清专用设备进行全景拍摄及手术野拍摄,通过视频控制器对手术室内的多路高清视频信号进行处理,实现独立画面或多画面的高清晰度视频信号,满足医院高清晰、多角度、全方位的手术示教和远程会诊。

(4)智能中控手术系统:手术间设置有信息化显示屏,对手术室设备进行集中控制,如手术室温度、湿度、压差、照明、电流、电话通信、背景音乐、手术间灯光、消防安全、电脑电源、气体报警等,为病人提供一个洁净、安全的手术环境。设立手术间管理责任人,建立设备使用登记,按计划定时保养与维护,仪器性能动态登记,实行专人每日、每周和每月检查相结合的管理方式,从而确保设备正常运行。

二、杂交手术间的管理

1. 杂交手术间

杂交手术间(Hybrid Operation Room)又称"复合手术间",是指将数字减影血管造影(Digital Subtraction Angiography,DSA)设备的3D成像技术与外科手术技术在层流手术室中全面整合,实现微创手术与开放手术的完美结合,从而降低各类复杂手术风险,提高手术效率。杂交技术是现代影像学技术、血管腔内技术和外科技术融合的结晶,因此病人在杂交手术间无须转移及多次麻醉,可以同时进行影像学检查和多种外科手术,如心脏外科、神经外科、血管外科及介入手术。对于冠心病、先天性心脏病、复杂动脉瘤、多发血管病变等都是一个很好的治疗方式,尤其为不能耐受传统手术的高危病人提供了新的治疗策略。

2. 杂交手术间的功能

杂交手术间的建立是医疗发展的一种新模式,是多学科融合的产物。它的使用能降低手术风险和围术期的死亡率。作为当前微创外科的重要发展方向,"杂交手术"实现了优势互补,使复杂的手术简单化,降低了手术损伤。杂交手术间配备先进的血管造影机、麻醉机、电外科设备、空气净化装置、除颤仪、吸引装置、监控设备、图像传输与处理等硬件设施,各种设备定位放置时需考虑方便、安全、无菌的原则。

(1)拓宽了治疗指征,解决了过去单纯的介入治疗或外科手术不能解决的问题。

(2)同期完成外科手术与腔内治疗,降低了创伤及手术风险,避免资源浪费。

(3)复杂的血管疾病病人无需多次转移,避免病人多次麻醉和转运带来的风险。

(4)可通过外科技术手段解决腔内技术操作产生的并发症。

(5)可以即时评价手术效果,从而指导手术实施,实现手术创新。

3. 杂交手术间的管理

(1)根据杂交手术的种类及特点制定工作标准,建立杂交手术间管理流程图、工作人员进入流程、手术病人进入流程、杂交手术间物品核对清单、应急预案、介入防护及介入设备维护保养制度、各种设备操作流程等。

(2)杂交手术间的建设,既要符合手术室的无菌规范,又要满足介入手术的操作要求,因此,杂交手术间除了配备常规开放手术所需的设备,如无影灯、手术床、吊塔、冰箱、血液回收机、体外循环系统、心脏超声系统、腔镜系统、监护系统、电生理设备、电刀工作站,还需配备介入手术所需的血管造影机、高压注射器、高分辨监视器、放射线防护设备等。

（3）杂交手术室应做好 6 面防护,即四周墙壁、天花板及地面的防护。主墙体铅含量的厚度应达到 2 cm,副墙体铅含量厚度为 1 cm,铅屏保护设置在操作区,为了方便病人病情掌握与观察,控制室配备铅防护窗。手术室自动门外张贴"小心电离辐射"标签,长期接触放射线的工作人员佩戴个人放射线计量器。

（4）应有专人管理介入手术使用的导管、导丝及各种耗材,手术室护士与手术医生共同清点核对病人使用的植入物型号、规格、数量等,并在手术护理记录单、植入性医用材料登记表上详细记录,核对无误后由手术医生签字。

（5）进入杂交手术间的人员应严格限制,随时关注术中有无违反无菌操作的行为,接触病人血液、体液和分泌物必须实施标准预防。

（6）杂交手术间属Ⅰ级特别洁净手术间,要求空气中的细菌总数小于 10 cfu/m³,未检出致病菌为消毒合格。每月进行 1 次空气、环境细菌学培养。

（7）定期维护层流净化系统,术前 1 h 开启净化系统,术后 1 h 再关机。定专人负责定期检查、维护、保养并记录。

三、磁共振手术间的管理

1. 磁共振手术间

磁共振手术间,简称 MRI 手术间,需同时满足磁共振设备电磁屏蔽防护的要求及洁净手术室对洁净等级的要求,磁共振可以采集准确清晰的图像,术中扫描实时更新,同时可以整合多种功能,如功能性核磁共振成像（fMRI）、磁共振张量成像（DTI）、弥散加权成像（DWI）、磁共振关注成像（PWI）、磁共振质谱分析（MRS）、磁共振血管造影（MRA）、磁共振静脉造影（MRV）等。它的应用范围主要集中在神经外科手术中,尤其是在以功能神经外科、脑胶质瘤、巨大垂体瘤及脑内定向穿刺活检等手术中可以得到广泛应用。

2. 磁共振手术间的功能

（1）应用磁共振实时更新图像,可以解决开颅手术中由于脑脊液丢失、脑水肿、脑组织或肿瘤切除等因素而导致的脑移位,提高了导航精度从而选择正确的手术入路。

（2）神经外科医生判断肿瘤切除范围时,即使应用神经导航技术尚有 33％以上的肿瘤残余,而在磁共振指导下可最大程度提高全切率。

（3）磁共振对血管神经显像的优势可帮助指导后颅窝、颅颈交界等处肿瘤切除时避免损伤正常组织结构,防止重要组织结构受损。

（4）弥散张量成像、血管成像等与术中 MRI 图像融合,不仅能提高手术精度,还可指导手术和减少并发症,为外科医生提供解剖、功能和脑代谢等多种信息。

3. 磁共振手术间的管理

（1）磁共振安全培训:对外科医生、麻醉医生、放射技师、手术室护士等人员进行磁共振安全培训,培训合格方可进入手术间工作。保持工作环境安静,非工作人员不得进入机房。

（2）体内装有人工电子耳蜗、神经刺激器、心脏起搏器、动脉瘤夹、脊柱固定物、假肢、关节、义眼、钢板、螺钉、心脏瓣膜、血管支架、眼球内金属异物者应禁止扫描;生命体征不平稳及高热病人严禁扫描。

（3）体内金属异物如假牙、避孕环等位于扫描范围内时应慎重扫描,防止金属物移动造成病人损伤,扫描病人其他部位亦应注意有无不适感。昏迷、躁动、神志不清、精神异常、癫痫、严重外伤、幽闭症、幼儿及不配合的病人应慎重扫描。

（4）扫描前的安全检查:为避免金属物被吸入磁体而影响磁场均匀度甚至伤及病人,病人必须去除一切金属物品,更换手术服;扫描过程中身体不要直接触碰磁体内壁及各种导线,防止灼伤;病人应戴耳塞防止听力损伤;体温探头、心电图导线、光纤电线等不能交叉、打圈,切口用不含显影材料的纱布覆盖。使用 EPI 成像扫描时,为减少病人产生外周神经刺激症状,双手不能交叉放在一起,亦不要与身体其他部位的皮肤接触。

（5）手术中物品:严格按"安全检查清单"（Checklist）逐一落实手术间物品,因磁场为柱状存在,需将不兼容的物品移到 5 高斯线以外。"检查清单"包括:

① 悬挂物品,如无影灯、显示器、导航设备等。

② 地面物品,如座椅、器械车、电线、显微镜等。

（6）认真清点器械:巡回护士、器械护士及时准确地清点器械、缝针、螺丝等。巡回护士应及时捡起不慎落在地面的手术物品,以免发生物品投射入磁体,造成人员或机器损伤。为确保手术区的无菌,扫描时手术无菌区域用无菌巾保护好;器械台推至 5 高斯线外,表面用无菌巾覆盖。手术医务人员要按规定撤离到洁净区域,保证手术台上人员的无菌状态。

（7）工作人员在工作期间,应防止病人意外情况如跌倒、坠床等发生。工作人员应爱护线圈等公物,室内一切附属设备应放在指定位置。护理人员应在每日工作结束前,对现场的仪器设备进行整理。

（8）保证机器在机房中处于正常的温湿度环境,定期对机器进行维护并记录。

四、机器人手术间的管理

1. 机器人手术间

机器人手术系统集多学科为一体,涉及医学、机器人学、机械学、生物力学、计算机技术等研究领域。它的应用提供了精确微创手术的可能,即机械臂通过微小的切口即可实现超越人手极限的准确和精细,可以快速完成解剖和缝合等外科操作。机器人手术间需规划布局机器人手术系统的设备放置,即最优化放置医生操控系统、床旁机械臂系统和成像系统 3 个组件,其核心设备是医生操控系统。机器人手术间能将机器人系统的视频信号接入到一体化手术间的控制系统中,以实现机器人手术系统与一体化手术间无缝对接。

2. 机器人手术间功能

机器人手术间为手术医生提供机器人操作的可能,手术医生坐在操控台前操作手术,结合 3D 高清视觉影像和仿造人类手腕的 Endowrist 仪器,使达芬奇机器手臂系统具有像人手腕关节灵活般的七种角度空间的活动性。机器人手术系统能将三维影像放大 6～10 倍,手术医生通过双手操作指环带动床旁机械臂完成上下、左右、旋转等操作,通过双脚控制电外科设备完成电切、电凝等操作;医生助手和器械护士根据主刀医生的要求更换器械手柄,并经辅助孔完成切割、牵拉、吸引等操作。

3. 机器人手术间管理

(1)建立科学的管理制度。制定机器人手术规范化护理配合操作流程,制作开机流程图;建立机器人手术仪器设备的维护和保养制度;制定器械和耗材出入库使用管理制度;实行机器人手术组长专人负责制,负责清点申领器械和耗材以确保手术的需要;制定机器人内窥镜和器械的清洗消毒制度,建立清洗消毒步骤流程图;建立机器人手术间人员管理制度,谢绝无关人员参观;制定机器人手术应急预案及流程。

(2)机器人手术器械管理。机器人手术器械结构复杂且价格昂贵,不同的器械使用寿命均不相同,因此无菌器械的清点保存及器械的清洗灭菌均要求由符合资质的专人进行管理。这样既能保证机器人手术器械在工作中正常运转,又避免医源性感染的发生,提高了手术的安全性。建立机器人手术器械购置、库存档案,根据机器人手术量配置灭菌器械基数,机器人手术护理小组成员对器械的安装、拆卸、清洗、灭菌进行系统的培训,通过设置专职岗位,制定严格的清点、交接、清洗、灭菌、发放、使用流程,使得机器人专科人员能够统筹协调器械的使用,专职清洗人员能够遵守规程完成器械的清洁灭菌与保养,保障手术高质量完成。护士长每月对器械的库存、信息登记、使用情况、清洗质量进行检查。

(3)机器人手术设备管理。机器人手术设备具备智能系统,可以自动辨别在操作使用过程中出现的各类问题并进行故障分析。故障多发生在开机自检、操作中、关机时刻,容易出现操作台抓手无"力反馈"、术后手术车无法移动、手术过程中仪器突然黑屏等问题。手术操作都在监控范围内,当故障出现时都可以在屏幕上找到快速解决方案并处理。

(4)机器人手术设备空间管理。机器人手术系统主要适用于泌尿外科、肝脏外科、耳鼻喉科手术,根据各专科手术特点,位于无菌区内的床旁机械臂系统需要灵活改变位置,要求手术室必须拥有足够的活动空间,无菌区外的医生操控系统需固定于手术室内靠墙之处,并方便主刀医生和助手交流。由于机器人手术系统自身体积比较庞大,为保证手术机器人系统各组成部分能够在手术期间流畅工作,手术室的面积要求达到 50～60 m²,还要求手术床、无影灯、吊塔、无菌物品柜等的空间摆放位置必须具备协调性,手术室内应尽可能配备足够的电源插座。术后及时整理机器人手术系统,定点定位放置。

(5)线路管理。机器人手术系统线路复杂,将各线路贴上相应的标识,术后正确盘绕线缆,保持线缆最小弯折半径为 25 cm,整齐有序悬挂。机器人手术电源应配备专用插座并做好标识,防止误拔插错。各线路线缆尽量靠墙铺设,若在人员走动区域范围内的,可使用线路保护盖进行保护。所有线路使用清水湿布清洁擦拭,忌使用刺激性的化学消毒剂清洁。

第四节　手术敷料的管理

手术敷料是指覆盖病人或器械以防止感染源传播的织物单。手术敷料有重复性使用和一次性使用两种,其性能应符合 GB/T 19633—2015 要求。手术敷料是外科手术中不可缺少的一部分,其无菌质量管理水平与手术效果密切相关。其质量及灭菌效果不合格可引起术后切口感染等并发症,造成严重后果。对重复性使用手术敷料进行规范、严格、科学的管理,保证其清洗、包装、灭菌质量对手术效果至关重要。

一、手术敷料的包装要求

手术敷料灭菌前需根据手术要求进行整合包装,在包装过程中容易产生棉絮等污染物,因此敷料包装间应单独设立,不可与器械包装间共用一室。敷料包装间要求通风良好,光线充足,温湿度适宜,定期进行空气消毒。操作台应清洁平整宽敞,并配有专用的灯光以供检查包布使用。配置专用的敷料存放架,分类放置,标识清晰。

二、手术敷料的灭菌要求

(1)前一日根据次日手术量合理配包。选择合适的包装材料:棉布类包布要求双层无破损、无污渍、无胶布痕迹等,除四边外包布无任何缝线;一次性使用包装材料,严禁重复使用。

(2)各类敷料包要求包装松紧度合适,大小、重量符合要求(敷料包重量:不宜超过 5 kg;体积:下排气压力蒸汽灭菌器所装载的敷料包尺寸不宜超过 30 cm×30 cm×25 cm,预真空压力蒸汽灭菌器的敷料包尺寸不宜超过 30 cm×30 cm×50 cm),双层分次包装。包内放置化学指示卡,包外用化学指示胶带进行封闭处理,并于包外贴追溯条形码以便于追溯使用,追溯条形码内明确敷料包名称、灭菌日期、失效日期、包装人员、质检人员、消毒器编号、灭菌批次等信息。

(3)包装完毕的手术敷料包要及时给予消毒灭菌处理,敷料包从配包完成至开始消毒灭菌时间不宜超过 2 h。灭菌前严格检查敷料包的闭合性、完整性,包外标识是否齐全;严格按操作规程进行灭菌,灭菌过程中仔细观察高压灭菌器各项物理参数是否正常。

(4)敷料包灭菌完毕,工作人员在进行卸载时逐一检查敷料包的完整性、密封性、灭菌标识的变色是否合格、标识是否完整清晰、有无潮湿等,并进行登记,如不符合要求,重新处理并追查原因。

三、手术敷料的储存要求

(1)无菌储存区专供储存无菌物品,区域内有专人专管,严格限制人员进出,以免污染无菌敷料。设空气净化装置,室内空气保持正压,温度低于 24 ℃,相对湿度低于 70%。房间地面平整、无裂缝,易于清洁和消毒,建立定期监测制度(至少每月一次),监测内容主要有空气细菌数不得超过 200 cfu/cm²,物体表面细菌数不得超过 5 cfu/cm²,无菌室工作人员手上的细菌数不得超过 5 cfu/cm²,灭菌后的器械不得检出任何种类的微生物及致热源。

(2)灭菌敷料应由专人统一管理、统一安排、统一调配、统一发放。发放时,应根据有效期先后发放。如超过有效期,虽未使用,也应重新包装、灭菌。

（3）灭菌敷料应按专科分类放置。布类包装敷料与纸塑包装物品分区放置。外购的一次性灭菌物品须先去掉外包装，经热源检测、无菌试验合格后，才能进入无菌物品存放间。物品应按灭菌的先后顺序放置在存放架上，存放架距地面高度大于 20 cm，距天花板不少于 50 cm，距墙壁不少于 5 cm，注明有效期及使用的先后顺序，便于取放。

（4）未达到环境标准时，使用普通棉布材料包装的无菌物品有效期不应超过 7 天，任何包装发现无有效期、破损、潮湿一律视为污染，应重新灭菌。无菌物品存放架应定期擦拭消毒，室内空气应定期消毒，地面每日用消毒液湿式擦拭消毒。

第五节　手术耗材管理

一、低值耗材的管理

1. 低值耗材

低值耗材指医院临床多学科普遍应用的价值较低的一次性医用材料，包括医用卫生材料、敷料类、注射穿刺类、医用高分子材料类、医用消毒类、麻醉耗材类、手术耗材类、医技耗材类等。通常低值耗材是无菌包装的一次性材料，其成本低廉、种类繁多、需求量大。

2. 低值耗材管理

1）定点摆放

低值耗材的存放标识清晰，并根据耗材有效期先后顺序摆放，专人定期检查有效期。根据手术开展情况每日对一次性耗材使用情况进行评估管理。

2）信息化管理

低值耗材使用流程包括发出申请、送货入库、出库至手术间、手术间使用、盘库。在入库环节，由手术室耗材管理人员根据使用情况，将低值耗材的使用量在医院物资网申请平台上申请，器材科接收信息后开始材料备货，送货至手术室。手术室核对送货单、扫描送货单二维码、核对入库；在使用环节，术中低值耗材使用后，手术间巡回护士将可计费低值耗材规格、型号、数量正确录入计费单，由计费员进行核对计费；在盘库环节，耗材管理人员在医院物资网申请平台上进行低值耗材消耗量查询，可查询到可计费低值耗材的消耗使用量与库存量。根据不同专科，不同手术种类，制定每类手术的耗材套餐模板，手术间护士通过 PDA 直接选择手术对应的低值耗材使用模板，根据实际使用量进行数量增减，实现低值耗材与手术病人的关联，做到精准管控，实现低值耗材信息化闭环管理。

3）制度管理

（1）制定完善的使用流程。在低值耗材流通过程中可采用三联单交接，应用登记记录卡对低值耗材流向记录；耗材进出时需要供货方、总务双方人员共同核查签字，准确核查耗材类型、数量等，并确保性能良好，在保证准确无误后，方可签字登记。

（2）严格质量标准。使用过程中若存在耗材质量问题，则直接淘汰不合格的耗材，同时打包耗材再次抽样检查，保证每套低值耗材性能及功能的完好性。

（3）严格质控。每日相关人员共同完成低值耗材使用管理，做好交接班工作，开展责任制管理，对问题耗材责任到人，实现低值耗材管理有章可循，责任分明。

（4）优化流程。信息化低值耗材管理系统记录耗材类别及数量，详细记录每日耗材出入库情况，便于核对，同时可避免发生物品长时间积压、配送不足等问题。

4）精细化管理

（1）开展手术室低值耗材精细化管理模式。通过实施责任制管理，提高护理人员的工作责任心及积极性，各岗位工作人员明确工作职责，对低值耗材实施精细化管理。

（2）制定完善的管理流程。规范低值耗材存放，统一标识，及时检查，提高管理工作效率及质量。实施细节管理可降低低值耗材的囤积或不必要损耗，减少集中供送的频率，降低成本支出，避免耗材浪费，进一步规范化管理低值耗材，促使手术室物品合理应用，提高使用率，节省医院成本，为手术顺利开展提供保障。

（3）开展手术室低值耗材登记管理。使用 PDA 进行低值耗材使用的登记，充分发挥护理人员主观能动性，以精细化、标准化、系统化手段对手术室低值耗材进行管理，最大程度避免不必要的浪费。

（4）实施手术室低值耗材闭环管理。从采购入库、摆放存储、领取使用等各个环节入手，优化工作流程，进行高效化、数字化工作管理，及时找出管理工作中存在的不足问题，提升护理工作质量。

二、高值耗材的管理

1. 高值耗材定义

高值耗材一般指对安全至关重要、生产使用必须严格控制、限于某些专科使用且价格相对较高的消耗性医疗材料。医用高值耗材是相对医用低值耗材而言的，主要是指临床专科治疗、手术用到的材料，例如人工关节、血管支架、人工晶体等。

2. 高值耗材管理

1）存储管理

（1）转变以往仓储式储存方式，根据耗材分类要求进行入库及摆放，及时记录耗材的出入量。

（2）合理控制存储环境的温度及湿度，确保存放湿度、温度与厂家标注的存放要求相符。

（3）在耗材存放时注意存储时间，根据有效期顺序摆放，送入手术室后及时检查。

（4）对一次性物品，应根据类型、型号、性能、储存日期等进行分类摆放，为临床工作提供便利，提高护理工作的效率和质量。

2）可追溯管理

高值耗材管理系统通过与综合运营管理系统、HIS 收费系统对接，利用 RFID 标签，实现对高值耗材的全生命周期的精细化可追溯管理。具体流程：高值耗材粘贴 RFID 标签；入高值耗材柜；手术室护士刷卡领取耗材，系统自动记录；手术护士通过移动智能终端 PDA 扫描病人腕带和高值耗材的 RFID 标签，完成耗材出库及计费。

参 考 文 献

[1] 尤荣开,缪心军,陈玉熹.常用急救仪器设备使用与维护[M].北京:人民军医出版社,2013.

[2] 芦立人.电动止血仪联合手术室全面护理在骨折患者中的应用[J].医疗装备,2022,35(08):128-129.

[3] 郑雪梅.腔镜器械设备的使用与管理研究进展[J].中国医疗器械信息,2022,28(17):58-60.

[4] 翟程程.精益管理在手术室腔镜设备管理中的应用[J].中国医疗器械信息,2022,28(18):171-173.

[5] 彭盼,杨晓文,吕晋栋.基于多信息融合技术的数字一体化复合手术室的设计与应用[J].中国数字医学,2020,15(10):17-21.

[6] 肖华,崔宁宁,杨翠芳.术中磁共振成像一体化手术室的安全管理[J].天津护理,2013,21(06):511-512.

[7] 徐淑娟.一体化腔镜手术室的应用与管理[J].解放军护理杂志,2012,29(01):56-57.

[8] 杨洁,谢东玮.一体化手术室在关节镜手术中的应用及护理管理[J].世界最新医学信息文摘,2017,17(10):229.

[9] 孔令栋,查波,梁万伟.医院手术部高效协同管理和服务系统设计[J].智能建筑电气技术,2022,16(02):72-75.

[10] 颜婕,聂智容,刘宿,等.多学科"一站式杂交"手术室规范化管理模式的构建[J].创伤外科杂志,2013,15(03):270.

[11] 朱勤春,王春灵,东莉.血管外科杂交手术室建设与护理管理进展[J].上海护理,2015,15(03):71-74.

[12] 冯艳青,林芝.超高场强术中磁共振检查的护理安全管理[J].影像研究与医学应用,2019,3(21):255-256.

[13] 申聪聪,董薪.高场强术中磁共振系统的护理安全管理[J].中国妇幼健康研究,2017,28(S1):246-247.

[14] 侯越,丁瑞芳,姜春平,等.达芬奇机器人手术护理团队的构建与管理策略[J].当代护士(下旬刊),2021,28(12):181-183.

[15] 陈美云,张晓霞,柯晓郑,等.达芬奇机器人手术室的全面质量管理[J].福建医药杂志,2021,43(03):137-139.

[16] 李雪静.机器人手术系统的发展及护理管理策略[J].护理学杂志,2016,31(04):108-112.

[17] 柴西英,韩亚颖,姚芳,等.8S精细管理模式对消毒供应中心可重复使用手术敷料全程质量的影响[J].中华实用诊断与治疗杂志,2022,36(05):518-520.

[18] 曹美凤.规范化管理在手术敷料供应中的应用[J].当代护士(上旬刊),2017(10):152-154.

[19] 刘玉村,梁铭会.医院消毒供应中心岗位培训教程[M].北京:人民军医出版社,2013.

[20] 王煜,董丽.供应室消毒灭菌质量的监测[J].中华医院感染学杂志,2009,19(22):3087-3088.

[21] 李彩华,曹小香,蔡红梅,等.精细化管理在手术室低值耗材使用管理中的优化效果[J].现代医院,2022,22(03):401-403+407.

[22] 许瑛,杨利君,孟月华,等.信息化手段结合"5S"管理在手术室低值耗材管理中的应用[J].护理实践与研究,2021,18(20):3129-3131.

[23] 吴莉莉.持续质量改进在手术室低值耗材管理中的应用[J].中医药管理杂志,2020,28(19):166-167.

[24] 冷治群,朱娅男,宋旭霞.手术室低值医用耗材持续质量改进成本管理的应用效果[J].名医,2020(12):358+360.

[25] 裴宇权,刘莉,句建梅,等.手术室高值耗材智能全流程闭环管理系统的构建及效果分析[J].中国医疗管理科学,2022,12(02):35-40.

[26] 祝佳,蒋玲艳,张晓斌,等.基于SPD模式下的手术室耗材精细化管理创新模式[J].中国医疗设备,2022,37(01):139-142.

[27] 万桂菊,曾玉,黄淑珍.耗材条形码信息化管理模式在手术室植入类高值耗材管理中的应用研究[J].江西医药,2021,56(09):1576-1578.

[28] 何川,赵静,胡晓,等.FOCUS-PDCA程序在介入术手术室高值耗材管理中的应用[J].智慧健康,2021,7(22):15-18.

[29] 郑洁雯.小程序条码核对在手术室高值耗材二级库管理中的应用[J].中医药管理杂志,2021,29(14):176-177.

[30] 杨晓雪,李韶玲.信息化管理模式在手术室高值耗材管理中的应用及成效[J].当代护士(中旬刊),2021,28(06):67-68.

[31] 沈妙苗.中医院基于精细化管理的手术室高值耗材寄售管理平台构建与应用[J].中医药管理杂志,2021,29(09):251-252.

[32] 李瑛敏.手术室高值耗材的二级库管理模式效果分析[J].青海医药杂志,2021,51(02):31-33.

[33] 陈盛帆,黄建琪,高正.手术室高值耗材智能管理系统的开发[J].中国医疗器械杂志,2021,45(01):42-45.

[34] 陈春梅,李梅.供应链服务系统对南京市某儿童医院手术室高值耗材的管理效果评价[J].医学与社会,2020,33(12):28-31+36.

[35] 张志恩,陈淑招,陈伦江.6S管理在手术室二级库高值耗材管理中的应用[J].航空航天医学杂志,2020,31(10):1247-1249.

[36] 吴飞燕,方金.JIT管理系统在手术室二级库高值耗材管理中的应用[J].中医药管理杂

志,2020,28(17):235-236.

[37] 尹瑜洁.条码核对在手术室高值耗材二级库管理中的应用[J].中医药管理杂志,2020,28(16):67-68.

[38] 吴小凤,陈丽茹,盛夏.泌尿外科手术室医用高值耗材的精细化管理[J].护理学杂志,2020,35(16):57-58.

（陈红,夏述燕,王宇,李梅）

第4章 手术室护理应急预案与流程

第一节 火灾应急预案与流程

手术室火灾根据发生的对象可分为影响手术病人的火灾(气道火灾、非气道火灾)以及发生于手术室环境的火灾(可控性小火灾、不可控性大火灾)。

1. 病人气道火灾应急预案

(1)巡回护士:立即准备生理盐水等灭火物质,并启动火警自动报警器,通知护士长。

(2)手术医生:立即移除纱布及其他易燃物质,并向火源处灌注生理盐水。

(3)麻醉医生:立即切断麻醉气源,拔除气管导管;再移除纱布及其他易燃物质,并向气道内灌注生理盐水。

(4)火灾扑灭:手术医生评估病人状态,制定下一步计划,其他人员配合准备及实施;麻醉人员检查气管导管是否有碎片残留,根据病人烧伤程度,决定是否重建气道,重新麻醉。

病人气道火灾应急流程如图 4-1-1 所示。

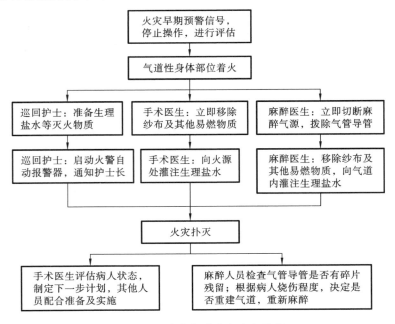

图 4-1-1 病人气道火灾应急流程

2. 病人非气道火灾应急预案

（1）巡回护士：立即准备生理盐水等灭火物质及二氧化碳灭火器，通知护士长。

（2）手术医生：立即移除纱布及其他易燃物质，向火源处灌注生理盐水，加盖湿润布单。

（3）麻醉医生：立即切断麻醉气源，维持气道，评估病人吸入性损伤情况。

（4）火灾扑灭：术者评估病人状态，制定下一步计划，其他人员配合准备及实施。

病人非气道火灾应急流程如图 4-1-2 所示。

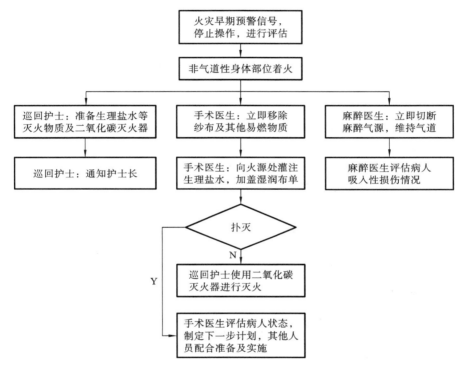

图 4-1-2　病人非气道火灾应急流程

3. 手术室小火灾

发生于手术室环境中的小火灾，火势小，3 min 内能自行扑灭，可不必报警。

（1）发现人员：立即呼叫，组织周围人员迅速取就近的灭火器紧急灭火，并及时告知护士长及当班负责人现场情况。

（2）巡回护士：配合手术，与手术医生、麻醉医生沟通并使用就近的灭火器协助灭火。

（3）手术医生：根据病人情况继续手术，结扎血管，以备撤离。

（4）麻醉医生：密切观察病人病情，维持病人生命体征稳定，备好简易呼吸气囊。

（5）火灾扑灭，恢复手术。

4. 手术室大火灾

发生于手术室环境中的大火灾，火势大，不能自行扑灭，发现者须立即报警。

（1）发现者：立即拨打消防科电话，组织周围人员取就近灭火器灭火，取手电筒，通知护士长、麻醉科主任以及消防科负责人。

（2）麻醉科主任、护士长：报告并指挥火灾应急预案的启动，安排人员立即切断电源、关闭氧气总阀门，指挥工作人员有序地将手术病人从消防通道疏散，并协助危重病人安全转运，检查确认有无遗留人员。疏散结束，必须清点病人和工作人员数量，向现场总指挥报告。

（3）麻醉医生：停用吸入性麻醉气体，立即脱开麻醉机，使用简易呼吸器或呼吸气囊；严密观察病人意识状态及病情变化，并负责病人麻醉手术记录的转移与保管。

（4）手术医生：评估病人情况及手术状态，尽快结束手术或简单处置包扎/覆盖，转运病人，并对疏散过程中病人的病情变化、伤口、引流管进行处理，决定病人的转移方式和转移地点。建议转移地点应结合手术病人的情况决定。

（5）手术护士：器械护士根据疏散病人处理程序，做好手术病人伤口的保护和病人情况的评估。巡回护士确认报警、限制、灭火等救援工作落实的同时，准备转运设备，组织好手术病人的转运，若直接用手术床或转运床转移病人离开现场；若火势较大，可用床单将病人抬离现场，做好病历资料的保管和转移。

（6）复苏室护士：准备转运设备，组织病人转运，有辅助呼吸和气管插管病人连接简易呼吸气囊，严密观察病人意识状态及病情变化，及时记录，并负责病人病历的转移与保管。

（7）辅助人员、进修人员及学生：共同协助手术病人疏散。

（8）火灾处置结束后，对事件发生原因进行分析和整改，并持续质量改进。

5. 病人撤离流程

火情无法扑救或消防人员通知疏散时，护士长或当班负责人应迅速组织、指挥有序撤离。

（1）指挥人员：听从消防救援人员安排，或由手术室护士长、麻醉科主任指挥。

（2）疏散路线：听从指挥人员指示，按照每个手术间或手术室各区域疏散示意图、指示标识、安全通道进行疏散，先疏散病人，再安排工作人员和消防人员有序撤离。

（3）针对可自行行走的病人，手术室人员妥善固定其管道，引导其快速撤离；不能行走及苏醒期病人经评估病情后，维持其呼吸道通畅，妥善固定管道后抬离疏散。

火灾应急流程如图 4-1-3 所示，病人撤离流程如图 4-1-4 所示。

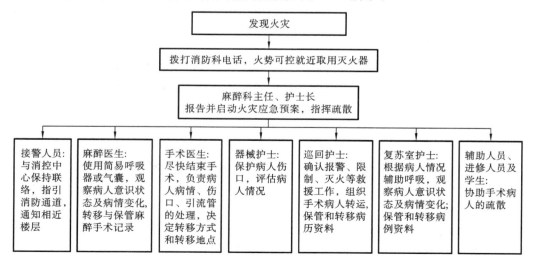

图 4-1-3　火灾应急流程

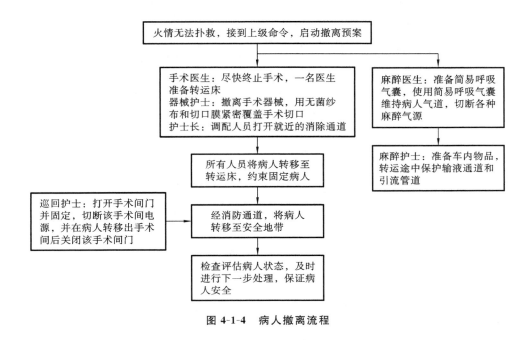

图 4-1-4 病人撤离流程

第二节 停电应急预案与流程

（1）接到停电通知，了解停电时间及各手术间手术进展情况，协商能否调整停电时间，错开手术高峰时间段。

（2）突然停电时：

① 巡回护士负责准备应急供电设备，现场其他人员注意照顾病人，以免引起慌乱或撞伤。

② 联系后勤维修组，告知停电位置，及时查找原因，尽快恢复供电，并向上级领导及医务处报告。

③ 与手术医生、麻醉医生沟通，暂缓未开始的手术，同时安抚病人，并通知病房告知家属，减轻病人和家属的心理负担。

（3）针对正在手术的病人，应立即启动麻醉机备用电源；准备好简易呼吸器、手电筒等设备；密切观察病情，加强沟通，保障病人安全；针对清醒病人，及时做好安抚工作。

（4）随时处理紧急情况，恢复供电后重新使用麻醉机。

停电应急流程如图 4-2-1 所示。

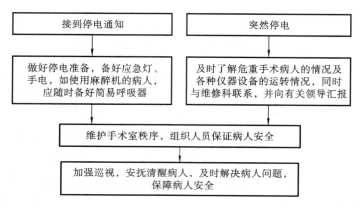

图 4-2-1　停电应急流程

第三节　停水应急预案与流程

（1）接到停水通知后，根据停水时间段、停水时间做好相应准备，包括：

① 告知手术医生、麻醉医生、手术室护士停水时间。

② 储备自来水或无菌蒸馏水，供手术人员洗手。

③ 备好饮用水。

（2）突然停水时：

① 联系后勤维修组，告知停水的位置及时间，及时维修，尽快恢复供水。

② 为紧急上台的手术人员提供无菌蒸馏水洗手。

③ 必要时通知护士长及医务处协调解决。

停水应急流程如图 4-3-1 所示。

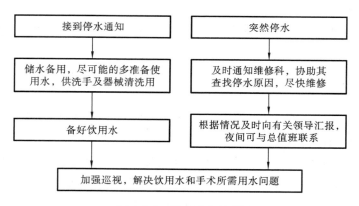

图 4-3-1　停水应急流程

第四节　中心供氧/吸引停止应急预案与流程

（1）接到中心供氧/吸引停止通知，协调错开手术高峰时间段及高危情况，根据手术进展及手术状况，准备一定数量的氧气筒、氧气筒与麻醉机的连接头及电动吸引器。

（2）中心供氧/吸引突然停止时：

① 巡回护士立即联系后勤维修组，告知中心供氧/吸引停止位置，及时查找原因，尽快恢复，并向上级领导及医务处报告。

② 迅速将氧气筒、电动吸引器推至正在手术的手术间，连接麻醉机与氧气筒、电动吸引器，并告知手术医生，密切观察病情，加强沟通，保障病人安全。

（3）与手术医生、麻醉医生沟通，暂缓未开始的手术，同时安抚病人，并通知病房告知家属，以免家属担心。

（4）随时处理紧急情况，加强联系，尽快恢复中心供氧/吸引。

中心供氧/吸引停止应急流程如图 4-4-1 所示。

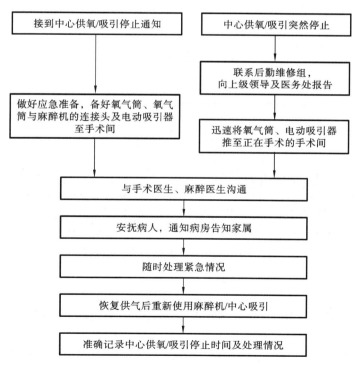

图 4-4-1　中心供氧/吸引停止应急流程

第五节　手术用物清点不清应急预案与流程

（1）物品数目及完整性清点有误时，立即告知手术医生，共同寻找缺失的部分或物品，必要时根据物品的性质采取相应辅助手段查找，确保不遗留于病人体内。

（2）若找到缺失的部分和物品时，器械护士与巡回护士应确认其完整性，并放于指定位置，妥善保存，以备清点时核查。

（3）如采取各种方法仍未找到，应立即报告主刀医生及护士长，经 X 线辅助确认物品不在病人体内。

（4）填写《特殊事件报告表》，描述事件发生及处理经过，由主刀医生、器械护士、巡回护士三方签字确认。《特殊事件报告表》与 X 光片共同存档、备案。

（5）事后进行原因分析与讨论，制定相应改进措施，警惕同类事件发生。

手术用物清点不清应急流程如图 4-5-1 所示。

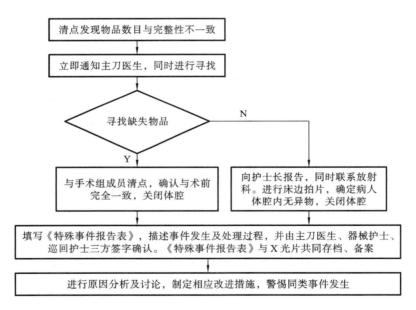

图 4-5-1　手术用物清点不清应急流程

第六节　手术病人坠床应急预案与流程

（1）手术病人因麻醉或其他原因坠床，立即通知主刀医生现场查看病人受伤情况，评估病人病情，并进行急救处置。

（2）立即上报护士长，同时测量病人生命体征，评估意识状态。

（3）如病情允许，协助病人转移至手术床上。

（4）遵医嘱进行相应的检查和治疗，将病人安全转运至病房，密切观察病人病情变化。

（5）做好病人心理护理，主刀医生安抚病人和家属。

（6）按照护理不良事件报告流程向护理部及医务处等上级部门书面上报（夜间通知院总值班）。

（7）24 小时内询问病人坠床时的具体情景，认真记录病人坠床经过及抢救过程。

（8）组织科内讨论，梳理各环节容易发生坠床的风险点，并针对性制订标准预防方案。将改进方案报送护理部并落实实施整改措施。

手术病人坠床应急流程如图 4-6-1 所示。

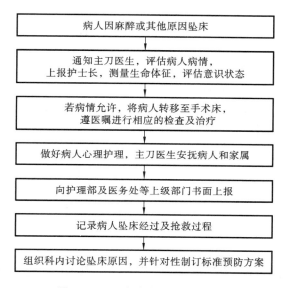

图 4-6-1　手术病人坠床应急流程

第七节　电灼伤应急预案与流程

（1）术中发生电灼伤，立即停止使用电刀，将回路负极板取下，通知主刀医生。

（2）对烧伤部位进行初步处理，请烧伤科会诊，遵医嘱给予相应处理。

（3）向护士长、医务处及上级领导汇报。

（4）主刀医生视情况与病人家属沟通。

（5）认真记录病人烧伤的情况。

（6）手术结束，巡回护士送病人回病房，与病房护士重点交班。

（7）分析灼伤原因，避免同类事件发生。

手术电灼伤应急流程如图 4-7-1 所示。

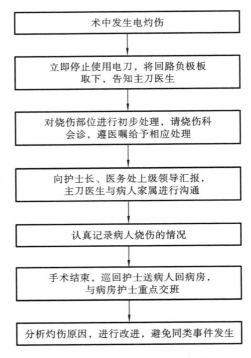

图 4-7-1　手术电灼伤应急流程

第八节　器械护士晕台应急预案与流程

（1）发现器械护士突然晕倒，巡回护士立即电话通知护士长，同时呼叫他人提供手术转运床。

（2）迅速协助其平卧于推床上，取下口罩，根据情况进行相应处理：轻者推出手术间，平卧休息，酌情给予糖水或吸氧；重者呼叫他人协助，将其推至麻醉苏醒室，进行相应救治。

（3）巡回护士根据器械护士晕倒时的情况，对无菌手术台进行处理，必要时加盖无菌单，更换器械、手术衣、手套等。

（4）护士长立即调配另一名器械护士，顶替岗位，做好交接班，巡回护士充分发挥主导作用。

（5）接班器械护士需了解手术进展，与巡回护士认真清点所有手术用物数量，并检查其完整性。

（6）事后进行原因分析，制定改进措施，避免同类事件发生。

器械护士晕台应急流程如图 4-8-1 所示。

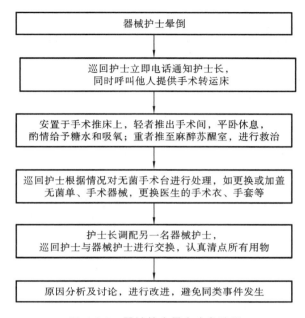

图 4-8-1　器械护士晕台应急流程

第九节　手术室危重症病人转运中病情变化应急预案与流程

手术室危重症病人的转运应由具备资质的麻醉医生和手术医生、手术室巡回护士、支助人员共同完成。危重症手术病人转运中突发病情变化,麻醉医生、手术医生以及手术室巡回护士迅速判断病人情况,给予相应处理。

（1）转运分级为Ⅰ级的病人就地处理;病情平稳可进行转运,否则须尽快返回手术室或到就近的医疗单元进行抢救。

（2）转运分级为Ⅱ级的病人紧急情况下须就地抢救,保证病人呼吸道通畅,必要时行心肺复苏。进行初步处理后如病情平稳可继续转运,否则须尽快返回手术室或到就近的医疗单元进行抢救。

（3）转运分级为Ⅲ级的病人须尽快返回手术室处理。

（4）及时通知病房主管医生、手术室护士长,必要时报告医务处、护理部和医院总值班,手术室做好病人返回手术室急诊手术绿色通道的准备。

（5）密切观察病人病情变化,做好护理记录。

（6）病人病情平稳后,遵医嘱安排病人转运去向。

手术室危重症病人转运中病情变化应急流程如图 4-9-1 所示。

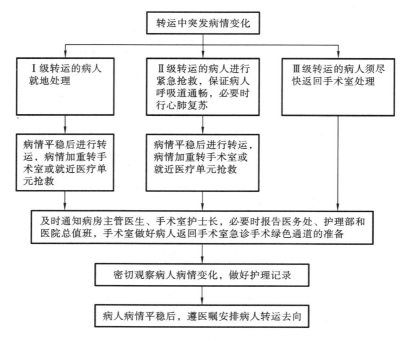

图 4-9-1　手术室危重症病人转运中病情变化应急流程

第十节　手术病人术中突发心脏骤停应急预案与流程

（1）评估：现场环境，排除干扰，心电图呈直线，评估病人术中发生心脏骤停。

（2）立即呼救：向邻近手术间人员请求支援，并上报护士长。

（3）手术团队协作，各司其职：

① 手术医生：结扎血管、处理伤口，暂停手术，立即行胸外按压，同时，另一位手术人员用无菌纱布和切口膜紧密覆盖手术伤口。

② 手术室护士：共 3 名手术室护士参与抢救配合。

巡回护士 A：配合完成抢救工作，给病人戴冰帽，减少脑组织耗氧，同时，连接急救设备，使设备正常使用；

巡回护士 B：对术中抢救临时添加的器械、物品进行清点，同时建立静脉通道，并协助麻醉医生进行液体管理；

器械护士：快速撤离手术部位的手术器械，并确保器械数目的准确性和完整性，手术操作过程中严格执行无菌操作原则，抢救过程中快速准确地传递手术器械及用物。

③ 麻醉医生：负责维持病人气管导管的通畅性，并给予心血管活性药物，同时进行动脉血气监测。

（4）判断复苏效果：

① 复苏有效，行下一步生命支持，并恢复常规手术。

② 复苏无效,行胸外电除颤,直至心跳恢复。

(5) 注意保暖:抢救过程中,保持室温在 21～25 ℃,积极采取综合保暖措施,以预防术中低体温的发生,改善手术病人预后。

(6) 密切观察生命体征的变化,防止发生并发症。

(7) 恢复常规手术,整理手术抢救物品,准确留取各种标本,同时应按要求规范填写抢救记录。

手术病人术中突发心脏骤停应急流程如图 4-10-1 所示。

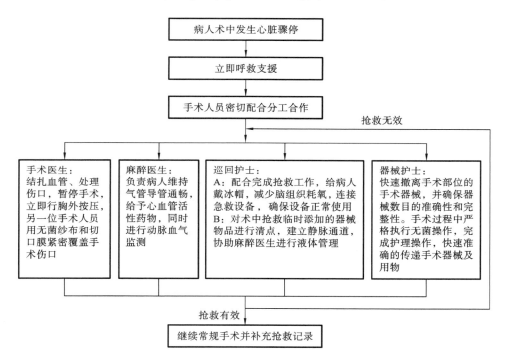

图 4-10-1　手术病人术中突发心脏骤停应急流程

第十一节　手术病人术中大出血抢救护理应急预案与流程

(1) 术中病人突发大出血时,巡回护士立即向周围工作人员或护士长寻求帮助并组织抢救。

(2) 器械护士密切关注手术野,及时传递止血用物,动作迅速,积极配合手术。

(3) 巡回护士及时向台上提供止血用物及器械、敷料,正确估算术中出血量,遵医嘱紧急输血,补充血容量;保持静脉通道通畅,必要时再建立一条静脉通道。及时执行医嘱,准确用药,必要时准备除颤仪、加压输血器、自体血回输机。

(4) 手术医生修补损伤血管,彻底止血。

(5) 麻醉医生密切监测病人生命体征,补充血容量,应用血管活性药物与正性肌力药,维持血压,改善微循环,纠正酸碱平衡失调;血气分析、静脉输注 5% 碳酸氢钠溶液,防止肾衰和 DIC。

　　(6)密切观察生命体征及尿量变化,并保留各种抢救药物的药瓶及血袋,完成护理记录,医嘱签名。

　　(7)手术结束后整理手术器械、手术间,补充手术间用物及抢救药物,将抢救仪器设备放置指定位置保证处于备用状态。

　　手术病人术中大出血抢救应急流程如图 4-11-1 所示。

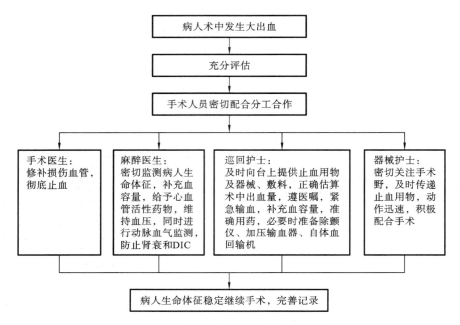

图 4-11-1　手术病人术中大出血抢救应急流程

第十二节　手术病人输血反应护理应急预案与流程

　　(1)输血过程中,一旦出现输血反应,应立即停止输血,更换输血器,输注生理盐水。

　　(2)报告医生及护士长,按医嘱进行救治处理,并启动输血反应应急预案与流程。

　　(3)病情危重者,给予氧气吸入,备好抢救药品及物品,紧急救治。

　　(4)病情较轻者,安慰病人,减少病人的焦虑,根据医嘱给予抗过敏治疗。

　　(5)密切观察病情变化并做好记录。

　　(6)将未输完的血液和输血器材立即低温保存。

　　(7)怀疑溶血反应时,应立即核对血型、血液质量、交叉配血单等,并将未输完的血液、抽取的病人血标本一起送输血科及检验科进行相关检查。

　　(8)一般输血反应 24 小时内填写相关报表上报,严重输血反应应及时上报,《输血不良反应回报单》送输血科留存,《输血反应报告及持续改进表》送护理部备案。

（9）分析输血反应原因,预防输血反应发生。

输血反应护理应急流程如图 4-12-1 所示。

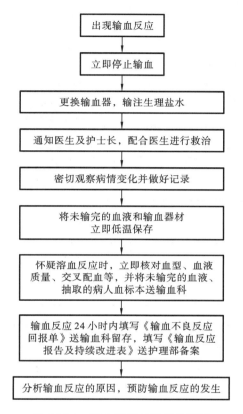

图 4-12-1 输血反应护理应急流程

第十三节 手术病人输液反应护理应急预案与流程

（1）病人输液过程中突然感觉发热、头晕、心慌,可能发生输液反应。

（2）针对高热病人,巡回护士立即关闭输液器,更换输液器和液体,遵医嘱给予 10 mg 地塞米松静脉推注,并用冰枕为病人降温处理。安慰病人并告知手术医生和麻醉医生。针对低热病人,麻醉医生给病人吸氧,监测病人生命体征。

（3）巡回护士严密观察病人生命体征,病情稳定后,并告知手术医生可以开始手术。

（4）上报护士长,并将换下的输液器和液体保留以便术后送检。上报药学部,告知情况后将换下的输液器和液体连同相同批号的输液器和液体一同送检并查明原因。

（5）妥善处理送检物品,正确标注病人信息。

（6）手术结束后,护士应填写《输液反应报告表》。

（7）护士长上报不良事件，查找原因，制订持续改进措施并追踪改进效果。

手术病人输液反应护理应急流程如图 4-13-1 所示。

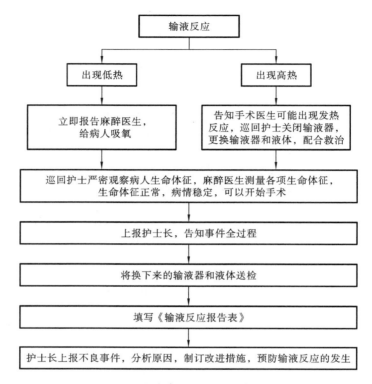

图 4-13-1　手术病人输液反应护理应急流程

第十四节　手术室批量病人救治应急预案与流程

（1）接到批量伤员救治通知，应立即将救援信息（受伤类型、伤员数量、受伤部位、大致伤情等）报告科主任和护士长。

（2）麻醉科主任和手术室护士长担任现场指挥，负责救援的组织协调。

（3）护士长根据救援信息立即协调手术间，安排手术配合人员、设备管理人员迅速到岗。

（4）明确团队分工，参与抢救工作。

（5）到岗人员按照分工立即准备抢救物品，接待伤员。

（6）护士长负责增援人员分配（伤员接待组、手术物品准备组、仪器设备准备组、手术配合组、自体血液回输组）及协调工作（将伤员详细信息向科主任、医院总指挥汇报）。科主任、护士长根据现场情况及时向院有关领导汇报情况，必要时请院领导协调工作。

（7）手术科室、供应室、药剂科、后勤相关部门配合提供相应物品，以确保救治工作的顺利进行。

手术室批量病人救治应急流程如图 4-14-1 所示。

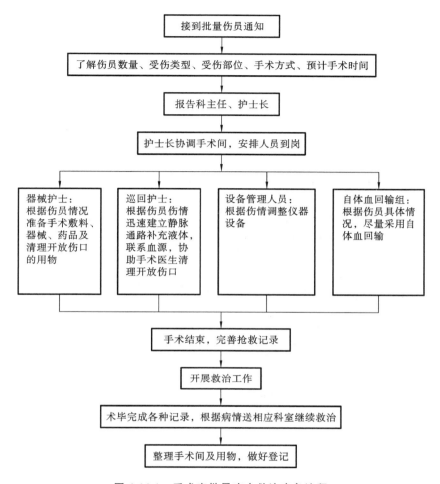

图 4-14-1　手术室批量病人救治应急流程

第十五节　突发公共卫生事件手术室护理应急预案与流程

（1）根据事件类型及危害程度立即响应，遵循"三区两通道"原则，建立隔离手术区域，明确划分清洁区、半污染区、污染区、医务人员通道、病人通道及医疗废物通道，标识清晰。

（2）合理调配人力资源，除常规配备巡回护士及器械护士外，缓冲区及清洁区增设供应护士，原则上各区域人员活动区域固定，避免交叉感染。

（3）在相应区域配备充足的快速手消毒剂和外科手消毒剂，落实手卫生，并做好监测与记录。

（4）手术人员根据其工作岗位与内容，落实相应级别防护，按规范着防护服和/或隔离衣、防护口罩、护目镜/防护面屏、一次性医用手套、鞋套等。

（5）建立标准手术配合流程，术前用物准备齐全，术中全部使用一次性敷料，严格防控二次污染。

（6）规范术后处理细则,术后器械处理遵循消-洗-消原则,手术间空气采用3％过氧化氢雾化消毒（喷雾用量按 $10\sim20$ ml/m³ 计算）,严格落实物表清洁消毒,医疗废物专人专通道转运。

突发公共卫生事件手术室护理应急流程如图 4-15-1 所示。

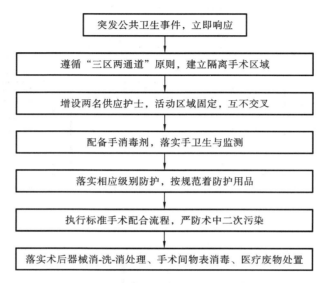

图 4-15-1　突发公共卫生事件手术室应急流程

参 考 文 献

［1］李小寒,尚少梅.基础护理学［M］.5 版.北京:人民卫生出版社,2012.

［2］中华护理学会手术室护理专业委员会.手术室护理实践指南［M］.北京:人民卫生出版社,2022.

（李岩,邹康,王丽芬）

第5章　手术室医院感染的预防与控制

第一节　手术部位感染预防与控制

一、基本定义

手术部位感染(Surgical Site Infection,SSI):病人在手术后一定时间段内发生在切口或手术深部器官或腔隙的感染,如切口感染、脑脓肿、腹膜炎等。手术部位感染包括浅表切口感染、深部切口感染和器官(或腔隙)感染。

(1)浅表切口感染:病人发生于手术后30 d内,仅限于切口皮肤或者皮下组织的感染。

(2)深部切口感染:无植入物的手术于手术后30 d内,或有植入物(如人工心脏瓣膜、人造血管、机械心脏、人工关节等)的手术于手术后一年内,病人发生的与手术有关并涉及切口深部软组织(深筋膜和肌肉)的感染。

(3)器官(或腔隙)感染:无植入物的手术于手术后30 d内,有植入物(如人工心脏瓣膜、人造血管、机械心脏、人工关节等)的手术于手术后一年内,病人发生的与手术有关的器官或腔隙(除皮肤、皮下、深筋膜和肌肉以外)感染。

二、外科手术切口的分类

根据外科手术切口微生物污染情况,外科手术切口分为Ⅰ类(清洁)切口、Ⅱ类(清洁-污染)切口、Ⅲ类(污染)切口、Ⅳ类(污染-感染)切口。

Ⅰ类(清洁)切口(Clean Incision):指手术未进入感染炎症区,未进入呼吸道、消化道、泌尿生殖道及口咽部位,如颅脑,视觉器官,四肢躯干及不切开空腔脏器的胸、腹部手术切口,以及闭合性创伤手术切口均属此类。

Ⅱ类(清洁-污染)切口(Clean-Pollution Incision):指手术进入呼吸道、消化道、泌尿生殖道及口咽部位,但不伴有明显污染,例如无感染且顺利完成的胆道、胃肠道、阴道、口咽部手术切口均属此类。

Ⅲ类(污染)切口(Pollution Incision):指手术进入急性炎症但未化脓区域;开放性创伤手术;胃肠道内容物有明显溢出污染;术中有明显污染者,如开胸心脏按压切口均属此类。

Ⅳ类(污秽-感染)切口(Pollution-Infection Incision):指有失活组织的陈旧创伤手术,已有临床感染或脏器穿孔的手术,如各个系统或部位的脓肿切开引流,化脓性腹膜炎等手术切口均属此类。

三、外科手术部位感染预防要点

1. 手术前感染因素和控制措施

（1）缩短手术病人的术前住院时间。

（2）择期手术前宜将糖尿病病人的血糖水平控制在合理范围内。

（3）择期手术前吸烟病人宜戒烟，结直肠手术成年病人术前宜联合口服抗生素和机械性肠道准备。

（4）如存在手术部位以外的感染，宜治愈后再进行择期手术。

（5）择期手术前病人应沐浴、清洁手术部位，更换清洁患服。

（6）当毛发影响手术部位操作时应选择不损伤皮肤的方式去除毛发，应于当日临近手术前，在病房或手术部（室）限制区外（术前准备区（间））进行。

（7）对急诊或有开放伤口的病人，应先清洁污渍、血迹、渗出物，初步处理伤口后再进入手术部（室）限制区。

（8）清洁手术皮肤消毒应以手术切口为中心，从内向外消毒；污染手术应从外向内消毒，消毒范围应超过手术切口周围 15 cm 的区域。所使用的皮肤消毒剂应合法有效。

（9）如需预防性使用抗菌药物，手术病人皮肤切开前 0.5～2 h 内给予合理种类和合理剂量的抗菌药物。

2. 手术中感染因素和控制措施

（1）择期手术安排应遵循先清洁手术后污染手术的原则。洁净手术间的手术安排应遵循《医院洁净手术部建筑技术规范》（GB 50333—2013）的相关规定。

（2）洁净手术间应保持正压通气，环境表面清洁，保持回风口通畅；保持手术间门关闭，减少开关频次。应限制进入手术室的人员数量。

（3）可复用手术器械、器具和物品的处置应严格执行《医院消毒供应中心　第 1 部分》（管理规范（WS 310.1））、《医院消毒供应中心　第 2 部分》（清洗消毒及灭菌技术操作规范（WS 310.2））和《医院消毒供应中心　第 3 部分》（清洗消毒及灭菌效果监测标准（WS 310.3））的要求。

（4）灭菌包的标识应严格执行 WS 310.3 的相关要求。

（5）手术室着装要求符合 WS/T《手术部（室）医院感染控制规范》。

（6）手术中医务人员应该严格遵守无菌操作要求：

① 严格遵守无菌技术操作规程和《医务人员手卫生规范》（WS/T 313—2019）的规定。

② 开启的无菌溶液应一人一用。

③ 在放置血管内装置（如中心静脉导管）、脊髓腔和硬膜外麻醉导管，或在配制和给予静脉药物时应遵循无菌技术操作规程，保持最大无菌屏障。

④ 操作应尽可能减少手术创伤，有效止血，减少坏死组织、异物（如缝线、焦化组织、坏死碎屑）存留，消除手术部位死腔。

⑤ 如果外科医生判断病人手术部位存在严重污染（污染切口和感染切口）时，可决定延期

缝合皮肤或敞开切口留待二期缝合。

⑥ 根据临床需要选择是否放置引流管,如果需要,宜使用闭合式引流装置引流。引流切口应尽量避开手术切口。放置引流管时不宜延长预防性应用抗菌药物的时间。

(7) 围手术期应维持病人体温正常。手术冲洗液应使用加温(37 ℃)的液体。输血、输液宜加温(37 ℃),不应使用水浴箱加温。

(8) 环境及物体表面的清洁和消毒:每台手术后,应清除所有污物,对手术室环境及物体表面进行清洁;被血液或其他体液污染时,应及时采用消毒剂进行消毒。

3. 手术后感染因素和控制措施

(1) 在更换敷料前后、与手术部位接触前后均应遵循 WS/T 313—2019 的要求进行手卫生。

(2) 为病人更换敷料时,应遵循无菌技术操作规程。

(3) 应加强病人术后观察,如出血、感染等征象。

(4) 应保持切口处敷料干燥,有渗透等情况时及时更换。

(5) 当怀疑手术部位感染与环境因素有关时,应开展微生物学监测。

4. 手术部位感染暴发或疑似暴发管理

(1) 应收集和初步分析首批暴发病例原始资料。

(2) 应制定手术部位感染暴发调查的目标,包括感染人数,感染部位,病原体种类,首例病例发生的时间地点,病例发生的时间顺序,病例的分布,与手术、麻醉或护理相关的人员等。

(3) 应及时开展现场流行病学调查、环境卫生学检测等工作,如对手术器械,导管,一次性无菌用品,使用的清洗剂、润滑剂、消毒剂、物体表面,医务人员的手等进行微生物学检测。及时采取有效的感染控制措施,查找和控制感染源,切断传播途径。

5. 围手术期抗菌药物的预防用药管理

应遵循《抗菌药物临床应用指导原则(2015 年版)》的有关规定,加强围手术期抗菌药物预防性应用的管理。

第二节　手术室医疗废物的管理

一、基本概念

医疗废物是指医疗卫生机构在医疗、预防、保健以及其他相关活动中产生的具有直接或间接感染性、毒性以及其他危害性的废物。

二、医疗废物分类

(1) 感染性废物:携带病原微生物,具有引发感染性疾病传播危险的医疗废物。如被病人血液、体液、排泄物等污染的除锐器以外的废物;使用后废弃的一次性使用医疗器械,如注射器、输液器等;病原微生物实验室废弃的病原体培养皿、标本,菌种和毒种保存液及其容器;其他实验室及科室废弃的血液、血清、分泌物等标本和容器;隔离传染病病人或者疑似传染病病人产生的废弃物。

（2）损伤性废物:能够刺伤或者割伤人体的废弃的医用锐器。如废弃的金属类锐器:针头、缝合针、探针、穿刺针、手术刀等;废弃的玻璃类锐器:盖玻片、载玻片、玻璃安瓿等;废弃的其他材质类锐器。

（3）病理性废物:诊疗过程中产生的人体废弃物或医学实验动物尸体等。如手术及其他医学服务过程中产生的废弃的人体组织、器官;病理切片后废弃的人体组织、病理蜡块;废弃的医学实验动物的组织和尸体;16周胎龄以下或重量不足500 g的胚胎组织等;确诊或疑似传染病或携带传染病病原体的产妇的胎盘。

（4）药物性废物:过期、淘汰、变质或者被污染的废弃的药物。如废弃的一般性药物;废弃的细胞毒性药物和遗传毒性药物;废弃的疫苗及血液制品。

（5）化学性废物:具有毒性、腐蚀性、易燃性、反应性的废弃的化学物品,包括列入《国家危险废物名录（2022年版）》中的废弃危险化学品,如甲醛、二甲苯等;非特定行业来源的危险废物,如含汞血压计、含汞体温计,废弃的牙科汞合金材料及其残余物等。

三、医疗废物收集

医疗废物分置于符合《医疗废物专用包装袋、容器和警示标志标准》（HJ 421—2008）要求的包装物或容器内。感染性废物、病理性废物、损伤性废物、药物性废物及化学性废物不能混合收集。未被病人血液、体液、排泄物污染的输液瓶（袋）不属于医疗废物,不必按照医疗废物进行管理。非感染性病人使用的尿不湿、纸尿裤、卫生巾、卫生纸、超声耦合剂擦拭纸等,接触病人完整皮肤的一次性使用卫生用品、各种器材、各种用品的外包装、药盒等不属于医疗废物,按生活垃圾处理。生活垃圾置于黑色塑料袋中。软包装输液袋、输液瓶、大玻璃瓶（500 ml）等可回收非锐器废物放置于蓝色塑料袋中。

（1）感染性废物（包括一般感染性废物和输液管,加药注射器针管）放入黄色垃圾袋里存放在黄色带盖的垃圾桶内,少量的药物性废物可以混入感染性废物,但应当在标识上注明。隔离的传染病病人或者疑似传染病病人产生的生活垃圾和医疗废物应当放入双层黄色垃圾袋中,及时密封并在标识上注明。

（2）损伤性废物（包括医用针头、缝合针、解剖刀、手术刀、备皮刀、手术锯、玻璃安瓿、玻璃试管、载玻片、带血的注射器针管）放入黄色锐器盒。锐器盒盛装废物达3/4,应该封闭严密,按流程运送和储存;锐器盒不得重复使用。

（3）病理性废物,如诊疗过程中产生的人体废弃物（组织、器官）,病理切片后废弃的人体组织,病理蜡块,医学实验动物尸体,传染病、疑似传染病及突发原因不明的传染病产妇的胎盘和产妇放弃或捐献的胎盘等放入双层黄色垃圾袋运送,可防腐或低温保存,由医疗废物专职人员回收后集中处理。医疗废物中病原体的培养基、标本和菌种、毒种保存液等高危险废物,在产生地点进行压力蒸汽灭菌处理后,按照感染性废物收集处理。

（4）废弃的麻醉、精神、放射性、毒性等药品及其相关废物交由具有相应资质的医疗废物处置单位或者危险废物处置单位等进行处理。血袋放入双层黄色垃圾袋中单独存放。

（5）化学性废物中批量的废化学试剂、废消毒剂应当交由专门机构处置；批量的含有汞的体温计、血压计等医疗器具报废时，应当交由专门机构处置。

其他注意事项：

（1）医疗废物有外溢可能时应使用双层黄色垃圾袋。包装物或容器的外表面被感染性废物污染时，应当对被污染处进行消毒处理或增加一层包装。

（2）放入包装物或者容器内的感染性废物、病理性废物、损伤性废物不得取出。盛装医疗废物达到包装物或者容器的 3/4 时，由科室保洁员及时更换，并将装满的垃圾袋封口，贴上中文标识，内容包括医疗废物产生单位、产生日期、类别及需要特殊说明的内容，产生单位监督执行。

（3）防止可回收医疗废物的流失，在医疗废物离科之前由科室保洁员负责，离科后由运送人员负责。发现问题及时报告总务科和医院感染管理科。

四、医疗废物的交接、登记和运送

（1）医疗卫生机构和医疗废物集中处置单位，应当对医疗废物进行登记，登记内容应当包括医疗废物的来源、种类、重量或者数量、交接时间、处置方法、最终去向以及经办人签名等项目。登记资料至少保存 3 年。

（2）交接登记包括科室与运送人员的交接登记、运送人员与暂存间人员的交接登记、暂存间与处置中心的交接登记。

（3）医疗机构应根据医院实际情况，制定详细的转运方案和流程，手术室运送人员每天从医疗废物产生地点将分类包装的医疗废物按照规定的时间（每天 8：00、12：00、14：30）和路线运送至指定的暂时储存地点。

（4）运送人员在运送医疗废物前，应当检查包装物或者容器的标识、标签及封口是否符合要求，不得将不符合要求的医疗废物运送至暂时储存地点。

（5）运送人员在运送医疗废物时，应当防止造成包装物或容器破损和医疗废物的流失、泄漏和扩散，并防止医疗废物直接接触身体。包装物或者容器的外表面被感染性废物污染时，应当对被污染处进行消毒处理或者增加一层包装。

（6）转运医疗废物后应及时对使用过的电梯四壁和地面进行清洁消毒，如使用含有效氯 500 mg/L 的消毒剂进行擦拭或喷洒消毒，必要时进行空气消毒，如紫外线灯一日两次，每次 30 min。每天转运工作结束后，应在医疗机构指定的地点对转运工具（如运输车、运输垃圾桶等）及时消毒，如使用含有效氯 500 mg/L 的消毒剂进行擦拭、喷洒或浸泡消毒。

（7）转运人员必须做好个人防护，如穿工作衣裤，戴一次性帽子、一次性医用口罩、防水袖套、防水手套，穿防水围裙、胶鞋等。医疗卫生机构应根据接触医疗废物种类及风险大小的不同，采取适宜、有效的职业卫生防护措施，为机构内从事医疗废物转运的工作人员配备必要的防护用品，定期进行健康检查，必要时对有关人员进行免疫接种，防止其受到健康损害。

五、医疗废物暂时储存

（1）医院医疗废物暂时储存设施、设备要求：远离医疗区、食品加工区、人员活动区和生活垃圾存放场所；有严密的封闭措施，有专人负责管理，防止非工作人员接触医疗废物；须防鼠、防蚊蝇、防蟑螂，防渗漏和雨水冲刷；地面易于清洁和消毒；避免阳光直射；印有医疗废物警示标识和"禁止吸烟、饮食"等警示标识。

（2）医疗废物暂时储存设施、设备，不得露天存放医疗废物；医疗废物暂时储存的时间不得超过2天。

（3）医疗废物交由取得县级以上人民政府环境保护行政主管部门许可的医疗废物集中处置单位处置，交予处置的废物依照危险废物转移联单制度填写和保存转移联单。每月由处置单位医疗废物运送人员和本院医疗废物管理人员交接时共同填写《危险废物转移联单（医疗废物专用）》，分别保存5年。

六、重大传染病疫情期间医疗废物处置特殊要求

（1）按要求将医疗废物进行分类收集、暂时储存。

（2）应专人收集、双层包装，包装袋应特别注明是特殊感染性废物。

（3）应为专场存放、专人管理，不能与一般医疗废物和生活垃圾混放、混装。

（4）暂时储存场所应由专人使用 500～1000 mg/L 含氯消毒剂喷洒墙壁和拖地消毒。

（5）运送操作人员的防护要求应达到卫生部门规定的一级防护要求，即必须穿工作服、隔离衣、防护靴，戴工作帽和防护口罩。每次运送操作完毕后立即进行手卫生。

第三节 手术室感染防控监测

一、目的

为手术室工作人员提供清洁、消毒、灭菌效果监测方法，预防和控制手术部位感染发生。

二、物体表面清洁消毒效果监测

1. 采样时间

清洁消毒处理后或怀疑与医院感染暴发有关时进行采样。

2. 采样方法

（1）将 5 cm×5 cm 灭菌规格板放在被检物体表面；用浸有无菌 0.03 mol/L 磷酸盐缓冲液（PBS）或无菌生理盐水采样液的棉拭子1支，在规格板内横竖往返各涂抹5次，并随之转动棉拭子；连续采样4个规格板面积。

（2）无菌操作下将手接触部分的棉拭子去除，放入装有 10 ml 无菌检验用洗脱液的试管中密封送检。

3．注意事项

（1）被采表面面积＜100 cm²，取全部表面；被采表面面积≥100 cm²，取 100 cm²；门把手等小型物体则采用棉拭子直接涂抹物体全部表面采样。

（2）采样物体表面有消毒剂残留时，采样液应含相应中和剂。

（3）结果判断：细菌菌落总数≤5 cfu/cm²，致病性微生物不得检出。

（4）监测频率：每季度，或怀疑与医院感染暴发有关时进行采样。

三、空气消毒效果监测

1．非洁净手术室的监测

1）采样时间

在消毒或规定的通风换气后、从事医疗活动前采样，或怀疑与医院感染暴发有关时进行采样。

2）监测方法

采用沉降法。

3）采样方法

（1）室内面积≤30 m²，设内、中、外对角线三点，内、外点应距墙壁 1 m 处；室内面积＞30 m²，设四角及中央五点，四角的布点位置应距墙壁 1 m 处。

（2）将普通营养琼脂皿（φ90 mm）放置各采样点，采样高度为距地面 0.8～1.5 m。

（3）将皿盖打开，平行移动扣放于皿旁，暴露规定时间（15 min，按结果中的单位时间）后盖上皿盖及时送检。

（4）注意事项：采样前关闭门窗，静态下，10 min 后采样。

（5）结果判断：细菌菌落总数≤4 cfu/（15 min·φ90 mm 皿）。

（6）监测频率：每季度一次。

2．洁净手术室及其他洁净用房的监测

1）采样时间

在洁净系统自净 30 min 后从事医疗活动前采样。

2）监测方法

可选择沉降法或浮游菌法。

（1）沉降法。

① 细菌浓度测点数应与被测区域含尘浓度测点数相同，同时应满足表 5-3-1 规定的最少培养皿数的要求。

② 将普通营养琼脂皿（φ90 mm）放置各采样点，采样点可布置在地面上或不高于地面 0.8 m 的任意高度上。

③ 将皿盖打开，平行移动扣放于皿旁，暴露规定时间（30 min，按结果中的单位时间）后盖上皿盖及时送检。

④ 注意事项：应有 2 次空白对照，第 1 次用检测的培养皿做对照试验，每批一个。第 2 次

模拟操作过程做对照试验,应每室或每区 1 个对照皿,模拟操作过程,但培养皿打开后应立即封盖。两次对照结果都必须为阴性。结果判定时,当某个皿菌落数太大而受到质疑时,应重测;当结果仍很大时,应以 2 次均值为准;当结果很小时,应再重测或分析判定。当菌落数受到质疑时,应重测。新建与改建验收时以及更换高效过滤器后应连续进行 3 次监测。布皿和收皿的检测人员必须遵守无菌操作的要求。结果判断:应符合表 5-3-2 的要求。监测频率:合理安排每次监测的房间数量,保证每个洁净房间能每年至少监测一次。

表 5-3-1　洁净手术室采样沉降法培养皿数

被测区域洁净度级别	每区最小培养皿数(ϕ90 mm,以沉降 30 min 计)
5 级	13
6 级	4
7 级	3
8 级	2
8.5 级	2

表 5-3-2　洁净手术室用房分级的细菌浓度

洁净用房等级	沉降法(浮游法)细菌最大平均浓度		空气洁净度级别	
	手术区	周边区	手术区	周边区
I	0.2 cfu/(30 min·ϕ90 皿)(5 cfu/m³)	0.4 cfu/(30 min·ϕ90 皿)(10 cfu/m³)	5	6
II	0.75 cfu/(30 min·ϕ90 皿)(25 cfu/m³)	1.5 cfu/(30 min·ϕ90 皿)(50 cfu/m³)	6	7
III	2 cfu/(30 min·ϕ90 皿)(75 cfu/m³)	4 cfu/(30 min·ϕ90 皿)(150 cfu/m³)	7	8
IV	6 cfu/(30 min·ϕ90 皿)		8.5	

注:① 浮游法的细菌最大平均浓度采用括号内数值。细菌浓度是直接所测结果,不是沉降法和浮游法互相换算结果。
　　② 眼科专用手术间周边区比手术区可低 2 级。

(2) 浮游菌法。

① 细菌浓度测点数应和被测区域的含尘浓度测点数相同,且宜在同一位置上。

② 每次采样应满足表 5-3-3 规定的最小采样量的要求,每次采样时间不应超过 30 min。

③ 测点布置在距地面 0.8 m 高的平面上。

表 5-3-3　洁净手术室采样浮游菌法最小采样量

被测区域洁净度级别	每点最小采样量/m³(L)
5 级	1(1000)
6 级	0.3(300)
7 级	0.2(200)
8 级	0.1(100)
8.5 级	0.1(100)

四、手卫生消毒效果监测

1. 采样时间

执行手卫生后,在接触病人或从事医疗"诊疗"活动前采样。每季度一次,当怀疑医院感染暴发与医务人员手卫生有关时,应及时进行监测。

2. 采样方法

(1)五指并拢,用浸有含相应中和剂的无菌洗脱液的棉拭子在双手指屈面从指根到指端往返涂擦 2 次(一只手涂擦面积约 30 cm²),并随之转动采样棉拭子。

(2)无菌剪刀剪去(或无菌方法弃去)手接触的棉签部位。

(3)将棉拭子投入 10 ml 含相应中和剂的无菌洗脱液试管内,立即送检。采样面积按平方厘米(cm²)计算。

3. 结果判断

卫生手消毒后(细菌菌落总数≤10 cfu/cm²);外科手消毒后(细菌菌落总数≤5 cfu/cm²)。

4. 采样频率

采样频率为每季度一次。

五、紫外线消毒效果监测

1. 紫外线辐照度值的测定

(1)紫外线辐照计测定法:开启紫外线灯 5 min 后,将测定波长为 253.7 nm 的紫外线辐照计探头置于被检紫外线灯下垂直距离 1 m 的中央处,特殊紫外线灯在推荐使用的距离下测定。

(2)紫外线强度照射指示卡监测法:开启紫外线灯 5 min 后,将指示卡置于紫外线灯下垂直距离 1 m 处,有图案一面朝上,紫外线照射 1 min 后,观察指示卡色块的颜色,将其与标准色块比较,读出照射强度。

2. 结果判定

(1)普通 30 W 直管型紫外线灯,新灯管的辐照强度应符合《紫外线杀菌灯》(GB/T 19258—2012)要求。

(2)使用中紫外线灯照射强度≥70 μW/cm² 为合格。

(3)30 W 高强度紫外线灯的辐射强度≥180 μW/cm² 为合格。

（4）注意事项：

① 测定时电压 220 V±5 V，温度 20～25 ℃，相对湿度＜60％。

② 紫外线辐照计应在计量部门检定的有效期内使用。

③ 指示卡应获得卫健委消毒产品卫生许可批件，并在有效期内使用。

六、小型压力蒸汽灭菌器灭菌效果监测

小型压力蒸汽灭菌器灭菌效果监测方法按中华人民共和国国家标准《小型压力蒸汽灭菌器灭菌效果监测方法和评价要求》（GB/T 30690—2014）及中华人民共和国卫生行业标准（WS/T 367—2012）《医疗机构消毒技术规范》相关规定执行。

七、洁净手术室综合性能评价

应按现行国家标准《洁净室施工及验收规范》（GB 50591—2010）的有关规定执行。洁净手术部（室）的空气净化系统，每 1～2 年由有资质的工程质检部门进行环境污染控制指标的综合评价，并出具检测报告。环境污染控制指标包括尘埃粒子、静压差、风速。

八、其他

（1）手术器械的清洗消毒、灭菌效果监测及各类灭菌器的使用监测符合 WS 310.3 相关要求。

（2）手术室日常监测：

① 每日晨：由专业人员监测手术室温度、相对湿度、压力差，并记录。

② 术前：专人检查（目测）限制区内环境，包括地面、台面、墙壁是否清洁有序。

③ 每周：专人检查空气净化装置的回风口栅栏、网面清洁度。

第四节 职业暴露与防护

一、组织管理

（1）医院感染委员会负责对职业暴露事件发生后的处理方案进行论证和指导实施。

（2）医务处和护理部负责医务人员职业暴露防护的组织管理。

（3）医院感染管理科负责对医务人员职业暴露的防护进行技术指导和咨询工作；加强宣传和教育，对医务人员进行职业防护的知识培训，并不断改进流程。

（4）保健科负责组织各种职业暴露后的评估、诊断、治疗、追踪及费用管理。

（5）临床科室负责对各项职业暴露后的调查、核实以及分析讨论记录。

二、医务人员防护原则

1. 防护原则

医务人员应当严格执行标准预防，视所有病人的血液、体液及被血液和体液污染的物品为

具有传染性的病源物质,在进行操作时,必须严格执行规范操作程序,并采取相应的防护措施。

2. 防护措施

（1）医务人员接触病人血液、体液的诊疗和护理操作时必须戴手套,操作完毕后,脱去手套立即洗手,必要时进行手消毒。

（2）诊疗、护理操作过程中,有可能发生血液、体液飞溅到医务人员的面部时,医务人员应当佩戴防护眼镜、具有防渗透性能的口罩、手套;有可能发生血液、体液大面积飞溅污染医务人员的身体时,还应当穿戴具有防渗透性能的隔离衣。

（3）医务人员进行侵袭性诊疗、护理操作过程中的注意事项。

① 环境管理:操作空间台面应平展、宽敞,物品摆放有序。操作视野环境应保持光线充足、明亮、舒适。实施各类操作之前,应确保各种工具、辅助用品在操作者可及范围。

② 工具与使用:推荐使用有安全设计的锐器,如带自动激活装置的安全型针具,无针输液接头,安全型采血针等。

③ 操作:

a. 医务人员应严格执行各项穿刺操作规范和流程。

b. 无接触式传递锐器:手术中需传递锐器时,避免徒手传递,应将锐器置于防刺破的容器（如弯盘、托盘）中进行传递。

c. 各类穿刺针具使用过程中,如必须回套针帽,应使用辅助工具单手回套针帽。

d. 配备足量锐器回收容器,放置在操作可及区域。

e. 为不配合的病人做穿刺治疗时宜有他人协助。

④ 医疗废物处理:

a. 各类穿刺针用后不可故意弯曲、折断、分离注射器针头。严禁徒手分离和二次分拣使用后的注射器和针头。

b. 使用后的各类穿刺针应放入锐器回收容器,按医疗废物处理。

c. 锐器回收容器应防刺破且防渗漏,尺寸以能容纳各种锐器为宜,并加盖管理。

三、医务人员血源性职业暴露管理

1. 血源性职业暴露

血源性职业暴露是指医务人员从事诊疗、护理、医疗垃圾清运等工作过程中,意外被血源性传染病感染者或携带者的血液、体液污染了破损的皮肤或黏膜,或被含有血源性传染病的血液、体液污染了的针头及其他锐器刺破皮肤。

2. 血源性职业暴露处理措施

血源性病原体职业暴露后,应当立即实施以下局部处理措施:

（1）用肥皂液和流动水清洗污染的皮肤,用生理盐水冲洗黏膜。

（2）如有伤口,应当在伤口旁端轻轻挤压,尽可能挤出损伤处的血液,再用肥皂液和流动水进行冲洗。

（3）受伤部位的伤口冲洗后,应当用消毒液,如75%酒精或者0.5%碘伏进行消毒,并包扎伤口;被暴露的黏膜,应当反复用生理盐水冲洗干净。

3. 报告

医务人员发生血源性职业暴露后,应立即向所在科室领导和医院感染管理科、保健科报告,在 24~48 h 内完成自身和接触源病人血清的 HIV、HBV、HCV、TP 相关调查,及相应处理和血清学随访。

4. 追踪记录

(1) 首先确定病人是否具有血源性传染病(如 HIV、HBV、HCV 及梅毒等),如未进行检测应对病人进行追踪检查。

(2) 若病人具有血液性传染病,则根据各类型传染病职业暴露方案进行治疗。

(3) 院感科应督促当事人按照血源性疾病职业暴露血清学追踪检测时间表 5-4-1 进行监测随访,并追踪确认化验结果。

(4) 医院和有关知情人应为职业暴露当事人严格保密,不得向无关人员泄露当事人的情况。

表 5-4-1　血源性疾病职业暴露血清学追踪检测时间表

暴露源阳性项目	暴露后检测时间				
抗 HIV	当天	4 周	8 周	12 周	6 个月
HBsAg、抗-HBs	当天	1 个月	2 个月	3 个月	4 个月
抗 HCV	当天	4 周	6 周	4 个月	6 个月
梅毒抗体	当天	6 周	10 周		

四、医务人员呼吸道职业暴露管理

1. 呼吸道暴露

呼吸道暴露是指缺乏呼吸道防护措施、呼吸道防护措施破坏(如口罩脱落)、使用无效呼吸道防护措施(如不符合规范要求的口罩)时与感染者或无症状感染者密切接触等。

2. 预防原则

对于呼吸道暴露主要是物理预防措施,暴露前预防措施(如疫苗)和暴露后预防措施(如预防性使用药物和血清抗体阻断发病等)。

3. 人员防护管理

医务人员应根据暴露风险和开展的诊疗操作,正确合理使用医用防护口罩、护目镜或防护面屏、手套、隔离衣等防护用品,确保个人防护到位。

4. 医务人员发生呼吸道暴露后处理流程

(1) 医务人员发生呼吸道职业暴露时,应当即刻采取措施保护呼吸道(用规范实施手卫生后的手捂住口罩或紧急外加一层口罩等),按规定流程撤离污染区。

(2) 紧急通过脱卸区,按照规范要求脱卸防护用品。

(3) 根据情况可用清水、0.1%过氧化氢溶液、碘伏等清洁消毒口腔和/或鼻腔,佩戴医用外科口罩后离开。

（4）及时报告当事科室的主任、护士长和医疗机构的主管部门。

（5）医疗机构应当尽快组织专家对其进行风险评估，包括确认是否需要隔离医学观察、预防用药等。

参 考 文 献

［1］中华人民共和国国家卫生健康委员会.手术部位感染预防控制规范(2017 报批稿)［S］.

［2］陈红,李岩,赖晓全,等.新型冠状病毒肺炎疫情期急诊手术患者的安全防护［J］.护理学杂志,2020,35(10):40-42.

［3］陶一明,王志明.《外科手术部位感染的预防指南(2017)》更新解读［J］.中国普通外科杂志,2017,26(7):821-824.

［4］叶慧,宗志勇,吕晓菊.2017 年版美国疾病预防控制中心手术部位感染预防指南解读［J］.中国循证医学杂志,2017,17(7):6.

［5］中华人民共和国卫生部令.第 36 号.医疗卫生机构医疗废物管理办法.2003.

［6］中华人民共和国国务院令.第 380 号.医疗废物管理条例.2003.

［7］中华人民共和国国家卫生健康委员会.医疗废物分类目录（2020 年版 征求意见稿）［S］.2020.

［8］中华人民共和国生态环境部.医疗废物专用包装袋、容器和警示标志标准［S］.2008.

［9］湖北省人民政府令.第 421 号.湖北省医疗废物管理办法.2022.

［10］郑一宁,李映兰,吴欣娟.针刺伤防护的护理专家共识［J］.中华护理杂志,2018(12):1434-1438.

［11］李春辉,黄勋.新冠肺炎疫情期间医疗机构不同区域工作岗位个人防护专家共识［J］.中国感染控制杂志,2020(03):199-213.

［12］医疗机构内新型冠状病毒感染预防与控制技术指南(第三版)［J］.中国农村卫生,2022(01):7-11.

［13］中华人民共和国卫生行业标准.医疗机构消毒技术规范:WS/T 367-2012［S］.北京,2012.

［14］郭莉,高兴莲,等.疑似或确诊新型冠状病毒肺炎患者手术室感染防控专家共识［J］.中国感染控制杂志,2020(05):385-392.

［15］中华人民共和国国家卫生健康委员会.医疗机构环境表面清洁与消毒管理规范(WS/T 512—2016)［S］.

（陈红,何国龙,余莉,田书梅,周秀娟）

第6章　围手术期护理与安全管理

第一节　手术前访视

　　手术前访视是指手术室护士手术前一日到病房了解手术病人病情、实验室检查结果、超声影像学检查结果、术前皮肤准备情况、血型等,针对病人实际情况,采用合适的语言与病人沟通,给予术前指导,是手术室整体护理向纵深发展的标志,是手术室管理迈向科学化的具体实践。早在20世纪90年代,整体护理的概念就被引入中国,我国部分手术室也开始将"以人为本,以病人为中心"的整体护理理念融入到日常工作中来,并走进病房对手术病人进行术前访视。卫生部在《中国护理事业发展规划纲要(2005—2010年)》(卫医发【2005】294号)护理特殊区域管理明文规定中提出,术前访视工作是14项护理核心制度之一,是优质护理服务在手术室护理中的具体体现。经过几十年的探索,目前国内护理界对择期手术病人术前访视的意义、内容、形式进行了深入探讨,已将术前访视工作列入手术室常规工作中。

一、术前访视的意义

1. 减轻手术病人的焦虑和恐惧

　　手术病人对手术室环境、手术流程不了解,通常会产生恐惧和焦虑心理。手术室护士通过术前访视了解病人病情,评估病人需求,进行术前宣教,可有效缓解手术病人的恐惧和焦虑,对完善手术前准备具有重要意义。

2. 减轻手术病人对手术的应激反应

　　手术作为一种强烈的刺激,易导致手术病人出现以焦虑、恐惧为表现的心理应激反应。当这种应激反应过度时会通过下丘脑—垂体—肾上腺轴对神经内分泌系统产生抑制,进而降低免疫力,影响人体对手术的耐受性。术前,手术室护士为手术病人提供一定的心理支持,能有效干预病人的心境,明显降低其焦虑值。

3. 对手术病人进行术前健康教育

　　"知-信-行"模式是改变人类健康相关行为的模式之一,它将人类行为的改变分成获取知识、产生信念、形成行为三个连续过程。手术前访视作为健康教育的分支,通过"知-信-行"模式,帮助病人认知并构建对手术康复的态度和信念,传达积极的信号,提高病人的手术信心。

4. 促进护患关系

　　术前访视通过手术室护士与病人及其家属的早期接触,了解病人及其家属需求,解答术前可能存在的疑惑,协调护患关系,提高病人对护理的满意度,增强医院的软实力。

5. 促进手术病人康复,保障手术安全进行

术前访视是通过与手术病人及家属的沟通,了解其个性化需求及特点,以便完善术前准备、保障手术安全,有利于促进病人恢复、缩短住院时间。

6. 提升护士自我价值

术前访视为手术室护士提供平台了解手术病人的病情、扩展手术室护理工作内涵。术前访视会激发护士对手术室护理工作的思考、探索和研究,在提高手术室护士业务水平的同时也提升了其自身价值。

二、术前访视的实施方法和形式

术前手术室护士对手术病人进行术前访视,及时了解病人病情及相关检查结果、术前准备情况等,并给与病人术前指导。

1. 填写访视单

认真填写访视单,除手术名称外的项目均应准确填写,注明手术日期、时间、访视者签名。

2. 查阅病历

查阅病历,主要了解病人的一般情况、过敏试验结果、有无传染性疾病、手术方式、特殊要求等。

3. 看望病人

到病人床边看望病人,首先作自我介绍(我是手术部(室)护士×××,明天我将协助××教授完成您的手术……),说明来意后,与病人交流或运用信息化的方式进行健康宣教。与病人交流时应重点强调以下几个问题。

(1)术前 8 h 禁食,4 h 禁饮。

(2)术前不能化妆、涂抹指甲油,以免影响术中病情观察。

(3)不能携带与手术无关的物品、首饰,以免丢失甚至危及病人安全。

(4)了解有无其他疾病,如有假牙、隐形眼镜、助听器等应告知病人于术前取下,妥善保存;如有松动的牙齿应告知麻醉医生。

(5)手术当日仅穿病患服,等待手术室接送。

信息化健康宣教操作流程包括:

(1)在"医院公众号"上向所有四级手术病人推送手术宣教视频。

(2)病人点开推送信息即可观看并学习手术前相关注意事项。

(3)手术病人通过扫描腕带,即可以观看手术宣教视频,同时也能够填写相关问卷,帮助手术室护士更好地了解手术病人的一般情况。

(4)术后再次登录填写满意度问卷,并提出合理化建议。

4. 注意事项

(1)与病人交流时只谈及手术部位,不提及手术性质。

(2)向手术医生了解手术中可能发生的特殊情况,以便术前作好充分的准备。

三、术前访视的预期效果

1. 初步缓解手术病人焦虑

术前访视与信息化术前宣教能使病人对手术和麻醉形成初步认识,缓解恐惧心理,做好必要的身心准备,能尽快地适应手术室环境,完成角色转换,达到接受手术的最佳心理和生理状态。

2. 掌握手术病人需求,完善术前准备

术前访视的实施有利于手术室护士全面了解和掌握手术病人的整体情况,更好地完善术前准备,从护理角度预见手术中可能出现的问题,对手术的全过程做到心中有数,采取积极有效的措施进行预防。

3. 提升手术室护士业务水平

术前访视需要阅读病历、了解病情及各种生化检查结果,能有效提高手术室护士的业务水平,促使护士自觉学习,拓宽知识面,提高综合素质,为手术室护理质量的全面提高打下良好的基础。

第二节　手术中护理与安全管理

围术期是指从确定手术治疗时起,至与这次手术有关的治疗基本结束为止的一段时间,包含手术前、手术中及手术后 3 个阶段。手术前期是指从病人决定接受手术到将病人送至手术台。手术期是指从病人被送上手术台到病人手术后被送入复苏室(观察室)或外科病房。手术后期是指从病人被送到复苏室或外科病房至病人出院或继续追踪。当病人进入手术室后,手术室护士应热情接待,主动自我介绍并认真核对病人信息,确保病人正确、手术名称正确、手术部位正确。手术室护士应重视围术期病人的信息核查,掌握术中输液、输血及用药的操作规程及其相关理论,保障手术病人安全,始终坚持无菌原则,减少术后感染及其他并发症的发生,促进病人早日康复。

一、手术病人安全转运

1. 概述

(1)手术病人转运:病人术前从病房、急诊室、监护室等区域到手术室及术后从手术室到麻醉复苏室、病房、监护室的整个过程。组成要素包括病人、转运人员、转运设备。

(2)手术病人交接:医务人员对手术病人转运情况的交接过程。

2. 转运设备种类

(1)轮椅:适用于病情较轻、能坐立、局麻病人的转运。

(2)转运床:适用于全身麻醉、不能坐立病人的转运。

(3)病床:适用于不宜多次搬动的急危重症病人的转运。

3. 转运设备注意事项

转运前注意对转运设备包括轮椅和转运床进行检查,确认无故障。转运设备应有必要的设置,如围栏、约束带以防病人坠床。理想的转运设施应满足如下条件。

（1）转运床可被锁定或解锁。

（2）有安全约束带。

（3）床垫不应滑动。

（4）边栏足够高,能防止病人坠床。

（5）能够悬挂液体。

（6）可放置氧气设备和监测设备。

（7）转运床应足够大,以容纳超重的病人。

（8）可以满足某些需特殊体位转运病人的需要,例如半卧位等。

（9）转运人员接受过转运床使用的规范化培训。

（10）转运设施需有专人定期检查和维护。

4. 手术病人转运交接原则

（1）转运人员应为有资质的医院工作人员。

（2）转运交接过程中应确保病人身份正确。

（3）转运人员应主动自我介绍,对于清醒病人,应对转运过程加以必要的说明,以缓解病人的紧张焦虑情绪。

（4）转运前需确认病人的病情适合且能耐受转运。

（5）转运前需确认转运需要携带的医疗设备及物品,并确认功能完好。

（6）转运中需确保病人安全、固定稳妥。转运人员应在病人头侧,如有坡道应保持头部处于高位。注意病人的肢体不可伸出轮椅或推车外,避免推车速度过快、转弯过急,以防意外伤害,并注意隐私保护和保暖。

（7）交接过程中应明确交接内容及职责,并按《手术病人转运交接单》记录。

5. 手术病人转运交接

（1）手术病人入手术室的转运交接。

① 病人转运前,手术室巡回护士需确认病人信息,并通知病房完善相关术前准备。

② 病房护士确认手术病人的术前准备已完成。

③ 转运人员与病房护士共同核对病人信息,交接并清点需带入手术室的物品及药品等。

④ 病人进入术前等待间或手术间,等待间或手术间巡回护士应确认手术病人信息及携带物品、药品等并记录。

（2）手术病人出手术室的转运交接。

① 离开手术室前,护士应确认管路通畅并妥善固定,核对病人携带物品,准确填写《手术病人转运交接单》。

② 根据病人去向准备转运用物,通知接收科室及病人家属。

6. 转运交接注意事项

（1）应至少同时使用两种及以上的方法确认病人身份,确保病人正确。

（2）确保手术病人安全。

（3）根据手术病人病情，确定转运人员、时间、目的地、医疗设备、药物及物品等。

（4）防止意外伤害的发生，如坠床、非计划性拔管、肢体挤压等。

（5）转运前确保输注液体的剩余量可维持至目的地。

（6）交接双方应共同确认病人信息、病情和携带用物无误后签字完成交接。

（7）转运设备应保持清洁，定期维护保养。

（8）特殊感染手术病人转运应做好防护，遵循《医疗机构消毒技术规范》（WS/T 367—2012）。

（9）转运人员应掌握突发应急预案的相应措施。如遇设备意外故障、电梯故障等突发状况，应备好急救用物、掌握急救措施及紧急呼叫措施。

二、手术安全核查

加强手术安全核查，严格执行手术安全核查制度是手术室安全管理的重点，是确保手术安全的有力保障。

1. 手术核查的内容

手术核查的内容包括病人的科室、床号、姓名、性别、年龄、住院号、术前诊断、拟行手术名称、麻醉方式、手术部位标记、术前用药情况、手术同意书、皮肤完整性、术野皮肤准备情况、病人过敏史、感染性疾病筛查结果、术前备血情况、影像学资料、手术史、体内有无假体或植入物以及腕带标识等各种信息内容。

2. 手术安全核查的方法及流程

（1）接病人时。

接病人时手术室工作人员与病房护士认真查对（个人数字助理，以下简称 PDA）中《手术病人转运交接单》上的内容，包括病区、床号、住院号、姓名、性别、年龄、手术部位、手术名称、术前准备、输液及带药情况，并用 PDA 扫描病人腕带，进一步确认病人相关信息，完成接病人时间的录入。若为意识不清、无回答能力者或婴幼儿，则通过手腕带及合法亲属确认无误后将病人接至手术室。

（2）病人入手术间时。

进入手术间时，麻醉开始前、安置手术体位时及准备切开皮肤时再次核对姓名、性别、年龄、病房、床号、住院号、手术名称、手术部位、手术间、血型等信息，其中病人信息、手术部位、手术方式做到五符合，即病人手腕带信息、病人或亲属口述、病历信息、影像学资料、手术排班表全部一致。

（3）严格执行安全核查。

严格执行安全核查，即在麻醉实施前（Sign In）、切开皮肤前（Time Out）和病人离开手术间前（Sign Out），手术医生、麻醉医生、手术室护士全部停止手中工作，逐一核实《手术安全核查单》上的内容，准确无误才能进行相关操作。三方成员在进行手术安全核查的过程中，必须在每一步核查无误后，方可进行下一步操作，不得提前填写表格，三方共同逐项核对，并逐项记录，并清晰说出核对结果，三方确认无误后，及时在《手术安全核查单》上相应位置签字，归档病历中保存。

① Sign In：麻醉开始前的核查由麻醉医生主导。麻醉医生、手术医生、巡回护士共同根据《手术安全核查单》的内容依次核对病人的姓名、性别、年龄、住院号及手术方式，查看与手术病人的腕带标识内容是否一致，是否有病人知情同意书，手术标记是否正确，皮肤是否完整，术野皮肤准备是否正确，静脉通道是否建立，病人有无过敏史，有无抗菌药物皮试结果，有无术前备血及术中用药，是否有体内植入物，是否携带影像学资料，并进行麻醉前安全检查及术前手术仪器设备的检查。如果病人意识清楚，鼓励病人叙述姓名、年龄、手术部位等。如果病人提供的信息与核对信息不相符，应暂时终止手术进程，直到所有信息准确无误后，再依次在核查单上记录并签名。

② Time Out：切开皮肤前的核查由手术医生主导。麻醉医生、手术医生、巡回护士共同再次核查病人的姓名、性别、年龄、住院号及手术方式、手术部位与标记、手术物品准备情况，要特别注意有成对器官、左右之分的单侧手术，并确认风险预警的内容。由手术医生陈述手术时间、失血量、强调关注点；麻醉医生陈述麻醉关注点、应对方案；巡回护士陈述手术物品灭菌情况、手术仪器设备准备情况及应对方案、相关影像资料及术中体内植入物的准备情况，保证术中用物及仪器设备安全使用，并及时在核查单上记录并签名。

③ Sign Out：病人离开手术室前的核查由巡回护士主导。手术结束前由手术医生宣布实际实施的手术名称、各类引流管的放置情况，麻醉医生、巡回护士各自作好记录；手术医生、器械护士、巡回护士三方共同清点手术用物的数量是否正确，作好记录。病人离开手术室前，三方成员再次共同确认病人的身份、手术标本，检查皮肤完整性，检查动静脉通路、引流管是否通畅，以及核实病人的去向，及时在核查单上记录并签名。

三、手术风险防控管理

手术室是医院重要科室，在治疗工作中发挥着重要作用，手术是否成功影响着病人的预后及其生命安全，同时还能体现出医院整体管理水平和服务质量，因此，手术室安全管理工作十分重要。在手术日常护理工作中有很多常规性的操作如转运病人、安置手术体位、术中使用电刀等都有导致病人发生意外伤害的风险，因此制定相应措施，减少与手术相关不良事件的发生，保障病人的安全尤为关键。

1. 预防病人跌倒及坠床

跌倒是指身体的任何部位因失去平衡而意外地触及地面或其他低于平面的物体；坠床是指病人从床上摔下。跌倒及坠床轻则导致病人软组织损伤，重则造成病人骨折、脑损伤，甚至死亡，进而延长住院时间，影响病人康复，导致医疗纠纷的发生。因此，防止跌倒及坠床需注意以下要点。

（1）转运人员应为有资质的医院工作人员，接送病人前应认真检查转运工具的安全性，如刹车完好，有安全带、护栏等。转运途中，固定好安全带、护栏，转运人员应在病人头侧，如有坡道应保持头部处于高位。注意病人的身体不可伸出轮椅或推床外，避免推车速度过快、转弯过急，导致意外伤害。

（2）转运病人前，需对病人病情进行充分评估，确认病人的病情适合且可以耐受转运。对于跌倒高风险的病人,应加强防护措施。

（3）危重病人转运前应确认需要携带的医疗设备及物品,并确认功能完好,在麻醉医生、手术医生陪同下转运,防止途中病情变化。

（4）手术等候期间病人需有医护人员照护或家属陪伴。

（5）确保手术床处于锁定状态,过床后应妥善固定病人,告知病人预防坠床注意事项,并有医务人员看护。

（6）安置手术体位由手术医生、麻醉医生及手术室护士共同完成,固定稳妥。术中变换体位时,应与相关人员充分沟通并进行安全评估后再行调节并妥善固定。手术结束变换体位时,应在有专人看护情况下解除病人的固定装置。

（7）将病人从手术床转运至转运床时,应确认转运床处于锁定状态,在病人头部、足部及两侧有专人同时搬运,及时安置床档。

（8）在麻醉诱导、气管插管、拔管和病人苏醒阶段,手术室护士应在手术床旁守护,并适当约束,防止病人烦躁后坠床或管道滑脱。

2．预防病人皮肤损伤

1）术中获得性压力性损伤

病人手术过程中发生在皮肤或潜在皮下软组织的局限性损伤,通常发生在骨隆突处或皮肤与医疗设备接触处。可表现为局部组织受损但皮肤完整,或开放性溃疡并可能伴有疼痛。一旦发生术中皮肤压力性损伤,不仅会给病人带来痛苦、加重病情及延长疾病康复的时间,严重时还会继发感染引起败血症而危及生命。因此,必须加强病人术中皮肤的护理,预防和减少术中压伤发生。具体预防及护理措施如下:

（1）完善术前评估。评估内容包括病人病情、年龄、营养状况、肢体活动能力、手术方式、手术时长、手术体位等。

（2）避免局部组织长时间受压。变换体位是为了间歇性解除局部组织承受的压力:压伤高风险病人,对非手术部位,在不影响手术的情况下,至少应当每 2 h 调整受压部位一次。应用减压床垫:选择手术床时应注意手术床承载的人体重量参数,床垫宜具有防压伤功能。还可以在容易受压部位适当加垫凝胶垫或者流体垫等,减少或舒缓局部压力。保护骨隆突处和支持身体空隙处:病人体位摆放完成后可采用软枕垫于身体空隙处,使支撑面积加大,压力分散并受力均匀。骨隆突处尽量腾空,避免受压。正确使用体位用具:体位用具材料宜防潮、透气性好,接触病人皮肤的衬垫应平整,柔软,垫单平整,无褶皱。应用减压敷料:评估病人情况,选择减压敷料贴于压伤好发部位进行局部减压。

（3）避免或减少摩擦力和剪切力。在体位安置过程中,应注意将病人身体抬离床面,避免拖、拉、拽等动作,根据手术部位正确摆放体位,肢体处于功能位,防止神经损伤。体位用具在摆放和撤离时应轻柔,不可硬塞、硬拉,防止擦伤皮肤。各种仪器连线、管道、面罩等应妥善放置,避免压迫病人皮肤。

（4）避免局部皮肤不良刺激。保持床单清洁、干燥、平整。根据病人皮肤情况,采取隔离防护措施,如局部使用皮肤保护剂、水胶体类敷料或伤口保护膜等,以保护局部皮肤。

（5）促进皮肤血液循环。约束带、血压袖带不可固定过紧，且尽量避免直接接触病人皮肤，测量血压频率不宜过高，加强术中观察，在不影响手术的情况下可适度抬高或按摩受压肢体。创造良好的手术环境，维持病人正常体温，术中室温保持 24 ℃左右，大量输血输液时应加温至 37 ℃左右再进行输注；术中腹腔冲洗时，应使用 37 ℃生理氯化钠溶液。

（6）改善机体营养状况。术中注意出血量和血压变化，保持有效组织灌注，及时补充血容量，保证皮肤、肌肉有效组织灌注，改善受压局部组织的血氧供应。

2）医疗器械相关性损伤

用于诊断或治疗的医疗器械而导致的压力性损伤，损伤部位形状通常与医疗器械形状一致。防止及处理医疗器械相关性损伤措施如下：

（1）调节手术床或使用配件时应检查病人身体位置，妥善固定，避免电灼伤及挤压伤的发生。

（2）各种仪器连线、管道、面罩等应妥善放置，避免压迫病人皮肤。

（3）转运病人时，身体不宜超出转运车外缘，安置床档时注意保护病人脚趾、手指；规范放置医疗设备等物品，避免挤压病人身体。

（4）使用医用胶布时应评估病人情况，选择适宜的胶布用品种类和规格；过敏者可选择其他替代用品；婴幼儿尽量减少使用。

（5）使用胶布时应保持该部位皮肤干燥，尽量减少胶布与病人皮肤的接触面积。

（6）撕除胶布时应顺应毛发生长方向轻柔移除。勿垂直向上拉扯皮肤，采用 180°的方法移除。移除困难时可湿润皮肤后或使用胶布移除剂等方法去除。

3）低温烫伤

身体长时间接触高于 45 ℃的低热物体引起慢性烫伤。全麻病人痛觉被抑制，没有自我保护能力，若加温措施不当，则烫伤风险增高。防止术中低温烫伤措施如下：

（1）使用充气式加温仪时，不宜直接使用加温软管给病人加温，加温设备需调节好设备参数，不宜过高，使用中观察病人皮肤情况。

（2）术中冲洗液温度不宜超过 37 ℃。

（3）深低温治疗等特殊病人应根据医嘱及核心温度的变化情况，调节合适的加温设备和液体冲洗温度。

4）灼伤

热力或化学物质作用于身体，引起局部组织损伤，并通过受损皮肤、黏膜组织导致全身病理生理改变；导致灼伤的化学物质还可能被创面吸收，引起全身中毒。手术室常见灼伤类型包括电外科灼伤、化学性灼伤、冷光源设备相关性灼伤、动力系统相关性灼伤及激光设备相关性灼伤。具体预防及处理措施如下：

（1）电外科灼伤。

① 评估病人皮肤完整性，干燥程度，有无纹身，是否佩戴金属饰品，如戒指、项链、耳环等。体内有无各类医疗设备及其他植入物。病人身体是否与导电金属物品接触，如手术床、体位架、器械车等。

② 根据病人体型、重量选择合适的回路负极板,婴儿、新生儿等无法粘贴回路负极板时,宜使用电容式回路板垫。一次性回路负极板严禁复用、禁止剪裁、重叠。

③ 负极板应粘贴易于观察、肌肉丰富、皮肤清洁干燥的区域,保持负极板平整无张力,与皮肤完全贴合。尽量靠近手术部位(但不小于 15 cm),以便使电流通过的路径最短。

④ 保持床单位的干燥,术前需导尿时,骶尾部应垫治疗巾;病人四肢尽量分开,避免汗液聚集。

⑤ 根据手术类型选择合适的输出模式及最低有效输出功率,原则为达到效果的情况下,尽量降低输出功率。

⑥ 每次使用电刀时,原则上应避免长时间连续操作,防止回路负极板不能及时分散电流,易致皮肤灼伤。

⑦ 使用含酒精的消毒液消毒皮肤时,应避免消毒液集聚于手术床,消毒后待酒精挥发后再启用单极电刀,以免电火花遇易燃液体导致病人皮肤烧伤。

⑧ 避免异位烫伤的发生,严禁皮肤与皮肤直接接触,皮肤与皮肤接触点使用绝缘物隔开。

⑨ 术中电刀笔应固定放置在安全位置,笔线应拉直不要缠绕,暂不使用时勿放置于妨碍医生操作的部位或病人暴露的体表,防止意外启动,导致灼伤。

(2)化学性灼伤。

皮肤、黏膜等组织接触到化学物质,而引起的皮肤黏膜出现变性、坏死等病理损害。手术室消毒剂种类较多,若使用不当则导致化学性灼伤的风险增高。因此具体的预防措施如下:

① 根据病人情况及手术部位选择合适种类和浓度的消毒剂。

② 消毒皮肤时,消毒剂使用量适度,并注意保护相关部位。

③ 头面部、颈背部手术防止消毒液对角膜损伤,双眼应贴防水膜,或者涂眼药膏保护。

④ 使用碘酊消毒时应注意彻底脱碘,并注意保护周围皮肤及组织。

(3)冷光源设备相关性灼伤。

① 导光束应与光源主机、光学视管匹配使用,光源即开即用,根据手术需要调节亮度,一般由弱到强。

② 已开启的光源的物镜不应直接照射手术铺单或直接接触病人皮肤。

③ 发现设备异常应立即停止使用并及时报修。

(4)动力系统相关性灼伤。

① 使用时注意保护周围皮肤及组织,调节适宜的运转速度,避免连续使用时间过长,局部降温。发现动力系统手柄过热应立即停止使用并及时报修。

② 暂停使用时应妥善放置电机、附件及工具,手柄控制器应调节至锁定状态,脚踏控制器妥善放置,避免意外启动。

(5)激光设备相关性灼伤。

① 去除病人首饰、角膜接触镜等易造成灼伤的物品,注意保护病人眼睛。

② 正确调节合适的功率和模式,使用前做好激光发射点的瞄准检查和调整。

③ 气道手术需使用激光专用气管导管,使用激光设备时应关闭气道氧气。

5) 冻伤

因寒冷潮湿作用引起的人体局部或全身损伤。轻则可造成皮肤一过性损伤,重则可致永久性功能障碍。防止冻伤需注意在使用冰块、冰屑、冰帽等物品时,不宜直接接触病人皮肤,应用布单包裹使用。降温时应严密观察病人体温、局部皮肤组织等情况,头部降温应注意耳廓等部位的保护。低温保存供体器官时应避免冰块或冰屑直接接触器官组织。

6) 烧伤

由热力(如火焰、热液、热蒸汽、热金属等)造成的伤害,化学物质(如酸、碱、磷等)以及电流、放射线等造成的组织损害,主要指皮肤或黏膜,严重者也可伤及皮下或黏膜下组织,如肌肉、骨、关节甚至内脏。在手术配合中我们要高度注意使用含酒精的消毒液,消毒皮肤时,应避免消毒液集聚于手术部位。消毒后应待酒精挥发后再启用电外科或激光设备,以免因电火花或激光遇易燃液体而致病人皮肤烧伤。气道内手术使用电刀或电凝时需关闭气道氧气,防止气道烧伤。

3. 预防病人术中低体温

1) 体温的定义

(1) 体温:通常指体核温度,即身体内部如胸腔、腹腔和中枢神经的温度,因受到神经、内分泌系统的高度精细调节,常较为稳定。体温是人体重要的生命体征之一,维持相对恒定的体温是保证机体新陈代谢和生命活动正常进行的必要条件。

(2) 正常体温:由于体核温度不易测量,临床常以口腔、直肠、腋窝等处的温度来代表体温。不同部位的正常体温不同,腋窝温度为 $36.0 \sim 37.0$ ℃,口腔温度为 $36.3 \sim 37.2$ ℃,肛温为 $36.5 \sim 37.7$ ℃。

(3) 术中低体温:在麻醉和手术期间,由于各种原因导致机体核心温度<36 ℃,即为术中低体温。

2) 术中低体温的影响因素

(1) 术前、术后相关因素。

① 心理因素。病人因紧张、焦虑、恐惧等,使身体血液重新分配,影响回心血量和微循环,易导致术中低体温。

② 饮食因素。禁食、禁饮会导致机体能量摄入不足,使病人发生能量代谢障碍而产生低体温和寒颤。

③ 保暖措施。病人转运过程(包括病房—等待间、等待间—手术间、手术间—麻醉苏醒室、麻醉苏醒室—病房等多个环节)以及麻醉苏醒期都应为病人保暖,保暖不到位易导致病人术中低体温。

(2) 术中相关因素。

① 手术操作。手术操作导致固有热量流失,体表暴露面积大、手术切口大、手术时间长,使病人体腔与冷环境接触时间延长,机体辐射散热增加。

② 环境温度低。手术室最佳室温为 $21 \sim 25$ ℃,手术部位皮肤暴露及消毒液的使用,导致辐射及对流散热增多,使病人体温下降。

③ 低温液体的使用。术中输注未加温的液体、血制品,低温液体冲洗术腔以及低温湿敷料的使用,都是造成术中体温降低的原因。

④ 麻醉。

a. 麻醉方式。全麻较椎管内或区域麻醉低体温发生率高;联合麻醉如全麻合并椎管内或区域麻醉较单纯全麻低体温发生率高。

b. 麻醉药物。麻醉药物和肌松药的使用抑制体温调节中枢功能,病人只能通过自主防御反应调节温度的变化;麻醉药物还能抑制血管收缩,使机体产热减少,导致病人术中体温降低。

⑤ 其他因素。新生儿、婴儿、严重创伤、大面积烧伤、虚弱、老年病人等为发生低体温的高危人群。

3) 术中低体温对手术病人的影响

(1) 低体温对手术病人的积极影响。

降低新陈代谢率,减少机体耗氧量,增加组织及器官对缺血、缺氧的耐受能力。在神经外科手术过程中,尤其是脑血管意外手术时低体温可起到脑保护作用,在器官移植手术中起到器官保护作用,对易感染病人可预防恶性高热。

(2) 低体温对手术病人的负面影响。

术中低体温可增加手术病人的出血风险和术后心血管事件的发生风险,增加围手术期不良事件的发生率。此外,术中低体温还会导致病人麻醉恢复期延长,增加手术切口感染率,导致拆线时间延长,住院时间增加。具体如下:

① 凝血功能障碍。术中体温降低可减慢血液流速,减弱血小板功能,导致凝血酶原时间增加。低体温还能使凝血物质活性降低,造成凝血功能障碍,增加手术病人出血量。

② 心功能障碍。低体温可兴奋交感神经,使心率增快、心收缩力及心输出量增加。低体温使外周血管收缩、血液黏稠度升高,引起外周阻力增大,心脏耗氧量随之增大,易导致心肌缺血和心律失常。当病人体温低于 28 ℃时可引起心律失常,当病人体温低于 20 ℃时可出现室颤及心脏骤停。有心血管基础疾病的手术病人,低体温导致的围术期心血管不良事件的发生率是正常体温的 3 倍。同时,低温还可导致低钾,从而引起室速、室颤等恶性心律失常。

③ 中枢神经系统功能障碍。低体温对中枢神经系统的影响十分明显,体温每降低 1 ℃,脑的血流量减少 6%~7%,病人易出现意识障碍、模糊及判断力损害等。

④ 新陈代谢降低。低体温可降低机体新陈代谢率及需氧量。体温每降低 1 ℃,机体代谢率降低 6%,需氧量降低 7%。低体温可降低机体新陈代谢率从而降低人体对氧的需求,但是低体温造成的机体氧运输能力下降,并不能满足低温时低氧代谢的需求,导致机体缺氧。

⑤ 麻醉苏醒延长。低体温时,机体对外界刺激的反应减弱,导致麻醉苏醒和拔管时间相对延长;其次,低体温使肝脏代谢率降低,使麻醉药物的作用延迟,机体对麻醉药的需求量锐减,如用药调整不及时,可使苏醒期延长;另外,体温下降时,机体麻醉药物代谢减慢,病人术后麻醉苏醒时间显著延长。

⑥ 手术切口感染。低体温造成切口感染有三点原因,第一,低体温可直接抑制机体免疫功能;第二,低体温使外周血管收缩,组织缺氧明显,抑制中性粒细胞的功能;第三,体温降低可

加重蛋白质的消耗,延缓伤口愈合。手术切口感染会延长病人住院时长,增加医疗负担。

⑦ 病死率增加。研究表明,低体温住院病人死亡率高于体温正常者,尤其是创伤严重者;其次,低体温可导致病人呼吸抑制、水电解质及酸碱平衡失调,增加病死率。

4）术中低体温预防

术中低体温防重于治,手术病人在术前、术中及术后均需采取积极有效的保温措施。在手术过程中常规持续动态监测体温,做到早发现、早处理,积极采取加温、保温措施,有效预防术中低体温的发生。具体措施如下:

（1）心理护理。

病人情绪波动易导致术中低体温的发生,心理疏导有助于缓解病人不良情绪,预防术中低体温的发生。手术室护士通过术前访视与病人面对面交流,消除病人对手术室和工作人员的陌生感,缓解病人焦虑,预防精神因素导致的病人体温下降。

（2）调节手术室环境温度。

适当提高手术室室温,对病人体温的维持具有积极的意义。手术室室温过高可能增加细菌繁殖的概率,造成伤口感染发生率增加,过高的室温也会造成手术医生不适。建议术前调节室温,老年病人调节在 $27 \sim 30 \, ℃$,新生儿和早产儿调节在 $27 \sim 29 \, ℃$,并维持至铺巾完毕。手术开始后第 1 个小时老年人及婴幼儿可调至 $26 \, ℃$,术中再进行动态调节,但不宜低于 $24 \, ℃$。

（3）体温监测。

体表各部位温度相差很大且易受外界环境温度影响,核心温度则较为稳定。临床核心温度测量的常见部位为口腔、鼻咽部、肺动脉、鼓膜、食管远端、直肠等。手术病人应常规动态监测体核温度,及时发现并处理低体温,防止低体温并发症的发生。

（4）被动保温。

被动保温包括非手术区域覆盖棉毯、手术单、保温毯等,减少病人因皮肤及体腔暴露流失的热量。术前准备时,麻醉诱导前及时为病人盖被保暖。手术过程中,采用非手术暴露部位保暖,对于需要取组织病理检查的部位使用皮肤保护膜覆盖,减少皮肤散热。胸、腹腔手术,采用温盐水纱布保护术野,减少热量流失。被动保温可减少 30% 的热量散失,但不足以预防麻醉后病人体温降低,仍需采用主动保温措施。

（5）主动保温。

① 单一主动保温。

a. 充气加温毯:是临床护理实践中常用的主动保温方法。充气加热过程是指利用压缩空气的对流效应,使主机所产生的热空气经由导管送入专用的盖被上,将热能均匀地散布到盖被所包覆的病人身体上。盖被的种类有全身、上半身及下半身三种,不同盖被种类适用于不同种类的手术,可依据具体手术情况选用合适类型的盖被。

b. 输液加温:输液加温设备包含隔热静脉输液管道、水浴加温系统、金属板热交换器、对流加温系统等各类低流速或高流速加温设备。输注一定量环境温度的液体易导致成年病人术中低体温的发生,在手术过程中,未发生低体温或发生轻微的低体温之前进行输液加温可以控制低体温。美国血液标准协会不建议对红细胞采用水浴和微波加温方法,且加温温度不应超过 43 ℃,因红细胞在 45 ℃水浴中可检测出溶血生物学指标。

c. 冲洗液加温:手术过程中使用环境温度的冲洗液、灌注液,会导致病人体腔内热量丧失,从而使病人体温下降。研究表明,冲洗液加温能有效预防术中低体温。

d. 其他加温措施:包括使用循环变温水毯、气道加温与湿化等。

② 预保温。预保温是指在麻醉诱导前,对皮肤表面或机体外周组织进行加温,增加外周组织热量,降低外周与核心的温度梯度,减少温度再分布,加速病人术中复温,降低术中低体温的发生率。

③ 复合保温。针对导致围术期低体温发生的原因,进行综合性体温保护,以防止术中低体温的发生,维持病人术中生命体征的稳定。建议采用复合保温形式加强主动保温。

5) 保温原则

(1) 术前保温原则。

① 病人术前体温<36 ℃,应尽快实施主动加温,除病情紧急需立刻进行手术外(如大出血或其他急诊手术)。

② 即使病人术前体温≥36 ℃,也应于麻醉诱导前实施至少 20 min 主动保温措施。

③ 维持适宜环境温度(包括手术室或病人等候区等),不宜低于 24 ℃。

④ 病人主诉舒适感良好,麻醉前核心体温不低于 36 ℃。

⑤ 积极采取贯穿整个围手术期的保温措施。

(2) 术中保温原则。

① 麻醉诱导前测量并记录病人体温,诱导后每 15~30 min 测量并记录一次,直至手术结束。术中做好被动保温,减少热量丧失。

② 术中保持环境温度不低于 24 ℃,主动加温建立完成后方可下调环境温度。

③ 病人核心体温≥36 ℃方可进行麻醉诱导,除非病情紧急需立刻手术(如大出血或其他急诊手术)。

④ 即使手术时间<30 min,对围术期低体温发生的高危病人,也建议在麻醉诱导前使用充气加温毯等加温装置进行体温保护。

⑤ 对于手术时长≥30 min 的病人,均建议在麻醉诱导前使用充气加温毯等加温装置进行体温保护。

⑥ 输注超过 500 ml 的液体以及冷藏血制品时,应使用加温输液仪加温至 37 ℃后输注。

⑦ 所有体腔冲洗液建议加热至 38~40 ℃后再使用。

(3) 术后保温原则。

① 每隔 15~30 min 测量 1 次病人体温,进入和离开麻醉苏醒室时必须记录病人体温。

② 病人体温正常,可采用被动温度保护措施如盖被等,维持麻醉苏醒室室温不低于 24 ℃。

③ 病人体温<36 ℃时,立即启用主动保温措施,建议采用充气加温毯。其他措施包括使用输液加温、吸入经湿化瓶湿化后的氧气等,直到病人体温复温至正常。

④ 询问病人舒适度并动态评估,警惕低体温症状如寒战、竖毛反应等的发生。

⑤ 病人离开麻醉苏醒室时,告知病人及其主管医护人员术后保温的注意事项,如使用输

液加温设备、覆盖保温毯等,避免术后出现低体温。

⑥ 如病人从手术间直接回病房或进入 ICU,同样需按上述原则处理。

6)保温注意事项

(1)应采用综合保温措施。

(2)在使用加温冲洗液前需再次确认温度。

(3)应使用安全的加温设备,并按照说明书进行操作。

(4)装有加温后液体的静脉输液袋或灌洗瓶不应直接用于病人皮肤取暖。

(5)使用加温毯时,软管末端空气温度极高,容易造成病人热损伤。不能在没有加温毯的情况下直接加温,应避免使用中软管与加温毯分离的情况。

(6)加温后的静脉输液袋或冲洗液瓶的保存时间应遵循静脉输液原则及产品使用说明书。

(7)使用加温设备需做好病情观察及交接班工作。

(8)加强护士培训,掌握预防低体温及加温设备使用的相关知识。

四、术中输液、输血安全管理

1. 术中输液

补充水分及电解质,预防和纠正水电解质及酸碱平衡紊乱;增加循环血量,改善微循环,维持血压及微循环灌注量;输入药物,达到治疗效果。

1)输液注意事项

(1)严格执行无菌操作,严格执行"三查八对"制度。

(2)检查进针部位有无皮下肿胀、渗漏。

(3)输液过程中,注意观察液体是否通畅,连接部位是否有渗漏,输液管道有无扭曲、折叠、受压。

(4)输液过程中,注意观察病人有无输液反应,如有异常,及时与相关人员沟通。

2)常见输液反应及处理

(1)发热反应。

因输入致热物质引起,多发生于输液后数分钟至 1 h。病人表现为发冷、寒战、发热。轻者体温在 38 ℃左右,停止输液后数小时内可自行恢复正常;严重者初起寒战,继而高热,体温可达 40 ℃以上,并伴有头痛、恶心、呕吐、脉速等全身症状。针对发热反应,预防及护理措施如下:

① 输液前认真检查药液的质量,输液用具的包装及灭菌日期、有效期。

② 严格执行无菌操作。

③ 发热反应轻者,应立即减慢输液滴速或停止输液,并及时通知医生。

④ 发热反应严重者,立即停止输液,并保留剩余溶液和输液器,必要时送检验科做细菌培养。

⑤ 对高热病人,应立即给予物理降温,严密观察生命体征的变化,必要时遵医嘱给予抗过敏药物或激素治疗。

（2）急性肺水肿。

因输液速度过快，短时间内输入过多液体，使循环血容量急剧增加，心肺负荷过重引起。临床表现为病人突然出现呼吸困难、胸闷、咳嗽、咳粉红色泡沫样痰，严重时痰液可从口、鼻腔涌出。听诊肺部湿啰音，心率快且节律不齐。针对以上症状，预防及护理措施如下：

① 输液过程中，注意控制输液的速度和输液量，尤其对老年人、儿童及心肺功能不全的病人更要慎重，需密切观察病人情况。

② 出现症状立即停止输液，协助麻醉医生紧急处理，遵医嘱给予强心、利尿和扩血管药物。

③ 高浓度给氧，氧流量 6～8 L/min，湿化瓶内加入 20％～30％的乙醇溶液，以减低肺泡内泡沫表面的张力。

④ 将手术床调至头高足低位，在病情许可的情况下，采取端坐位，必要时四肢轮扎，减少回心血量。

（3）静脉炎。

因长期输注高浓度、刺激性较强的药液或静脉内放置刺激性较强的塑料导管，引起局部静脉壁发生化学炎性反应；或者输液过程中未能严格执行无菌操作，导致局部静脉感染。临床表现为沿静脉走向出现条索状红线，局部组织发红、肿胀、灼热、疼痛，有时伴有畏寒、发热等全身症状。根据以上症状具体预防及护理措施如下：

① 严格执行无菌操作技术，对血管有刺激性的药物应充分稀释后再应用，放慢输液速度，防止药液外渗。

② 更换输液部位，并将患肢抬高、制动。局部用 50％硫酸镁或 95％酒精湿热敷，每日 2次，每次 20 min。

③ 超短波理疗，每日 1 次，每次 20 min。

④ 如合并感染，遵医嘱给予抗生素治疗。

（4）空气栓塞。

因输液管内的气体进入静脉而导致的严重症状，病人突然出现胸闷、胸骨后疼痛、眩晕、血压降低，随即呼吸困难、严重紫绀。处理以上症状预防及护理措施如下：

① 输液前认真检查输液器质量，排尽输液导管内的空气。

② 加压输液时必须严密观察，防止空气输入。

③ 出现空气栓塞后，立即将病人置于左侧卧位，并保持头低足高位，该体位有助于气体浮向右心室尖部，避免阻塞肺动脉入口。

④ 有条件时可使用中心静脉导管抽出空气。

2. 术中输血

补给血量，维持血容量，提高血压防止出血性休克；纠正红细胞减少，补充各种凝血因子，纠正病人的凝血功能障碍。

1）输血注意事项

（1）根据输血医嘱凭领血单取血。取血时，取血人员与血库发血人员共同核对病人住院号、姓名、性别、病室、床号、血型、血液种类、血袋号、交叉配血试验结果、血量、有效期,检查血袋有无破损渗漏,血液颜色、形态是否正常,标签是否清晰,核对无误,双方共同签字后方可发出。严禁一名工作人员同时为两名病人取血。

（2）取回的血液制品由手术间内麻醉医生和巡回护士共同核对,先确认取回的血液制品确为该手术间病人所有,双方再严格执行"三查十对",准确无误后方可输注。

（3）血液制品不应加热,输血前后用 37 ℃ 0.9％氯化钠注射液冲洗输血管道,不应随意加入其他药物。

（4）全血、成分血和其他血液制剂从血库取出后 30 min 内输注,4 h 内输完;血小板输注前应保持震荡,取出即用。

（5）用于输注全血、成分血或生物制剂的输血器宜 4 h 更换一次。术中输入不同交叉配血的血制品,应更换输血器。

（6）术中输血应遵循先慢后快的原则,根据病情和年龄调节输血速度。婴幼儿输血宜采用静脉输液泵输注。

（7）术中大量输血时,建议使用输血加温仪,如需加压输血时,需保证输血管道通畅,避免压力过大破坏血液的有形成分。

（8）严密观察受血者有无输血不良反应,如出现异常情况应及时处理。

（9）输血完毕后,医护人员应对血液输注进行记录和签字,并将输血记录单放在病例中。将空血袋低温保存 24 h。

2）常见输血反应及处理

（1）发热性非溶血性输血反应。

血液、保养液、输血装置或输血操作过程中被致热源污染,或者多次输血后受血者血液中产生白细胞和血小板抗体,再次输血时受血者体内产生的抗体与供血者的白细胞和血小板产生免疫反应,引起发热。可发生在输血过程中或输血后 1～2 h 内,主要表现为发冷、寒战,继而出现高热,体温可达 38～41 ℃,可伴有皮肤潮红、头痛、恶心呕吐等症状。预防及护理措施如下:

① 严格执行无菌操作。

② 出现症状,立即告知医生,停止输血,更换输血器,用静脉注射生理盐水维持静脉通路。

③ 必要时遵医嘱给予解热镇痛药和抗过敏药。

④ 低温保存余血及输血器,并上报输血科及相关部门。

（2）过敏性输血反应。

过敏反应大多发生在输血后期或即将结束输血时,轻者皮肤瘙痒,出现荨麻疹,中度者出现血管神经性水肿（眼睑、口唇高度水肿）,也可发生喉头水肿、呼吸困难,重者发生过敏性休克。预防及护理措施如下:

① 选用无过敏史的供血者,供血者在采血前 4 h 内不宜吃高蛋白和高脂肪的食物,可食用清淡饮食或糖水。

② 对有过敏史的病人,输血前根据医嘱给予抗过敏药物。

③ 轻度过敏反应,减慢输血速度,给予抗过敏药物。

④ 中重度过敏反应,应立即停止输血,再进行对症处理,呼吸困难者给予氧气吸入,严重喉头水肿者行气管切开,并进行抗休克治疗。

(3) 溶血性输血反应。

受血者和供血者的红细胞发生异常破坏和溶解,是最严重的输血反应。一般输入 $10 \sim 15$ ml 血液即可出现症状,初期表现为头痛、四肢麻木、腰背部剧烈疼痛;继而出现寒战、高热、呼吸困难、发绀;后期表现为无尿或少尿,高血钾症、酸中毒,严重者可致死亡。预防及护理措施如下:

① 认真做好血型鉴定与交叉配血试验,严格执行查对制度和血液保存原则。

② 出现症状,立即停止输血,并通知医生。保留余血,送检作进一步原因分析。

③ 给予氧气吸入,建立静脉通道,遵医嘱给予升压药或其他药物治疗。

(4) 静脉注射碳酸氢钠,碱化尿液,防止或减少血红蛋白结晶阻塞肾小管。

(5) 严密观察病人的生命体征和尿量,并作好记录。若出现休克症状,应进行抗休克治疗。

五、手术室用药安全管理

医院药品管理的重点与难点之一就是手术室药品管理,这是医院手术室质量安全的重要管理内容。手术室药品种类繁多,为病人进行手术治疗的过程中药品的使用不可或缺。如何正确管理及使用各类药品杜绝危及病人生命安全的用药风险,是医疗工作的重中之重。因此,护士在用药过程中不仅要熟悉药物的药理学知识,还必须掌握药物的保管方法、给药时间及途径等,严格遵守给药原则,对病人进行全面、安全的给药护理,以达到药物治疗的最佳效果。

1. 用药管理

(1) 根据病人带药清单,认真核对病人术中带药。

(2) 掌握各类药物的保管方法,需冷藏保存的药品应放入医用冰箱内,对易氧化的药品应放在阴凉处,避光保存。

(3) 手术台上使用的药品应遵循无菌原则,做好药品标识;抽吸后的药品应放入无菌盘,标识清晰,并注明保存时间。

(4) 药品使用时应严格执行"三查八对",并核对药物过敏史、过敏试验结果等。

(5) 抢救或手术中使用药品时,可执行口头医嘱,应双人核对并复述。

(6) 药品使用后应注意观察药物的作用与不良反应,发现问题及时处理,并上报不良事件。

2. 围术期抗菌药物使用管理方法

(1) 使用前核查临时医嘱,与病区单元做好药品交接。

(2) 严格执行"三查八对",应在皮肤切开前 0.5 $\sim$ 1 h 输注完毕,保证预防性抗生素使用的药物浓度峰值。

(3) 手术时间超过 3 h 或成人出血量超过 1500 ml,术中应遵医嘱追加一次预防性抗生素使用。

（4）预防性抗菌药物万古霉素或喹诺酮类应在手术前 1～2 h 开始给药。

（5）使用后再次执行"三查八对"，未使用完的抗生素应纳入交班内容。

3．术中用药注意事项

（1）应严格遵循药品使用说明书，定期对相关人员进行药品相关法律法规及合理用药知识的培训与考核。

（2）高危药品应严格按照法定给药途径和标准给药浓度给药，超出标准给药浓度的医嘱，医生需加签字。护士在执行高危药品医嘱时，需双人核对无误后方可给药。

（3）药品交接时应注明病人姓名、住院号、药品名称、数量、规格、剂量等重要信息。

（4）手术台上不同药品应分开放置，标识醒目，防止混淆。添加消毒液、冲洗液体、化疗药物等药品时，巡回护士与器械护士应共同核对，确保用药正确。消毒液原则上不应在手术台上储存。

（5）各类消毒液开启后应注明开启日期、时间及失效日期、时间并签名，应储存在原始容器中并保留原始标签。

（6）禁止使用有色添加剂在药液中，用以区别药物类别。

六、手术无菌原则

无菌技术是在进行医疗护理操作过程中，防止一切微生物侵入机体，保持无菌物品及无菌区域不被污染的操作和管理方法。手术室护士必须严格掌握无菌技术操作原则，手术中应遵循无菌原则和无菌物品储存原则，并将其贯彻于一切工作中，减少和杜绝感染的发生，保证手术安全需做到以下几点。

1．明确区分有菌、无菌概念

（1）手术人员外科手消毒后，双手不得低于脐水平，两侧不得超过腋前线，上举不得超过锁骨连线；穿无菌手术衣及戴好无菌手套后，背部、腰部以下和肩部以上均视为有菌区，不能再用手触摸。双手应肘部内收，靠近身体。

（2）无菌单应铺 4～6 层，下垂至少 30 cm，手术台无菌区在手术台平面以上、边缘以下的区域不可接触，超过手术台边缘以下的物品一概不可再使用。

（3）严禁使用未经灭菌或日期不清的物品。

2．保持无菌物品的无菌状态

（1）无菌区域的建立尽可能接近手术开始时间。

（2）无菌区内所有物品都必须是灭菌的，若无菌包破损、潮湿、可疑污染时均应视为有菌，需重新灭菌后才能再次使用。若打开的无菌器械、敷料包 4 h 内未使用，则应视为过期，需重新灭菌。

（3）手术中前臂或肘部若受污染应立即更换手术衣，若手套破损或接触到有菌物品，应立即更换无菌手套。

（4）无菌区的布单若被水或血液浸湿，应加盖干的无菌巾或更换新的无菌单。

（5）手术中已接触污染部位（如肠腔）的器械、纱布，需放入弯盘中单独存放，不得再用于清洁区域。已被污染区污染的手套，应重新更换。

（6）同一手术间内应先做无菌手术，后做污染手术。

3. 正确传递物品和调换位置

（1）手术医生需要器械时应由器械护士从手术托盘侧正面方向传递，不可在手术人员背后或头顶方向传递器械及手术用品。

（2）手术过程中，同侧手术人员如需调换位置时，应先退后一步，转过身背对背地转至另一位置，避免触及对方背部非无菌区。

4. 保持洁净效果，减少空气污染

（1）手术间和缓冲间的门应保持关闭状态，减少人员走动。手术过程中保持安静，术中严禁讨论与手术无关的话题。

（2）口罩若污染或潮湿应及时更换。尽量避免咳嗽、打喷嚏，不得已时需将头转离无菌区。

（3）若有参观手术者，30 m² 以上手术间参观人员不宜超过 3 人，30 m² 以下的手术间不能超过 2 人，与手术人员及手术区域保持 1 m 以上的距离。

七、手术标本管理

1. 手术标本

1）定义

凡在手术室内实施手术所取下的组织器官或与病人疾病有关的物体、异物等均视为手术标本，应妥善保管。

2）重要性

（1）手术标本对病人的疾病诊断、治疗及疾病预后有着重要意义。

（2）组织标本的质量控制是手术室管理工作的重要组成部分。

（3）组织标本管理不当，可能影响疾病的定性，从而影响治疗、延误病情，使病人得不到及时治疗，造成医疗纠纷、触及法律问题。

3）分类

（1）术后普通标本：组织器官标本：如肝、肾等；细胞学标本：如脑脊液、胸腹水、胆汁等；其他异物标本：如结石等。

（2）术中快速冰冻切片标本：乳腺、甲状腺、妇科盆腔肿物等需在术中送检快速冰冻标本的。

2. 手术室标本管理制度

1）标本保存与登记

（1）器械护士将术中取下的标本，妥善放置于器械台上。

（2）若标本做冰冻切片检查，则标本取下后，巡回护士与手术医生双人核对，立即交给送检者，并填写好病理申请单，一同送至病理室。

（3）手术完毕，在巡回护士的协助下，医生将标本置于标本袋内，体积小的标本置于标本瓶内，切勿污染标本袋口及其外面。

（4）手术医生脱下手术衣、手套后，与巡回护士一起将标本携至标本室，在标本袋内加入适量的 10% 中性甲醛缓冲液，排出袋内空气、封口。

（5）手术医生填好病理申请单打印标本标签，与巡回护士共同确认后粘贴于标本袋或瓶外。

（6）巡回护士与手术医生核对送检标本的性质及登记情况，如准确无误方可签名。由巡回护士再与标本管理人员（专职）核对无误后，标本管理人员将标本置于标本柜内相应位置，上锁管理。

2）标本保管及送检

（1）标本管理人员每天 8：00、14：00、18：00 将标本、病理申请单和标本送检登记表一同送至病理科，与病理科接收人员逐一核对，双方签字确认，将标本送检登记表带回手术室存档，妥善保管。

（2）标本柜的钥匙应由标本管理人员专人保管，夜班、节假日值班由值班组长保管，每班交班均清点、核对标本数量及登记情况，签名。发现异常情况及时向护士长汇报。

八、护理人文关怀

手术是一种重要的医学治疗方法，但是病人对于手术普遍存在着不同程度的恐惧心理，容易产生焦虑情绪，造成护患矛盾，影响手术进程和术后康复。因此，加强护患沟通，给予病人真切的关心和照顾，可以减轻病人的心理负担，缓解紧张情绪，使其能顺利配合手术，有助于病人早日康复。

1. CICARE 沟通模式及 HEART 沟通模式概述

1）CICARE 沟通模式及 HEART 沟通模式

CICARE 沟通模式是美国医疗机构推行的以流程为导向的一种沟通方式，是一种流程化护理沟通模式，即接触（Connect）-介绍（Introduce）-沟通（Communication）-询问（Ask）-回答（Respond）-离开（Exit），用来指导护士利用治疗、护理时间与病人进行沟通。HEART 沟通模式是一种以病人为中心的沟通模式，包括倾听（Hear）-共情（Empathize）-道歉（Apologize）-回应（Respond）-感谢（Thank）。HEART 沟通模式可有效拉近与病人的距离，获取病人信任，从而促进护理工作的开展。CICARE 沟通临床实践常运用于沟通流程的改善，而 HEART 沟通模式则注重于沟通技巧的提升，有助于 CICARE 沟通流程的顺利进行，两者有效结合可运用于围术期中沟通和护理。

2）CICARE 沟通模式及 HEART 沟通模式在围术期护理中的应用

（1）接触：护士与病人第一次见面时，根据年龄和性别等特征予以合适的称呼，根据手术安全核查单及交接单内容确认其身份；面带笑容，借助非语言方式进行交流，以眼神交流为主，在此期间密切观察病人的非语言动作，初步判断其心理特征。

（2）介绍：待病人身份确认完毕后，护士以亲切的语气进行自我介绍，拉近护患之间的距离,消除其心理戒备感,简单介绍本次沟通的目的。

（3）沟通:耐心且细致地讲解手术目的和步骤等,并在此期间与病人保持眼神交流,捕捉其细微表情变化,当其出现明显困惑表情时转换思路进一步讲解问题。

（4）询问:讲解完毕后,护士运用反向式提问的方式了解病人现存的困惑,询问其希望获得什么样的帮助。

（5）回答:对病人提出的问题予以及时和恰当的讲解,强化沟通效果,直至完全了解手术相关情况。

（6）离开:沟通结束后,护士需再次确认病人是否对此次交谈还有疑问,若无疑问,讲解后续安排,然后礼貌地向病人表示感谢后离开。

2. 人性化护理

（1）转运病人的工具和手术床软硬适宜,清洁整齐,盖单或盖被厚薄恰当。

（2）态度和蔼,语言亲切,耐心回答和解释病人的问题。

（3）满足个性化需求。病人到达手术室后,根据病人需求给予枕头、盖被,适当调节手术间温度、湿度。

（4）保护病人隐私,注意保暖。在整个手术过程中,注意保护病人隐私,减少不必要的暴露,确保温度舒适。尤其在病人过床、放置导尿管、摆放手术体位、皮肤消毒和进行各种穿刺时。手术结束后帮助病人穿好衣裤,整理好各种管道,保持干净整洁的状态。

（5）认真倾听病人需求及反馈。是否有身体不适、紧张激动、用药反应等,及时给予相应心理安慰或护理干预。

（6）不要在手术间内谈论与手术及病人病情无关的话题,以免引发病人紧张、不适的情绪。

（7）病人麻醉后,注意病人体位舒适,肢体及关节托垫稳妥,不能悬空;保证呼吸、循环通畅,避免血管、神经受压。

（8）全麻后眼睑闭合不良的病人,可适当涂抹眼膏或贴眼贴,保护角膜。

第三节　术后回访

术后回访是手术室整体护理向纵深发展的标志,是手术室整体护理的重要组成部分,也是手术室护理人员的职能和职责之一。手术室护士通过手术后访视所得的信息反馈,检验手术室护理质量,客观地综合性评价,持续护理改进,以达到提高手术室护理服务质量。

一、术后回访的目的

手术后访视的目的是依据病人身心恢复现状来推断择期手术病人手术室护理流程上有无安全隐患,是明确手术室近远期护理质量提升的努力方向和关键内容。

二、术后回访的最佳时机

术后访视一般在术后的2~3天,在不影响病人体力、精力和病情的情况下进行,对于有特殊病情的病人,要根据病人的实际情况再确定回访时间。手术室护士在病人所在科室进行访视,访视时间以 10~15 min 为宜。术后病人初步摆脱手术创伤的应激作用,病情已处于较稳定状态,获得一定程度的身心休养,有一定的精力与心情开展护患互动,手术室护士在此时进行手术后访视更可能收集到全面的信息,病人也更乐于提供意见与建议。

三、回访人员的设定

术后访视工作对回访的医护人员要求比较高,访视的专业人员应有较高的综合素质、相对全面的专业知识及较高的沟通技能,一般由手术巡回护士或接受过培训的手术室护士完成。

四、术后回访的内容

手术室护士到病房根据病人的手术种类和大小进行访视,通过详细地查阅病人病历、直接观察病人、与病人及家属交谈等活动,认真填写手术后访视单,全面了解病人的术后恢复情况,如生命体征监测,伤口疼痛及伤口情况,引流管道是否通畅,引流物有无异常,体位安置及有无并发症,皮肤的完整性和肢体血管、神经功能等;与病人及家属沟通,了解病人手术后心理状态,适时进行心理疏导,鼓励病人早期下床活动;遵医嘱服药,对药物产生的副作用进行讲解,介绍病人饮食等基本注意事项;对病人所提出的问题要及时给予耐心的解答;嘱定期门诊复查,说明手术后复查的目的和意义。手术室护士对病人进行术后健康教育,有针对性地讲解手术康复知识,询问和征求病人及家属对手术室护理服务的意见与建议;评估术中护理措施是否到位,术前所提及的护理问题是否解决,综合评价手术室的整体护理效果,不断完善护理工作,提高护理质量,同时促使护理人员不断学习,提高专业技能,转变服务观念,改善服务态度。

五、术后回访的注意事项

在进行访视时,手术室护士应着装整齐,仪表端庄,态度和蔼,用亲切、平等的语言对病人及其家属进行自我介绍,并解释清楚访视的目的,以取得病人的信任。访视人员要用真诚的态度,耐心倾听并发现病人的心理问题,鼓励病人如实说出自己对手术护理工作的意见和建议,对手术室工作作出如实评价,必要时给予合理的解释以消除误会,化解病人心中的不满和疑虑,确保病人的利益得到保障,护理质量得到提升。

六、访视效果的评价

1. 对护士工作的评价

对护士各方面进行评估,评价手术室护士术前访视及术中护理计划是否到位,护士长应定期检查访视内容和记录情况,以评价护士的工作能力。手术病人进入手术室后,手术室护士是否准确核对病人,与病人良好沟通,协助麻醉医生实施麻醉,正确安置舒适的手术体位,准确准备手术所用器械、仪器设备和其他用物,准确敏捷传递器械和所需用物,密切观察病情变化,及时发现护理问题、处理问题等,均可反映手术室护士的工作能力。

2. 对处理病人存在问题的评价

病人不配合,语言沟通障碍,恐惧、焦虑、忧郁等。鼓励病人提出问题,进行良好的沟通,教会病人深呼吸等放松技巧；医护人员应言行举止得体以取得病人信任；介绍医院环境和有关规章制度，使病人适应医院环境；发挥家庭和社会的支持作用，减轻病人负面情绪，建立起良好的护患关系。

3. 对护士健康教育知识水平的评价

手术室护士应有扎实的基础医学、临床护理学、心理学、人文社会学等知识，对病人的生理、心理及手术作出正确评估，使病人主动配合手术。用适当方式告诉病人手术的目的、必要性、方法及可能的效果，麻醉的方式和方法。手术期健康教育对病人安全渡过手术难关、日后康复起到重要作用。

第四节　手术室护理质量控制及指标管理

手术室是手术病人诊疗的重要运行部门，其护理工作质量直接影响到手术病人的安危，且作为确保手术安全的重要环节，涉及面广、专科性强，须对其关键工作环节进行持续不断的监督和控制，实现持续不断的改进，才能确保手术病人的安全。如何全面把控手术室护理质量，并实现持续的质量改进是手术室管理的重要内容。

手术室传统质量控制管理一般按照管理模块进行质量检查和分析，如护理管理组、消毒隔离组、书写组、教学组等，每个组采用相应的质量标准和要求，用分值衡量检查结果，但对存在问题通常难以作比较，可比性不强，因此传统的手术室质量管理缺乏科学、系统、全面的综合评价指标。评价指标作为评价护理质量的工具，对护理质量管理具有重要导向作用，也是其工作管理的重要凭证。

国内护理专科质量评价指标的发展有 10 年左右，手术室管理者尝试建立科学化的专科护理质量评价体系，但随着手术室工作的更新，手术室专科护理评价指标也有待进一步完善。良好的护理质量评价指标体系可以真实客观地反映护理质量的水平，促进医院进一步提高医疗质量。但目前护理质量评价指标的种类繁多，缺乏统一标准，在临床中推广使用时缺乏可操作性，不能起到良好的指导作用。因此，需要应用科学的管理工具，正确梳理科学的手术专科护理质量指标，才能够提高手术室管理质量，不断提升手术室护理管理水平。

一、手术室专科护理质量指标：手术部位标识正确率

1. 指标意义

手术部位标识是一种客观上的信息载体，能给手术医生及参与手术的所有医护人员提供直观可视的标识，有效防止手术部位错误的发生，是手术核查的重要内容。一旦出现差错，会对病人机体造成不可逆的损伤，甚至引起医疗纠纷，导致医院形象及信任度受损。确定手术病人的手术日程后，手术医生及时做好手术标识，病房护士、转运工人、麻醉医生、器械护士或巡回护士在术前实施有效的安全管理，相互监督，对预防手术部位错误发挥着直接的作用。

手术部位标识的执行率和正确率作为衡量护理质量的敏感指标，我们通过对手术病人手术标识及过程指标的监测，了解各临床手术科室手术标识的执行情况及预防手术标识错误的

集束化安全措施的落实情况。同时通过对手术标识执行错误进行系统分析,有助于及时发现手术标识执行错误的现状、趋势、特征及危险因素,为其预防、控制和质量改进目标的制定提供科学依据。针对各种原因制定相应的改进措施,质量管理部门定期与不定期抽查,对手术薄弱环节重点巡查,早发现早解决,及时有效地杜绝手术部位错误的发生,最终提升整个手术团队进行安全手术操作的规范性。

2. 理论基础

卫生部办公厅关于印发《手术安全核查制度》的通知及三级综合医院评审标准(2011 年版)均要求手术开始前三方共同核查病人手术部位与标识。同时,中国医院医师协会《病人十大安全目标》(2021 版)"目标三:强化围手术期安全管理"要求制订并实施统一的手术及有创操作的部位标识制度,到达手术室前由实施手术的医生标记手术部位,标记时应在病人(或家属)参与的情况下进行,并将其纳入术前核对流程,以预防手术部位错误发生。

3. 专科质量指标定义说明

手术部位标识:涉及双侧、多重结构(手指、脚趾、病灶部位)、多平面部位(脊柱)的手术时,应对手术侧或部位有规范统一的标识。

手术部位标识正确率:单位时间内,抽查病人手术部位标识的正确例数与同期抽查应有手术标识的病人总例数之比。

4. 计算公式

$$手术部位标识正确率=\frac{正确标识手术部位病人人数}{应标识手术部位的病人总数}\times100\%$$

包含条件:涉及双侧、多重结构(手指、脚趾、病灶部位)、多平面部位(脊柱)的手术病人。

排除条件:无。

5. 管理措施

(1)严格执行手术部位标记制度。

① 标记范围:左右部位、左右肢体、手指/脚趾、左右眼、耳、鼻腔、左右器官、脊柱平面等需要标记。

② 标记时间:术前一天。

③ 标记工具:部位标记使用不褪色记号笔,要求手术铺巾后标记仍清晰可见。

④ 标记人员:经管主治医生标记手术部位,病人和家属参与,病区护士检查,医疗组成员核对,手术前手术室护士、手术医生、麻醉医生在手术过程中的各个环节核对。

⑤ 标记形式:全院统一,在手术部位以"⊕"标识。

(2)手术室、总监部、医务处相互沟通、协调做好手术科室医护人员培训,同时做好相应督导与监控。

二、手术室专科护理质量指标:Time Out 规范落实率

1. 指标意义

医疗安全的核心和目的首先是病人安全,做好手术安全核查,落实病人安全目标,旨在通

过团队成员间的协作和鼓励将集体的力量和智慧发挥到极致,突显手术室护理安全、质量、关爱主题,保障手术安全。通过规范执行 Time Out,实施手术团队的正确核查流程,病人手术安全得到了保障。在手术开始前,手术医生、麻醉医生、巡回护士根据手术安全核查单的内容进行三方核对,规范执行 Time Out,对保障手术病人手术安全有着至关重要的作用。Time Out 规范落实率作为衡量手术护理质量的敏感指标,我们通过对手术病人 Time Out 的规范执行情况及过程指标的监测,了解各手术专科 Time Out 的执行情况及预防 Time Out 未规范执行的集束化安全措施的落实情况。同时通过对 Time Out 的执行情况进行全面的系统分析,有助于及时发现 Time Out 的执行的现状、趋势、特征及影响因素,为其预防、控制和质量改进目标的制定提供科学依据。分析 Time Out 未规范执行的发生原因,并制定相应的防范措施,细化并合作落实 Time Out 执行的流程和内容,可有效保障手术安全,降低手术风险,提高医护服务质量。

2. 理论基础

卫生部办公厅关于印发《手术安全核查制度》的通知要求具有执业资质的手术医师、麻醉医师和手术室护士三方,分别在麻醉实施前、手术开始前和病人离开手术室前,共同对病人身份和手术部位等内容进行核查。同时,中国医院医师协会《病人十大安全目标》(2021 版)"目标三:强化围手术期安全管理"要求建立手术安全核查及手术风险评估制度和流程,落实手术安全核查,并提供必须的保障与有效的监管措施。

3. 专科质量指标定义说明

Time Out 落实率:单位时间内,正确执行 Time Out 的手术例数与同期抽查的手术总例数之比。

4. 计算公式

$$\text{Time Out 落实率} = \frac{\text{正确执行 Time Out 手术例数}}{\text{抽查手术病人总例数}} \times 100\%$$

包含条件:各级各类手术。

排除条件:无。

5. 管理措施

(1) 规范执行"Time Out"。由手术医生主导,即在切开手术病人皮肤前,主刀医生叫停,整个团队(手术医生、麻醉医生、手术室护士)全部停止手中的工作,集中注意力;巡回护士大声读出《手术病人安全核查单》上的各项内容,麻醉医生、手术医生认真倾听、核实病历、准确无误,并大声回答"正确",才可切开皮肤。

(2) 手术室、医务处相互沟通、协调做好手术科室医护人员培训,同时做好相应督导与监控。

三、手术室专科护理质量指标:手术标本处理正确率

1. 指标意义

现代医学中,病理诊断占有重要的地位,病理报告的准确性,对疾病的诊断和治疗起指导

作用。正确的标本处理,是病理检查关键的一步,而妥善保管和正确处理手术切除的标本,则可以为病理诊断提供材料,为临床诊断提供依据。若标本处理不当则会给临床诊断及病人带来严重损失。因此手术标本的管理越来越引起手术室医护人员的高度重视,手术标本合格率反映了病人医疗护理安全状况及医疗机构护理管理质量的水平。监测该指标可使手术室护理管理者了解手术标本送检情况,通过分析手术标本送检缺陷,采取有效护理干预措施,最大限度减少手术标本送检缺陷,确保手术标本正确率,从而保障病人安全。

2. 理论基础

根据三级综合医院评审标准(2020 年版)及中国医院医师协会《病人十大安全目标》(2021版)"目标三:强化围手术期安全管理"要求建立手术标本管理制度,明确管理规定、流程,确保标本部位、数量、固定、标识正确,并监测标本规范化固定率。

3. 专科质量指标定义说明

手术标本:从病人身体可疑病变部位取出的组织(可采用钳取、穿刺吸取等方法)、手术切除的组织或病人疾病有关的物品(如结石、异物),并需进行病理学检测,以便明确病变性质、获得病理诊断。

手术标本处理正确率:单位时间内,正确处理的手术标本数与同期送检手术标本的总数之比。

4. 计算公式

$$手术标本处理正确率 = \frac{正确处理的手术标本数}{送检标本总数} \times 100\%$$

包含条件:所有手术标本。

排除条件:无。

5. 管理措施

(1) 严格落实标本保存与登记。

① 三查八对原则:标本产生时、标本处理时、标本交接时对八项关键信息进行核对:病人姓名、住院号/病案号、标本申请单号、标本类型(常规、冰冻、体液等)、标本名称、标本数量、标本标识、标本处理方式(固定后送检、送新鲜标本等)。

② 器械护士将术中取下的标本妥善放置于器械台上相应容器内。

③ 若需做冰冻快速切片检查,则标本取下后,巡回护士应立即在标本容器外注明病人姓名、住院号、标本性质,并在《病理标本冰冻切片登记簿》上记录,联系送检者,与其核对后,由送检者即刻送至冰冻切片室,并做好交接班与记录。

④ 常规手术标本,待手术完毕,在巡回护士的协助下,医生将标本置于双层标本袋内或标本瓶(体积小的标本)内,注意:切勿污染容器口及其外表。

⑤ 手术医生脱下手术衣、手套后,通过电子病历系统,填写病理申请单(系统自动生成二维码),再与巡回护士一起将标本携至标本室,将内层标本袋或标本瓶内加入 3～5 倍的 4% 中性缓冲甲醛溶液,封口。

⑥ 手术医生打印病理申请单,扫描其二维码,自动生成病理标本标签,将标签贴于相应容

器外,医生与巡回护士进行"三查八对",巡回护士查看标本处理正确性,核对无误后电子签名。

⑦ 巡回护士再与标本专职管理人员核对无误后,标本管理人员将标本置于标本柜内相应位置,锁好标本柜。

(2)标本管理人员做好标本保管及送检。

① 标本管理人员每天 8:00、14:00、17:00 将标本、病理申请单和标本送检登记汇总表一同送至病理室,经病理室人员核对签收后,将标本送检登记汇总表带回手术室存档,妥善保管。

② 标本柜的钥匙应由标本管理人员专人保管,夜班、节假日由值班组长保管,每班交接班均清点、核对标本数量及登记情况,签名。发现异常情况及时向护士长汇报。

四、手术室专科护理质量指标:Ⅱ期及以上术中获得性压力性损伤发生率

1. 指标意义

手术病人在手术过程中受到各种特异性因素限制,局部组织压力无法缓解,成为院内压疮的高危人群。如何在手术过程中正确评估手术病人的高风险因素并规范执行压疮的防范措施是预防手术病人压疮发生的关键。术中压疮发生率是评价手术室护理质量的重要指标,是手术室护理人员高度关注的一大护理问题。我们通过对手术病人术中压疮的发生率及过程指标的监测,了解各手术专科术中压疮的发生情况及预防术中压疮集束化安全措施的落实情况。同时通过对术中压疮进行全面的系统分析,有助于及时发现术中压疮发生的现状、趋势、特征及危险因素,为其预防、控制和质量改进目标的制定提供科学依据。分析术中压疮的发生原因,了解其发生机制,掌握相关危险因素,作出正确的判断与评估,实施有效的、针对性的、个性化的护理干预与防护措施,及时有效地预防术中压疮的发生,保障手术病人的手术安全。

2. 理论基础

为进一步加强医疗质量安全管理,国家卫生健康委员会办公厅关于印发《2022 年国家医疗质量安全改进目标》的通知及《护理专业医疗质量控制指标(2020 年版)》中均明确规定"Ⅱ期及以上压力性损伤发生率"是护理专业质量控制指标,要求各医疗机构深入推进目标管理,优化改进工作策略,做好数据信息的收集、分析和反馈,不断提升医疗质量安全管理水平。压力性损伤是国际公认的病人安全问题,各国报告的发病率各不相同,但以重症监护病房和手术室的发病率较高。国内手术病人术中获得性压力性损伤(Intraoperatively Acquired Pressure Injury,IAPI)总体发生率为 12.20%,国外手术病人 IAPI 总体发生率为 18.96%。IAPI 一旦发生,则会影响病人术后康复,延长住院时间,增加医疗费用和护理难度,提高 30 天内再次入院率和病人的死亡率等。因此,做好 IAPI 预防管理、有效降低其发生率,具有十分重要的临床意义。

3. 专科护理质量指标定义说明

Ⅱ期及以上术中获得性压力性损伤发生率:单位时间内,手术病人Ⅱ期及以上术中获得性压力性损伤发生例数与同期手术病人总例数之比。

4. 计算公式

$$\frac{\text{Ⅱ 期及以上术中获得性}}{\text{压力性损伤发生率}} = \frac{\text{Ⅱ 期及以上术中获得性压力性损伤发生例数}}{\text{手术病人总数}} \times 100\%$$

包含条件：入院 24 小时后发生的；同一病人发生 1 处或多处Ⅱ期及以上压力性损伤，均记 1 例；包括器械相关压力性损伤。

排除条件：带入压力性损伤，因动脉阻塞、静脉功能不全、糖尿病等造成的皮肤损伤。

5. 管理措施

（1）建立标准化压伤预防管理流程，通过对手术病人的护理环节进行梳理，制定压伤防护各关键节点的护理要点：包括病房评估、术前确认、术中防护、体位管理、术后交接等。

① 病房评估：制定《病区 IAPI 风险评估查检单》，由术前病房责任护士根据评估对象、评估时机、好发部位、高风险因素识别、高风险病人防压用品数量与规格推荐部位等维度对手术病人进行充分评估，评估为 IAPI 高风险的手术病人，启动病房与手术室的交接流程，包括将防压伤专用敷贴放置于防压物品用物袋，专用袋外注明手术病人的姓名、住院号、手术科室和床号，与病人的物品一并交由支助人员带入手术室等待间，由等待间护士与手术间责任护士进行交接班。

② 术前确认：针对病房评估为 IAPI 高风险的手术病人，手术室使用《手术室 IAPI 风险评估量表》进行确认，其内容包含年龄、BMI 指数、血清白蛋白、术前并发症、术前活动能力及运动、术前水肿程度、预计手术时间、手术体位、受力点皮肤类型、预计术中施加外力、特殊因素 11 个维度。其中重度水肿、预计手术时间＞4 小时、手术体位俯卧位、预计术中存在摩擦力/剪切力/冲击力、预计术中受压处皮肤潮湿为高危因素。并根据制定的 IAPI 申报标准化流程图进行网上高风险压伤申报。

③ 术中防护：制定《手术室 IAPI 护理质量追踪表》，包括环境温、湿度控制、病人衣物整理、管线梳理、预防低体温、预防性使用泡沫敷贴、防压用具的使用、受压局部皮肤微环境控制等内容，指引责任护士根据查检表的内容，确保各项防护措施的落实到位。

a. 针对非高风险压伤病人：给予基础性压伤集束化防护措施，包括：床单、衣物整齐，保持干燥、平整、无皱褶；确保肢体未接触任何金属；梳理各种管道，妥善固定，电极无受压；不影响手术情况下，尽可能活动受压部位；防止消毒液浸湿消毒区以外皮肤；采用综合保暖措施；标准体位的调节。

b. 针对高风险压伤病人：实施基础性预防措施之外，正确使用防压用具，主要包括防压药物和防压泡沫敷贴。选择合适的防压药物，涂抹于受压部位及明显的骨隆突处；根据受压部位的特点、大小及位置，将病房带入的防压贴进行适当裁剪，贴于受压部位，以达到皮肤保护和减压作用。

④ 体位管理：完善《手术室体位标准化摆放指引》，绘制标准化手术体位安置流程图，组织科内培训，通过可视化的管理模式，夯实手术室护士规范化体位摆放的操作能力，规范压伤高风险手术病人手术体位的正确摆放。

⑤ 术后交接：建立 IAPI 标准化术后即刻处理措施规范，提升手术室护士针对各期压伤的

处置能力,促进 IAPI 的术后转归;同时,依托信息化的平台,PDA 全程记录手术病人从手术室—苏醒室—病房的皮肤情况,帮助病房护士动态掌握病人的皮肤状况,并针对性实施各项护理措施。

（2）质量控制:构建 IAPI 手术室专科组长、病区护士长、科护士长全程参与的三级质控管理体系,制定手术室 IAPA 质量追踪表,通过现场评估与指导的形式来确保各环节措施的落实到位,并定期召开多学科沟通协调会,找出 IAPI 管理过程中存在的根本问题,并进行持续改进。

参 考 文 献

[1] 国家卫生健康委办公厅. 国家卫生健康委办公厅关于印发《2022 年国家医疗质量安全改进目标》的通知[EB/OL]. (2022-03-02)［2023-05-08].

[2] 国家卫生健康委办公厅. 国家卫生健康委办公厅关于印发《药品管理和护理专业医疗质量控制指标(2020 年版)》的通知[EB/OL]. (2020-08-04)［2023-05-08].

[3] 卫生部办公厅. 卫生部办公厅关于印发《手术安全核查制度》的通知[EB/OL]. (2010-03-26)［2023-05-08].

[4] 赵体玉. 洁净手术部(室)护理管理与实践[M]. 武汉:华中科技大学出版社,2010.

[5] 郭莉. 手术室护理实践指南[M]. 北京:人民卫生出版社,2021.

[6] 吴欣娟. 北京协和医院手术室护理工作指南[M]. 北京:人民卫生出版社,2016.

[7] 章明阳,杜李百合,罗小平,等. 术前患者预保温的最佳证据总结[J]. 护理学报,2020,27(06):17-22.

[8] 代子一,黄宇光. 围术期低体温有效预防策略的研究进展[J]. 临床麻醉学杂志,2021,37(05):539-542.

[9] 郑路亚,陈丽丽. 手术患者转运无缝隙管理改善专案与应用效果研究[J]. 医院管理论坛,2022,39(04):47-50.

（陈红,李岩,旷婉,夏雪,田书梅,张敏）

下　篇

手术配合实践

第7章　甲乳外科手术护理配合

第一节　甲乳外科常用手术体位的安置方法

甲乳外科常用手术体位是头颈后仰卧位。

1. 适应证

头颈后仰卧位适用于甲状腺手术。

2. 体位用物

头枕1个、肩垫1个、颈垫1个、膝枕1个、足跟垫2个、下肢约束带1根。

3. 安置方法

头颈后仰卧位如图7-1-1所示。

（1）病人取仰卧位，肩下置肩垫（平肩峰），按需抬高肩部。头部置头枕，颈下置颈垫，使头后仰，保持头颈中立位。

（2）膝下垫膝枕，足下垫足跟垫，距离膝关节上5 cm处使用约束带固定，以能容纳一指为宜，防止腓总神经损伤。

（3）调节手术床：背板抬高15°～25°，头低脚高15°～25°，腿板下降10°～20°，头板降低10°～15°，具体角度根据病人体型酌情调整，以充分显露手术部位。

4. 注意事项

（1）防止颈部过伸引起甲状腺手术体位综合征。

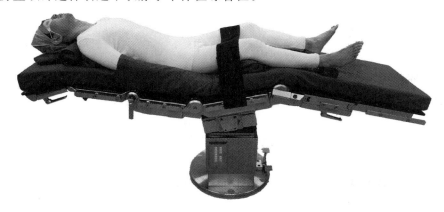

图7-1-1　头颈后仰卧位

（2）行全身麻醉后，覆盖双眼，予以保护。

（3）有颈椎病的病人，应在病人能承受的限度之内摆放体位。

（4）调节手术床后，调整体位垫使病人头部、颈部与体位垫充分贴合，避免颈部悬空。

第二节　甲乳外科手术配合

一、甲状腺切除术

甲状腺是位于颈部的内分泌器官，形似蝴蝶状，主要功能是分泌甲状腺激素。常见的甲状腺疾病有甲状腺肿、甲状腺功能亢进症、甲状腺结节、甲状腺癌。

1. 适应证

（1）单纯性甲状腺肿后期退行性病变的结节性甲状腺肿，如有以下情况应施行本手术。

① 临床压迫症状：有甲状腺肿压迫气管、食管、喉返神经，引起呼吸困难或声音嘶哑者。

② 巨大甲状腺肿达三度以上肿大者。

③ 甲状腺肿位于胸骨后，有下坠形成者。

④ 结节性甲状腺肿伴甲状腺功能亢进者。

⑤ 甲状腺的结节疑有恶变者，如 B 超检查或 FNAC 提示结节恶变、结节内有砂粒体者。

（2）弥漫性甲状腺肿伴甲状腺功能亢进者。

（3）慢性甲状腺炎多为桥本病，双侧叶均有明显肿大、压迫症状或疑有恶变者。

（4）微小甲状腺癌癌灶的最大直径 <1 cm，位于峡部或近于峡部，颈部淋巴结无转移征象者。

2. 手术间布局

甲状腺切除术手术间布局如图 7-2-1 所示。以手术床为中心，麻醉机、电外科设备、吸引器、超声刀、手术托盘位于手术床右侧，主刀医生位于病人右侧，一助位于主刀医生对侧，二助位于主刀医生头侧，器械护士位于主刀医生右侧。

3. 用物准备

（1）器械准备：

甲状腺器械包 1 个。

（2）敷料准备：

大腹包 1 个、基础包 1 个、手术衣 4 件、治疗碗 6 个。

（3）物品准备：

11 号刀片 1 个、22 号刀片 1 个、8 枚针 1 套、2-0 慕丝线、3-0 慕丝线、3-0 可吸收缝线、4-0 可吸收缝线、5-0 不可吸收缝线、一次性手控电刀笔 1 个、一次性使用不粘双极电凝镊 1 个、一次性使用吸引管 1 根、一次性吸引器头 1 个、1 ml 一次性使用注射器 1 个、一次性使用负压球 1 个。

（4）药品准备：

37 ℃复方氯化钠注射液 500 ml、37 ℃生理氯化钠溶液 500 ml、37 ℃ 0.9％氯化钠注射液

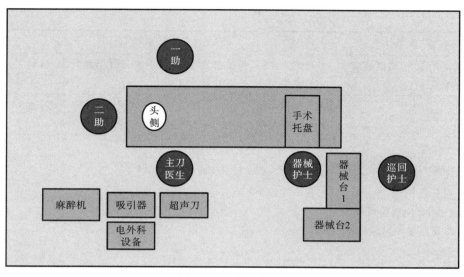

图 7-2-1　手术间布局图

500 ml、1%活力碘、纳米炭混悬注射液 0.5 ml。

（5）仪器设备准备：

电外科设备 1 台、负压吸引器 2 台、超声刀 1 台、喉返神经监测仪 1 台。

4. 麻醉与体位

（1）麻醉方式：

全身麻醉。

（2）体位：

头颈后仰卧位。

5. 皮肤消毒范围

1%活力碘消毒皮肤，上至下唇，下至乳头，两侧至斜方肌前缘。

6. 手术配合

甲状腺切除术手术配合如表 7-2-1 所示。

表 7-2-1　甲状腺切除术手术配合

手 术 步 骤	手 术 配 合
1. 清点用物	器械护士提前 15 min 洗手，整理器械台及相关用物，与巡回护士共同进行术前清点，巡回护士及时准确记录
2. 消毒铺巾	递海绵钳夹持活力碘纱布依次消毒皮肤 3 遍，常规铺巾
3. 连接管线	器械护士按规范固定一次性手控电刀笔、一次性使用不粘双极电凝镊、一次性使用吸引管、超声刀连接线等管线，巡回护士依次连接各管线，并设置参数
4. Time Out	切皮前，手术医生、麻醉医生、手术室护士三方核查

续表

手 术 步 骤	手 术 配 合
5. 于胸骨切痕上 2 横指处作 6～8 cm 的弧形切口	核对无误后,器械护士将 22 号手术刀置于弯盘内,递给主刀医生,递短有齿镊、一次性手控电刀笔
6. 分离肌层	递无损伤镊、一次性手控电刀笔分离颈阔肌深部间隙,递 3-0 慕丝线或可吸收缝线结扎血管,必要时缝扎止血
7. 切除甲状腺	
① 悬吊皮瓣	递 9×24 三角针 2-0 慕丝线
② 纵行切开颈白线,于甲状腺表面分离间隙,牵拉颈前肌组织,协助显露部分患侧甲状腺腺叶,暴露甲状腺	递一次性手控电刀笔、甲状腺拉钩
③ 显露甲状腺血管	递 1 ml 一次性使用注射器于腺体内注射纳米炭混悬注射液
④ 结扎并离断甲状腺腺叶,注意显露喉返神经,保护甲状旁腺,切除甲状腺	递 3-0/2-0 慕丝线结扎甲状腺腺叶,递组织剪离断 单侧甲状腺切除者,递 3-0 可吸收缝线缝合对侧腺体组织残端
8. 术中冰冻标本送检	根据术中冰冻切片病理结果确定是否切除对侧甲状腺
9. 甲状旁腺自体移植(必要时)	取下的甲状旁腺立即置于弯盘内,取适量 0.9％氯化钠注射液、11 号手术刀切割成组织匀浆,并以 PTH 检测试纸证实为甲状旁腺后,立即种植于胸锁乳突肌肌束内,递 6×11 圆针 3-0 慕丝线缝合,并留长线尾标记
10. 彻底止血	递 37 ℃生理氯化钠溶液冲洗,递一次性使用不粘双极电凝镊止血
11. 缝合切口	
① 放置引流	递一次性使用负压球,弯血管钳夹住引流管尾端协助置管,递短有齿镊、9×24 三角针 2-0 慕丝线,固定引流管,巡回护士与器械护士共同完成关腔前用物清点
② 缝合各肌层	递短有齿镊、3-0 可吸收缝线缝合颈白线、颈阔肌
③ 缝合皮下组织	递短有齿镊、3-0/4-0 可吸收缝线缝合皮下组织层,巡回护士与器械护士共同完成关腔后用物清点
④ 缝合皮肤	递 4-0 可吸收缝线或 5-0 不可吸收缝线皮内缝合,第四次清点物品数目及完整
12. 覆盖切口	递组织钳夹持活力碘纱布消毒皮肤,递 9 cm×15 cm 敷贴、14 cm×12 cm 敷贴覆盖切口

7. 巡回护士手术配合要点

(1) 手术前严格执行病人安全核查,包括病人的基本信息、手术方式、麻醉方式、术中特殊用物及药品等。

(2) 术前完善仪器设备检查及准备,正确使用电外科设备,妥善安置电外科设备回路负极板,预防电灼伤的发生。

（3）安置体位时,注意询问病人有无颈椎病史或颈部不适情况,避免颈部过度伸拉。

（4）术中根据病人需要采取综合保温措施,预防低体温的发生。

（5）手术结束后,妥善固定病人静脉通路及其他管路,并确保管路通畅,保证病人安全转运。

8．器械护士手术配合要点

（1）器械护士术前熟悉手术方法、步骤,提前准备手术所需用物及器械。

（2）术中冰冻（切片）标本与常规标本送检前需与主刀医生共同确认无误。

二、经口腔镜甲状腺切除术

甲状腺开放手术的创伤及手术疤痕会严重影响部分病人术后的生活质量,因此腔镜技术也逐渐应用于甲状腺外科领域,经胸乳/全乳晕、经口和经腋下入路腔镜甲状腺手术相关技术已发展成熟。

1．适应证

经口腔镜甲状腺切除术适用于有美容需求并符合以下条件的病人：

（1）良性肿瘤最大直径≤3 cm,囊性为主的良性肿瘤可以适当放宽指征至 4 cm。

（2）CN0 分化型甲状腺癌,肿瘤直径≤2 cm,无明显周围组织侵犯,无侧颈部及远处转移。

（3）CN1a 分化型甲状腺癌,无明显淋巴结融合固定,淋巴结直径≤1 cm,无明显周围组织侵犯,无侧颈部及远处转移。

2．手术间布局

经口腔镜甲状腺切除术手术间布局如图 7-2-2 所示,以手术床为中心,麻醉机、电外科设

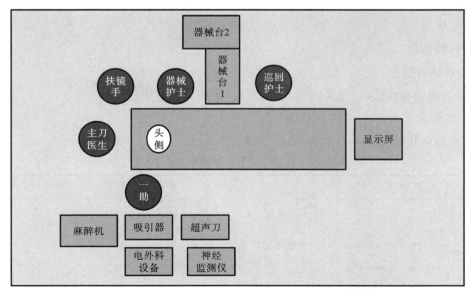

图 7-2-2　手术间布局图

备、吸引器、超声刀、神经监测仪位于手术床右侧,显示屏位于床尾。主刀医生位于病人头侧,扶镜手位于主刀医生左侧,一助位于主刀医生右侧,器械护士位于病人左侧。

3. 物品准备

(1)器械准备:

甲状腺器械包 1 个、甲乳腔镜器械包 1 个。

(2)敷料准备:

大腹包 1 个、基础包 1 个、中单包 1 个、手术衣 4 件、治疗碗 6 个。

(3)用物准备:

11 号刀片 1 个,22 号刀片 1 个,2-0 慕丝线,3-0 可吸收缝线,4-0 可吸收缝线,一次性手控电刀笔 1 个,显影小纱布 5 片,凡士林纱布 1 片,无菌棉球 5 个,纱条 1 根,一次性吸引管 3 根,一次性使用吸引器头 2 个,1 ml、5 ml 及 10 ml 一次性使用注射器各 1 个,50 ml 一次性使用注射器 2 个,球后注射器 2 个,光缆套 2 个,头皮针 1 个,一次性使用负压球 1 个。

(4)药品准备:

37 ℃复方氯化钠注射液 500 ml、37 ℃生理氯化钠溶液 500 ml、37 ℃ 0.9%氯化钠注射液 500 ml、盐酸肾上腺素 2 ml、纳米炭混悬注射液 0.5 ml、1%活力碘。

(5)仪器设备准备:

电外科设备 1 台、负压吸引器 2 台、超声刀 1 台、腔镜设备 1 套、(高清显示器、冷光源、高清摄像头控制器、气腹机)、30°视觉镜头 1 个、气腹管 1 根、光源线 1 根、超声刀手柄线 1 根、喉返神经监测仪 1 台。

4. 麻醉与体位

(1)麻醉方式:

全身麻醉。

(2)体位:

头颈后仰卧位

5. 皮肤消毒范围

1%活力碘消毒皮肤,上至头面部,下至乳头,两侧至斜方肌前缘。

6. 手术配合

经口腔镜甲状腺切除术手术配合如表 7-2-2 所示。

表 7-2-2　经口腔镜甲状腺切除术手术配合

手 术 步 骤	手 术 配 合
1. 清点用物	同甲状腺切除手术
2. 消毒铺巾	
3. 连接管线	
4. Time Out	

手　术　步　骤	手　术　配　合
5. 口内消毒	递 0.5％活力碘冲洗口腔做口内消毒,递组织钳夹取 0.5％活力碘纱布行口内擦洗
6. 作切口标记	用无菌记号笔作切口标记
7. 悬吊下唇	递 3-0 可吸收缝线悬吊下唇
8. 切开口腔前庭	递 0.5％活力碘纱布,口内切口处再次消毒,递小甲状腺拉钩、无损伤镊、蚊式血管钳,一次性手控电刀笔切开前庭黏膜
9. 分离组织 ① 注射膨胀液 ② 分离皮下组织	递 10 ml 一次性使用注射器注射膨胀液 (膨胀液配置方法:球后注射器抽取盐酸肾上腺素,40 ml 0.9％氯化钠注射液加 6 滴肾上腺素) 递分离棒分离颌骨体下方至甲状软骨水平的皮下组织
10. 建立气腹,置入 Trocar ① 于下唇内侧正中置入 10 mm Trocar 作观察孔 ② 于观察孔左右 2 cm 处分别置入 5 mm Trocar 作操作孔	递 10 mm Trocar 1 个 递 5 mm Trocar 2 个
③ 保护口唇	用生理氯化钠溶液浸湿显影小纱布包绕 Trocar,凡士林纱布保护口唇
11. 暴露甲状腺 ① 切开颈白线 ② 牵拉带状肌	递超声刀切开颈白线,分离甲状腺 递 3-0 可吸收缝线缝合带状肌协助暴露甲状腺,递超声刀切除喉前淋巴结
12. 切除甲状腺	递超声刀离断甲状腺上极、甲状腺悬韧带,切除甲状腺
13. 清扫淋巴结	递超声刀、腔镜血管钳清扫中央区淋巴结
14. 取出标本	递一次性取物袋
15. 彻底止血	递 37 ℃生理氯化钠溶液 200 ml 进行冲洗,递超声刀止血
16. 缝合切口 ① 缝合颈白线 ② 放置引流 ③ 缝合口腔前庭	递 3-0 可吸收缝线缝合颈白线,巡回护士与器械护士共同完成关腔前用物清点 递一次性使用负压球,弯血管钳夹住引流管尾端协助置管,递短有齿镊、3-0 可吸收缝线,固定引流管,巡回护士与器械护士共同完成关腔后用物清点 递 4-0 可吸收缝线缝口腔前庭切口,第四次清点物品数目及完整性

手 术 步 骤	手 术 配 合
④ 冲洗口腔	递 0.5% 活力碘 500 ml、37 ℃生理氯化钠溶液 500 ml 冲洗口腔
17. 覆盖切口	递组织钳夹持 1% 活力碘纱布消毒皮肤,递 14 cm×12 cm 敷贴覆盖切口

7. 巡回护士手术配合要点

(1)手术前严格执行病人安全核查,包括病人的基本信息、手术方式、麻醉方式、术中特殊用物及药品等。

(2)术前完善仪器设备检查及准备,正确使用电外科设备,妥善安置电外科设备回路负极板,预防电灼伤的发生。

(3)麻醉前安置体位,麻醉后避免再次调节头板下降角度,预防术后头颈后仰卧位综合征的发生。

(4)注意气腹机进气情况,术中维持气腹压力,注意提醒麻醉医生关注呼气末二氧化碳分压。

(5)使用喉返神经监测仪时,注意提醒麻醉医生肌松剂的用量及时间,以免影响喉返神经探测仪功能。

8. 器械护士手术配合要点

(1)器械护士术前熟悉手术方法、步骤,提前准备手术所需用物及器械。

(2)术中严格落实手术隔离技术,口内消毒用物与器械分开放置。

三、乳腺癌改良根治术

乳腺癌是乳腺上皮细胞在多种致癌因子的作用下,发生增殖失控的现象,疾病早期表现为乳房肿块,乳头溢液等。晚期可因癌细胞发生远处转移出现多器官病变。一般是 45 岁以上的女性易发病,是女性常见的恶性肿瘤之一。乳腺癌的病理分型有多种,主要来源于乳腺导管上皮及腺泡上皮;最常见的是浸润性导管癌(2/3,预后差)。乳腺癌的转移途径有 3 种:直接浸润,血行转移以及淋巴转移,其中最常见的是淋巴转移。一旦出现乳腺癌的远处转移会危及到患者生命。

1. 适应证

(1)已确诊乳腺癌的Ⅰ期、Ⅱ期以及部分Ⅲ期者。

(2)早期的乳腺癌病人可考虑行乳腺癌保乳术(单发肿块直径<2 cm)者。

2. 手术间布局

乳腺癌改良根治术手术间布局如图 7-2-3 所示,以手术床为中心,麻醉机、电外科设备、吸引器、超声刀、手术托盘位于手术床右侧,主刀医生位于病人右侧,一助位于主刀医生对侧,器械护士位于主刀医生右侧。

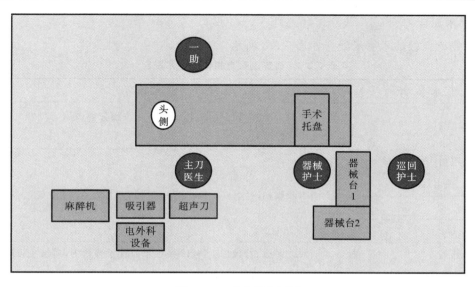

图 7-2-3　手术间布局图

3. 物品准备

（1）器械准备：

乳腺癌器械包 1 个。

（2）敷料准备：

大腹包 1 个、基础包 1 个、中单包 1 个、手术衣 6 件、治疗碗 6 个。

（3）用物准备：

11 号刀片 1 个、22 号刀片 1 个、8 枚针 1 套、2-0 慕丝线、3-0 慕丝线、一次性手控电刀笔 1 个、一次性使用不粘双极电凝镊 1 个、一次性使用吸引管 1 根、一次性使用吸头 1 个、1 ml 与 5 ml 一次性使用注射器各 1 个、烧伤纱布 1 包。

（4）药品准备：

37 ℃复方氯化钠注射液 500 ml、37 ℃生理氯化钠溶液 500 ml、1％活力碘、37 ℃灭菌纯化水 500 ml。

（5）仪器设备准备：

电外科设备 1 台、负压吸引器 2 台。

4. 麻醉及体位

（1）麻醉方式：

全身麻醉。

（2）体位：

仰卧位。

5. 皮肤消毒范围

1％活力碘消毒皮肤，前至对侧锁骨中线，后至腋后线，上过锁骨及上臂，下过脐平行线。

6. 手术配合

乳腺癌改良根治术手术配合如表 7-2-3 所示。

表 7-2-3　乳腺癌改良根治术手术配合

手 术 步 骤	手 术 配 合
1. 作切口标记	器械护士递无菌记号笔,标记切口与皮瓣分离范围,以肿瘤为中心,环绕乳房作梭形切口
2. 清点用物	同甲状腺切除术
3. 消毒、铺巾	
4. 连接管线	
5. Time Out	
6. 切皮分离	核对无误后,器械护士将 22 号手术刀置于弯盘内,递给主刀医生
① 切开皮肤	递短有齿镊、一次性手控电刀笔
② 分离皮瓣,上起锁骨,下至腹直肌前鞘,内侧至胸骨,外侧至背阔肌前缘	递一次性手控电刀笔分离皮瓣
7. 游离胸大肌筋膜及胸大肌下间隙,大肌间切除患侧乳房并止血	递一次性手控电刀笔、一次性使用不粘双极电凝镊
8. 牵拉显露并清扫胸大、小肌间淋巴结,保护神经、血管	递组织钳或甲状腺拉钩进行牵拉显露,递一次性使用不粘双极电凝镊止血,必要时 3-0 慕丝线结扎止血
9. 彻底止血	递 37 ℃灭菌纯化水 1000 ml 冲洗,递一次性使用不粘双极电凝镊止血
10. 缝合切口	同甲状腺切除手术
11. 覆盖切口	递纱布覆盖切口及适量烧伤纱布覆盖手术侧胸前壁,递绷带或胸腹带固定

7. 巡回护士手术配合要点

(1)手术前严格执行病人安全核查,包括病人的基本信息、手术方式、麻醉方式、术中特殊用物及药品等。

(2)术前完善仪器设备检查及准备,正确使用电外科设备,妥善安置电外科设备回路负极板,预防电灼伤的发生。

(3)安置体位时注意防止患侧上肢过度外展,防止损伤臂丛神经。

8. 器械护士手术配合要点

(1)器械护士术前熟悉手术方法、步骤,提前准备手术所需用物及器械。

(2)术中冰冻切片标本与常规标本送检前需与主刀医生共同确认无误。

参 考 文 献

［1］曹利平,林辉. 微创甲状腺切除的发展现状［J］. 中国微创外科杂志,2005,5(1):37-39.

［2］傅锦波,陈清贵,罗晔哲,等. 经口入路腔镜下甲状腺切除手术五例经验［J］. 中华普通外科杂志,2012,27(4):279-281.

［3］余富杰,赵大威,徐琰. 经口腔前庭腔镜甲状腺切除手术与传统开放性手术的比较［J］. 中国内镜杂志,2020,26(4):60-66.

［4］过兆基,钱海鑫,郭钟行. 428 例乳腺癌改良根治术式探讨［J］. 苏州大学学报(医学版),2006,26(3):506-507.

［5］许伟. 乳腺癌改良根治术手术方法改进［J］. 临床肿瘤学杂志,2005,10(3):307-308.

(李岩,陈梦妮,郭丹,卢静,施志芳,聂虹,任莉雯)

第8章 肝脏外科手术护理配合

第一节 肝脏外科常用手术体位的安置方法

一、仰卧位

1. 适应证

仰卧位适用于开腹手术。

2. 体位用物

托手板及可调节托手架 1 个、膝枕 1 个、足跟垫 2 个、上下肢约束带各 1 根。

3. 安置方法

仰卧位如图 8-1-1 所示。

（1）病人取仰卧位，左上肢置于托手板及可调节托手架上，远端关节略高于近端关节，有利于上肢肌肉韧带放松和静脉回流，肩关节外展不超过 90°，以免损伤臂丛神经。右上肢掌心朝向身体一侧，肘部微屈用布单固定。

（2）膝下垫膝枕，足下垫足跟垫，距离膝关节上 5 cm 处使用约束带固定，松紧适宜，以能容纳一指为宜，防止腓总神经损伤。

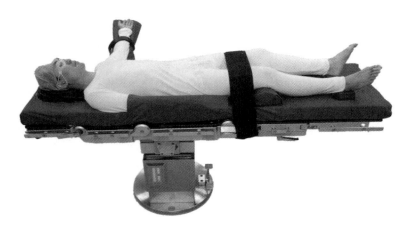

图 8-1-1 仰卧位

4. 注意事项

（1）进行病人术中获得性压力性损伤风险评估，手术受压部位使用预防性敷料进行局部减压。

（2）病人约束不宜过紧，预防骨筋膜室综合征。

（3）调节曲线仰卧位，使病人舒适，降低术中获得性压力性损伤发生风险。

（4）行全身麻醉后，覆盖双眼，予以保护。

二、人字位

1. 适应证

人字位适用于腹腔镜辅助下左半肝切除术、腹腔镜辅助下右半肝切除术、腹腔镜辅助下脾切除术。

2. 体位用物

托手板及可调节托手架 1 个，足跟垫 2 个，上肢约束带 1 根，下肢约束带 4 根。

3. 安置方法

人字位如图 8-1-2 所示。

（1）病人取仰卧位，骶尾部平手术床背板与腿板折叠处。

（2）左上肢置于托手板上，远端关节略高于近端关节，有利于上肢肌肉韧带放松和静脉回流，肩关节外展不超过 90°，以免损伤臂丛神经。右上肢掌心朝向身体一侧，肘部微屈用布单固定。

（3）调节腿板，使双下肢分开 45°～60°，足下垫足跟垫。约束带固定双下肢，以能容纳一指为宜，防止腓总神经损伤。

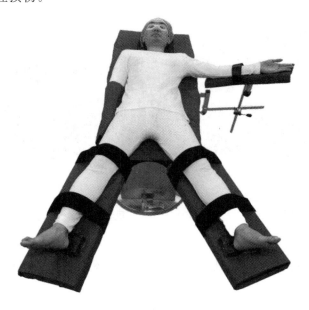

图 8-1-2　人字位

4. 注意事项

（1）进行病人术中获得性压力性损伤风险评估，手术受压部位使用预防性敷料进行局部减压。

（2）病人约束不宜过紧，预防骨筋膜室综合征。

（3）行全身麻醉后，覆盖双眼，予以保护。

三、45°侧卧位

1. 适应证

45°侧卧位适用于腹腔镜辅助下肝右后叶切除术。

2. 体位用物

托手板及可调节托手架 2 个、大软枕 1 个、胸垫 1 个、上下肢约束带各 2 根。

3. 安置方法

45°侧卧位如图 8-1-3 所示。

（1）病人取仰卧位，手术部位下沿手术床纵轴平行垫胸垫，使患侧胸腹部垫高约 45°。

（2）健侧手臂外展置于托手板上，远端关节高于近端关节，有利于上肢肌肉韧带放松和静脉回流，病人肩关节外展不超过 90°，以免臂丛神经损伤。患侧上肢屈曲呈环抱状置于托手板及可调节托手架上，远端关节稍低于近端关节。

（3）患侧下肢伸直，健侧下肢屈曲约 45°，两腿间垫一大软枕，臀部和膝关节上 5 cm 处用约束带固定肢体。

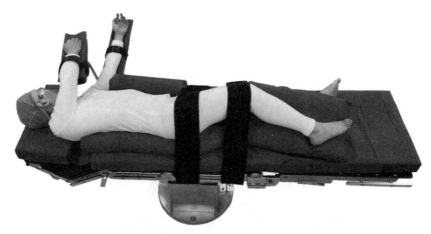

图 8-1-3　45°侧卧位

4. 注意事项

（1）进行病人术中获得性压力性损伤风险评估，手术受压部位使用预防性敷料进行局部减压。

（2）病人约束不宜过紧，预防骨筋膜室综合征。

（3）行全身麻醉后，覆盖双眼，予以保护。

第二节　肝脏外科手术配合

一、腹腔镜辅助下左半肝切除术

肝脏是人体最大的实质性器官和消化器官,主要由门静脉、肝动脉、肝静脉、肝短静脉及下腔静脉构成。根据肝内血管和胆管的分布规律,将肝脏分为左、右两个半肝。左半肝切除术较常应用,特别是对肝左叶的肝癌和肝内结石。在条件允许的情况下,相比于传统开腹手术,腹腔镜手术具有手术时间短、切口小、术后恢复好等特点。

1. 适应证

(1)左半肝叶内发生良性肿瘤性疾病,瘤体比较大,引起明显临床症状的病人。比如左半肝叶内的血管瘤、肝囊肿等。

(2)原发于左半肝叶内的恶性肿瘤,肿瘤细胞局限在原发部位,没有发生远处转移,全身一般状态良好的病人。

(3)左半肝叶内发生肝内胆管结石,结石数量较多,导致局部发生胆汁淤积性肝硬化的病人。

(4)左半肝叶发生外伤性病变,有较大的血管破裂,或者是肝组织明显碎裂、损伤的病人。

2. 手术间布局

腹腔镜辅助下左半肝切除术手术间布局如图 8-2-1、图 8-2-2 所示。以手术床为中心,电外科工作站、超声刀位于手术床左侧,吸引器、麻醉机、显示屏位于手术床头侧。由于手术分为建立气腹以及病灶切除两部分,为了方便手术医生操作,手术体位及器械摆台均需要二次调节。

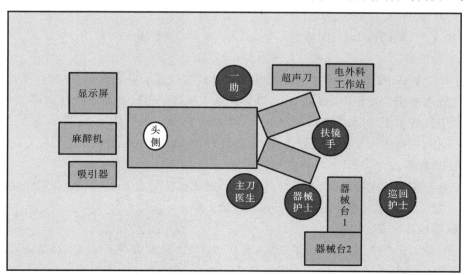

图 8-2-1　手术间布局图(一次布局)

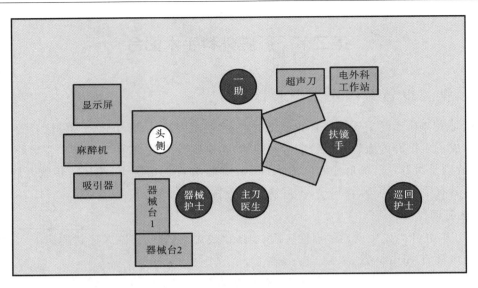

图 8-2-2　手术间布局图（二次布局）

一次布局（图 8-2-1）：手术开始时，主刀医生位于病人右侧，一助位于主刀医生对侧，扶镜手位于病人双下肢之间，器械护士位于主刀医生右侧。

二次布局（图 8-2-2）：主刀医生置入 Trocar 后，器械护士位于主刀医生左侧以便完成手术配合。

3. 物品准备

（1）器械准备：

肝脏腹腔镜基础器械包 1 个、肝外腹腔镜器械包 1 个。

（2）敷料准备：

大腹包 1 个、基础包 1 个、中单包 1 个、手术衣 6 件、治疗碗 6 个。

（3）用物准备：

11 号刀片 1 个、22 号刀片 1 个、12 枚针 1 套、1-0 慕丝线、2-0 慕丝线、一次性手控电刀笔 1 个、一次性使用吸引管 2 根、输血器 1 个、显影纱条 1 根、50 ml 一次性使用注射器 1 个、F28 引流管 1 根、引流袋 1 个、9 cm×7 cm 敷贴 6 个、5 mm Trocar 2 个、12 mm Trocar 3 个、长柄超声刀刀头 1 个、腔镜直线切割缝合器 1 把、配套钉仓、hemolock 夹、钛夹。

（4）药品准备：

37 ℃复方氯化钠注射液 500 ml、37 ℃ 0.9%氯化钠注射液 250 ml、37 ℃生理氯化钠溶液 500 ml、70 ℃ 0.9% 氯化钠注射液 500 ml、1%活力碘。

（5）仪器设备准备：

电外科工作站 1 台、负压吸引器 2 台、超声刀 1 台、腹腔镜设备 1 套（高清显示器、冷光源、高清摄像头控制器、气腹机）、30°视觉镜头 1 个、气腹管 1 根、光源线 1 根、超声刀手柄线 1 根。

4．麻醉与体位

（1）麻醉方式：

全身麻醉。

（2）体位：

人字位。

5．皮肤消毒范围

1％活力碘消毒皮肤，上至乳头平面，下至大腿上 1/3 处，两侧至腋后线。

6．手术配合

腹腔镜辅助下左半肝切除术手术配合如表 8-2-1 所示。

表 8-2-1　腹腔镜辅助下左半肝切除术手术配合

手　术　步　骤	手　术　配　合
1．清点用物	器械护士提前 15 min 洗手，整理器械台及相关用物，与巡回护士共同进行术前清点，巡回护士及时准确记录
2．消毒、铺巾	递海绵钳夹持活力碘纱布依次消毒皮肤 3 遍，常规铺巾
3．连接管线	器械护士按规范固定一次性手控电刀笔、一次性使用吸引管、气腹管、光源线、腹腔镜镜头、腔镜双极电凝线、超声刀连接线等管线，巡回护士依次连接各管线，并设置参数
4．Time Out	切皮前，手术医生、麻醉医生、手术室护士三方核查
5．建立气腹，置入 Trocar ① 于脐下缘作弧形切口，穿刺 Trocar，建立气腹 ② 探查腹腔 ③ 于左、右锁骨中线和肋缘下交界处及脐旁左、右腹直肌分别置入 Trocar，作为操作孔	核对无误后，器械护士将 11 号手术刀置于弯盘内，递给主刀医生 递布巾钳两把、12 mm Trocar 1 个 递腹腔镜镜头 递 11 号手术刀、12 mm Trocar 2 个、5 mm Trocar 2 个
6．二次探查腹腔，确定手术方式	递腔镜无损伤抓钳、腔镜无损伤肠钳
7．游离左半肝 ① 离断肝圆韧带 ② 游离镰状韧带、左冠状韧带及左三角韧带	 递 hemolock 夹闭肝圆韧带，超声刀离断 递超声刀，充分游离左半肝
8．预置肝门阻断带	递约 15 cm 的阻断带标记第一肝门，递 hemolock 夹固定阻断带
9．解剖肝门 ① 鞘外法：分离左肝蒂 ② 鞘内法：分离肝左动脉及门静脉左支，分别结扎	 递 1-0 慕丝线结扎左肝蒂 递 hemolock 夹闭肝左动脉，超声刀离断，递 1-0 慕丝线结扎门静脉左支

手 术 步 骤	手 术 配 合
10. 切除左半肝 ① 标记切肝线，切开肝实质，断面血管予以夹闭	递超声刀切开肝实质、递 hemolock 夹或钛夹夹闭血管
② 切断肝蒂和左肝静脉，完整切除左半肝，断面予以止血	递腔镜直线切割缝合器离断肝蒂和左肝静脉、腔镜双极电凝钳断面止血
11. 延长脐部 Trocar 孔切口，取出标本	递一次性取物袋，递 22 号手术刀、短有齿镊、一次性手控电刀笔延长切口，取出标本，妥善安置标本
12. 缝合脐部切口	巡回护士与器械护士共同清点手术台上所有用物及器械的数目及完整性，递组织钳两把提起腹膜，递长无齿镊、13×24 圆针 1-0 慕丝线间断缝合关闭腹膜及肌层
13. 再次探查腹腔 ① 重建气腹，冲洗腹腔	递腔镜吸引器，递 37 ℃生理氯化钠溶液冲洗腹腔
② 检查出血及胆漏	递显影纱条，检查创面是否有出血及胆漏
③ 酌情处理出血及胆漏	递腔镜双极电凝钳止血或腔镜持针器、血管缝合线、腔镜分离钳缝扎止血，递止血药物冲洗创面，止血材料覆盖创面
14. 缝合切口 ① 于操作孔置入引流管，放置于肝断面	递 F28 引流管，弯血管钳夹住引流管尾端协助置管，递短有齿镊、9×24 三角针 2-0 慕丝线，固定引流管，巡回护士与器械护士共同完成关腔前用物清点
② 缝合腹膜及肌层	递长无齿镊、13×24 圆针 1-0 慕丝线间断缝合
③ 缝合皮下组织	递短有齿镊、9×24 三角针 2-0 慕丝线间断缝合，巡回护士与器械护士共同完成关腔后用物清点
④ 缝合皮肤	递短有齿镊、9×24 三角针 3-0 慕丝线间断缝合，第四次清点物品数目及完整性
15. 覆盖切口	递组织钳夹持活力碘纱布消毒皮肤，递 9 cm×7 cm 敷贴覆盖切口

7. 巡回护士手术配合要点

（1）手术前严格执行病人安全核查，包括病人的基本信息、手术方式、麻醉方式、术中特殊用物及药品等。

（2）术前完善仪器设备检查及准备，正确使用电外科设备，妥善安置电外科设备回路负极板，预防电灼伤的发生。

（3）进行体位安置时需妥善约束，术中调节体位前需告知麻醉医生及手术医生，同时关注病人的生命体征情况，缓慢调节。

（4）Trocar 孔穿刺完毕后，及时关闭显示器上方照明光源，方便主刀医生腔镜下操作。

（5）术中根据病人需要采取综合保温措施，预防低体温的发生。

（6）手术结束后，妥善固定病人静脉通路及其他管路，并确保管路通畅，保证病人安全转运。

8. 器械护士配合要点

（1）器械护士术前熟悉手术方法、步骤，提前准备手术所需用物及器械。

（2）术中传递器械时，应"稳、准、轻"，将器械送入 Trocar 孔中，使主刀医生的双眼在不离开显示屏的情况下能自如地操作。

（3）术中及时去除超声刀、双极电凝上的焦痂，以免影响术中切割、凝血的效果。

（4）阻断肝门时告知麻醉医生和巡回护士计时，阻断 15 min 时需提醒手术医生。

二、腹腔镜辅助下脾切除术＋贲门周围血管离断术

脾是人体最大的免疫器官，位于左季肋区胃底与膈之间，恰与第 9～11 肋相对，其长轴与第 10 肋一致。脾分为内、外两面，上、下两缘，前、后两端。内面凹陷与胃底、左肾、左肾上腺、胰尾和结肠左曲为邻，称为脏面。脏面近中央处是神经、血管出入之处，称脾门。外面平滑而隆凸与膈相对，称膈面。上缘前部有 2～3 个切迹，称脾切迹。通常把脾脏长径≥15 cm 或重量＞1000 g 的脾称为巨脾。腹腔镜辅助下脾切除术＋贲门周围血管离断术在治疗伴有难治性食管胃底静脉曲张出血的门脉高压症时具有安全、有效以及创伤小的特点。

1. 适应证

（1）血液病。

① 特发性血小板减少性紫癜（ITP）。

② AIDS 相关的 ITP。

③ 血栓栓塞性血小板减少性紫癜（TTP）。

④ 特发性自身免疫性溶血性贫血。

⑤ Felty 综合征。

⑥ 珠蛋白生成障碍性贫血。

⑦ 链状细胞疾病。

⑧ 先天性和获得性溶血性贫血。

（2）继发性脾大：系统性红斑狼疮、白血病、淋巴瘤、髓样增生症、结节病、Gaucher 病。

（3）脾囊肿。

（4）原发性脾嗜中性粒细胞减少症和全血细胞减少症。

（5）"游走脾"。

（6）脾良性肿瘤。

2. 手术间布局

腹腔镜辅助下脾切除术＋贲门周围血管离断术手术间布局如图 8-2-3、图 8-2-4 所示。电外科工作站、超声刀位于手术床左侧，吸引器、麻醉机、显示屏位于手术床头侧。由于手术分为建立气腹以及病灶切除两部分，为了方便手术医生操作，手术体位及器械摆台均需要二次调节。

一次布局（图 8-2-3）：手术开始时，主刀医生位于病人右侧，一助位于主刀医生对侧，扶镜手位于病人双下肢之间，器械护士位于主刀医生右侧。

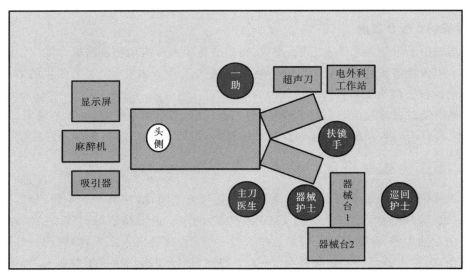

图 8-2-3　手术间布局图(一次布局)

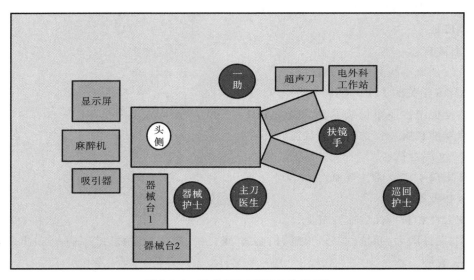

图 8-2-4　手术间布局图(二次布局)

二次布局(图 8-2-4):主刀医生置入 Trocar 后,器械护士位于主刀医生左侧以便完成手术配合。

3. 物品准备

(1)器械准备:

肝脏腹腔镜基础器械包 1 个、肝外腹腔镜器械包 1 个。

(2)敷料准备:

大腹包 1 个、基础包 1 个、中单包 1 个、手术衣 6 件、治疗碗 6 个。

（3）用物准备：

11 号刀片 1 个、22 号刀片 1 个、12 枚针 1 套、1-0 慕丝线、2-0 慕丝线、一次性手控电刀笔 1 个、一次性使用吸引管 2 根、输血器 1 个、50 ml 一次性使用注射器 1 个、F28 引流管 1 根、引流袋 1 个、9 cm×7 cm 敷贴 6 个、5 mm Trocar 2 个、12 mm Trocar 3 个、长柄超声刀刀头 1 个、腔镜直线切割缝合器 1 把、配套钉仓、hemolock 夹、钛夹。

（4）药品准备：

37 ℃复方氯化钠注射液 500 ml、37 ℃ 0.9％氯化钠注射液 250 ml、37 ℃生理氯化钠溶液 500 ml、70 ℃ 0.9％氯化钠注射液 500 ml、1％活力碘。

（5）仪器设备准备：

电外科工作站 1 台、负压吸引器 2 台、超声刀 1 台、腹腔镜设备 1 套（高清显示器、冷光源、高清摄像头控制器、气腹机）、30°视觉镜头 1 个、气腹管 1 根、光源线 1 根、超声刀手柄线 1 根。

4. 麻醉与体位

（1）麻醉方式：

全身麻醉。

（2）体位：

人字位，左侧肩胛下置肩垫。

5. 皮肤消毒范围

1％活力碘消毒皮肤，上至乳头平面，下至大腿上 1/3 处，两侧至腋后线。

6. 手术配合

腹腔镜辅助下脾切除术＋贲门周围血管离断术手术配合如表 8-2-2 所示。

表 8-2-2　腹腔镜辅助下脾切除术＋贲门周围血管离断术手术配合

手 术 步 骤	手 术 配 合
1. 清点用物	同腹腔镜辅助下左半肝切除术
2. 消毒、铺巾	
3. 连接管线	
4. Time Out	
5. 建立气腹，置入 Trocar	核对无误后，器械护士将 11 号手术刀置于弯盘内，递给主刀医生
① 于脐下缘作弧形切口，穿刺 Trocar，建立气腹	递布巾钳两把、12 mm Trocar 1 个
② 探查腹腔	递腹腔镜镜头
③ 于剑突下、剑突与脐连线中点偏右 1~2 cm，左锁骨中线与肋弓交界处下 4 指、左腋前线肋弓下 3 指（根据脾脏大小调定）分别置入 Trocar 作为操作孔	递 11 号手术刀、12 mm Trocar 2 个、5 mm Trocar 2 个

续表

手 术 步 骤	手 术 配 合
6. 二次探查腹腔,确定手术方式	递腔镜无损伤抓钳、腔镜无损伤肠钳探查腹腔
7. 分离脾结肠韧带,显露脾下极血管予以夹闭,离断胃结肠韧带、脾胃韧带,将胃短血管夹闭后离断	递超声刀游离脾结肠韧带、离断胃结肠韧带、脾胃韧带,递腔镜连发钛夹、hemolock 夹闭脾下极血管、胃短血管,超声刀离断
8. 游离脾肾韧带、脾膈韧带、脾脏膈面、脾蒂后方,处理脾蒂血管	递腔镜超声刀游离脾肾韧带、脾膈韧带,递腔镜直线切割缝合器离断脾蒂
9. 分离脾上极血管,予以夹闭后离断,游离剩余脾脏	递 hemolock 夹夹闭脾上极血管,超声刀离断
10. 延长脐部 Trocar 孔切口,取出标本	同腹腔镜辅助下左半肝切除术
11. 缝合脐部切口	
12. 重建气腹,夹闭或间断缝扎胃冠状静脉等贲门周围血管	递 hemolock 夹闭贲门周围血管,超声刀离断,或腔镜持针器、腔镜分离钳、3-0 可吸收缝线间断缝扎贲门周围血管
13. 再次探查	
① 冲洗腹腔	递腔镜吸引器,37 ℃生理氯化钠溶液冲洗腹腔
② 检查脾窝及胰尾处有无活动性出血及渗液,彻底止血	递腔镜双极电凝钳止血或腔镜持针器、血管缝合线、腔镜分离钳缝扎止血,递止血药物冲洗创面,止血材料覆盖创面
14. 缝合切口	同腹腔镜辅助下左半肝切除术
15. 覆盖切口	

7. 巡回护士手术配合要点

(1) 手术前严格执行病人安全核查,包括病人的基本信息、手术方式、麻醉方式、术中特殊用物及药品等。

(2) 术前完善仪器设备检查及准备,正确使用电外科设备,妥善安置电外科设备回路负极板,预防电灼伤的发生。

(3) 进行体位安置时需妥善约束,术中调节体位前需告知麻醉医生及手术医生,同时关注病人的生命体征,缓慢调节。

(4) Trocar 孔穿刺完毕后,及时关闭显示器上方照明光源,方便主刀医生腔镜下操作。

(5) 术中根据病人需要采取综合保温措施,预防低体温的发生。

(6) 手术结束后,妥善固定病人静脉通路及其他管路,并确保管路通畅,保证病人安全转运。

8. 器械护士手术配合要点

（1）器械护士术前熟悉手术方法、步骤，提前准备手术所需用物及器械。

（2）术中传递器械时，应"稳、准、轻"，将器械送入 Trocar 孔中，使主刀医生的双眼在不离开显示屏的情况下能自如地操作。

（3）术中及时去除超声刀、双极电凝上的焦痂，以免影响术中切割、凝血的效果。

（4）当手术中转开放时，器械护士应沉着应对，与巡回护士及时清点手术器械及用物。

三、肝段切除术

肝脏是一分段性器官，每一肝段都有它独立的管道系统，可以作为一个外科切除单位。根据肝内血管和胆管的分布规律，将肝脏分为左右两个半肝，左右半肝又可以分为左外叶、左内叶、右前叶、右后叶和尾状叶。临床上常用肝静脉和门静脉在肝内分布为基础，把肝脏分为 8 段：肝 1 段为尾状叶，肝 2 段为左外叶上段，肝 3 段为左外叶下段，肝 4 段为左内叶，肝 5 段为右前叶下段，肝 6 段为右后叶下段，肝 7 段为右后叶上段，肝 8 段为右前叶上段。

1. 适应证

（1）局限于一侧或一叶的肝胆管结石，难以用一般技术予以清除者。

（2）一侧或一叶肝胆管结石和（或）狭窄，伴有肝组织的纤维化、萎缩者。

（3）一侧或一叶肝胆管结石和（或）狭窄，伴有多发性肝脓肿或肝管积脓、胆（内、外）瘘形成者。

（4）泛发型肝胆管结石，以一侧较为集中或肝损害较为严重者，可一侧行肝部分切除，另一侧行结石清除术。

（5）位于一侧或一叶的肝内胆管扩张伴结石者。

（6）局限于一肝段的肝胆管狭窄和（或）结石者。

（7）一侧或一叶肝胆管狭窄、结石或囊性扩张病伴有癌变者。

（8）肝门部胆管结石和（或）狭窄为了显露、解剖肝门结构，需切除增生、肿大的部分右肝左内叶者。

2. 手术间布局

肝段切除术手术间布局如图 8-2-5 所示。以手术床为中心，电外科工作站、超声刀位于手术床左侧，吸引器、麻醉机位于手术床头侧。主刀医生位于病人右侧，一助位于主刀医生对侧，器械护士位于主刀医生右侧。

3. 物品准备

（1）器械准备：

肝胆器械包 1 个、肝脏拉钩器械包 1 个。

（2）敷料准备：

大腹包 1 个、基础包 1 个、手术衣 6 件、治疗碗 6 个。

（3）用物准备：

11 号刀片 1 个、22 号刀片 1 个、12 枚针 1 套、11×40 圆针 1 套、1-0 慕丝线、2-0 慕丝线、3-

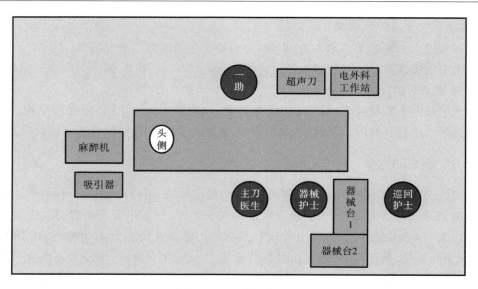

图 8-2-5　手术间布局图

0 慕丝线、一次性手控电刀笔 1 个、一次性使用不粘双极电凝镊 1 个、一次性使用吸引管 1 根、输血器 1 个、50 ml 一次性使用注射器 1 个、F28 引流管 1 根、F8 一次性使用导尿管 1 根、引流袋 1 个、9 cm×20 cm 敷贴 2 个、14 cm×12 cm 敷贴 1 个、直线切割缝合器 1 把、配套钉仓、短柄超声刀刀头 1 个、hemolock 夹、钛夹。

（4）药品准备：

37 ℃复方氯化钠注射液 500 ml、37 ℃生理氯化钠溶液 500 ml、37 ℃ 0.9％氯化钠注射液 250 ml、1％活力碘。

（5）仪器设备准备：

电外科工作站 1 台、负压吸引器 2 台、超声刀 1 台。

4. 麻醉与体位

（1）麻醉方式：

全身麻醉。

（2）体位：

仰卧位。

5. 皮肤消毒范围

1％活力碘消毒皮肤，上至乳头平面，下至大腿上 1/3 处，两侧至腋后线。

6. 手术配合

肝段切除术手术配合如表 8-2-3 所示。

7. 巡回护士手术配合要点

（1）手术前严格执行病人安全核查，包括病人的基本信息、手术方式、麻醉方式、术中特殊用物及药品等。

表 8-2-3　肝段切除术手术配合

手　术　步　骤	手　术　配　合
1. 清点用物	同腹腔镜辅助下左半肝切除术
2. 消毒、铺巾	
3. 连接管线	
4. Time Out	
5. 于右肋缘下作 20 cm 斜切口,逐层入腹,离断肝圆韧带	核对无误后,器械护士将 22 号手术刀置于弯盘内,递给主刀医生,递短有齿镊、一次性手控电刀笔,递 1-0 慕丝线结扎离断肝圆韧带
6. 探查腹腔,确定手术方式	递方钩牵开腹腔,递合适大小切口保护套保护切口,手术医生与巡回护士共同安装肝脏拉钩
7. 分离肝冠状韧带、三角韧带,充分游离肝脏,暴露肿瘤,预置第一肝门阻断带	递一次性手控电刀笔或超声刀游离肝冠状韧带,递肾蒂钳、F8 一次性使用导尿管标记第一肝门,尾端用血管钳钳夹固定
8. 切除肝段	
① 牵拉肝脏	递 11×40 圆针 1-0 慕丝线沿切缘缝扎,递长弯血管钳钳夹线牵拉肝脏
② 切除肝段	递百克钳或超声刀切除病变肝段,递一次性使用不粘双极电凝镊止血
③ 断面止血	递 8×20 圆针 2-0 慕丝线缝扎或 2-0 慕丝线结扎或钛夹夹闭肝断面小血管,递血管缝合线缝扎肝断面较粗血管、胆管
④ 完全切除肿瘤,取出标本	递大小合适的标本碗妥善存放标本
9. 处理创面	
① 冲洗腹腔	根据肿瘤性质递 37 ℃生理氯化钠溶液或 37 ℃灭菌纯化水及化疗药物冲洗腹腔
② 彻底止血	递一次性使用不粘双极电凝镊止血,酌情递血管缝合线缝扎止血,递止血药物冲洗创面,检查无出血及胆漏,递止血材料覆盖创面
10. 缝合切口	同腹腔镜辅助下左半肝切除术
11. 覆盖切口	

（2）术前完善仪器设备检查及准备,正确使用电外科设备,妥善安置电外科设备回路负极板,预防电灼伤的发生。

（3）进行体位安置时需妥善约束,术中调节体位前需告知麻醉医生及手术医生,同时关注病人的生命体征情况,缓慢调节。

（4）术中密切观察手术进展,遵医嘱拿取血制品,根据肿瘤性质酌情准备自体血回输装置。

（5）术中根据病人需要采取综合保温措施,预防低体温的发生。

（6）在不影响手术的情况下适时调节病人体位,减轻受压部位局部压力以预防术中获得性压伤。

（7）手术结束后,妥善固定病人静脉通路及其他管路,并确保管路通畅,保证病人安全转运。

8. 器械护士配合要点

（1）器械护士术前熟悉手术方法、步骤，提前准备手术所需用物及器械。

（2）术中密切关注手术进展，主动、准确、及时传递器械。阻断肝门时告知麻醉医生和巡回护士计时，阻断 15 min 时需提醒手术医生。

（3）术中及时去除超声刀、双极电凝上的焦痂，以免影响术中切割、凝血的效果。

（4）术中切除肿瘤时，需严格落实手术隔离技术，防止肿瘤种植转移。

四、肝门胆管癌（Ⅲa 型）根治术

肝门胆管癌是指肝门部（即胆囊管开口以上的肝外胆管，包括肝总管、左右肝管汇合部和左右肝管）的黏膜上皮癌，占肝外胆管癌的 58%～66%。肝门胆管癌的转移途径有多种形式，向肝侧浸润多于向十二指肠侧浸润，常合并肝动脉、门静脉受累，为 30%～45%。对此类病人，进行联合肝叶切除和血管切除重建能提高手术根治性切除率和术后长期存活率。

1. 适应证

（1）肿瘤病灶可以获得根治性切除，比如只局限于肝总管或累及一侧肝内胆管。

（2）肿瘤侵犯周围血管，甚至出现淋巴结转移，依然可彻底切除，但术后复发概率较高。

（3）没有无法切除的病灶，没有远处器官的转移。

（4）没有明显的手术禁忌证，病人身体情况能够耐受手术。

2. 手术间布局

肝门胆管癌根治术手术间布局如图 8-2-6 所示。以手术床为中心，电外科工作站、超声刀位于手术床左侧，吸引器、麻醉机位于手术床头侧。主刀医生位于病人右侧，一助、二助位于主刀医生对侧，器械护士位于主刀医生右侧。

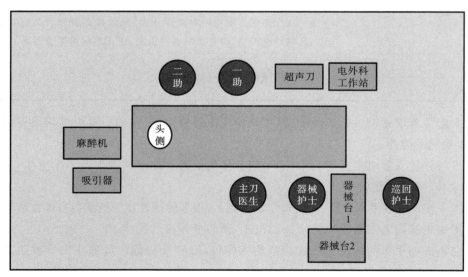

图 8-2-6　手术间布局图

3．物品准备

（1）器械准备：

肝胆器械包 1 个、肝脏拉钩器械包 1 个、胆道探条刮匙 18 件器械包 1 个。

（2）敷料准备：

大腹包 1 个、基础包 1 个、手术衣 6 件、治疗碗 6 个。

（3）用物准备：

11 号刀片 1 个、22 号刀片 1 个、12 枚针 1 套、11×40 圆针 1 套、1-0 慕丝线、2-0 慕丝线、3-0 慕丝线、4-0 可吸收缝线、一次性手控电刀笔 1 个、一次性使用不粘双极电凝镊 1 个、一次性使用吸引管 1 根、输血器 1 个、50 ml 一次性使用注射器 1 个、F28 引流管 2 根、F8 一次性使用导尿管 1 根、引流袋 2 个、9 cm×20 cm 敷贴 2 个、14 cm×12 cm 敷贴 2 个、直线切割缝合器 1 把、配套钉仓、短柄超声刀刀头 1 个。

（4）药品准备：

37 ℃复方氯化钠注射液 500 ml、37 ℃生理氯化钠溶液 500 ml、37 ℃ 0.9％氯化钠注射液 250 ml、37 ℃灭菌纯化水 500 ml、1％活力碘。

（5）仪器设备准备：

电外科工作站 1 台、负压吸引器 2 台、超声刀 1 台。

4．麻醉与体位

（1）麻醉方式：

全身麻醉。

（2）体位：

仰卧位。

5．皮肤消毒范围

1％活力碘消毒皮肤，上至乳头平面，下至大腿上 1/3 处，两侧至腋后线。

6．手术配合

肝门胆管癌（Ⅲa 型）根治术手术配合如表 8-2-4 所示。

表 8-2-4　肝门胆管癌（Ⅲa 型）根治术手术配合

手 术 步 骤	手 术 配 合
1．清点用物	同肝段切除术
2．消毒、铺巾	
3．连接管线	
4．Time Out	
5．于右肋缘下作约 20 cm 斜切口，逐层入腹，离断肝圆韧带	
6．探查腹腔，确定手术方式	

续表

手 术 步 骤	手 术 配 合
7. 分离肝冠状韧带、三角韧带，充分游离肝脏，暴露肿瘤，预置第一肝门阻断带	递一次性手控电刀笔、超声刀游离肝冠状韧带、三角韧带，递肾蒂钳、F8 一次性使用导尿管 1 根，标记第一肝门，尾端用血管钳钳夹固定
① 游离肝冠状韧带、三角韧带，暴露肿瘤	递超声刀游离肝冠状韧带、三角韧带，充分游离肝脏
② 解剖第一肝门，游离出肝动脉、胆总管及门静脉，分别结扎远端胆管、肝右动脉及门静脉右支	递一次性手控电刀笔游离肝动脉、胆总管及门静脉，递 2-0 慕丝线结扎远端胆管、肝右动脉及门静脉右支
③ 取远端胆管断端，术中冰冻标本送检，清扫第一肝门淋巴结	及时将取下的标本装入标本袋内，巡回护士立刻送检
④ 预置第一肝门及肝下下腔静脉阻断带	递肾蒂钳、F8 一次性使用导尿管 1 根，标记第一肝门及肝下下腔静脉，尾端用血管钳钳夹固定
8. 切除肝段	同肝段切除术
9. 于结肠中动脉左侧横结肠系膜上的无血管区切开横结肠系膜，将远端空肠通过上述横结肠系膜裂孔提至右上腹，行胆肠端侧吻合	递一次性手控电刀笔切开横结肠系膜，递 4-0 可吸收缝线行胆肠吻合
10. 于胆肠吻合口远端约 40 cm 处提起空肠，空肠端侧吻合，关闭残端	递直线切割缝合器行空肠端侧吻合
11. 处理创面	同肝段切除术
12. 缝合切口	
13. 覆盖切口	

7. 巡回护士手术配合要点

（1）手术前严格执行病人安全核查，包括病人的基本信息、手术方式、麻醉方式、术中特殊用物及药品等。

（2）术前完善仪器设备检查及准备，正确使用电外科设备，妥善安置电外科设备回路负极板，预防电灼伤的发生。

（3）进行体位安置时需妥善约束，术中调节体位前需告知麻醉医生及手术医生，同时关注病人的生命体征情况，缓慢调节。

（4）术中密切观察手术进展，遵医嘱拿取血制品，根据肿瘤性质酌情准备自体血回输装置。

（5）术中根据病人需要采取综合保温措施，预防低体温的发生。

（6）在不影响手术的情况下适时调节病人体位，减轻受压部位局部压力以预防术中获得性压伤。

（7）手术结束后，妥善固定病人静脉通路及其他管路，并确保管路通畅，保证病人安全转运。

8. 器械护士配合要点

（1）器械护士术前熟悉手术方法、步骤，提前准备手术所需用物及器械。

（2）术中密切关注手术进展，主动、准确、及时传递器械。阻断肝门时告知麻醉医生和巡回护士计时，阻断 15 min 时需提醒手术医生。

（3）术中及时去除超声刀、双极电凝上的焦痂，以免影响术中切割、凝血的效果。

（4）术中切除肿瘤时，需严格落实手术隔离技术，防止肿瘤种植转移。

（5）术中标本种类较多，应及时做好标识，以防标本丢失、混淆。

五、肝段切除合并门静脉癌栓取出术

原发性肝癌（Hepatocellular Carcinoma，HCC）是全世界最常见的消化系统恶性肿瘤，每年发病率居于恶性肿瘤第 6 位，死亡率居于第 2 位。HCC 在我国尤其高发，每年新发病率和死亡率占全球的 50% 以上，严重威胁我国人民的生命健康，乙肝病毒感染是其主要的致病因素。临床上 HCC 起病隐匿、进展迅速，易侵犯肝内血管，尤其是门静脉系统，44%～62.2% 的HCC 病人合并门静脉癌栓（Portal Vein Tumor Thrombo，PVTT）。PVTT 不仅会导致肿瘤细胞的扩散和转移，还会引起一系列严重的门静脉高压症，包括食管胃底静脉曲张、顽固性腹水和肝功能衰竭。虽然近些年晚期 HCC 病人的生存期有所延长，但是一旦合并 PVTT，其治疗耐受性差，预后差。

1. 适应证

（1）肝癌合并 PVTT Ⅰ、Ⅱ型者。

（2）癌栓位于肝段，未侵犯门静脉分支和主干者。

（3）癌栓位于门静脉左、右分支，未侵犯到主干者。

2. 手术间布局

肝段切除合并门静脉癌栓取出术手术间布局如图 8-2-7 所示。以手术床为中心，电外科工作站、超声刀位于手术床左侧，吸引器、麻醉机位于手术床头侧。主刀医生位于病人右侧，一助位于主刀医生对侧，器械护士位于主刀医生右侧。

3. 物品准备

（1）器械准备：

肝胆器械包 1 个、肝脏拉钩器械包 1 个、胆道探条刮匙 18 件器械包 1 个、肝血管补充器械包 1 个。

（2）敷料准备：

大腹包 1 个、基础包 1 个、手术衣 6 件、治疗碗 6 个。

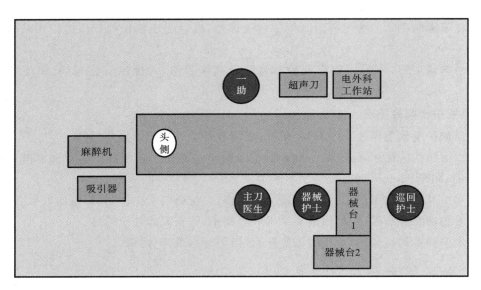

图 8-2-7　手术间布局图

（3）用物准备：

11 号刀片 1 个、22 号刀片 1 个、12 枚针 1 套、11×40 圆针 1 套、1-0 慕丝线、2-0 慕丝线、3-0 慕丝线、5-0 血管缝合线、一次性手控电刀笔 1 个、一次性使用不粘双极电凝镊 1 个、一次性使用吸引管 1 根、输血器 1 个、50 ml 一次性使用注射器 1 个、F28 引流管 1 根、F8 一次性使用导尿管 1 根、引流袋 1 个、9 cm×20 cm 敷贴 2 个、14 cm×12 cm 敷贴 1 个、短柄超声刀刀头 1 个。

（4）药品准备：

37 ℃复方氯化钠注射液 500 ml、37 ℃生理氯化钠溶液 500 ml、37 ℃ 0.9％氯化钠注射液 250 ml、37 ℃灭菌纯化水 500 ml、1％活力碘。

（5）仪器设备准备：

电外科工作站 1 台、负压吸引器 2 台、超声刀 1 台。

4. 麻醉与体位

（1）麻醉方式：

全身麻醉。

（2）体位：

仰卧位。

5. 皮肤消毒范围

1％活力碘消毒皮肤，上至乳头平面，下至大腿上 1/3 处，两侧至腋后线。

6. 手术配合

肝段切除合并门静脉癌栓取出术手术配合如表 8-2-5 所示。

表 8-2-5　肝段切除合并门静脉癌栓取出术手术配合

手 术 步 骤	手 术 配 合
1. 清点用物	同肝段切除术
2. 消毒、铺巾	
3. 连接管线	
4. Time Out	
5. 于右肋缘下作约 20 cm 斜切口,逐层入腹,离断肝圆韧带	
6. 探查腹腔,确定手术方式	
7. 分离肝冠状韧带、三角韧带,充分游离肝脏,暴露肿瘤(若癌肿紧靠第二肝门或下腔静脉,需置肝上、下腔静脉阻断带,备全肝血流阻断用)	递一次性手控电刀笔或超声刀游离肝冠状韧带、三角韧带,递肾蒂钳、F8 一次性使用导尿管,标记第一肝门及下腔静脉,尾端用血管钳钳夹固定
8. 切除肝段	同肝段切除术
9. 取癌栓	
① 肝肿瘤切除后,断面门静脉分支断端切开取癌栓,取栓后开放门静脉断端清除残余癌组织	递 11 号手术刀切开断面门静脉分支断端,递取石钳或小卵圆钳取癌栓,置于盛有生理氯化钠溶液的标本碗中
② 门静脉一级分支或主干取栓时需显露门脉分叉部健侧门静脉分支,防止将癌栓推入健侧门静脉分支导致癌栓播散	递血管阻断钳或血管夹阻断门静脉健侧分支,防止癌栓播散
③ 清除癌栓后缝合门静脉	递 5-0 血管缝合线间断缝合门静脉
10. 处理创面	同肝段切除术
11. 缝合切口	
12. 覆盖切口	

7. 巡回护士手术配合要点

（1）手术前严格执行病人安全核查,包括病人的基本信息、手术方式、麻醉方式、术中特殊用物及药品等。

（2）术前完善仪器设备检查及准备,正确使用电外科设备,妥善安置电外科设备回路负极板,预防电灼伤的发生。

（3）进行体位安置时需妥善约束,术中调节体位前需告知麻醉医生及手术医生,同时关注病人的生命体征情况,缓慢调节。

（4）术中密切观察手术进展,遵医嘱拿取血制品,根据肿瘤性质酌情准备自体血回输装置。

（5）术中根据病人需要采取综合保温措施,预防低体温的发生。

（6）在不影响手术的情况下适时调节病人体位,减轻受压部位局部压力以预防术中获得性压伤。

（7）手术结束后,妥善固定病人静脉通路及其他管路,并确保管路通畅,保证病人安全转运。

8. 器械护士配合要点

（1）器械护士术前熟悉手术方法、步骤,提前准备手术所需用物及器械。

（2）术中密切关注手术进展,主动、准确、及时传递器械。阻断肝门时告知麻醉医生和巡回护士计时,阻断 15 min 时需提醒手术医生。

（3）术中及时去除超声刀、双极电凝上的焦痂,以免影响术中切割、凝血的效果。

（4）术中切除肿瘤和癌栓时,需严格落实手术隔离技术,防止肿瘤种植转移。

参 考 文 献

[1] 陈孝平：腹腔镜肝切除术专家共识(2013 版)[J]. 中国肿瘤临床,2013.

[2] 张志伟,陈孝平.134 例肝血管瘤的临床分析[J].肝胆外科杂志,2004,12(5):3.

[3] 沈冬勤,常宝.左侧卧位在腹腔镜肝右后叶切除术中的应用[J].腹腔镜外科杂志,2021,26(06):405-407＋414.

[4] 林丽芬.肝脏手术的手术室优质护理配合分析[J].基层医学论坛,2020(27),3867-3868.

[5] 李斌,姜小清."肝门"概念的解剖学发展及其临床意义[J]. 中华肝胆外科杂志,2018,24(7):4.

（陈红,常宝,刘洋,宿浩然）

第 9 章　胆胰外科手术护理配合

第一节　胆胰外科常用手术体位的安置方法

一、仰卧位

1. 适应证

仰卧位适用于开腹手术和腹腔镜胆囊切除手术。

2. 体位用物

托手板及可调节托手架 1 个、膝枕 1 个、足跟垫 2 个、上下肢约束带各 1 根。

3. 安置方法

仰卧位如图 9-1-1 所示。

（1）病人取仰卧位，左上肢置于托手板及可调节托手架上，远端关节略高于近端关节，有利于上肢肌肉韧带放松和静脉回流，肩关节外展不超过 90°，以免损伤臂丛神经。右上肢掌心朝向身体一侧，肘部微屈用布单固定。

（2）膝下垫膝枕，足下垫足跟垫，距离膝关节上 5 cm 处用下肢约束带固定，以能容纳一指为宜，防止腓总神经损伤。

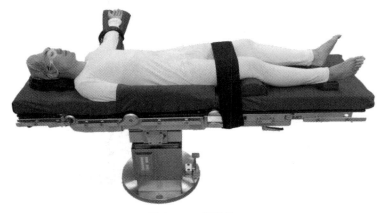

图 9-1-1　仰卧位

4. 注意事项

（1）进行病人术中获得性压力性损伤风险评估，手术受压部位使用预防性敷料进行局部减压。

（2）病人约束不宜过紧,预防骨筋膜室综合征。

（3）调节曲线仰卧位,使病人舒适,降低术中获得性压力性损伤发生风险。

（4）行全身麻醉后,覆盖双眼,予以保护。

二、人字位

1. 适应证

人字位适用于 3D 腹腔镜胰腺及胆道手术。

2. 体位用物

托手板及可调节托手架 1 个、足跟垫 2 个、上肢约束带 1 根、下肢约束带 4 根。

3. 安置方法

人字位如图 9-1-2 所示。

（1）病人取仰卧位,骶尾部距手术床背板与腿板折叠处上 10 cm。

（2）左上肢置于托手板及可调节托手架上,远端关节略高于近端关节,有利于上肢肌肉韧带放松和静脉回流,肩关节外展不超过 90°,以免损伤臂丛神经。右上肢掌心朝向身体一侧,肘部微屈用布单固定。

（3）调节腿板,使双下肢分开 45°～60°,足下垫足跟垫。约束带固定双下肢,以容纳一指为宜,防止腓总神经损伤。

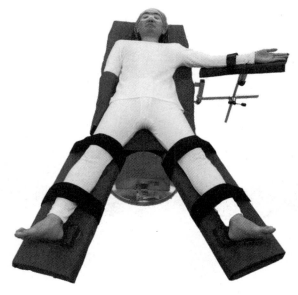

图 9-1-2　人字位

4. 注意事项

（1）进行病人术中获得性压力性损伤风险评估,手术受压部位使用预防性敷料进行局部减压。

（2）病人约束不宜过紧,预防骨筋膜室综合征。

（3）调节曲线仰卧位,使病人舒适,降低术中获得性压力性损伤发生风险。

（4）行全身麻醉后,覆盖双眼,予以保护。

第二节　胆胰外科手术配合

一、胆囊切除胆总管探查术

胆囊结石合并胆道结石是胆胰外科常见疾病,好发于中老年群体,约占胆道结石病的35%。常见的症状有上腹绞痛、发热、寒战等。胆囊切除、胆总管探查切开取石术是治疗胆囊结石合并胆总管结石的有效方法,可有效地清除胆囊、胆总管内的结石,缓解病人临床症状。

1. 适应证

（1）胆囊结石伴胆管结石者。

（2）胆囊炎伴有胆管扩张者。

（3）胆囊结石伴胆管炎者。

（4）梗阻性黄疸者。

（5）胆囊结石伴胆管有蛔虫、肿块者。

2. 手术间布局

胆囊切除胆总管探查术手术间布局如图 9-2-1 所示。以手术床为中心,吸引器、电外科设备位于手术床左侧,吸引器、超声刀、手术托盘位于手术床右侧,麻醉机位于手术床头侧,温毯仪位于手术床尾侧。主刀医生位于病人右侧,一助位于主刀医生对侧,器械护士位于主刀医生右侧。

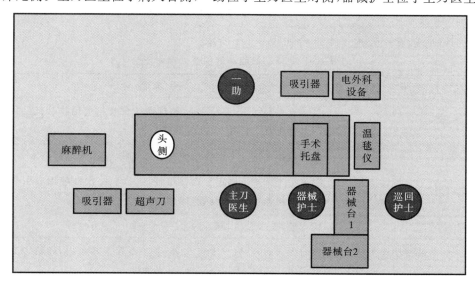

图 9-2-1　手术间布局图

3. 物品准备

（1）器械准备：

肝胆手术器械包 1 个、汤姆逊拉钩器械包 1 个、胆道探条刮匙 18 件器械包 1 个。

（2）敷料准备：

大腹包 1 个、基础包 1 个、手术衣 6 件、治疗碗 6 个。

（3）用物准备：

11 号刀片 1 个、22 号刀片 1 个、12 枚针 1 套、1-0 慕丝线、2-0 慕丝线、3-0 慕丝线、血管缝合线、可吸收缝线、一次性手控电刀笔 1 个、一次性使用吸引管 1 个、输血器 1 个、10 ml 与 50 ml 一次性使用注射器各 1 个、T 形引流管 1 根、F28 引流管 2 根、引流袋 2 个、F8 一次性使用导尿管 1 根、切口保护套 1 个、9 cm×25 cm 敷贴 1 个、9 cm×7 cm 敷贴 2 个。

（4）药品准备：

37 ℃复方氯化钠注射液 500 ml、37 ℃ 0.9%氯化钠注射液 250 ml、37 ℃生理氯化钠溶液 500 ml、1%活力碘。

（5）仪器设备准备：

电外科设备 1 台、负压吸引器 1 台、胆道镜设备 1 台、超声刀 1 台。

4. 麻醉与体位

（1）麻醉方式：

全身麻醉。

（2）体位：

仰卧位。

5. 皮肤消毒范围

1%活力碘消毒皮肤，上至两乳头连线，下至耻骨联合，两侧至腋中线。

6. 手术配合

胆囊切除胆总管探查术手术配合如表 9-2-1 所示。

表 9-2-1　胆囊切除胆总管探查术手术配合

手 术 步 骤	手 术 配 合
1. 清点用物	器械护士提前 15 min 洗手,整理器械台及相关用物,与巡回护士共同进行术前清点,巡回护士及时准确记录
2. 消毒、铺巾	递海绵钳夹持活力碘纱布依次消毒皮肤 3 遍,常规铺巾
3. 连接管线	器械护士按规范固定一次性手控电刀笔、一次性使用吸引管,巡回护士依次连接各管线,并设置参数
4. Time Out	切皮前,手术医生、麻醉医生、手术室护士三方核查
5. 于右上腹直肌或肋缘下斜作切口	核对无误后,器械护士将 22 号手术刀置于弯盘内,递给主刀医生,递短有齿镊、一次性手控电刀笔,逐层进腹

续表

手 术 步 骤	手 术 配 合
6. 探查腹腔,确定手术方式	递方头拉钩牵开腹腔,递切口保护套保护切口,与巡回护士共同安装汤姆逊拉钩
7. 切除胆囊	
① 显露胆囊三角	递长无齿镊、长弯血管钳、S 状拉钩,牵开肝脏、胃体,提起胆囊,暴露胆囊三角
② 结扎胆囊动脉	递直角钳、3-0 慕丝线结扎胆囊动脉,递长组织剪离断胆囊动脉
③ 结扎胆囊管	递直角钳分离胆囊管,2-0 慕丝线结扎胆囊管,递长组织剪离断胆囊管
④ 切除胆囊、胆囊床止血	递长弯血管钳、一次性手控电刀笔,切除胆囊并止血
8. 确认胆总管	递 10 ml 一次性使用注射器穿刺胆总管前壁,确认胆总管
9. 悬吊胆总管	递 4-0 可吸收缝线于穿刺点内、外侧悬吊缝合,递小弯血管钳牵引
10. 切开胆总管	递 11 号手术刀切开胆总管壁,递长组织剪扩张胆总管
11. 胆总管探查,查看胆总管上下端有无结石	递长无齿镊、胆道探条探查胆总管
12. 胆总管取石	递取石钳取出胆管结石放置于装有 37 ℃生理氯化钠溶液的标本容器中,递 F8 一次性使用导尿管、50 ml 一次性使用注射器抽取生理氯化钠溶液冲洗胆总管
13. 胆道镜探查,查看胆道通路是否通畅	连接输血器和胆道镜,探查有无高位结石
14. 放置 T 形引流管并缝合胆总管	递长无齿镊 2 把、T 形引流管,将 T 形引流管放置于胆总管内,递 4-0 可吸收缝线缝合胆总管
15. 探查止血	递 37 ℃生理氯化钠溶液冲洗手术区域,减少胆汁污染,检查有无出血
16. 缝合切口	
① 放置引流管	递 11 号手术刀、长弯血管钳协助放置引流管,递短有齿镊、9×24 三角针 2-0 慕丝线固定引流管,巡回护士与器械护士共同完成关腔前用物清点
② 缝合腹膜及肌层	递短有齿镊、13×24 圆针 1-0 慕丝线间断缝合
③ 缝合皮下组织	递短有齿镊、9×24 三角针 2-0 慕丝线间断缝合,巡回护士与器械护士共同完成关腔后用物清点
④ 缝合皮肤	递短有齿镊、9×24 三角针 3-0 慕丝线间断缝合,第四次清点物品数目及完整性
17. 覆盖切口	递组织钳夹持活力碘纱布消毒皮肤,递 9 cm×25 cm 敷贴、9 cm×7 cm 敷贴覆盖切口

7. 巡回护士手术配合要点

（1）手术前严格执行病人安全核查，包括病人的基本信息、手术方式、麻醉方式、术中特殊用物及药品等。

（2）术前完善仪器设备检查及准备，正确使用电外科设备，妥善安置电外科设备回路负极板，预防电灼伤的发生。

（3）进行病人术中获得性压力性损伤风险评估，手术受压部位使用预防性敷料进行局部减压。

（4）术中根据病人需要采取综合保温措施，预防低体温的发生。

（5）胆道镜探查时冲洗使用液体与静脉输液标签清晰，避免混淆。

（6）手术结束后，妥善固定病人静脉通路及其他管路，并确保管路通畅，保证病人安全转运。

8. 器械护士手术配合要点

（1）器械护士术前熟悉手术方法、步骤，提前准备手术所需用物及器械。

（2）术中密切关注手术进展，主动、准确、及时传递器械。

（3）严格落实手术隔离技术，接触过胆汁的器械及敷料不再使用。

（4）妥善保管手术标本，胆囊与结石分开放置，分类处理。

二、胆囊癌根治术

胆囊癌是胆道系统恶性程度极高的肿瘤。发病率位居我国消化道肿瘤第六位。规范化的手术治疗是目前疗效最确切的治疗方案。胆囊癌是起源于胆囊黏膜上皮细胞的恶性肿瘤。依据肿瘤与胆囊解剖部位的关系，可分为胆囊底部、体部、颈部和胆囊管等部位胆囊癌，其中胆囊底、颈部和体部发病更为多见。胆囊癌常与胆囊良性疾病同时存在，最常见的是与胆囊结石共存，结石的慢性刺激是重要的致病因素。胆囊癌根据不同分期采取不同的手术方式。

1. 适应证

（1）术前已经确诊的胆囊底、体或尾部发生癌变，且未发现明显的胆囊外转移的病人。

（2）术前检查未发现胆囊癌变，术中送冰冻切片病理检查发现胆囊癌的病人。

2. 手术布间局

胆囊癌根治术手术间布局如图 9-2-2 所示。以手术床为中心，吸引器、电外科设备位于手术床左侧，吸引器、超声刀、手术托盘位于手术床右侧，麻醉机位于手术床头侧，温毯仪位于手术床尾侧。主刀医生位于病人右侧，一助位于主刀医生对侧，器械护士位于主刀医生右侧。

3. 物品准备

（1）器械准备：

肝胆手术器械包 1 个、汤姆逊拉钩器械包 1 个、胆道探条刮匙 18 件器械包 1 个、胆胰特殊18 件器械包 1 个。

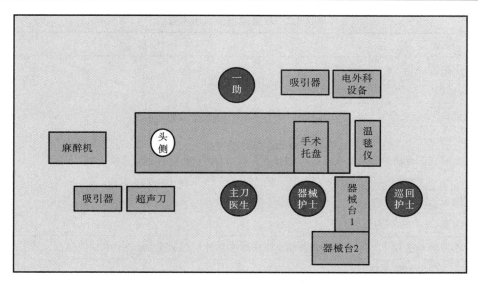

图 9-2-2　手术间布局图

（2）敷料准备：

大腹包 1 个、基础包 1 个、手术衣 6 件、治疗碗 6 个。

（3）用物准备：

11 号刀片 1 个、22 号刀片 1 个、12 枚针 1 套、1-0 慕丝线、2-0 慕丝线、3-0 慕丝线、血管缝合线、可吸收缝线、一次性手控电刀笔 1 个、一次性使用吸引管 1 个、50 ml 一次性使用注射器 1 个、F6 一次性使用导尿管、F28 引流管 2 根、引流袋 2 个、切口保护套 1 个、9 cm×25 cm 敷贴 1 个、9 cm×7 cm 敷贴 2 个。

（4）药品准备：

37 ℃复方氯化钠注射液 500 ml、37 ℃ 0.9％氯化钠注射液 250 ml、37 ℃生理氯化钠溶液 500 ml、5％碳酸氢钠 250 ml、1％活力碘。

（5）仪器设备准备：

电外科设备 1 台、负压吸引器 1 台、超声刀 1 台。

4. 麻醉与体位

（1）麻醉方式：

全身麻醉。

（2）体位：

仰卧位。

5. 皮肤消毒范围

1％活力碘消毒皮肤，上至乳头平面，下至耻骨联合处，两侧至腋中线。

6. 手术配合

胆囊癌根治术手术配合如表 9-2-2 所示。

表 9-2-2　胆囊癌根治术手术配合

手 术 步 骤	手 术 配 合
1. 清点用物	同胆囊切除胆总管探查术
2. 消毒、铺巾	
3. 连接管线	
4. Time Out	
5. 于右上腹直肌或肋缘下斜作切口	
6. 探查腹腔,确定手术方式	
7. 切除胆囊	
8. 术中冰冻标本送检	根据术中快速冰冻切片病理结果,确定手术切除范围
9. 游离出胆总管、肝动脉及门静脉,悬吊血管	递直角钳、F6 一次性使用导尿管、小弯血管钳悬吊肝动脉及门静脉
10. 游离肝十二指肠韧带,切除胆管、门静脉、肝动脉周围脂肪淋巴组织	递长无齿镊、一次性手控电刀笔
11. 切除部分肝脏组织 ① 作肝脏膈面预切线(距胆囊＞1 cm,根据快速冰冻结果确定切除范围,如需要切除肝门则参照肝门胆管癌手术步骤)	递长无齿镊、一次性手控电刀笔做肝脏膈面预切线
② 切开肝包膜	递长无齿镊、超声刀沿预切线切开肝包膜
③ 分离肝实质	递超声刀分离肝实质,递 5-0/4-0 血管缝合线进行缝扎止血
④ 肝创面止血	递一次性手控电刀笔电凝止血
12. 探查止血	同胆囊切除胆总管探查术
13. 缝合切口	
14. 覆盖切口	

7. 巡回护士手术配合要点

(1)手术前严格执行病人安全核查,包括病人的基本信息、手术方式、麻醉方式、术中特殊用物及药品等。

(2)术前完善仪器设备检查及准备,正确使用电外科设备,妥善安置电外科设备回路负极板,预防电灼伤的发生。

(3)进行病人术中获得性压力性损伤风险评估,手术受压部位使用预防性敷料进行局部减压。

(4)术中根据病人需要采取综合保温措施,预防低体温的发生。

（5）术中密切关注病人出入量，切除肝脏前与麻醉医生及时沟通手术进展，严密观察中心静脉压，以防病人血压下降。

（6）手术结束后，妥善固定病人静脉通路及其他管路，并确保管路通畅，保证病人安全转运。

8. 器械护士手术配合要点

（1）器械护士术前熟悉手术方法、步骤，提前准备手术所需用物及器械。

（2）术中密切关注手术进展，主动、准确、及时传递器械。

（3）严格落实手术隔离技术，接触过胆汁的器械及敷料不再使用。

三、胰十二指肠切除术

胰十二指肠切除术是治疗胆总管下段、胰头部及壶腹周围病变的常规术式，是一种复杂且创伤很大的腹部手术。切除范围包括胰腺、邻近的十二指肠、胆囊、胆管下端、部分胃及空肠上段，并且需要做胆总管、胰管、胃与空肠的吻合，是腹部外科具有挑战性术式之一。

1. 适应证

（1）胰头部恶性肿瘤。

（2）胆总管下段或 Vater 氏壶腹恶性肿瘤。

（3）十二指肠恶性肿瘤。

（4）十二指肠平滑肌肉瘤、类癌、胰腺囊腺癌等疾病，必要时可选用此术。

（5）有血管变异等特殊情况不适合腹腔镜手术的胰十二指肠切除术病人。

2. 手术间布局

胰十二指肠切除术手术间布局如图 9-2-3 所示。以手术床为中心，吸引器、电外科设备位于手术床左侧，吸引器、超声刀、手术托盘位于手术床右侧，麻醉机位于手术床头侧，温毯仪位于手

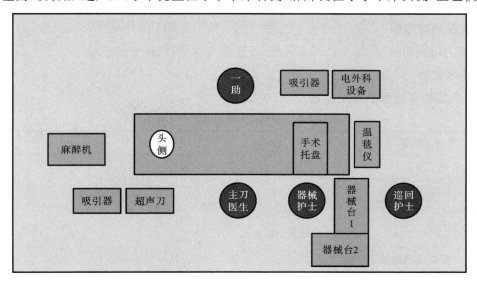

图 9-2-3　手术间布局图

术床尾侧。主刀医生位于病人右侧,一助位于主刀医生对侧,器械护士位于主刀医生右侧。

3. 物品准备

(1)器械准备:

肝胆手术器械包 1 个、汤姆逊拉钩器械包 1 个、胆道探条刮匙 18 件器械包 1 个、胆胰特殊器械 18 件器械包 1 个。

(2)敷料准备:

大腹包 1 个、基础包 1 个、手术衣 6 件、治疗碗 6 个。

(3)用物准备:

11 号刀片 1 个、22 号刀片 1 个、12 枚针 1 套、1-0 慕丝线、2-0 慕丝线、3-0 慕丝线、血管缝合线、可吸收缝线、一次性手控电刀笔 1 个、一次性使用吸引管 1 个、10 ml 与 50 ml 一次性使用注射器各 1 个、F6 一次性使用导尿管、F28 引流管 3 根、引流袋 3 个、切口保护套 1 个、9 cm×25 cm 敷贴一个、9 cm×7 cm 敷贴 3 个。

(4)药品准备:

37 ℃复方氯化钠注射液 500 ml、37 ℃ 0.9%氯化钠注射液 250 ml、37 ℃生理氯化钠溶液 500 ml、5%碳酸氢钠 250 ml、1%活力碘。

(5)仪器设备准备:

电外科设备 1 台、负压吸引器 1 台、超声刀 1 台。

4. 麻醉与体位

(1)麻醉方式:

全身麻醉。

(2)体位:

仰卧位。

5. 皮肤消毒范围

1%活力碘消毒皮肤,上至两乳头连线,下至耻骨联合,两侧至腋中线。

6. 手术配合

胰十二指肠切除术手术配合如表 9-2-3 所示。

表 9-2-3　胰十二指肠切除术手术配合

手 术 步 骤	手 术 配 合
1. 清点用物	同胆囊切除胆总管探查术
2. 消毒、铺巾	
3. 连接管线	
4. Time Out	
5. 于右上腹直肌或肋缘下斜作切口	
6. 探查腹腔,确定手术方式	

续表

手 术 步 骤	手 术 配 合
7. 游离标本	
① 游离胃,显露胰腺	递长无齿镊、超声刀游离胃网膜及结肠系膜,递长弯血管钳、直角钳、2-0 慕丝线结扎血管,显露胰腺
② 游离胰腺	递长无齿镊、一次性手控电刀笔游离胰腺,递血管缝合线、3-0 慕丝线缝扎血管
③ 游离十二指肠	递 S 状拉钩牵拉腹腔显露手术视野,递长无齿镊、超声刀、游离十二指肠
④ 游离胆总管及肝门血管	递长无齿镊、一次性手控电刀笔游离胆总管及肝门血管
⑤ 游离空肠	递超声刀游离空肠
8. 悬吊肝动脉、门静脉、肠系膜上静脉	递直角钳、F6 一次性使用导尿管,小弯血管钳牵拉悬吊
9. 离断肿瘤分支血管及营养血管	递直角钳、2-0 慕丝线结扎胃十二指肠动脉、胃右动脉及其他分支血管,必要时递 5-0 血管缝合线缝扎后离断
10. 切除标本	
① 离断远端胃	递直线型切割闭合器离断胃
② 离断胆囊动脉,切除胆囊	递直角钳、1-0 慕丝线结扎胆囊动脉,长组织剪离断,递长弯血管钳提起胆囊,切除胆囊
③ 离断胆管	递直角钳、2-0 慕丝线缝扎胆总管,长组织剪离断
④ 离断空肠	递直线型切割闭合器离断空肠
⑤ 悬吊胰腺	递 4-0 血管缝合线于胰腺保留端两侧悬吊缝合,小弯血管钳悬吊
⑥ 离断胰腺	递一次性手控电刀笔离断胰腺,递长组织剪离断胰管
⑦ 术中冰冻标本送检	根据术中快速冰冻切片病理结果,确定手术切除范围
⑧ 离断胰腺钩突切除标本	递长无齿镊、直角钳、一次性手控电刀笔离断胰腺钩突系膜,递 5-0 或 6-0 血管缝合线缝扎血管,妥善安置标本
⑨ 清扫淋巴结	递长无齿镊、一次性手控电刀笔清理淋巴结组织并止血
11. 探查腹腔、创面止血	递 37 ℃生理氯化钠溶液冲洗腹腔,检查手术创面有无明显出血或渗血;递一次性手控电刀笔电凝止血,递 5-0 或 6-0 血管缝合线加固缝合分支血管
12. 关闭系膜孔	递 4-0 血管缝合线约 10 cm,关闭系膜孔
13. 消化道重建—胰肠吻合	
① 置入胰管支撑管	递长无齿镊夹取胰管支撑管置入主胰管,递 4-0 可吸收缝线固定支撑管

续表

手　术　步　骤	手　术　配　合
② 缝合胰腺断端后缘及空肠后壁浆肌层	递长无齿镊、3-0 血管缝合线间断缝合,递小弯血管钳悬吊
③ 缝合胰管后壁和空肠黏膜后壁	递长无齿镊、3-0 血管缝合线交叉缝合胰管及空肠黏膜后壁
④ 胰管支撑管置入空肠内	递长无齿镊夹取胰管支撑管另外一端置入空肠内
⑤ 缝合胰管前壁和空肠黏膜前壁	递长无齿镊、3-0 血管缝合线交叉缝合胰管及空肠黏膜前壁
⑥ 缝合胰腺断端前壁及空肠前壁浆肌层	递长无齿镊、3-0 血管缝合线间断缝合
⑦ 胰腺断端两侧加固缝合	递长无齿镊、3-0 血管缝合线在吻合口两端缝合,减轻吻合口张力
14. 消化道重建—胆肠吻合	
① 剪开胆总管结扎线	递长无齿镊、长组织剪剪开胆总管结扎线
② 空肠浆膜层与胆总管侧壁减张缝合	递长无齿镊、4-0 可吸收缝线减张缝合,递小弯血管钳悬吊
③ 胆总管后壁与空肠黏膜孔后壁缝合	递长无齿镊、4-0 可吸收缝线间断缝合,递小弯血管钳悬吊
④ 胆总管前壁与空肠黏膜孔前壁缝合	递长无齿镊、4-0 可吸收缝线间断缝合
⑤ 吻合口两侧减张缝合	递长无齿镊、4-0 可吸收缝线缝合吻合口两侧
15. 消化道重建—胃肠吻合	
① 胃、空肠吻合	递腔镜直线切割缝合器行胃、空肠吻合
② 关闭胃肠吻合口	递长无齿镊、3-0 可吸收缝线连续缝合吻合口
16. 探查腹腔、创面止血	递无齿长镊、一次性手控电刀笔检查手术创面及吻合口有无渗血或吻合口漏,使用电凝止血或缝合止血
17. 缝合切口	同胆囊切除胆总管探查术
18. 覆盖切口	

7. 巡回护士手术配合要点

（1）手术前严格执行病人安全核查,包括病人的基本信息、手术方式、麻醉方式、术中特殊用物及药品等。

（2）术前完善仪器设备检查及准备,正确使用电外科设备,妥善安置电外科设备回路负极板,预防电灼伤的发生。

（3）进行病人术中获得性压力性损伤风险评估,手术受压部位使用预防性敷料进行局部减压。

（4）术中根据病人需要采取综合保温措施,预防低体温的发生。

（5）手术结束后,妥善固定病人静脉通路及其他管路,并确保管路通畅,保证病人安全转运。

8. 器械护士手术配合要点

（1）器械护士术前熟悉手术方法、步骤,提前准备手术所需用物及器械。

（2）术中密切关注手术进展,主动、准确、及时传递器械。

（3）术中严格落实手术隔离技术,防止肿瘤种植转移。

四、腹腔镜胰十二指肠切除术

腹腔镜胰十二指肠切除术（Laparoscopic Pancreaticoduodenectomy,LPD）,是指用"五孔法"在腹部建立微创切口,在腔镜下完成胰十二指肠手术。LPD 手术因创伤小、恢复快、减少病人疼痛等优点被广泛运用于临床,目前已成为国内外大型胰腺外科医疗中心常规开展的术式。

1. 适应证

（1）胰头部恶性肿瘤。

（2）胆总管下段或 Vater 氏壶腹恶性肿瘤。

（3）十二指肠恶性肿瘤。

（4）十二指肠平滑肌肉瘤、类癌、胰腺囊腺癌等疾病,必要时可选用此术。

2. 手术间布局

腹腔镜胰十二指肠切除术手术间布局如图 9-2-4 所示。以手术床为中心,显示屏、腔镜系统位于手术床左侧,吸引器、超声刀、显示屏位于手术床右侧,麻醉机、温毯仪位于手术床头侧,电外科设备、吸引器位于手术床尾侧。主刀医生位于病人右侧,一助位于主刀医生对侧,扶镜

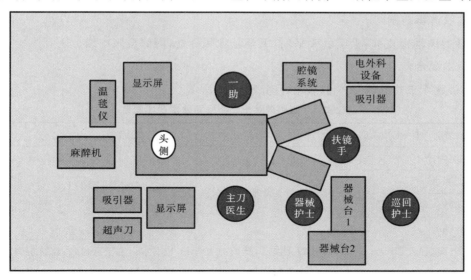

图 9-2-4　手术间布局图

手位于病人双下肢之间,器械护士位于主刀医生右侧。

3. 物品准备

(1)器械准备:

胆胰腔镜手术器械包1个、胆胰腹腔镜器械包2个、汤姆逊拉钩器械包1个。

(2)敷料准备:

大腹包1个、基础包1个、手术衣6件、中单包1个、治疗碗6个。

(3)用物准备:

11号刀片1个、22号刀片1个、12枚针1套、1-0慕丝线、2-0慕丝线、3-0慕丝线、血管缝合线、可吸收缝线、一次性手控电刀笔1个、一次性使用吸引管1个、显影纱条1根、显影小纱布5片、血管束带、F6一次性使用导尿管1根、F28引流管3根、引流袋3个、7 cm×9 cm敷贴。

(4)药品准备:

37 ℃复方氯化钠注射液500 ml、37 ℃ 0.9%氯化钠注射液250 ml、37 ℃生理氯化钠溶液500 ml、70 ℃ 0.9%氯化钠注射液500 ml、5%碳酸氢钠250 ml、1%活力碘。

(5)仪器设备准备:

电外科设备1台、负压吸引器2台、超声刀1台、腹腔镜设备1套(高清显示器、冷光源、高清摄像头控制器、气腹机)、30°视觉镜头1个、气腹管1根、光源线1根、超声刀手柄线1根。

4. 麻醉与体位

(1)麻醉方式:

全身麻醉。

(2)体位:

人字位。

5. 皮肤消毒范围

1%活力碘消毒皮肤,上至乳头平面,下至耻骨联合处,两侧至腋中线。

6. 手术配合

腹腔镜胰十二指肠切除术手术配合如表9-2-4所示。

表 9-2-4 腹腔镜胰十二指肠切除术手术配合

手 术 步 骤	手 术 配 合
1. 清点用物	同胆囊切除胆总管探查术
2. 消毒、铺巾	
3. 连接管线	
4. Time Out	
5. 建立气腹、置入 Trocar ① 于脐下缘作弧形切口,穿刺气腹针,建立气腹	核对无误后,器械护士将11号手术刀置于弯盘内,递给主刀医生递布巾钳两把、气腹针穿刺,建立气腹,递12 mm Trocar作为镜头孔

续表

手 术 步 骤	手 术 配 合
② 探查腹腔	递腹腔镜镜头探查有无腹腔脏器转移
③ 于两侧肋缘 2 cm 及平腹直肌外缘置入 Trocar,作为操作孔	递 11 号手术刀、12 mm Trocar 2 个、5 mm Trocar 2 个
6. 探查腹腔、确定手术方式	递腔镜无损伤抓钳、腔镜血管钳探查腹腔,确定手术方式
7. 游离标本	
① 游离胃网膜及结肠系膜,显露胰腺	递超声刀、腔镜无损伤抓钳游离胃网膜及结肠系膜,递 hemolock 夹闭分支血管,超声刀离断
② 游离胰腺	递超声刀分离胰腺周围分支血管,递腔镜持针器、腔镜血管钳、5-0 血管缝合线缝合止血
③ 贯通胰腺隧道	递腔镜血管钳夹取显影纱条放置于胰腺下缘,递电凝棒钝性分离,超声刀分离贯通胰腺隧道
④ 显露十二指肠	递腔镜无损伤抓钳、超声刀分离 Kocher 切口,显露十二指肠
⑤ 解剖、游离胆总管	递腔镜无损伤抓钳、超声刀解剖胆囊三角,递腔镜直角钳分离胆总管
⑥ 游离空肠	递超声刀游离近端空肠,递 hemolock 夹闭分支血管
8. 悬吊肝动脉、门静脉、肠系膜上静脉	递腔镜直角钳、红色血管束带、蓝色血管束带、hemolock 悬吊血管
9. 离断胃右动脉及胰十二指肠动脉等肿瘤供血血管及分支血管	递腔镜直角钳、2-0 慕丝线结扎血管,递 hemolock 夹闭保留端,腔镜剪刀离断
10. 切除标本	
① 离断远端胃	递腔镜直线型切割缝合器离断胃
② 切除胆囊	递腔镜血管钳、超声刀离断胆囊,递电凝棒灼烧胆囊床止血
③ 离断胆总管	递腔镜直角钳、1-0 慕丝线结扎胆总管,递 hemolock 夹闭远端,防止胆汁污染腹腔
④ 离断空肠	递腔镜直线型切割缝合器离断空肠
⑤ 悬吊胰腺	递腔镜血管钳、腔镜持针器 4-0 血管缝合线悬吊胰腺保留端
⑥ 离断胰腺	递超声刀离断胰腺,递腔镜剪刀离断主胰管,递电凝钩和电凝棒行胰腺创面止血
⑦ 术中冰冻标本送检	根据术中快速冰冻切片病理结果确定手术切除范围
⑧ 离断胰腺钩突切除标本	递腔镜直角钳分离钩突血管,hemolock 夹闭分支血管,递超声刀切除标本
⑨ 清扫淋巴结	递超声刀、腔镜无损伤抓钳清扫淋巴结,递电凝棒止血
11. 探查腹腔、创面止血	
① 装取标本	递一次性取物袋、腔镜血管钳两把,将标本装入一次性取物袋并封闭
② 冲洗手术区域	37 ℃生理氯化钠溶液通过吸引冲洗装置冲洗手术区域
③ 创面止血	递腔镜血管钳检查重要分支血管,递 5-0 血管缝合线加固缝合

手　术　步　骤	手　术　配　合
12. 关闭系膜孔	递 4-0 血管缝合线缝合系膜孔
13. 消化道重建—胰肠吻合 ① 置入胰管支撑管	递超声刀游离胰腺,递腔镜血管钳、腔镜无损伤抓钳夹取胰管支撑管置入
② 缝合胰腺断端后缘及空肠后壁浆肌层	递腔镜血管钳、3-0 血管缝合线,间断缝合
③ 缝合胰管后壁和空肠黏膜后壁	递腔镜血管钳、3-0 血管缝合线,交叉缝合胰管后壁和空肠黏膜层
④ 胰管支撑管置入空肠内	递腔镜血管钳、腹腔镜无损伤抓钳将胰管支撑管置入空肠黏膜内
⑤ 缝合胰管前壁和空肠黏膜前壁	递腔镜血管钳、3-0 血管缝合线,交叉缝合胰管前壁和空肠黏膜前壁
⑥ 缝合胰腺断端前壁及空肠前壁浆肌层	递腔镜血管钳、3-0 血管缝合线,间断缝合
⑦ 胰腺断端两侧加固缝合	递腔镜血管钳、3-0 血管缝合线,两端各加固一针,减轻吻合口张力
14. 消化道重建—胆肠吻合 ① 剪开胆总管结扎线	递腔镜血管钳、腹腔镜剪刀剪开胆总管结扎线,递显影纱条检查胆总管有无渗血,递电凝钩止血
② 空肠浆膜层与胆总管侧壁减张缝合	递腔镜血管钳、4-0 血管缝合线缝合
③ 胆总管后壁与空肠黏膜孔后壁缝合	递腔镜血管钳、4-0 血管缝合线,连续缝合
④ 胆总管前壁与空肠黏膜孔前壁缝合	递腔镜血管钳、4-0 血管缝合线,连续缝合
⑤ 吻合口两侧减张缝合	递腔镜血管钳、4-0 血管缝合线缝合,减轻吻合口张力,递显影纱条放置于吻合口下方,检查吻合口有无渗漏
15. 消化道重建—胃肠吻合 ① 悬吊胃壁	递腔镜血管钳、3-0 血管缝合线由内到外缝合胃壁悬吊牵引
② 胃、空肠吻合	递腔镜直线切割缝合器行胃肠吻合,递腔镜血管钳夹取显影纱条检查吻合口,递电凝钩止血
③ 关闭胃肠吻合口	递腔镜血管钳、3-0 血管缝合线连续缝合关闭吻合口
16. 检查手术区域及吻合口 ① 探查腹腔、创面止血	递腹腔镜血管钳夹取显影纱条清理腹腔积血积液,检查吻合口有无渗漏,确认无腹腔渗血及吻合口漏,检查 Trocar 孔穿刺处有无出血,如有出血递电凝棒止血
② 取出标本	递 22 号手术刀于脐旁作切口,逐层进腹。递海绵钳夹取一次性取物袋,取出标本,妥善安置标本

续表

手 术 步 骤	手 术 配 合
17. 缝合切口	同胆囊切除胆总管探查术
18. 覆盖切口	

7. 巡回护士手术配合要点

（1）手术前严格执行病人安全核查,包括病人的基本信息、手术方式、麻醉方式、术中特殊用物及药品等。

（2）术前完善仪器设备检查及准备,正确使用电外科设备,妥善安置电外科设备回路负极板,预防电灼伤的发生。

（3）进行病人术中获得性压力性损伤风险评估,手术受压部位使用预防性敷料进行局部减压。

（4）术中根据病人需要采取综合保温措施,预防低体温的发生。

（5）手术结束后,妥善固定病人静脉通路及其他管路,并确保管路通畅,保证病人安全转运。

8. 器械护士手术配合要点

（1）器械护士术前熟悉手术方法、步骤,提前准备手术所需用物及器械。

（2）术中传递器械时,应"稳、准、轻",将器械送入 Trocar 孔中,使主刀医生的双眼在不离开显示屏的情况下能自如地操作。

（3）术中及时擦净腹腔镜器械尖端上的组织及血液,保证手术操作视野的干净、清晰。

（4）严格落实清点制度,重点管理手术缝针。注意密切观察缝针进出 Trocar 孔时的完整性,及时清点缝针的数量及完整性。

参 考 文 献

[1] 秦仁义,熊光冰,朱峰,等.腹腔镜胰十二指肠切除术的经验与疗效[J].外科理论与实践,2019,24(03):199-202.

[2] 陈寅涛,王巍.胰腺血管解剖的研究进展[J].外科理论与实践,2014,19(06):559-562.

[3] 李仕军.腹腔镜手术与开腹手术行胆囊切除加胆总管探查切开取石术的效果比较[J].临床合理用药杂志,2020,13(25):139-140.

[4] 朱峰,秦仁义.腹腔镜胰十二指肠切除术之我见[J].腹腔镜外科杂志,2018,23(06):401-403.

[5] 中华人民共和国国家卫生健康委员会医政医管局.胰腺癌诊疗指南(2022 年版)[J].中华消化外科杂志,2022,21(9):1117-1136.

（李岩,万静雯,陈璨,祝敏,苏娟,吴婵）

第10章 胃肠外科手术护理配合

第一节 胃肠外科常用手术体位的安置方法

一、仰卧位

1. 适应证

仰卧位适用于开腹手术、腹腔镜疝修补术。

2. 体位用物

膝枕 1 个、足跟垫 2 个、下肢约束带 1 根。

3. 安置方法

仰卧位如图 10-1-1 所示。

（1）病人取仰卧位，头顶与手术床头板边缘平齐。

（2）双上肢掌心朝向身体两侧，肘部微屈用布单固定。

（3）膝下垫膝枕，足下垫足跟垫，距离膝关节上 5 cm 处用约束带固定，松紧适宜，以能容纳一指为宜，防止腓总神经损伤。

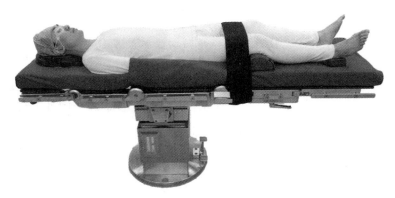

图 10-1-1 仰卧位

4. 注意事项

（1）褪去病人距离电外科设备较近一侧裤腿，将回路负极板贴于小腿处。

（2）上肢约束前注意观察留置针输液及三通连接情况，确保无渗漏、脱落等异常。

（3）病人约束不宜过紧,预防骨筋膜室综合征。

（4）调节曲线仰卧位,使病人舒适,降低术中获得性压力性损伤发生风险。

（5）进行病人术中获得性压力性损伤风险评估,手术受压部位使用预防性敷料进行局部减压。

（6）行全身麻醉后,覆盖双眼,予以保护。

二、人字位

1. 适应证

人字位适用于腹腔镜辅助下胃切除术、右半结肠切除术、横结肠切除术。

2. 体位用物

头垫 1 个、足跟垫 2 个、下肢约束带 4 根。

3. 安置方法

人字位如图 10-1-2 所示。

（1）病人取仰卧位,骶尾部与手术床腿板半月形开口处平齐。

（2）双上肢掌心朝向身体两侧,肘部微屈用布单固定。

（3）调节腿板,使双下肢夹角约 60°,足下垫足跟垫。约束带固定双下肢,松紧适宜,以能容纳一指为宜,防止腓总神经损伤。

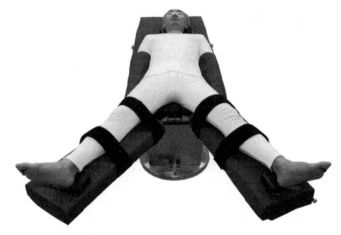

图 10-1-2　人字位

4. 注意事项

（1）褪去病人距离电外科设备较近一侧裤腿,将回路负极板贴于小腿处。

（2）胃管悬挂于手术床右侧头部,便于术中操作。

（3）进行上肢约束前注意观察留置针输液及三通连接情况,确保无渗漏、脱落等异常。

（4）病人约束不宜过紧,预防骨筋膜室综合征。

（5）Trocar 穿刺完毕后,调节二次体位至头高足低位,调节体位前需告知主刀医生及麻醉医生,调节时注意匀速并观察病人生命体征情况,调节体位后提醒麻醉医生查看管路情况。

(6) 行全身麻醉后,覆盖双眼,予以保护。

三、大字位

1. 适应证

大字位适用于腹腔镜辅助下胃减容术。

2. 体位用物

托手板及可调节托手架 2 个、足跟垫 2 个、上肢约束带 2 根、下肢约束带 4 根。

3. 安置方法

大字位如图 10-1-3 所示。

(1) 病人取仰卧位,骶尾部与手术床腿板半月形开口处平齐。

(2) 双上肢置于托手板及可调节托手架上,远端关节略高于近端关节,促进上肢肌肉韧带放松和静脉回流,肩关节外展不超过 90°,以免损伤臂丛神经。

(3) 调节腿板,使双下肢夹角约 60°,足下垫足跟垫。约束带固定双下肢,松紧适宜,以能容纳一指为宜,防止腓总神经损伤。

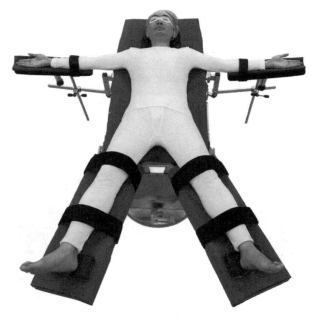

图 10-1-3　大字位

4. 注意事项

(1) 胃减容手术病人体型肥胖,且局部活动受限,术前需进行病人术中获得性压力性损伤风险评估,手术受压部位使用预防性敷料进行局部减压。

(2) 病人约束不宜过紧,预防骨筋膜室综合征。

(3) Trocar 穿刺完毕后,调节二次体位至头高足低位,调节体位前需告知主刀医生及麻醉医生,调节时注意匀速并观察病人生命体征情况,调节体位后提醒麻醉医生查看管路情况。

（4）行全身麻醉后,覆盖双眼,予以保护。

四、截石位

1. 适应证

截石位适用于肛门部手术。

2. 体位用物

截石位腿架 2 个、下肢约束带 2 根、体位垫 1 个。

3. 安置方法

截石位如图 10-1-4 所示。

（1）病人取仰卧位,骶尾部与手术床腿板半月形开口处平齐。

（2）双上肢掌心朝向身体两侧,肘部微屈用布单固定。

（3）安置截石位腿架,腿架杆与手术床呈 90°。

（4）双下肢置于截石位腿架上,受力点位于小腿腓肠肌,必要时,臀部下方垫体位垫,抬高臀部,双下肢分开约 70°,使肛门部完全显露。

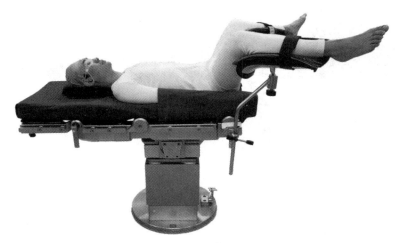

图 10-1-4　截石位

4. 注意事项

（1）褪去病人距离电外科设备较近一侧裤腿,将回路负极板贴于小腿处。

（2）进行上肢约束前注意观察留置针输液及三通连接情况,确保无渗漏、脱落等异常。

（3）肛门部手术对于肛门显露要求高,病人下肢外展外旋角度较大,体位安置后注意检查下肢肌肉、关节情况,需特别注意老年病人及有下肢手术史者,以免肢体功能受损。

（4）病人约束不宜过紧,预防骨筋膜室综合征。

（5）调节体位至头低足高 30°时,应将手术床背板回位 20°,避免病人术后球结膜水肿。

（6）调节体位前需告知主刀医生及麻醉医生,调节时注意匀速并观察病人生命体征情况,调节体位后提醒麻醉医生查看管路情况。

（7）行全身麻醉后，覆盖双眼，予以保护。

五、低截石位

1. 适应证

低截石位适用于腹腔镜辅助下经腹会阴联合直肠癌根治性切除术（Miles 术）。

2. 体位用物

截石位腿架 2 个、下肢约束带 2 根、体位垫 1 个。

3. 安置方法

低截石位如图 10-1-5 所示。

（1）病人取仰卧位，骶尾部与手术床腿板半月形开口处平齐。

（2）双上肢掌心朝向身体两侧，肘部微屈用布单固定。

（3）安置腿架，腿架杆与手术床呈 30°。

（4）双下肢置于腿架上，受力点位于小腿腓肠肌，必要时，臀部下方垫体位垫，抬高臀部，双下肢分开约 60°。

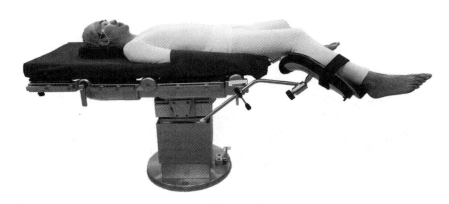

图 10-1-5　低截石位

4. 注意事项

（1）褪去病人距离电外科设备较近一侧裤腿，将回路负极板贴于小腿处。

（2）进行上肢约束前注意观察留置针输液及三通连接情况，确保无渗漏、脱落等异常。

（3）病人约束不宜过紧，预防骨筋膜室综合征。

（4）Trocar 穿刺完毕后，调节二次体位至头低足高 30°，再将手术床背板回位 20°，以免病人术后球结膜水肿。

（5）调节体位前需告知主刀医生及麻醉医生，调节时注意匀速并观察病人生命体征情况，调节体位后提醒麻醉医生查看管路情况。

（6）此体位为腹腔镜 Miles 手术的初始体位，较传统截石位更为低平，腿部外展幅度小，病人较为舒适。进行会阴部手术操作时，将病人双腿抬高约 15 cm，调节截石位腿架杆与手术床夹角呈 60°，病人双腿呈抬高、屈膝、外展状，将肛门部完全显露。

（7）肛门部手术对于肛门显露要求高，病人下肢外展外旋角度较大，体位安置后注意检查下肢肌肉、关节情况，老年人及有下肢手术史者需特别注意，以免肢体功能受损。

（8）行全身麻醉后，覆盖双眼，予以保护。

六、半截石位

1. 适应证

半截石位适用于除 Miles 术之外的腹腔镜直肠、乙状结肠手术。

2. 体位用物

截石位腿架 1 个、下肢约束带 3 根。

3. 安置方法

半截石位如图 10-1-6 所示。

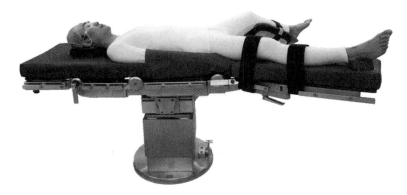

图 10-1-6 半截石位

（1）病人取仰卧位，骶尾部与手术床腿板半月形开口处平齐。

（2）双上肢掌心朝向身体两侧，肘部微屈用布单固定。

（3）安置截石位腿架，腿架杆与手术床呈 30°。

（4）左腿置于截石位腿架上，受力点在小腿腓肠肌。右腿置于手术床腿板上，双下肢分开约 60°。约束带固定双下肢，松紧适宜，以能容纳一指为宜，防止腓总神经损伤。

4. 注意事项

（1）褪去病人距离电外科设备较近一侧裤腿，将回路负极板贴于小腿处。

（2）进行上肢约束前注意观察留置针输液及三通连接情况，确保无渗漏、脱落等异常。

（3）病人约束不宜过紧，预防骨筋膜室综合征。

（4）Trocar 穿刺完毕后，调节二次体位至头低足高 30°，再将手术床背板回位 20°，以免病人术后球结膜水肿。

（5）调节体位前需告知主刀医生及麻醉医生，调节时注意匀速并观察病人生命体征情况，调节体位后提醒麻醉医生查看管路情况。

（6）行全身麻醉后，覆盖双眼，予以保护。

第二节　胃肠外科手术配合

一、腹腔镜辅助下远端胃癌根治性切除术

胃癌是消化系统最常见的恶性肿瘤之一,其发病原因不明,可能与生活习惯、饮食种类、环境、遗传、精神等多种因素有关,也与慢性胃炎、胃息肉、胃黏膜增生和肠上皮化生、手术后残胃以及长期幽门螺旋杆菌(HP)感染等存在相关关系。好发年龄在 50 岁以上,男女发病率之比为 2∶1。胃癌的预后与胃癌的病理分期、部位、组织类型、生物学行为以及治疗措施有关。

1. 适应证

(1)胃肿瘤浸润深度在 T2 以内者。

(2)患胃恶性间质瘤、淋巴瘤等恶性肿瘤者。

(3)胃癌术前、术中分期检查考虑为Ⅰ、Ⅱ、Ⅲa 期者。

2. 手术间布局

腹腔镜辅助下远端胃癌根治性切除术手术间布局如图 10-2-1、图 10-2-2 所示。以手术床为中心,电外科设备、超声刀、吸引器位于手术床左侧,麻醉机、腹腔镜设备及显示屏位于手术床头侧。

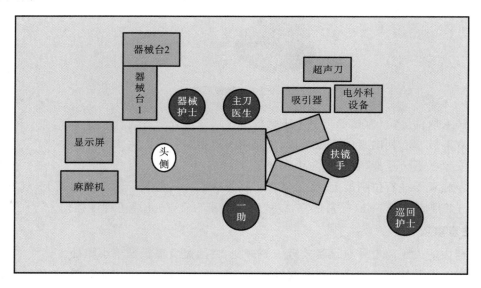

图 10-2-1　手术间布局图(初始布局)

初始布局(图 10-2-1):主刀医生位于病人左侧,一助位于病人右侧,扶镜手位于病人双下肢之间,器械护士位于主刀医生右侧。

小开腹布局(图 10-2-2):主刀医生与器械护士转位于病人右侧,一助、二助转位于病人左侧。

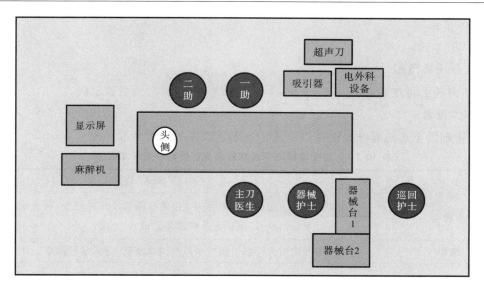

图 10-2-2　手术间布局图(小开腹布局)

3. 物品准备

(1) 器械准备:

胃肠器械包 1 个、胃肠腹腔镜器械包 1 个。

(2) 敷料准备:

大腹包 1 个、基础包 1 个、中单包 1 个、手术衣 6 件、治疗碗 6 个。

(3) 用物准备:

11 号刀片 1 个、22 号刀片 1 个、12 枚针 1 套、1-0 慕丝线、2-0 慕丝线、3-0 慕丝线、1-0 可吸收缝线、4-0 可吸收缝线、一次性手控电刀笔 1 个、一次性使用吸引管 2 根、输血器 1 个、显影纱球 1 个、显影纱条 1 根、50 ml 一次性使用注射器 1 个、F28 引流管 1 根、引流袋 1 个、切口保护套 1 个、9 cm×7 cm 敷贴 5 个、9 cm×20 cm 敷贴 1 个、5 mm Trocar 3 个、12 mm Trocar 2 个、长柄超声刀刀头 1 个、管型吻合器 1 把、腔镜直线切割缝合器 1 把、配套钉仓、钛夹、可吸收夹、hemolock 夹。

(4) 药品准备:

37 ℃复方氯化钠注射液 500 ml、37 ℃生理氯化钠溶液 500 ml、70 ℃ 0.9% 氯化钠注射液 500 ml、1% 活力碘。

(5) 仪器设备准备:

电外科设备 1 台、负压吸引器 2 台、超声刀 1 台、腹腔镜设备 1 套(高清显示器、冷光源、高清摄像头控制器、加温气腹机)、30°视觉镜头 1 个、加温气腹管 1 根、光源线 1 根、超声刀手柄线 1 根。

4. 麻醉与体位

(1) 麻醉方式:

全身麻醉。

（2）体位：

人字位。

5. 皮肤消毒范围

1％活力碘消毒皮肤，上至乳头平面，下至大腿上 1/3 处，两侧至腋前线。

6. 手术配合

腹腔镜辅助下远端胃癌根治性切除术手术配合如表 10-2-1 所示。

表 10-2-1　腹腔镜辅助下远端胃癌根治性切除术手术配合

手 术 步 骤	手 术 配 合
1. 清点用物	器械护士提前 15 min 洗手，整理器械台及相关用物，与巡回护士共同进行术前清点，巡回护士及时准确记录
2. 消毒、铺巾	递海绵钳夹持活力碘纱布依次消毒皮肤 3 遍，常规铺巾
3. 连接管线	器械护士按规范固定一次性手控电刀笔、一次性使用吸引管、高清摄像头镜头及其连线、冷光源线、加温气腹管、超声刀连接线，巡回护士依次连接各管线，设置参数
4. Time Out	切皮前，手术医生、麻醉医生、手术室护士三方核查
5. 建立气腹、置入 Trocar ① 于脐孔下缘作弧形切口，建立气腹	核对无误后，器械护士将 11 号手术刀置于弯盘内，递给主刀医生 递布巾钳 2 把、气腹针
② 于脐下 1 cm 置入 Trocar（a）、探查腹腔	递 12 mm Trocar 1 个、腹腔镜镜头
③ 于左侧腋前线肋缘约 2 cm 置入 Trocar（b）、a\b 连线中点上方两横指置入 Trocar（c），于腹部右侧与 b\c 呈镜像对应置入 Trocar（d）、（e）	递 11 号手术刀、12 mm Trocar 1 个、5 mm Trocar 3 个，递超声刀和腔镜无损伤抓钳 3 把
6. 调节二次体位	巡回护士关闭部分照明光源及手术灯，调节二次体位至头高足低位
7. 腹腔镜分离与清扫 ① 游离大网膜，游离胃网膜左动、静脉	递 hemolock 夹和钛夹结扎胃网膜左动、静脉根部，超声刀离断
② 游离胃网膜右动、静脉	递 hemolock 夹和钛夹结扎胃网膜右动、静脉根部，超声刀离断
③ 游离胃左动、静脉	递 hemolock 夹和钛夹结扎胃左动、静脉根部，超声刀离断
④ 游离胃右动、静脉	递 hemolock 夹和钛夹结扎胃右动、静脉根部，超声刀离断
⑤ 离断十二指肠，将胃管退至 45 cm 刻度处，初步固定	递腔镜直线切割缝合器，离断十二指肠

续表

手 术 步 骤	手 术 配 合
8. 调节三次体位	巡回护士将手术床腿板并拢,手术床还原至常规曲线仰卧位至手术结束;器械护士在病人腿部加盖无菌中单,主刀医生及器械护士均转位至病人右侧
9. 小开腹消化道重建 ① 上腹部正中 5 cm 小切口,逐层进腹 ② 距 Treitz 韧带 10～15 cm 行空肠与胃后壁吻合 ③ 离断标本 ④ 加固吻合口,将胃管送入胃肠吻合口下方 10 cm	以 Billroth Ⅱ 式吻合为例 递 22 号手术刀、短有齿镊、切口保护套保护切口 递 6×17 圆针 2-0 慕丝线做荷包缝合,递管型吻合器钉钻头,递管型吻合器吻合空肠与胃后壁 递腔镜直线切割缝合器沿胃侧预切线离断移除远端胃和大网膜,妥善安置标本 递长无齿镊、4-0 可吸收缝线加固吻合口
10. 再次探查腹腔 ① 重建气腹,冲洗腹腔 ② 检查出血	密闭切口保护套,重建气腹,递 37 ℃生理氯化钠溶液冲洗腹腔 递超声刀、吸引器彻底止血,递止血材料覆盖创面
11. 缝合切口 ① 于操作孔置入引流管,放置于吻合口处 ② 缝合腹膜及肌层 ③ 关闭 Trocar 孔 ④ 缝合皮下组织 ⑤ 缝合皮肤	递 F28 引流管,弯血管钳夹闭引流管尾端协助置管,递 9×24 三角针 2-0 慕丝线、短有齿镊固定引流管,巡回护士与器械护士共同完成关腔前用物清点 递组织钳 2 把、1-0 可吸收缝线、长无齿镊间断缝合关闭腹膜及肌层 递筋膜缝合器 1-0 慕丝线或 1-0 可吸收缝线缝合 Trocar 孔 递短有齿镊、9×24 三角针 3-0 慕丝线间断缝合,巡回护士与器械护士共同完成关腔后用物清点 递短有齿镊、9×24 三角针 3-0 慕丝线间断缝合,第四次清点物品数目及完整性
12. 覆盖切口	递组织钳夹持活力碘纱布消毒皮肤,递 9 cm×7 cm 敷贴、9 cm×20 cm 敷贴覆盖切口

7. 巡回护士手术配合要点

（1）手术前严格执行病人安全核查,包括病人的基本信息、手术方式、麻醉方式、术中特殊用物及药品等。

（2）完善仪器设备检查及准备,正确使用电外科设备,妥善安置电外科设备回路负极板,预防电灼伤的发生。

（3）进行体位安置时需妥善约束,术中调节体位前需告知麻醉医生及手术医生,同时关注病人的生命体征情况。

（4）术中根据病人需要采取综合保温措施，预防低体温的发生。

（5）处理胃左动脉时，巡回护士需观察气腹压力，提醒麻醉医生确认麻醉深度，确保处理胃左动脉时病人生命体征稳定，降低手术风险。

（6）小开腹时，转位为小开腹布局，巡回护士将手术床腿板并拢，器械护士于病人腿部加盖无菌中单，严格执行无菌技术，如有污染立即更换。

（7）手术结束后，妥善固定病人静脉通路及其他管路，并确保管路通畅，保证病人安全转运。

8. 器械护士手术配合要点

（1）术前器械护士需熟悉手术方法、步骤，提前准备手术所需用物及器械。

（2）显影纱球行钝性分离时有助于主刀医生寻找正确手术间隙，减少损伤，在胃肠腔镜手术中常规使用。应选用带扣齿的腔镜无损伤钳钳夹，将扣齿咬合、固定，避免术中纱球从钳间脱落，遗留腹腔。

（3）术中及时去除超声刀、双极电凝上的焦痂，以免影响术中切割、凝血的效果。处理胃左动脉时，主刀医生行血管裸化前，器械护士需对超声刀刀头进行降温处理，避免热损伤。

（4）术中传递器械时，应"稳、准、轻"，使用"右手接、左手递"的腔镜器械传递方式，使主刀医生的双眼在不离开显示屏的情况下能自如地操作。

（5）小开腹转位时，器械护士严格执行无菌技术。

（6）术中严格执行无菌技术、手术隔离技术，接触过肿瘤或肠腔的器械进行分区放置。

（7）直线切割缝合器切割击发后，需停留 15 s 再退回保险栓，起到压迫止血的目的，器械护士需计时并提醒主刀医生。管型吻合器吻合完毕，器械护士需检查两个吻合环是否完整，并将检查结果告知主刀医生。

（8）器械护士需熟练掌握各种自动化缝合器械的使用方法及操作注意事项。

二、腹腔镜辅助下直肠癌根治性切除术（Dixon 术）

直肠癌是指位于齿状线至乙状结肠、直肠交界处之间的癌。在消化道肿瘤中，直肠癌的发病率仅次于胃癌，约占胃肠道癌的 25.9%。在大肠癌中，直肠癌占 60%～70%，在直肠肛管癌中，腹膜反折以下的直肠是癌肿的好发部位，约占 75%，因此大多数大肠癌在直肠肛门指诊检查可及范围之内。

1. 适应证

直肠肿瘤下缘距齿状线 5 cm 以上的直肠癌。

2. 手术间布局

腹腔镜辅助下直肠癌根治性切除术手术间布局如图 10-2-3 所示。以手术床为中心，电外科设备、超声刀、吸引器位于手术床左侧，麻醉机位于手术床头侧，腹腔镜设备根据不同手术选择安置方位，显示屏位于手术床尾侧。主刀医生位于病人右侧，一助和扶镜手位于主刀医生对侧，器械护士位于主刀医生右侧。

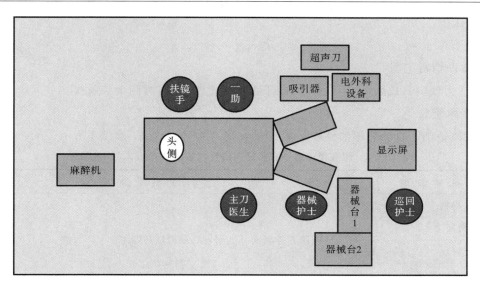

图 10-2-3　手术间布局图

3. 物品准备

（1）器械准备：

胃肠器械包 1 个、胃肠腹腔镜器械包 1 个、荷包钳 1 个。

（2）敷料准备：

大腹包 1 个、基础包 1 个、中单包 1 个、手术衣 6 件、治疗碗 6 个。

（3）用物准备：

11 号刀片 1 个、22 号刀片 1 个、12 枚针 1 套、1-0 慕丝线、2-0 慕丝线、3-0 慕丝线、1-0 可吸收缝线、4-0 可吸收缝线、2-0 荷包线、一次性手控电刀笔 1 个、一次性使用吸引管 2 根、输血器 1 个、显影纱球 1 个、显影纱条 1 根、50 ml 一次性使用注射器 1 个、F28 引流管 1 根、引流袋 1 个、切口保护套 1 个、9 cm×7 cm 敷贴 5 个、9 cm×20 cm 敷贴 1 个、5 mm Trocar 3 个、12 mm Trocar 2 个、长柄超声刀刀头 1 个、管型吻合器 1 把、腔镜直线切割缝合器 1 把、配套钉仓、钛夹、hemolock 夹。

（4）药品准备：

37 ℃复方氯化钠注射液、37 ℃生理氯化钠溶液 500 ml、70 ℃ 0.9% 氯化钠注射液 500 ml、1% 活力碘。

（5）仪器设备准备：

电外科设备 1 台、负压吸引器 2 台、超声刀 1 台、腹腔镜设备 1 套（高清显示器、冷光源、高清摄像头控制器、加温气腹机）、30°视觉镜头 1 个、加温气腹管 1 根、光源线 1 根、超声刀手柄线 1 根。

4. 麻醉与体位

（1）麻醉方式：

全身麻醉。

（2）体位：

半截石位。

5. 皮肤消毒范围

1‰活力碘消毒皮肤,上至乳头平面,下至大腿上 1/3 处,两侧至腋前线。

6. 手术配合

腹腔镜辅助下直肠癌根治性切除术（Dixon 术）手术配合如表 10-2-2 所示。

表 10-2-2　腹腔镜辅助下直肠癌根治性切除术（Dixon 术）手术配合

手 术 步 骤	手 术 配 合
1. 清点用物	同腹腔镜辅助下远端胃癌根治性切除术
2. 消毒、铺巾	
3. 连接管线	
4. Time Out	
5. 建立气腹,置入 Trocar	核对无误后,器械护士将 11 号手术刀置于弯盘内,递给主刀医生
① 于脐孔下缘作弧形切口,建立气腹	递布巾钳 2 把、气腹针
② 脐上 1 cm 置入 Trocar(a)、探查腹腔	递 12 mm Trocar 1 个、腹腔镜镜头
③ 于麦氏点、右侧腹直肌外缘左腋前线平脐处、左腋前线脐下 4 cm 处置入 Trocar 作为操作孔	递 11 号手术刀、12 mm Trocar 1 个、5 mm Trocar 3 个,递超声刀和腔镜无损伤抓钳 3 把
6. 调节二次体位	关闭部分照明光源及手术灯,调节二次体位至头低足高位。先调节头低足高 25°～30°,再将背板还原至水平,最后降低腿板
7. 腹腔镜分离与清扫	
① 分离乙状结肠系膜,确认输尿管位置,游离肠系膜下动、静脉	递 hemolock 夹结扎肠系膜下动、静脉根部,超声刀离断
② 沿肠系膜根部向下切断结肠系膜至肿瘤远端预切除线处	递超声刀,打开 Trocar 排气孔,保持术野清晰;观察气腹机,维持气腹压 10～12 mmHg
③ 于直肠肿瘤远端预切除线处离断直肠	递腔镜直线切割缝合器离断直肠肿瘤远端直肠
8. 小开腹消化道重建	
① 左下腹腹直肌外缘处 5 cm 小切口,逐层进腹	递 22 号手术刀、短有齿镊、切口保护套
② 离断标本、置入管型吻合器钉钻头	递荷包钳、2-0 荷包线缝合、直肠钳,离断直肠肿瘤近端直肠,妥善安置标本,递管型吻合器钉钻头
③ 重建气腹、直肠端端吻合	密闭切口保护套,重建气腹,递管型吻合器手柄行直肠端端吻合

续表

手 术 步 骤	手 术 配 合
9. 再次探查	
① 冲洗腹腔	递 37 ℃生理氯化钠溶液冲洗腹腔
② 检查出血	递超声刀、吸引器彻底止血,递止血材料覆盖创面
10. 三次体位调节	调节三次体位至水平位
11. 缝合切口	同腹腔镜辅助下远端胃癌根治性切除术
12. 覆盖切口	

7. 巡回护士手术配合要点

（1）手术前严格执行病人安全核查,包括病人的基本信息、手术方式、麻醉方式、术中特殊用物及药品等。

（2）完善仪器设备检查及准备,正确使用电外科设备,妥善安置电外科设备回路负极板,预防电灼伤的发生。

（3）术中根据病人需要采取综合保温措施,预防低体温的发生。

（4）仔细检查截石位体位架是否固定牢固,防止意外脱落造成病人损伤。病人右腿应尽量低平,以免影响主刀医生操作。老年人或腿部有过手术史的病人待麻醉完成后再进行体位安置,以免损伤。

（5）手术结束后,妥善固定病人静脉通路及其他管路,并确保管路通畅,保证病人安全转运。

8. 器械护士手术配合要点

（1）术前熟悉手术方法、步骤,提前准备手术所需用物及器械。

（2）术中频繁使用超声刀时,器械护士需注意及时排气,保证手术视野清晰,同时注意观察气腹机压力,维持腹压恒定。

（3）术中进行血管裸化时,器械护士需协助将超声刀刀头进行降温处理,避免热损伤。

（4）术中严格执行无菌技术、手术隔离技术,接触过肿瘤或肠腔的器械进行分区放置。

（5）术中管型吻合器击发吻合取出后,器械护士需仔细检查两个吻合环是否完整,并告知主刀医生。

三、腹腔镜辅助下右半结肠癌根治性切除术

右半结肠癌是指位于腹部偏右侧的结肠段发生的结肠癌,主要表现是大便次数增多,大便带黏液和血,癌肿可以增大形成狭窄,继而出现腹胀、腹痛、不排气等肠梗阻的症状。

1. 适应证

盲肠癌、升结肠癌、结肠肝曲癌及横结肠近端癌,TNM 分期为Ⅰ、Ⅱ、Ⅲ期。

2. 手术间布局

腹腔镜辅助下右半结肠癌根治性切除术手术间布局如图 10-2-4、图 10-2-5 所示。以手术

床为中心,电外科设备、超声刀、吸引器位于手术床左侧,麻醉机、显示屏位于手术床头侧,腹腔镜设备根据不同手术选择安置方位。

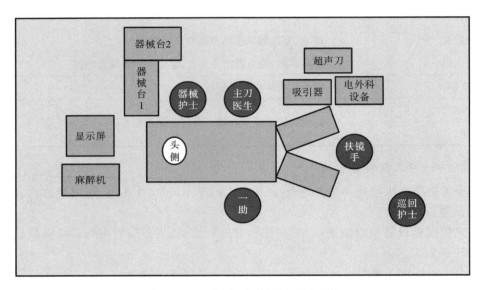

图 10-2-4　手术间布局图(初始布局)

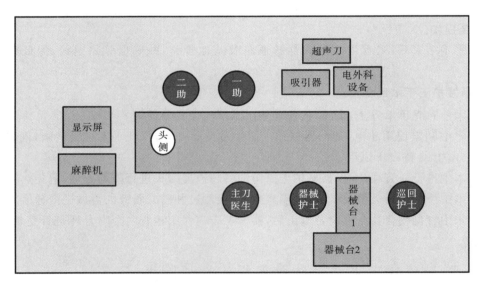

图 10-2-5　手术间布局图(小开腹布局)

初始布局(图 10-2-4):主刀医生位于病人左侧,一助位于主刀医生对侧,扶镜手位于病人双下肢之间,器械护士位于主刀医生右侧。

小开腹布局(图 10-2-5):主刀医生与器械护士转位于病人右侧,一助、二助转位于主刀医生对侧。

3. 物品准备

（1）器械准备：

胃肠器械包 1 个、胃肠腹腔镜器械包 1 个。

（2）敷料准备：

大腹包 1 个、基础包 1 个、中单包 1 个、手术衣 6 件、治疗碗 6 个。

（3）用物准备：

11 号刀片 1 个、22 号刀片 1 个、12 枚针 1 套、1-0 慕丝线、2-0 慕丝线、3-0 慕丝线、1-0 可吸收缝线、4-0 可吸收缝线、一次性手控电刀笔 1 个、一次性使用吸引管 2 根、输血器 1 个、显影纱条 1 根、显影纱球 1 个、50 ml 一次性使用注射器 1 个、F28 引流管 1 根、引流袋 1 个、切口保护套 1 个、9 cm×7 cm 敷贴 5 个、9 cm×20 cm 敷贴 1 个、5 mm Trocar 3 个、12 mm Trocar 2 个、长柄超声刀刀头 1 个、腔镜直线切割缝合器 1 把、配套钉仓、钛夹、可吸收夹、hemolock 夹。

（4）药品准备：

37 ℃复方氯化钠注射液 500 ml、37 ℃生理氯化钠溶液 500 ml、70 ℃ 0.9％氯化钠注射液 500 ml、1％活力碘。

（5）仪器设备准备：

电外科设备 1 台、负压吸引器 2 台、超声刀 1 台、腹腔镜设备 1 套（高清显示器、冷光源、高清摄像头控制器、加温气腹机）、30°视觉镜头 1 个、加温气腹管 1 根、光源线 1 根、超声刀手柄线 1 根。

4. 麻醉与体位

（1）麻醉方式：

全身麻醉。

（2）体位：

人字位。

5. 皮肤消毒范围

1％活力碘消毒皮肤，上至乳头平面，下至大腿中上 1/3 处，两侧至腋前线。

6. 手术配合

腹腔镜辅助下右半结肠癌根治性切除术手术配合如表 10-2-3 所示。

表 10-2-3　腹腔镜辅助下右半结肠癌根治性切除术手术配合

手 术 步 骤	手 术 配 合
1. 清点用物	同腹腔镜辅助下远端胃癌根治性切除术
2. 消毒、铺巾	
3. 连接管线	
4. Time Out	

续表

手 术 步 骤	手 术 配 合
5. 建立气腹、置入 Trocar ① 于脐孔上缘作弧形切口,建立气腹 ② 于脐孔下三横指置入 Trocar 作为镜头孔,探查腹腔 ③ 于左侧脐与髂前上棘连线的中内 1/3 处、右侧脐与髂前上棘连线中外 1/3 处、右上腹置入 Trocar 作为操作孔	核对无误后,器械护士将 11 号手术刀置于弯盘内,递给主刀医生 递布巾钳 2 把、气腹针 递 11 号手术刀、12 mm Trocar 1 个、腹腔镜镜头 递 11 号手术刀、12 mm Trocar 1 个,5 mm Trocar 3 个,递超声刀和腔镜无损伤抓钳 3 把
6. 调节二次体位	关闭部分照明光源及手术灯,调节二次体位,先调节左低右高 15°～20°,再调节头低足高 25°～30°,将背板抬高 20°,使病人头部保持水平,最后将腿板降低
7. 腹腔镜分离与清扫 ① 经结肠系膜、壁层腹膜和小肠系膜交汇处,分离肠系膜根部区域 ② 离断回结肠动、静脉 ③ 离断结肠中动、静脉 ④ 离断副右静脉 ⑤ 游离结肠肝曲直至标记纱布出现 ⑥ 分离后腹膜、侧腹膜和结肠系膜交汇处	递超声刀游离升结肠及末段回肠 递 hemolock 夹和钛夹结扎回结肠动、静脉根部,超声刀离断 递 hemolock 夹和钛夹结扎结肠中动、静脉根部,超声刀离断 递 hemolock 夹和钛夹结扎副右静脉根部,超声刀离断 递显影纱条进行标记,递超声刀游离结肠肝曲 递超声刀完全游离升结肠及末段回肠
8. 调节三次体位	巡回护士将手术床腿板并拢,手术床还原至常规曲线仰卧位至手术结束后,器械护士在病人腿部加盖无菌中单,主刀医生及器械护士均转位至病人右侧
9. 小开腹消化道重建 ① 上腹部正中 5 cm 小切口,逐层进腹 ② 结肠-回肠侧侧吻合,离断标本 ③ 加固吻合口	递 22 号手术刀、短有齿镊、切口保护套保护切口 递直线切割缝合器行结肠-回肠侧侧吻合,更换钉仓横断关闭吻合口,妥善安置标本 递长无齿镊、4-0 可吸收缝线缝合加固吻合口
10. 再次探查腹腔	同腹腔镜辅助下远端胃癌根治性切除术
11. 缝合切口	
12. 覆盖切口	

7. 巡回护士手术配合要点

(1) 手术前严格执行病人安全核查,包括病人的基本信息、手术方式、麻醉方式、术中特殊用物及药品等。

（2）术前完善仪器设备检查及准备，正确使用电外科设备，妥善安置电外科设备回路负极板，预防电灼伤的发生。

（3）术中根据病人需要采取综合保温措施，预防低体温的发生。

（4）右半结肠手术调节二次体位时，注意先调节左低右高，待小肠移至指定区域后，再调节头低足高位。如调节顺序颠倒，小肠很难归位于指定区域，影响手术操作。

（5）体位调节完毕后注意观察病人的头部是否呈水平位，如长时间头部过低会造成眼部球结膜水肿。

（6）小开腹时，巡回护士需将手术床腿板并拢，操作时落实无菌技术，如有污染应立即更换。

（7）手术结束后，妥善固定病人静脉通路及其他管路，并确保管路通畅，保证病人安全转运。

8. 器械护士手术配合要点

（1）器械护士术前熟悉手术方法、步骤，提前准备手术所需用物及器械。

（2）小开腹时，器械护士应严格执行无菌技术。

（3）术中严格执行无菌技术、手术隔离技术，接触过肿瘤或肠腔的器械进行分区放置；主刀医生的手套如接触肿瘤或肠腔需及时更换；腹部小切口处使用切口保护套，保护切口以免肿瘤种植。

四、腹腔镜辅助下全结肠切除术

腹腔镜辅助下全结肠切除术是切除末端回肠、全部结肠以及直肠的手术，该手术涉及区域广、跨度大，术中需多次转换体位及布局。

1. 适应证

（1）重度溃疡性结肠炎，经内科保守治疗无效者。

（2）家族性息肉病怀疑恶变者。

（3）结肠多段出现癌变者。

2. 手术间布局

腹腔镜辅助下全结肠切除术布局如图 10-2-6、图 10-2-7 所示，现以直肠→左半结肠→横结肠→右半结肠分离顺序为例。

分离直肠手术站位（图 10-2-6）：以手术床为中心，电外科设备、吸引器位于手术床右侧，麻醉机位于手术床头侧，超声刀、显示屏位于手术床尾侧。主刀医生位于病人右侧，扶镜手与一助位于主刀医生对侧，器械护士位于主刀医生右侧。

分离至右半结肠站位（图 10-2-7）：以手术床为中心，超声刀、电外科设备、吸引器位于手术床左侧，麻醉机、显示屏位于手术床头侧，主刀医生与器械护士转位至病人左侧，一助转位至病人右侧，扶镜手转位至病人双下肢之间。

3. 物品准备

（1）器械准备：

胃肠器械包 1 个、胃肠腹腔镜器械包 1 个。

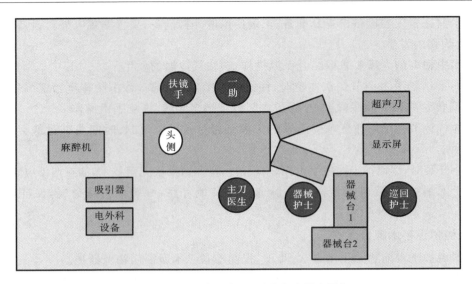

图 10-2-6　手术间布局图(分离直肠布局)

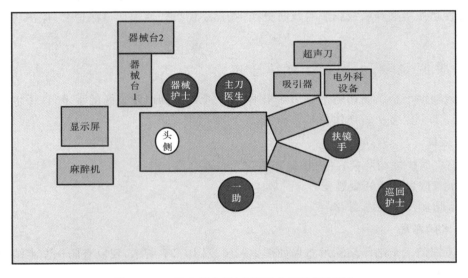

图 10-2-7　手术间布局(分离至右半结肠布局)

(2) 敷料准备:

大腹包 1 个、基础包 1 个、中单包 1 个、手术衣 6 件、治疗碗 6 个。

(3) 用物准备:

11 号刀片 1 个、22 号刀片 1 个、12 枚针 1 套、1-0 慕丝线、2-0 慕丝线、3-0 慕丝线、1-0 可吸收缝线、4-0 可吸收缝线、一次性手控电刀笔 1 个、一次性使用吸引管 2 根、输血器 1 个、显影纱球 1 个、显影纱条 1 根、50 ml 一次性使用注射器 1 个、F28 引流管 1 根、引流袋 1 个、切口保护套 1 个、9 cm×7 cm 敷贴 5 个、9 cm×20 cm 敷贴 1 个、5 mm Trocar 2 个、12 mm Trocar 3 个、长柄超声刀刀头 1 个、管型吻合器 1 把、腔镜直线切割缝合器 1 把、配套钉仓、钛夹、可吸收夹、

hemolock 夹。

（4）药品准备：

37 ℃复方氯化钠注射液 500 ml、37 ℃生理氯化钠溶液 500 ml、70 ℃ 0.9％氯化钠注射液 500 ml、1％活力碘。

（5）仪器设备准备：

电外科设备 1 台、负压吸引器 2 台、超声刀 1 台、腹腔镜设备 1 套（高清显示器、冷光源、高清摄像头控制器、加温气腹机）、30°视觉镜头 1 个、加温气腹管 1 根、光源线 1 根、超声刀手柄线 1 根。

4. 麻醉与体位

（1）麻醉方式：

全身麻醉。

（2）体位：

半截石位。

5. 皮肤消毒范围

1％活力碘消毒皮肤，上至乳头平面，下至大腿中上 1/3 处，两侧至腋前线。

6. 手术配合

腹腔镜辅助下全结肠切除术手术配合如表 10-2-4 所示。

表 10-2-4　腹腔镜辅助下全结肠切除术手术配合

手 术 步 骤	手 术 配 合
1. 清点用物	同腹腔镜辅助下远端胃癌根治性切除术
2. 消毒、铺巾	
3. 连接管线	
4. Time Out	
5. 建立气腹、置入 Trocar	核对无误后，器械护士将 11 号手术刀置于弯盘内，递给主刀医生
① 于脐下缘做弧形切口，穿刺气腹针建立气腹	递布巾钳 2 把、气腹针
② 于脐上 1 cm 置入 Trocar 作为镜头孔，探查腹腔	递 11 号手术刀、12 mm Trocar 1 个、腹腔镜镜头
③ 于麦氏点、右侧腹直肌外缘、左腋前线平脐处、左腋前线脐下置入 Trocar 作为操作孔	递 11 号手术刀、12 mm Trocar 1 个，5 mm Trocar 3 个，递超声刀和腔镜无损伤抓钳 3 把
④ 调节二次体位	关闭部分光源，调节二次体位至头低足高位。先调节头低足高 35°～40°，再将背板还原至水平，最后降低腿板
6. 腹腔镜分离与清扫	
① 分离乙状结肠系膜，确认输尿管位置，游离肠系膜下动、静脉	递 hemolock 夹和钛夹结扎肠系膜下动、静脉根部，超声刀离断

手　术　步　骤	手　术　配　合
② 切开腹膜反折,向下至肿瘤远端预切除处裸化直肠系膜	递超声刀裸化直肠系膜
③ 调节三次体位	调节体位至左高右低 15°～20°
④ 游离左半结肠,离断左结肠动、静脉	递 hemolock 夹和钛夹结扎左结肠动、静脉根部,超声刀离断
⑤ 调节四次体位	调节体位至左低右高 15°～20°,主刀医生及器械护士均转位至病人左侧
⑥ 游离横结肠及右半结肠	递超声刀游离横结肠及右半结肠
⑦ 离断回结肠动、静脉,结肠中动、静脉,副右静脉	递 hemolock 夹和钛夹结扎回结肠动、静脉根部,结肠中动、静脉,副右静脉,超声刀离断
⑧ 于预切除线处离断结肠	递腔镜直线切割缝合器离断结肠
⑨ 于预切除线处离断直肠远端	递腔镜直线切割缝合器离断直肠远端
7. 调节五次体位	手术床还原为左右水平、头低足高位,主刀医生及器械护士均转位至病人右侧
8. 小开腹消化道重建	
① 左下腹腹直肌外缘作 5 cm 小切口,逐层进腹	递 22 号手术刀,短有齿镊、切口保护套保护切口
② 取出标本、回肠末端置入管型吻合器钉钻头	取出标本,妥善安置标本,递直肠钳、6×17 圆针 2-0 慕丝线缝合荷包,递管型吻合器钉钻头
③ 重建气腹、行直肠-末端回肠吻合	密闭切口保护套,连接气腹管建立气腹,递管型吻合器行直肠-末端回肠吻合
9. 再次探查	
① 冲洗腹腔	递 37 ℃生理氯化钠溶液冲洗腹腔
② 检查出血	递超声刀、吸引器彻底止血,递止血材料覆盖创面
10. 六次体位调节	调节六次体位至水平位
11. 缝合切口	同腹腔镜辅助下远端胃癌根治性切除术
12. 覆盖切口	

7. 巡回护士手术配合要点

(1)手术前严格执行病人安全核查,包括病人的基本信息、手术方式、麻醉方式、术中特殊用物及药品等。

(2)术前完善仪器设备检查及准备,正确使用电外科设备,妥善安置电外科设备回路负极板,预防电灼伤的发生。

(3)术前褪去病人衣裤,进行体位安置时注意床单平整、干燥、无皱褶。初始体位安置完毕后再次仔细检查尿管、胃管、血氧仪、心电监护、动静脉通路等管线安置是否妥善。

（4）术中根据病人需要采取综合保温措施，预防低体温的发生。

（5）术中根据手术进程需进行多次体位调节及人员站位调整，显示器的安置方位也由双下肢间-身体左侧-头端移动，可选择一体化手术室进行手术，能有效减少各种仪器设备移动，降低无菌区被污染的风险。

（6）调节体位前需告知主刀医生及麻醉医生，调节时注意匀速并观察病人生命体征情况，调节体位后提醒麻醉医生查看管路情况。

（7）术中游离到右半结肠时，器械护士需将器械台由病人右侧腿部区域转位至病人左侧头部区域，转位时严格执行无菌技术，如有污染立即更换。

（8）手术结束后，妥善固定病人静脉通路及其他管路，并确保管路通畅，保证病人安全转运。

8. 器械护士配合要点

（1）器械护士术前熟悉手术方法、步骤，提前准备手术所需用物及器械。

（2）使用超声刀时，器械护士需注意及时排气，保证手术视野清晰。同时注意观察气腹机压力，维持压力值。

（3）术中严格执行无菌技术规范、手术隔离技术规范，接触过肿瘤或肠腔的器械进行分区放置；主刀医生的手套如接触肿瘤或肠腔需及时更换；腹部小切口处使用切口保护套，保护切口以免肿瘤种植。

（4）管型吻合器击发吻合取出后，器械护士需仔细检查吻合口两个吻合环是否完整，并告知主刀医生。

五、腹腔镜疝修补术

腹股沟区是位于下腹壁与大腿交界的三角区，腹股沟疝是指腹腔内脏器通过腹股沟区的缺损向体表突出所形成的疝，俗称"疝气"。根据疝环与腹壁下动脉的关系，腹股沟疝分为腹股沟斜疝和腹股沟直疝两种。腹股沟斜疝从位于腹壁下动脉外侧的腹股沟管深环（腹横筋膜卵圆孔）突出，向内下、向前斜行经腹股沟管，再穿出腹股沟浅环（皮下环），可进入阴囊中，占腹股沟疝的 95%。

1. 适应证

（1）症状明显，疝环较轻，能耐受手术者。

（2）疝气嵌顿，需紧急手术者。

2. 手术间布局

腹腔镜疝修补术（左腹股沟疝）手术间布局如图 10-2-8 所示。以手术床为中心，电外科设备、超声刀、吸引器位于手术床左侧，麻醉机位于手术床头侧，腹腔镜设备根据不同手术选择安置方位，显示屏位于手术床尾端。主刀医生位于病人右侧，扶镜手位于主刀医生左侧，器械护士位于主刀医生右侧。

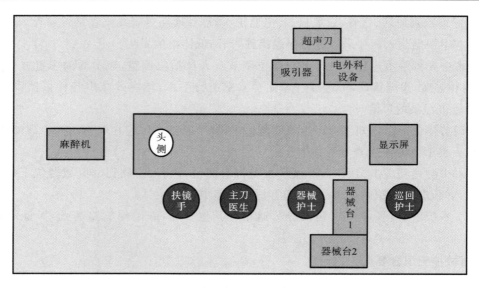

图 10-2-8　手术间布局图

3. 物品准备

（1）器械准备：

阑尾器械包 1 个、胃肠腹腔镜器械包 1 个。

（2）敷料准备：

大腹包 1 个、基础包 1 个、手术衣 6 件、治疗碗 6 个。

（3）用物准备：

11 号刀片 1 个、8 枚针 1 套、1-0 慕丝线、2-0 慕丝线、3-0 慕丝线、2-0 可吸收缝线、一次性手控电刀笔 1 个、一次性使用吸引管 1 根、输血器 1 个、9 cm×7 cm 敷贴 3 个、5 mm Trocar 2 个、12 mm Trocar 1 个、长柄超声刀刀头 1 个、钛夹、可吸收夹、hemolock 夹。

（4）药品准备：

37 ℃复方氯化钠注射液 500 ml、37 ℃生理氯化钠溶液 500 ml、70 ℃ 0.9%氯化钠注射液 500 ml、1%活力碘。

（5）仪器设备准备：

电外科设备 1 台、负压吸引器 2 台、超声刀 1 台、腹腔镜设备 1 套（高清显示器、冷光源、高清摄像头控制器、加温气腹机）、30°视觉镜头 1 个、加温气腹管 1 根、光源线 1 根、超声刀手柄线 1 根。

4. 麻醉与体位

（1）麻醉方式：

全身麻醉。

（2）体位：

仰卧位。

5. 皮肤消毒范围

1%活力碘消毒皮肤,上至肋弓,下至大腿中上 2/3 处,两侧至腋前线。

6. 手术配合

腹腔镜疝修补术手术配合如表 10-2-5 所示。

表 10-2-5　腹腔镜疝修补术手术配合

手 术 步 骤	手 术 配 合
1. 清点用物	同腹腔镜辅助下远端胃癌根治性切除术
2. 消毒、铺巾	
3. 连接管线	
4. Time Out	
5. 建立气腹,置入 Trocar	核对无误后,器械护士将 11 号手术刀置于弯盘内,递给主刀医生
① 于脐下 1 cm 作弧形切口,穿刺气腹针建立气腹	递布巾钳两把、气腹针
② 于脐下 1 cm 弧形切口处置入 Trocar、探查腹腔	递 12 mm Trocar、腹腔镜镜头
③ 于患侧腹直肌外侧平脐水平、对侧腹直肌外脐下置入 Trocar 作为操作孔	递 11 号手术刀、5 mm Trocar 2 个,递超声刀和腔镜无损伤抓钳 1 把
6. 调节二次体位	关闭部分照明光源及手术灯,调节二次体位至头低足高位
7. 腹腔镜分离	
① 在内环口上缘,游离上、下缘腹膜瓣,进入腹膜前间隙	递腔镜无损伤抓钳、腔镜剪刀切开腹膜
② 内侧至耻骨联合越过中线,外侧至髂前上棘,上方至联合肌腱,内下方至耻骨韧带下方,分离腹膜前间隙	递超声刀、腔镜无损伤抓钳,分离腹膜前间隙
8. 根据缺损情况选择合适的疝补片,修补疝口	递腔镜无损伤抓钳、腔镜分离钳、医用胶固定补片
9. 关闭腹膜	巡回护士调整 CO_2 气腹至 10 mmHg,递腔镜分离钳、2-0 可吸收缝线连续缝合关闭腹膜
10. 调节三次体位	调节三次体位至标准曲线仰卧位
11. 缝合切口	同腹腔镜辅助下远端胃癌根治性切除术
12. 覆盖切口	

7. 巡回护士手术配合要点

(1) 手术前严格执行病人安全核查,包括病人的基本信息、手术方式、麻醉方式、术中特殊用物及药品等。

（2）术前完善仪器设备检查及准备，正确使用电外科设备，妥善安置电外科设备回路负极板，预防电灼伤的发生。

（3）手术前巡回护士与主刀医生确认疝补片材料准备妥善，方可开始实施麻醉。

（4）术中根据病人需要采取综合保温措施，预防低体温的发生。

（5）手术过程中维持气腹压力在 10～12 mmHg，以免气腹压力过大损伤腹膜。

（6）手术结束后，妥善固定病人静脉通路及其他管路，并确保管路通畅，保证病人安全转运。

8. 器械护士手术配合要点

（1）术前器械护士术需熟悉手术方法、步骤，提前准备手术所需用物及器械。

（2）疝补片置入后，用医用胶或钛钉固定补片，协助手术医生排空气腹，使腹膜重新贴附于腹壁。

参 考 文 献

[1] 龚建平. 膜解剖的兴起与混淆[J]. 中华胃肠外科杂志,2019,22(5):401-405.

[2] 郭建辉,童宜欣. 腹腔镜辅助下右半结肠根治性切除术(D3＋CME)[J]. 中华胃肠外科杂志,2018,21(1):28.

[3] 徐向上,曹志新. 精准医学在胃癌中的研究进展[J]. 腹部外科,2021,34(1):4-9.

[4] 廖艺,杨祖立,向军,等. 腹腔镜辅助下胃癌D2根治性远端胃大部切除术安全性与有效性的系统评价[J]. 中华胃肠外科杂志,2010,13(11):825-830.

[5] 盛芳,旷婉. 标准化管理在手术室胃肠专科腔镜手术配合中的应用[J]. 中国保健营养,2016,26(11):242-242.

（陈红,盛芳,李杨,甘露,盛亚荣,朱敏）

第11章　骨外科手术护理配合

第一节　骨外科常用手术体位的安置方法

一、头颈后仰卧位

1. 适应证

头颈后仰卧位适用于颈椎前路手术。

2. 体位用物

颈垫 1 个、肩垫 1 个、膝枕 1 个、足跟垫 2 个、下肢约束带 1 根。

3. 安置方法

头颈后仰卧位如图 11-1-1 所示。

（1）病人取仰卧位，肩下置肩垫（平肩峰），按需抬高肩部。颈下置颈垫，使头后仰。双上肢掌心朝向身体两侧。

（2）膝下垫膝枕，足下垫足跟垫，距离膝关节上 5 cm 处使用约束带固定，松紧适宜，以能容纳一指为宜，防止腓总神经损伤。

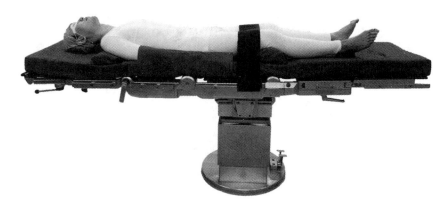

图 11-1-1　头颈后仰卧位

4. 注意事项

（1）保护病人颈椎，防止颈部过伸与过度扭曲。

（2）行全身麻醉后，覆盖双眼，予以保护。

（3）进行病人术中获得性压力性损伤风险评估,手术受压部位使用预防性敷料进行局部减压。

（4）病人约束不宜过紧,预防骨筋膜室综合征。

（5）调节曲线仰卧位,使病人舒适,降低术中获得性压力性损伤发生风险。

二、胸腰椎俯卧位

1. 适应证

胸腰椎俯卧位适用于第3胸椎后入路以下及后入路腰椎手术。

2. 体位用物

凝胶头垫1个、长条凝胶垫2个、流体垫1个、下肢垫1个、下肢约束带1根。

3. 安置方法

胸腰椎俯卧位如图11-1-2所示。

（1）根据病人体型,选择适宜的体位垫并置于手术床相应位置。

（2）病人仰卧于手术转运床上,行全身麻醉后,覆盖双眼,予以保护,手术受压部位使用预防性敷料,进行局部减压。

（3）手术医生、麻醉医生和巡回护士三方共同配合,采用轴线翻身法将病人安置于俯卧位体位垫上,妥善约束,避免坠床。

（4）双上肢沿关节生理旋转方向,自然向前置于头部两侧。双膝关节置于流体垫上,保持功能位,避免双膝部悬空,给予体位垫保护。双下肢略分开于腿垫上,足踝部垫软枕,踝关节自然弯曲,足尖部自然下垂,距离膝关节上5 cm处用约束带固定,松紧适宜,以能容纳一指为宜,防止腓总神经损伤。

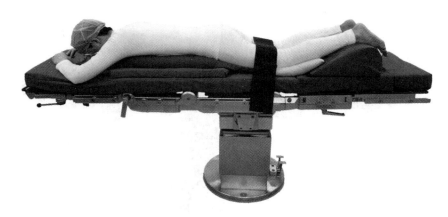

图 11-1-2　胸腰椎俯卧位

4. 注意事项

（1）轴线翻身时需要至少四名医护人员共同配合完成,步调一致。

（2）根据病人面部轮廓选择大小合适的凝胶头垫,酌情调节体位垫位置,注意保持腹部悬空,避免受压。

(3)妥善整理各种管线,防止体位安置过程中脱落,心电监护电极片的位置应避开受压部位,避免机械性损伤。

(4)安置体位后,检查病人是否处于体位垫合适位置,避免压迫眼睛、乳房(女性)、会阴部(男性)、足尖等部位。

(5)术前评估手术床位置以免术中影响 C 臂机透视。

三、颈椎俯卧位

1. 适应证

颈椎俯卧位适用于颈椎后入路手术及后入路第 3 胸椎以上手术。

2. 用物准备

凝胶头垫 1 个、长条凝胶垫 2 个、肩垫 1 个、流体垫 1 个、腿垫 1 个、下肢约束带 1 根。

3. 安置方法

颈椎俯卧位如图 11-1-3 所示。

(1)根据病人体型,选择适宜的体位支撑用物,并置于手术床相应位置。

(2)病人仰卧于手术转运床上,行全身麻醉后,覆盖双眼,予以保护,手术受压部位使用预防性敷料,进行局部减压。

(3)手术医生、麻醉医生和巡回护士三方共同配合,采用轴线翻身法将病人安置于俯卧位支撑物上,妥善约束,避免坠床。

(4)双上肢掌心朝向身体两侧,上身抬高 10°～20°,双膝关节置于流体垫上,保持功能位,避免双膝悬空,给予流体垫保护,双下肢略分开于腿垫上,足踝部垫软枕,踝关节自然弯曲,足尖部自然下垂,距离膝关节上 5 cm 处用约束带固定,松紧适宜,以能容纳一指为宜,防止腓总神经损伤。

(5)安置体位后检查病人是否处于体位垫合适位置,避免压迫眼睛、乳房(女性)、会阴部(男性)、足尖等部位。

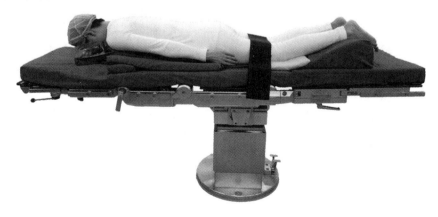

图 11-1-3　颈椎俯卧位

4．注意事项

（1）轴线翻身时需要至少四名医护人员共同配合完成，步调一致。

（2）根据病人面部轮廓选择大小合适的凝胶头垫，酌情调节体位垫位置，注意保持腹部悬空，避免受压。

（3）妥善整理各种管线，防止体位安置过程中脱落，心电监护电极片的位置应避开受压部位，避免机械性损伤。

（4）安置体位后，检查病人是否处于体位垫合适位置，避免压迫眼睛、乳房（女性）、会阴部位（男性）、足尖等部位。

四、牵引体位

1．适应证

牵引体位适用于股骨干骨折、股骨粗隆间骨折、股骨颈骨折、髋关节镜等手术。

2．用物准备

牵引架 1 套。

3．安置方法

牵引体位如图 11-1-4 所示。

（1）手术床卸除双侧腿板，安装牵引架。

（2）病人仰卧于手术转运床上，行全身麻醉后，覆盖双眼，予以保护。骶尾部使用预防性敷料进行局部减压。

（3）医护人员共同配合，将病人安置于牵引床上，妥善约束，避免坠床。

（4）患侧下肢置于牵引架上牵引固定，健侧下肢置于截石位体位架上固定，患侧上肢妥善固定于麻醉屏架上，健侧上肢置于托手板上，远端关节略高于近端关节。

（5）G 臂拍片机放置于合适位置。

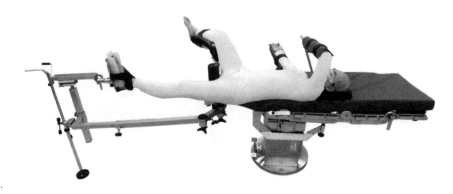

图 11-1-4　牵引体位

4．注意事项

（1）患肢足踝包裹固定时，应保持脚趾外露，便于牵引复位时观察下肢末梢循环状态。

（2）男性病人应注意保护会阴部，避免受压。

（3）G 臂 X 射线机摆放时注意避免机臂压迫病人下肢。

五、侧卧位

1. 适应证

侧卧位适用于髋关节置换、部分创伤骨折、肩关节镜等手术。

2. 体位用物

托手板及可调节托手架 2 个、固定挡板 2 套、上肢约束带 2 根。

3. 安置方法

侧卧位如图 11-1-5 所示。

（1）依据病人肩宽，折叠手术床头板，高度与床面平齐。

（2）病人取仰卧位，肩部位于手术床头板凹槽处。

（3）健侧安装托手板及可调节托手架，并初步调节托手板及可调节托手架高度。

（4）医护人员共同配合，采用轴线翻身法，取健侧卧位。

（5）患侧上肢屈曲呈抱球状置于可调节托手架上，远端关节稍低于近端关节，健侧上肢外展于托手板上，远端关节稍高于近端关节，共同维持胸廓自然舒展，肩关节外展或上举不超过 90°。

（6）腹侧用固定挡板固定耻骨联合，背侧用挡板固定骶尾部，共同维持病人 90°侧卧位。

（7）双下肢均屈曲约 45°。

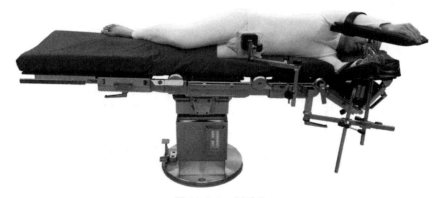

图 11-1-5　侧卧位

4. 注意事项

（1）注意保护病人心肺功能。

（2）进行病人术中获得性压力性损伤风险评估，手术受压部位使用预防性敷料进行局部减压。

（3）体位安置后评估病人脊椎是否在一条水平线上、脊椎生理弯曲是否变形、下侧肢体及腘窝处是否悬空。

（4）术中调节手术床时需要密切观察，防止体位移位，以免重要器官受压。

第二节　骨外科手术配合

一、胸腰椎椎管减压植骨融合内固定术

腰椎病指的是一类以椎间盘退变为主导致的腰椎椎间盘突出,腰椎管、椎间孔、椎间隙狭窄,腰椎椎体滑脱、关节不稳以及腰椎周围软组织的急性及慢性损伤等一系列疾病群。腰椎病常见的临床表现为腰痛、腰部活动受限以及下肢疼痛、麻木,间歇性跛行等。

1. 适应证

(1)胸腰椎压缩性骨折,椎体高度压缩>1/3,导致胸腰椎不稳定。

(2)腰椎间盘突出压迫神经,引起神经损害。

(3)腰椎间盘突出症合并腰椎管狭窄症。

2. 手术间布局

胸腰椎椎管减压植骨融合内固定术手术间布局如图 11-2-1 所示。以手术床为中心,吸引器、电外科设备位于手术床左侧,手术托盘位于手术床右侧,麻醉机、吸引器位于手术床头侧,温毯仪位于手术床尾侧。主刀医生位于病人右侧,一助、二助位于主刀医生对侧,器械护士位于主刀医生右侧。

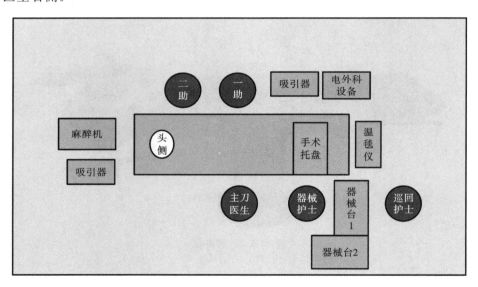

图 11-2-1　手术间布局图

3. 物品准备

(1)器械准备:

椎板器械包 1 个、外来器械包 1 套。

(2)敷料准备:

大腹包 1 个、基础包 1 个、中单包 1 个、手术衣 6 件、治疗碗 6 个。

（3）用物准备：

11 号刀片 1 个、22 号刀片 1 个、9×24 三角针 1 套、2-0 慕丝线、1-0 可吸收缝线、2-0 可吸收缝线、骨蜡 1 个、显影棉片 1 包、显影小纱布 5 片、一次性手控电刀笔 1 个、一次性使用不粘双极电凝镊 1 个、一次性使用吸引管 1 根、50 ml 一次性使用注射器 1 个、50 cm×30 cm 一次性使用无菌手术膜 1 个、一次性使用负压球 2 个。

（4）药品准备：

37 ℃复方氯化钠注射液 500 ml、37 ℃ 0.9％氯化钠注射液 250 ml、37 ℃生理氯化钠溶液 500 ml、1％活力碘。

（5）仪器设备准备：

电外科设备 1 台、负压吸引器 1 台、温毯仪 1 台。

4．麻醉与体位

（1）麻醉方式：

全身麻醉。

（2）体位：

俯卧位。

5．皮肤消毒范围

胸椎手术：1％活力碘消毒皮肤，上至肩部，下至髂嵴连线，两侧至腋中线。

腰椎手术：1％活力碘消毒皮肤，上至两腋窝连线，下至臀部，两侧至腋中线。

6．手术配合

胸腰椎椎管减压植骨融合内固定术手术配合如表 11-2-1 所示。

表 11-2-1　胸腰椎椎管减压植骨融合内固定术手术配合

手 术 步 骤	手 术 配 合
1．X 线透视定位	递透视标尺及记号笔，在体表相应位置作切口标记
2．清点用物	器械护士提前 15 min 洗手，整理器械台及相关用物，与巡回护士共同进行术前清点，巡回护士及时准确记录
3．消毒、铺巾、贴膜	
① 消毒、铺巾	递海绵钳夹持活力碘纱布依次消毒皮肤 3 遍，常规铺巾
② 贴无菌手术膜	递 50 cm×30 cm 一次性使用无菌手术膜，协助手术医生贴膜
4．连接管线	器械护士按规范固定一次性手控电刀笔、一次性使用不粘双极电凝镊、一次性使用吸引管，巡回护士依次连接各管线管道，并设置参数
5．Time Out	切皮前，手术医生、麻醉医生、手术室护士三方核查
6．切开显露	
① 切开皮肤	核对无误后，器械护士将 22 号手术刀置于弯盘内，递给主刀医生，递短有齿镊
② 显露棘突及横突	递一次性手控电刀笔、一次性使用不粘双极电凝镊

手 术 步 骤	手 术 配 合
7. 初步定位	
① 显露手术野	递脊柱撑开器
② 显露进钉点	递双关节咬骨钳,去除植钉点软组织及骨皮质
③ 定位针透视 X 线定位	递定位针定位,递无菌单覆盖手术台面
8. 植入螺钉	
① 扩钉道	递开路锥,扩大钉道
② 探钉道	递探针,探查钉道深度与位置
③ 扩攻钉道	递丝攻,扩攻钉道
④ 植入螺钉	递上钉器、螺钉
9. 椎管减压	
① 椎板开窗	递椎板咬骨钳、双关节咬骨钳
② 咬除黄韧带	递椎板咬骨钳和髓核钳
③ 椎管减压,探查神经	递髓核钳取出髓核组织,神经剥离子探查神经,递棉片、一次性使用不粘双极电凝镊止血
10. 植骨融合	
① 终板处理	递铰刀、终板刮匙
② 选择试模	依次递从小到大的型号试模,选择合适的试模
③ 植入骨粒	递长无损伤镊、植骨器以及骨粒,进行椎间植骨
④ 植入椎间融合器	递融合器把持器、备用状态的椎间融合器
11. 准备连接棒	
① 测量连接棒长度	递模棒,测量头钉跟尾钉之间的长度
② 剪切钛棒	递剪棒器,根据测量长度剪切钛棒
③ 塑形钛棒	递弯棒器,对连接棒进行塑形
12. 安装连接棒以及螺塞	
① 安装连接棒	递持棒钳
② 安装螺塞	递螺塞夹持器
③ 初步固定螺钉	递 T 形扳手拧紧螺帽
13. 加压、固定钉棒	递加压器、T 形扳手
14. 锁紧钉棒	
① X 线透视	递无菌单覆盖手术台面
② 锁紧螺钉	递扭力扳手和对抗扳手
③ 断尾	递断尾扳手

续表

手 术 步 骤	手 术 配 合
15. 缝合切口	
① 冲洗切口	递 37 ℃生理氯化钠溶液冲洗
② 于切口处放置引流管	递一次性使用负压球,递长弯血管钳协助置管,递短有齿镊、9×24 三角针 2-0 慕丝线,固定引流管,巡回护士与器械护士共同完成关腔前用物清点
③ 缝合肌层及筋膜层	递短有齿镊、1-0 可吸收缝线间断缝合肌层及筋膜层
④ 缝合皮下组织	递短有齿镊、2-0 可吸收缝线间断缝合,巡回护士与器械护士共同完成关腔后用物清点
⑤ 缝合皮肤	递短有齿镊、9×24 三角针 2-0 慕丝线间断缝合,第四次清点物品数目及完整性
16. 覆盖切口	递组织钳夹持活力碘纱布消毒皮肤,递 9 cm×20 cm 敷贴覆盖切口

7. 巡回护士手术配合要点

（1）手术前严格执行病人安全核查,包括病人的基本信息、手术方式、麻醉方式、术中特殊用物及药品等。

（2）术前完善仪器设备检查及准备,正确使用电外科设备,妥善安置电外科设备回路负极板,预防电灼伤的发生。

（3）安置体位时合理安置各种线路,包括心电监护线、神经监测线路,防止器械相关压力性损伤。

（4）术中根据病人需要采取综合保温措施,预防低体温的发生。

（5）手术结束后,妥善固定病人静脉通路及其他管路,并确保管路通畅,保证病人安全转运。

8. 器械护士手术配合要点

（1）器械护士术前熟悉手术方法、步骤,提前准备手术所需用物及器械。

（2）术中传递植入物之前需再次与主刀医生共同核对植入物型号、种类。

二、颈椎前入路椎管减压植骨融合内固定术

颈椎病是颈椎骨关节炎、增生性颈椎炎、颈神经根综合征及颈椎椎间盘脱出症的总称,是一种以退行性病理改变为基础的疾病。该病刺激或压迫了邻近的神经根、脊髓、椎动脉及颈部交感神经等组织,表现为颈椎间盘退变本身及其继发性的一系列病理改变,如椎节失稳、松动;髓核突出或脱出;骨刺形成;韧带肥厚和继发的椎管狭窄等。

1. 适应证

（1）颈椎椎间盘突出者。

（2）颈椎间关节活动不稳、颈椎疼痛者。

（3）颈椎狭窄、脊髓前方软性压迫已合并严重轴性疼痛症状者。

（4）颈椎后凸畸形者。

2. 手术间布局

颈椎前入路椎管减压植骨融合内固定术手术间布局如图11-2-2所示。以手术床为中心，吸引器、电外科设备、动力系统位于手术床左侧，手术托盘位于手术床右侧，麻醉机、吸引器位于手术床头侧，温毯仪、神经监测仪位于手术床尾侧。主刀医生位于病人右侧，一助、二助位于主刀医生对侧，器械护士位于主刀医生右侧。

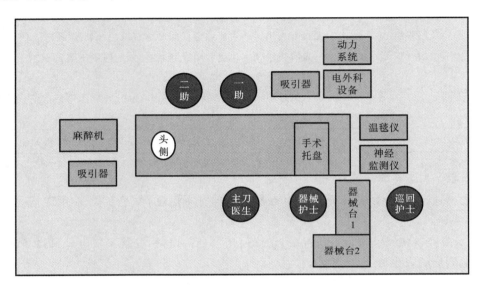

图 11-2-2　手术间布局图

3. 物品准备

（1）器械准备：

颈椎器械包1个、外来器械包1套、颈椎前路撑开器1套。

（2）敷料准备：

大腹包1个、基础包1个、中单包1个、手术衣6件、治疗碗6个。

（3）用物准备：

11号刀片1个、22号刀片1个、9×24三角针1套、2-0慕丝线、3-0慕丝线、骨蜡1个、显影棉片1包、显影纱球1个、显影小纱布5片、一次性手控电刀笔1个、一次性使用不粘双极电凝镊1个、一次性使用吸引管1根、10 ml与50 ml一次性使用注射器各1个、50 cm×30 cm一次性使用无菌手术膜1个、一次性使用负压球1个。

（4）药品准备：

37 ℃复方氯化钠注射液500 ml、37 ℃ 0.9％氯化钠注射液250 ml、37 ℃生理氯化钠溶液500 ml、1％活力碘。

（5）仪器设备准备：

电外科设备1台、负压吸引器1台、温毯仪1台、神经监测仪1台。

4. 麻醉与体位

（1）麻醉方式：

全身麻醉。

（2）体位：

颈后仰卧位。

5. 皮肤消毒范围

1%活力碘消毒皮肤，上至下唇，下至乳头，两侧至斜方肌前缘。

6. 手术配合

颈椎前入路椎管减压植骨融合内固定术手术配合如表 11-2-2 所示。

表 11-2-2　颈椎前入路椎管减压植骨融合内固定术手术配合

手 术 步 骤	手 术 配 合
1. X 线透视定位	同胸腰椎椎管减压植骨融合内固定术
2. 清点用物	
3. 消毒、铺巾、贴膜	
4. 连接管线	
5. Time Out	
6. 切开显露	核对无误后，器械护士将 22 号手术刀置于弯盘内，递给主刀医生
① 切开皮肤	递短有齿镊
② 分离显露	递一次性手控电刀笔，依次切开颈深筋膜、颈动脉鞘内侧的气管前筋膜
③ 结扎动脉	递甲状腺拉钩牵拉颈动脉鞘及鞘内结构，递 3-0 慕丝线结扎甲状腺上动脉和舌动脉
④ 持续显露	递甲状腺拉钩牵离食管，纵行分开颈长肌，剥离肌肉及前纵韧带
7. X 线透视定位	递定位针，X 线透视定位目标椎体
8. 显露手术视野	递颈椎自动撑开拉钩
9. 清除椎间盘	
① 切开前纵韧带和黄韧带	递 11 号手术刀
② 清除韧带和椎间盘	递颈椎刮匙和髓核钳
10. 撑开椎间隙	
① 置入椎体钉	递开口器和椎体钉，置入目标椎间隙上下椎体
② 撑开椎间隙	递椎体撑开器撑开并固定
11. 减压目标椎间隙	
① 清理椎间隙	递 2 mm 和 3 mm 椎板咬骨钳切除椎体后缘骨赘和后纵韧带，处理目标椎间隙的上下终板，保留骨粒

手　术　步　骤	手　术　配　合
② 探查神经根	递神经剥离子探查、松解受压神经根
12. 选择试模	依次递从小到大的型号试模,选择合适的试模
13. 植入融合器	
① 准备融合器	递植骨器、植骨平台将骨粒植入融合器内
② 植入融合器	递融合器把持器和融合器,置入目标椎间隙
14. 去除椎体撑开器和椎体钉	递取钉器,取出椎体钉和椎体撑开器,递骨蜡或明胶海绵封闭钉道止血
15. 选择固定钢板长度	递测量模棒,读取长度,选择长度合适的颈椎前路固定钢板
16. 固定颈椎前路钢板	
① 建立钉道	递开路钻钻穿骨皮质
② 初步固定	递临时固定钉,初步固定颈椎前路钢板
③ 植入螺钉	递上钉器安装螺钉
17. X 线透视	递无菌单覆盖手术台面,X 线透视正位片和侧位片
18. 锁紧螺钉	递进钉器锁紧螺钉
19. 缝合切口	同胸腰椎椎管减压植骨融合内固定术
20. 覆盖切口	

7. 巡回护士手术配合要点

（1）手术前严格执行病人安全核查,包括病人的基本信息、手术方式、麻醉方式、术中特殊用物及药品等。

（2）术前完善仪器设备检查及准备,正确使用电外科设备,妥善安置电外科设备回路负极板,预防电灼伤的发生。

（3）安置体位时合理安置各种线路,包括心电监护线、神经监测线路,防止器械相关压力性损伤。

（4）术中根据病人需要采取综合保温措施,预防低体温的发生。

（5）手术结束后,妥善固定病人静脉通路及其他管路,并确保管路通畅,保证病人安全转运。

8. 器械护士手术配合要点

（1）器械护士术前熟悉手术方法、步骤,提前准备手术所需用物及器械。

（2）术中传递植入物之前需再次与主刀医生共同核对植入物型号、种类。

三、颈椎后入路单开门椎管扩大成形术

颈椎管狭窄是指椎管前方的椎体形成骨赘、椎间盘退变向后突入椎管、后纵韧带骨化变硬、椎管侧方的椎弓根发育不良及椎管后方黄韧带骨化或肥厚内陷等原因引起一个或多个节段颈椎管腔狭窄,导致脊髓血液循环障碍、脊髓及神经根压迫症状的一系列疾病。颈椎管狭窄根据病因可分为四类:发育性颈椎管狭窄、退变性颈椎管狭窄、医源性颈椎管狭窄、其他病变和创伤所致的继发性颈椎管狭窄。

1. 适应证

(1) 颈椎病合并后纵韧带骨化者。

(2) 枕颈关节不稳引起的椎动脉供血不足,经保守治疗无效者。

(3) 颈椎 3 个节段以上椎管狭窄者。

2. 手术间布局

颈椎后入路单开门椎管扩大成形术手术间布局如图 11-2-3 所示。以手术床为中心,吸引器、自体血回输装置、电外科设备、动力系统位于手术床左侧,手术托盘位于手术床右侧,麻醉机、吸引器位于手术床头侧,神经监测仪、温毯仪位于手术床尾侧。主刀医生位于病人右侧,一助、二助位于主刀医生对侧,器械护士位于主刀医生右侧。

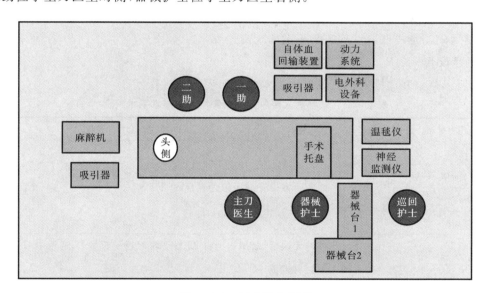

图 11-2-3　手术间布局图

3. 物品准备

(1) 器械准备:

颈椎器械包 1 个、外来器械包 1 套、颈椎后路撑开器 1 套、骨微动力系统 1 套。

(2) 敷料准备:

大腹包 1 个、基础包 1 个、中单包 1 个、手术衣 6 件、治疗碗 6 个。

(3) 用物准备:

11 号刀片 1 个、22 号刀片 1 个、9×24 三角针 1 套、2-0 慕丝线、3-0 慕丝线、骨蜡 1 个、显影棉片 1 包、显影小纱布 5 片、一次性手控电刀笔 1 个、一次性使用不粘双极电凝镊 1 个、一次性使用吸引管 1 根、10 ml 与 50 ml 一次性使用注射器各 1 个、50 cm×30 cm 一次性使用无菌手术膜 1 个、一次性使用负压球 1 个。

（4）药品准备：

37 ℃复方氯化钠注射液 500 ml、37 ℃ 0.9％氯化钠注射液 250 ml、37 ℃ 0.9％氯化钠注射液 500 ml、1％活力碘。

（5）仪器设备准备：

电外科设备 1 台、负压吸引器 1 台、神经监测仪 1 台、骨微动力系统 1 台、自体血回输装置 1 台。

4. 麻醉及体位

（1）麻醉方式：

全身麻醉。

（2）体位：

俯卧位。

5. 皮肤消毒范围

1％活力碘消毒皮肤，上至颅顶，下至两腋窝连线。

6. 手术配合

颈椎后入路单开门椎管扩大成形术手术配合如表 11-2-3 所示。

表 11-2-3　颈椎后入路单开门椎管扩大成形术手术配合

手 术 步 骤	手 术 配 合
1. 清点用物	同胸腰椎椎管减压植骨融合内固定术
2. 消毒、铺巾、贴膜	
3. 连接管线	
4. Time Out	
5. 切口显露	核对无误后，器械护士将 22 号手术刀置于弯盘内，递给主刀医生
① 切口皮肤	递短有齿镊
② 显露手术野	递一次性手控电刀笔和长无损伤镊，依次分离颈半棘肌、头半棘肌、夹肌与斜方肌，递一次性使用不粘双极电凝镊止血，显露颈 3 至颈 6 关节突与椎板的交界处，递颈椎撑开钩，显露手术部位
6. 制造门轴	
① 离断韧带	递 3 mm 椎板咬骨钳，离断颈 2 至颈 3、颈 6 至颈 7 的棘上韧带、棘间韧带和黄韧带
② 制造门轴	递骨微动力球形磨头，于椎板与关节突的交界处开骨槽，保留内层皮质骨作为门轴
③ 切开椎板全层	递骨微动力球形磨头和椎板咬骨钳，于另一侧相应节段椎板的小关节内侧缘切开椎板全层

续表

手 术 步 骤	手 术 配 合
7. 正中掀开椎板	
① 掀开椎板	递 3 mm 枪状椎板咬骨钳,将颈 3～6 椎板向门轴侧掀起
② 分离硬膜,探查神经	递神经剥离子,扩大椎管并分离硬膜粘连部分
③ 止血	递一次性使用不粘双极电凝镊、显影棉片
8. 植入钢板、螺钉	
① 选择钢板型号	递试模,选择钢板型号
② 植入钢板、螺钉	递骨微动力小号磨头、持板钳和上钉改锥
9. 缝合切口	同胸腰椎椎管减压植骨融合内固定术
10. 覆盖切口	

7. 巡回护士手术配合要点

（1）手术前严格执行病人安全核查,包括病人的基本信息、手术方式、麻醉方式、术中特殊用物及药品等。

（2）术前完善仪器设备检查及准备,正确使用电外科设备,妥善安置电外科设备回路负极板,预防电灼伤的发生。

（3）安置体位时合理安置各种线路,包括心电监护线、神经监测线路,防止器械相关压力性损伤。

（4）术中根据病人需要采取综合保温措施,预防低体温的发生。

（5）手术结束后,妥善固定病人静脉通路及其他管路,并确保管路通畅,保证病人安全转运。

8. 器械护士手术配合要点

（1）器械护士术前熟悉手术方法、步骤,提前准备手术所需用物及器械。

（2）术中传递植入物之前需再次与主刀医生共同核对植入物型号、种类。

四、人工膝关节双间室置换术

人工膝关节置换,又称膝关节表面置换,指通过手术用金属和高分子聚乙烯等人工材料制作的全膝关节结构替代机体无法自行修复的关节面,以期恢复关节功能。膝关节置换能最大程度上缓解病人疼痛,达到恢复下肢力线负重、恢复膝关节稳定、重建膝关节功能的目的,可有效改善病人生活质量。

1. 适应证

（1）中老年骨性关节炎者。

（2）严重的类风湿关节炎者。

（3）创伤性膝关节炎伴长久性膝关节疼痛者。

（4）骨缺血性坏死或骨肿瘤等病变产生的膝关节疼痛或者功能障碍者。

（5）膝关节僵硬或者畸形者。

2. 手术间布局

人工膝关节双间室置换术手术间布局如图11-2-4所示。以手术床为中心,吸引器、电外科设备位于手术床左侧,麻醉机、电动止血仪、温毯仪、吸引器位于手术床头侧。主刀医生位于病人右侧,一助、二助位于主刀医生对侧,三助位于主刀医生左侧,器械护士位于主刀医生右侧。

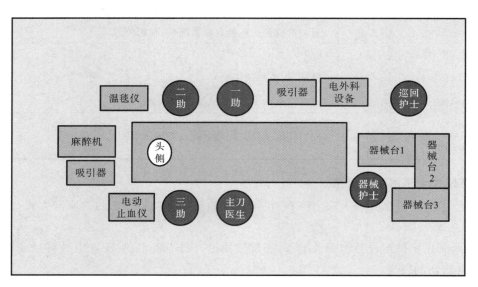

图 11-2-4　手术间布局图

3. 物品准备

(1)器械准备:

全髋包1个、外来器械包1套。

(2)敷料准备:

大腹包1个、基础包1个、中单包1个、手术衣6件、治疗碗6个。

(3)用物准备:

11号刀片1个、22号刀片1个、9×24三角针1套、2-0慕丝线、一次性手控电刀笔1个、一次性使用不粘双极电凝镊1个、一次性使用吸引管1根、10 ml 与50 ml 一次性使用注射器各1个、50 cm×30 cm 一次性使用无菌手术膜3张。

(4)药品准备:

37 ℃复方氯化钠注射液、37 ℃生理氯化钠溶液500 ml、37 ℃ 0.9%氯化钠注射液250 ml、1%活力碘、术前抗生素、醋酸曲安奈德注射液1 ml、1%罗哌卡因10 ml、氨甲环酸注射液40 ml。

(5)仪器设备准备:

电外科设备1台、负压吸引器1台、电动止血仪1台。

4. 麻醉与体位

(1)麻醉方式:

全身麻醉或区域神经阻滞。

（2）体位：

平卧位。

5. 皮肤消毒范围

1％活力碘消毒皮肤,上至腹股沟,下至脚尖及脚指缝。

6. 手术配合

人工膝关节双间室置换术手术配合如表 11-2-4 所示。

表 11-2-4　人工膝关节双间室置换术手术配合

手 术 步 骤	手 术 配 合
1. 清点用物	同胸腰椎椎管减压植骨融合内固定术
2. 消毒、铺巾、贴膜	
3. 连接管线	
4. Time Out	
5. 切开显露 ① 于髌骨上缘 5～8 cm 处至胫骨结节处作正中切口	核对无误后,器械护士将 22 号手术刀置于弯盘内,递给主刀医生 递短有齿镊
② 取内侧髌旁入路打开关节囊,将髌骨外翻以显露膝关节	递一次性手控电刀笔、直有齿血管钳
③ 切除半月板、滑膜、髌下脂肪垫及前后交叉韧带	递甲状腺拉钩、髋臼拉钩显露膝关节
6. 胫骨近端截骨 ① 屈曲膝关节,胫骨向前半脱位,安装胫骨髓外对线工具	协助手术医生组装胫骨髓外对线工具
② 固定截骨导板	递胫骨测量针评估截骨厚度,递 3 枚通用钉或者螺纹无头钉固定截骨导板
③ 力线评估,胫骨截骨	递对线手柄和对线棒评估力线,递镰刀片和摆锯截骨
7. 股骨远端截骨 ① 屈膝 90°,股骨开髓	递动力系统阶梯钻头开髓
② 股骨对线	组装股骨髓内对线工具
③ 固定股骨截骨导板,股骨截骨	递通用螺钉或者螺纹无头钉固定截骨导板,递镰刀片、摆锯行股骨截骨
8. 股骨及胫骨准备 ① 测量伸直间隙,对力线	递间隙评估块测量伸直间隙,递对线棒确定力线和内外侧稳定性
② 测量股骨假体尺寸	递假体尺寸与旋转测量器,递通用钉和螺纹无头钉固定
③ 取下假体尺寸与旋转测量器,安装四合一截骨导板,评估屈曲间隙	递四合一截骨导板、间隙评估块

续表

手 术 步 骤	手 术 配 合
④ 四合一截骨	递螺纹带头钉固定四合一截骨导板,递摆锯截骨
⑤ 髁间截骨	递带头螺纹钉固定髁间截骨导板,递摆锯截骨
⑥ 试模复位	递股骨试模、打入器安装股骨试模,递胫骨托试模和试模垫片
⑦ 股骨钻孔	递股骨钻
⑧ 胫骨准备	递基座钉固定胫骨托试模,递骨锤钻入钻塔,递龙骨冲和打击器手柄打入龙骨冲
9. 植入股骨和胫骨假体	调制骨水泥,准确记录时间,递打击器、骨锤分别植入股骨和胫骨假体
10. 植入垫片	递固定平台垫片打击器、骨锤植入垫片
11. 缝合切口	同胸腰椎椎管减压植骨融合内固定术
12. 覆盖切口	

7. 巡回护士手术配合要点

(1) 手术前严格执行病人安全核查,包括病人的基本信息、手术方式、麻醉方式、术中特殊用物及药品等。

(2) 术前完善仪器设备检查及准备,正确使用电外科设备,妥善安置电外科设备回路负极板,预防电灼伤的发生。

(3) 安置体位时合理安置各种线路,防止器械相关压力性损伤。

(4) 术中根据病人需要采取综合保温措施,预防低体温的发生。

(5) 手术结束后,妥善固定病人静脉通路及其他管路,并确保管路通畅,保证病人安全转运。

8. 器械护士手术配合要点

(1) 器械护士术前熟悉手术方法、步骤,提前准备手术所需用物及器械。

(2) 全程关注手术进展,术中传递器械应"稳、准、精"。

(3) 术中传递植入物假体前,应再次与主刀医生共同核对确认植入物型号、种类。

五、人工全髋关节置换术

髋关节由股骨头与髋臼相对构成,属于杵臼关节。全髋关节置换术作为一种临床常用的治疗方法,对病人关节与髋部疼痛具有重建与改善的作用。该手术主要是利用人工材料将人体的股骨头和髋臼置换,是一种重建关节运动功能的修复手术。

1. 适应证

(1) 髋臼破坏严重或有明显退变,关节活动受限明显,严重影响生活及工作者。

(2) 各种原因导致的股骨头缺血性坏死,包括股骨头无菌性坏死和陈旧性股骨颈骨折并发股骨头坏死者。

(3) 各种非感染性髋关节炎,包括类风湿性髋关节炎、强直性脊柱炎、原发或继发性骨关节炎等。

（4）股骨近段或髋臼有肿瘤、先天性髋关节半脱位或完全脱位，疼痛严重和失稳，且持续加重者。

（5）股骨头置换术、全髋置换术、髋关节融合术失败或髋关节固定术后位置不佳或融合不良者。

（6）先天性髋关节发育不良、化脓性髋关节炎治愈后或髋关节结核稳定期者。

2. 手术间布局

人工全髋关节置换术手术间布局如图 11-2-5 所示。以手术床为中心，吸引器、电外科设备、温毯仪位于手术床左侧，麻醉机、吸引器位于手术床头侧。主刀医生位于病人右侧，一助、二助位于主刀医生对侧，三助、器械护士位于主刀医生右侧。

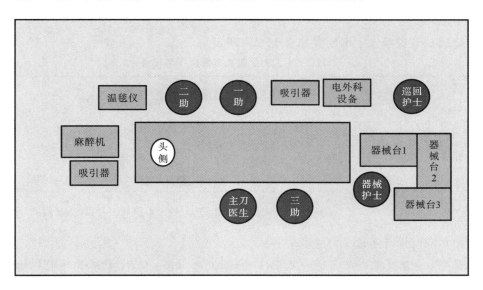

图 11-2-5　手术间布局图

3. 物品准备

（1）器械准备：

全髋器械包 1 个、外来器械包 1 套。

（2）敷料准备：

大腹包 1 个、基础包 1 个、中单包 1 个、手术衣 6 件、治疗碗 6 个。

（3）用物准备：

11 号刀片 1 个、22 号刀片 1 个、9×24 三角针 1 套、2-0 慕丝线、显影小纱布 5 片、一次性手控电刀笔 1 个、一次性使用不粘双极电凝镊 1 个、一次性使用吸引管 1 根、50 ml 一次性使用注射器 1 个、50 cm×30 cm 一次性使用无菌手术膜 3 个、一次性使用负压球 1 个。

（4）药品准备：

37 ℃复方氯化钠注射液 500 ml、37 ℃ 0.9% 氯化钠注射液 250 ml、37 ℃生理氯化钠溶液

500 ml、1%活力碘。

（5）仪器设备准备：

电外科设备 1 台、负压吸引器 1 台、温毯仪 1 台。

4. 麻醉与体位

（1）麻醉方式：

全身麻醉或区域阻滞麻醉。

（2）体位：

侧卧位。

5. 皮肤消毒范围

1%活力碘消毒皮肤，前后过正中线、上至剑突，患肢远端至踝关节上方。

6. 手术配合

人工全髋关节置换术手术配合如表 11-2-5 所示。

表 11-2-5　人工全髋关节置换手术配合

手 术 步 骤	手 术 配 合
1. 清点用物	同胸腰椎椎管减压植骨融合内固定术
2. 消毒、铺巾、贴膜	
3. 连接管线	
4. Time Out	
5. 切开皮肤，显露髋关节	核对无误后，器械护士将 22 号手术刀置于弯盘内，递给主刀医生
① 在髋关节后外侧作手术切口	递短有齿镊
② 分离臀大肌、阔筋膜，切开臀中肌、臀外侧肌、关节囊	递一次性手控电刀笔止血，递方头拉钩、髋臼拉钩牵开暴露髋关节
6. 离断股骨四周肌肉韧带，将患肢屈髋内旋，使股骨头脱位	递一次性手控电刀笔、直有齿血管钳
7. 于小转子 1.5 cm 处截断股骨颈，取出股骨头，测量股骨头大小	递摆锯、取头器、测量卡尺，测量股骨头大小
8. 髋臼置换	
① 清理髋臼周围软组织	递一次性手控电刀笔、直有齿血管钳，清理髋臼周围软组织
② 按由小到大的顺序更换髋臼锉，打磨髋臼，直至均匀点状出血，呈现出"腮红征"	递不同型号的动力髋臼锉
③ 髋臼清理	递 37 ℃生理氯化钠溶液冲洗，递显影小纱布清理髋臼窝
④ 髋臼试模假体置入	递骨锤、髋臼试模，确认型号后植入髋臼假体
⑤ 螺钉置入	递螺钉夹持器和万向螺钉植入器

续表

手 术 步 骤	手 术 配 合
9. 安装内衬假体	递显影小纱布擦净髋臼窝,递打入器和骨锤植入内衬假体
10. 股骨柄假体置换	
① 股骨皮质骨开髓,由小到大依次更换髓腔锉扩髓,直至髓腔锉与骨皮质完全接触,确定试模柄的型号	递开髓器和骨锤开髓,由小到大依次递不同型号髓腔锉扩髓
② 安装股骨头试模,髋关节复位,确定股骨柄假体型号	递适配的股骨头试模,递复位器复位髋关节,无菌中单覆盖手术台面行 X 线透视
③ 取出试模柄和股骨头试模,安装股骨柄假体	递 37 ℃生理氯化钠溶液冲洗髓腔,递骨锤植入股骨柄假体
④ 安装股骨头假体并复位髋关节,检查髋关节紧张度和活动范围	安装股骨头假体
11. 缝合切口	同胸腰椎椎管减压植骨融合内固定术
12. 覆盖切口	

7. 巡回护士手术配合要点

（1）手术前严格执行病人安全核查,包括病人的基本信息、手术方式、麻醉方式、术中特殊用物及药品等。

（2）术前完善仪器设备检查及准备,正确使用电外科设备,妥善安置电外科设备回路负极板,预防电灼伤的发生。

（3）安置体位时合理安置各种线路,防止器械相关压力性损伤。

（4）术中根据病人需要采取综合保温措施,预防低体温的发生。

（5）手术结束后,妥善固定病人静脉通路及其他管路,并确保管路通畅,保证病人安全转运。

8. 器械护士手术配合要点

（1）器械护士术前应熟悉手术方法、步骤以及手术器械的使用。

（2）全程关注手术进展,术中传递器械应"稳、准、精"。

（3）术中传递植入物假体前,应再次与主刀医生共同核对确认植入物型号、种类。

六、膝关节镜下前交叉韧带重建术

膝关节前交叉韧带又称前十字韧带,是维系膝关节功能活动和稳定性的重要结构。前交叉韧带损伤在临床十分常见,损伤后将严重影响膝关节功能和稳定性,是临床膝关节功能障碍的最主要原因之一。有研究指出膝关节交叉韧带损伤后对膝关节功能影响较大,55%～65%

的前交叉韧带（Anterior Cruciate Ligament，ACL）损伤伴有半月板损伤，严重者可导致伤残。

1. 适应证

前交叉韧带损伤病人。

2. 手术间布局

膝关节镜下前交叉韧带重建术（以右膝关节镜为例）手术间布局如图 11-2-6 所示。以手术床为中心，温毯仪、腔镜显示屏及吸引器位于手术床左侧，电动止血仪位于手术床右侧，麻醉机、吸引器位于手术床头侧。主刀医生和一助位于病人右侧，二助位于主刀医生对侧，器械护士位于主刀医生右侧。

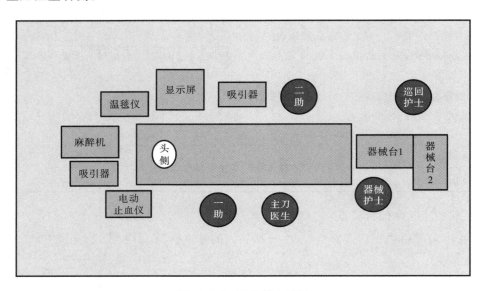

图 11-2-6　手术间布局图

3. 物品准备

（1）器械准备：

手外伤器械包 1 个、膝关节镜腔镜器械包 1 个。

（2）敷料准备：

一次性无菌敷料包 1 个、中单包 1 个、治疗碗 6 个。

（3）用物准备：

11 号刀片 1 个、9×24 三角针 1 套、2-0 慕丝线、2-0 可吸收缝线、2 号不可吸收缝线、5 号不可吸收缝线、5 mm Trocar 1 个、2.0 mm 克氏针 1 根、一次性使用吸引管 3 根、45 cm×45 cm 一次性使用无菌手术膜 1 个、一次性无菌光缆套 1 个、一次性使用冲洗器 1 个。

（4）药品准备：

37 ℃生理氯化钠溶液 3000 ml、1‰活力碘、37 ℃复方氯化钠注射液 500 ml。

（5）仪器设备准备：

电外科设备 1 台、负压吸引器 1 台、关节镜设备 1 套（高清显示器、冷光源）、30°视觉镜头 1

个、光源线 1 根、动力手柄线 1 根、等离子刀 1 个、电动止血仪 1 台。

4. 麻醉与体位

（1）麻醉方式：

区域神经阻滞。

（2）体位：

仰卧位。

5. 皮肤消毒范围

1% 活力碘消毒皮肤，上至腹股沟，下至脚尖及脚指缝。

6. 手术配合

膝关节镜下前交叉韧带重建术手术配合如表 11-2-6 所示。

表 11-2-6　膝关节镜下前交叉韧带重建术手术配合

手 术 步 骤	手 术 配 合
1. 清点用物	同胸腰椎椎管减压植骨融合内固定术
2. 消毒、铺巾、贴膜	
3. 连接管道	
4. Time Out	
5. 确定手术入路，建立手术通道	核对无误后，器械护士将 11 号手术刀置于弯盘内，递给主刀医生
① 建立观察通道：于距髌韧带外缘 1 cm 作 0.5 cm 切口	递 5 mm Trocar 1 个、膝关节镜头
② 建立操作通道：于距髌韧带内缘 1 cm 作另一切口	递 11 号手术刀、直有齿血管钳
6. 探查关节腔	
① 探查关节腔	递探钩探查关节腔，查看半月板及前后交叉韧带损伤情况
② 清理滑膜	递关节镜动力手柄清理滑膜
7. 切取腘绳肌肌腱	
① 于胫骨结节高点偏内下 2～2.5 cm 处作取腱切口	递 11 号手术刀和短有齿镊，递小甲状腺拉钩暴露切口
② 选取肌腱	递直角钳分离肌腱
③ 取出分离肌腱	递 5 号不可吸收缝线及取腱器取出肌腱，并用 37 ℃生理氯化钠溶液纱布包裹肌腱，保持肌腱湿润
8. 清理编织肌腱	
① 清理肌腱	递软组织剔除器清除肌腱上多余肌肉
② 测量肌腱长度，确定肌腱直径	递测量尺、肌腱直径测量器
③ 编织合适型号肌腱	递 2 号不可吸收缝线缝合编织肌腱，递 2-0 可吸收缝线标记植入骨隧道长度，生理氯化钠溶液纱布包裹肌腱备用

手 术 步 骤	手 术 配 合
9. 钻取骨隧道	
① 在胫骨端止点通过胫骨定位器定位胫骨隧道	递直径 2.0 mm 克氏针钻入胫骨
② 扩张胫骨隧道	递相应粗细胫骨空心钻扩张胫骨隧道
③ 在股骨端止点通过股骨定位器定位股骨隧道	递直径 2.0 mm 克氏针钻入股骨
④ 扩张股骨隧道	递相应粗细股骨空心钻扩张股骨隧道
10. 植入肌腱	递 5 号不可吸收缝线牵引肌腱穿过胫骨隧道和股骨隧道
11. 固定肌腱	分别递植入性钛板和植入性铆钉固定肌腱的近端和远端
12. 缝合切口	
① 清点用物	巡回护士与器械护士共同完成关腔前用物清点
② 缝合切口	递有齿镊、9×24 三角针 2-0 慕丝线间断缝合,巡回护士与器械护士共同完成关腔后用物清点
③ 再次清点	第四次清点物品数目及完整性
13. 覆盖切口	递组织钳夹持活力碘纱布消毒皮肤,递纱布覆盖切口适当加压包扎

7. 巡回护士手术配合要点

(1) 安置体位时合理安置各种线路,防止器械相关压力性损伤。

(2) 术中根据病人需要采取综合保温措施,预防低体温的发生。

(3) 手术结束后,妥善固定病人静脉通路及其他管路,并确保管路通畅,保证病人安全转运。

8. 器械护士手术配合要点

(1) 器械护士术前熟悉手术方法、步骤,提前准备手术所需用物及器械。

(2) 全程关注手术进展,术中传递器械应"稳、准、精"。

七、肩关节镜下肩袖修补术

肩袖又称作旋转袖,是由冈下肌腱、冈上肌腱、肩胛下肌腱以及小圆肌腱等组成的肌腱复合体,是人体维持肩关节活动以及稳定的重要组成部分。肩袖损伤会导致肩关节疼痛、力弱以及活动受限,常见于中老年病人,其发病率随着年龄的增长而上升。肩袖撕裂是引起肩痛和肩部功能障碍的最重要原因之一,及时诊治肩袖损伤意义重大。肩袖撕裂多由间接暴力造成,分为部分撕裂与完全撕裂两种情况,其中前者若是未能及时妥善处理可发展为完全破裂而加重病情。肩关节镜下肩袖修补术是临床上治疗肩袖撕裂的主要手段,相较于传统切开手术,其具备创伤小、并发症少、恢复快等优势。

1. 适应证

(1) 关节游离体。

（2）痛性关节不稳定（习惯性脱位或半脱位）。

（3）肱二头肌断裂。

（4）肩袖损伤与断裂。

（5）骨关节炎。

（6）肩化脓性关节炎。

（7）肩峰撞击综合征。

2. 手术间布局

肩关节镜下肩袖修补术（以右肩关节镜为例）手术间布局如图 11-2-7 所示。以手术床为中心，吸引器、显示屏、手术托盘位于手术床左侧，麻醉机、吸引器位于手术床头侧，温毯仪位于手术床尾侧。主刀医生位于病人右侧，一助、器械护士位于主刀医生右侧。

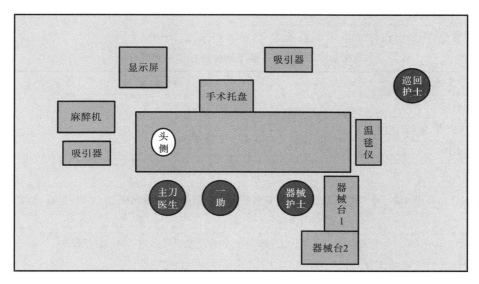

图 11-2-7　手术间布局图

3. 物品准备

（1）器械准备：

手外伤包 1 个、肩关节镜器械包 1 个。

（2）敷料准备：

一次性无菌敷料包 1 个、中单包 1 个、治疗碗 6 个。

（3）用物准备：

11 号刀片 1 个、9×24 三角针 1 套、2-0 慕丝线、1.0 mm 克氏针 1 根、5.0 mm 带线锚钉 2 枚、一次性使用吸引管 3 根、45 cm×45 cm 一次性使用无菌手术膜 1 个、50 cm×30 cm 一次性使用无菌手术膜 1 个、一次性使用冲洗器 1 个。

（4）药品准备：

37 ℃复方氯化钠注射液 500 ml、37 ℃生理氯化钠溶液 3000 ml、1％活力碘。

（5）仪器设备准备：

电外科设备1台、负压吸引器1台、关节镜设备1套（高清显示器、冷光源）、30°视觉镜头1个、光源线1根、动力手柄手柄线1根、等离子刀1个。

4．麻醉与体位

（1）麻醉方式：

区域神经阻滞。

（2）体位：

侧卧位。

5．皮肤消毒范围

1‰活力碘消毒皮肤，上至耳廓下方，下至乳头平面，内侧至前后正中线。

6．手术配合

肩关节镜下肩袖修补术手术配合如表11-2-7所示。

表 11-2-7　肩关节镜下肩袖修补术手术配合

手 术 步 骤	手 术 配 合
1．清点用物	同膝关节镜下前交叉韧带重建术
2．消毒、铺巾、贴膜	
3．连接管线	
4．Time Out	
5．安装肩关节牵引架，牵引肩关节	巡回护士安装肩关节牵引架，调节牵引重量为3～5 kg，器械护士递无菌牵引手套
6．确定手术入路，建立手术通道	器械护士将11号手术刀置于弯盘内，递给主刀医生
① 建立肩后侧入路通道：于肩峰后外角下方1～1.5 cm处建立肩后侧入路点	递5 mm Trocar 1个和肩关节镜
② 建立肩前侧入路通道：于喙突到肩峰前外侧缘连线的中点处建立肩前侧入路点	递1.0 mm克氏针刺入关节囊，递11号手术刀沿克氏针处作0.5 cm小切口，递直血管钳扩大切口
7．探查肩关节	递肩关节30°镜头、探钩，探查关节腔
8．肩袖修补	
① 清理肩峰下滑囊、滑膜组织，出血点电凝止血	递电动刨削刀头清理肩峰下的滑囊、滑膜及失活组织，递低温等离子射频电凝止血
② 修整冈上肌腱撕裂缘，于肩袖附着点表面骨质处打磨新鲜骨床，根据病人肩袖损伤撕裂程度选择单排或双排缝合桥技术	递电动刨削刀头处理冈上肌腱断裂缘，递刨削磨头打磨新鲜骨床

手　术　步　骤	手　术　配　合
③ 于肩峰前外缘 1 cm 处建立锚钉入路,进行肩袖修补	递开凿器和 5.0 mm 带线锚钉,于软骨外缘 1 cm 处分别拧入 2 枚,再依次递抓线钳,肩袖缝合器,组织抓钳将锚定尾线穿越撕裂缘前后方的冈上肌腱,递推节器、弯血管钳收紧锚钉尾线,缝合冈上肌腱撕裂处
9. 检查关节腔创面	递探钩再次进行探查,递低温等离子射频止血
10. 缝合切口	同膝关节镜下前交叉韧带重建术
11. 覆盖切口	

7. 巡回护士手术配合要点

(1) 手术前严格执行病人安全核查,包括病人的基本信息、手术方式、麻醉方式、术中特殊用物及药品等。

(2) 安置体位时合理安置各种线路,防止器械相关压力性损伤。

(3) 术中根据病人需要采取综合保温措施,预防低体温的发生。

(4) 手术结束后,妥善固定病人静脉通路及其他管路,并确保管路通畅,保证病人安全转运。

8. 器械护士手术配合要点

(1) 器械护士术前熟悉手术方法、步骤,提前准备手术所需用物及器械。

(2) 全程关注手术进展,术中传递器械应"稳、准、精"。

八、胫骨骨折髓内钉内固定术

髓内钉对骨折的固定原理属于对称的中央型内夹板固定,也属于轴心固定,应力分布均匀,固定后骨折端即可获得较好的对位、对线,负重时骨折端的应力可通过主钉和锁定钉传导,允许骨折端有微动,可刺激骨痂生长,从而促进骨愈合。

1. 适应证

胫骨干中段骨折,及踝关节 8～10 cm 以上的下端骨折。

2. 手术间布局

胫骨骨折髓内钉内固定术(以右胫骨骨折为例)手术间布局如图 11-2-8 所示。以手术床为中心,吸引器、电外科设备位于手术床左侧,温毯仪位于手术床右侧,麻醉机、吸引器位于手术床头侧。主刀医生位于病人右侧,一助位于主刀医生对侧,器械护士位于主刀医生右侧。

3. 用物准备

(1) 器械准备:

全髋器械包 1 个、外来器械包 1 套。

(2) 敷料准备:

大腹包 1 个、基础包 1 个、中单包 2 个、手术衣 6 件。

(3) 用物准备:

11 号刀片 1 个、22 号刀片 1 个、9×24 三角针 1 套、2-0 慕丝线、一次性手控电刀笔 1 个、

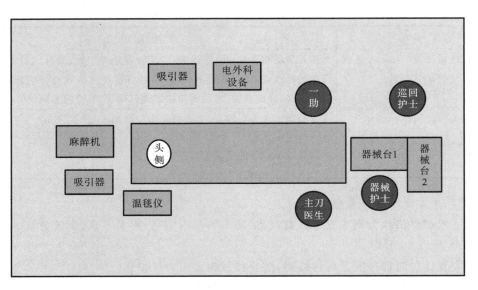

图 11-2-8　手术间布局

一次性使用不粘双极电凝镊 1 个、一次性使用吸引管 1 根、50 ml 一次性使用注射器 1 个、50 cm×30 cm 一次性使用无菌手术膜 1 个、一次性使用负压球 1 个。

（4）药品准备：

37 ℃复方氯化钠注射液 500 ml、37 ℃ 0.9%氯化钠注射液 250 ml、37 ℃生理氯化钠溶液 500 ml、1%活力碘。

（5）仪器设备准备：

电外科设备 1 台、负压吸引器 1 台、电动止血仪 1 台、温毯仪 1 台、C 型臂 X 线机 1 台。

4. 麻醉与体位

（1）麻醉方式：

区域神经阻滞。

（2）体位：

仰卧位。

5. 皮肤消毒范围

1%活力碘消毒皮肤，上下各超过一个关节，患侧腰部至整个患侧下肢至踝关节处。

6. 手术配合

胫骨骨折髓内钉内固定术手术配合如表 11-2-8 所示。

表 11-2-8　胫骨骨折髓内钉内固定术手术配合

手 术 步 骤	手 术 配 合
1. 清点用物	同胸腰椎椎管减压植骨融合内固定术
2. 消毒、铺巾	

手 术 步 骤	手 术 配 合
3. 连接管线	同胸腰椎椎管减压植骨融合内固定术
4. Time Out	
5. 切皮显露胫骨粗隆	核对无误后,器械护士将 22 号手术刀置于弯盘内,递给主刀医生,递短有齿镊、一次性手控电刀笔,分离显露胫骨粗隆
6. 骨折复位	
① 置入导针	递电钻及螺纹导针
② 胫骨开孔	递中空开口器及近端扩髓钻开髓腔入口,C 臂 X 线机透视查看打孔器在髓腔内位置是否合适
③ 置入球头导针	递球头导针,经骨折线插入远端髓腔至距踝关节面 1 cm 左右处,C 臂 X 线机透视确认位置
④ 扩大髓腔	递软扩髓钻,沿导针进入髓腔扩髓
7. 放置髓内钉	
① 检验髓内钉系统	选取长度合适的髓内钉,在体外检验髓内钉系统定位装置的对位是否准确
② 插入髓内钉	将髓内钉固定于手柄上递给主刀医生,经导针沿开孔通道慢慢插入,透视确定位置后,拔出导针
③ 远端交锁定位	递远端锁钉定位导杆、远端定位支架、定位卡块,递 11 号手术刀、电钻、套筒,行远端锁钉钻孔
④ 置入远端锁钉	透视确认钻孔位置,递 T 形扳手和对应型号锁定螺钉,置入锁定螺钉
⑤ 近端锁钉置入	递近端定位支架、套筒,递 11 号手术刀、电钻,行近端锁钉钻孔,置入锁定螺钉
⑥ 置入尾帽	透视确认骨折复位情况,若髓内钉位置合适,移除定位装置,递尾帽
8. 创面止血	松压力止血带,递一次性手控电刀笔止血,递 37 ℃生理氯化钠溶液冲洗
9. 放置引流	递 11 号手术刀,递长弯血管钳协助置管,递一次性负压球、短有齿镊、9×24 三角针 2-0 慕丝线,固定引流管
10. 缝合切口	同胸腰椎椎管减压植骨融合内固定术
11. 覆盖切口	

7. 巡回护士手术配合要点

(1) 手术前严格执行病人安全核查,包括病人的基本信息、手术方式、麻醉方式、术中特殊用物及药品等。

(2) 术前完善仪器设备检查及准备,正确使用电外科设备,妥善安置电外科设备回路负极板,预防电灼伤的发生。

（3）术中根据病人需要采取综合保温措施，预防低体温的发生。

（4）安置体位时合理安置各种线路，包括心电监护线、导尿管，防止器械相关压力性损伤。

（5）巡回护士与主刀医生核对内植物的型号、有效期、包装是否完好后方可使用。

（6）手术结束后，妥善固定病人静脉通路及其他管路，并确保管路通畅，保证病人安全转运。

8. 器械护士手术配合要点

（1）器械护士术前应熟悉手术方法、步骤以及手术器械的使用。

（2）全程关注手术进展，术中传递器械应"稳、准、精"。

参 考 文 献

[1] 张培华.分析手术室护理配合在人工全髋关节置换术中的有效性[J].中国医药指南，2021,19(31):196-197.

[2] Feucht Matthias J, Bigdon Sebastian, Bode Gerrit, et al. Associated tears of the lateral meniscus in anterior cruciate ligament injuries: risk factors for different tear patterns[J]. J Orthop Surg Res,2015,10(34):1-8.

[3] 陈敏,林佳俊,刘文革.保留残端长度对自体腘绳肌腱单束重建前交叉韧带的效果影响[J].实用骨科杂志,2020,26(8):693-699.

[4] 孙新钢.肩关节镜下单排间断缝合与双排缝合治疗肩袖损伤的临床效果比较[J].临床合理用药杂志,2019,12(17):129-130.

[5] 张有强,龙龙,董廷阳,等.髓内钉内固定治疗胫骨骨折的研究进展[J].中国现代医生,2022,60(24):123-125.

（陈红，钟浩，李乐轩，江海燕，梅媛，胡梦琪，曹娟，肖斐，李玥）

第12章　泌尿外科手术护理配合

第一节　泌尿外科常用手术体位的安置方法

一、仰卧位

1. 适应证

仰卧位适用于泌尿外科下段输尿管、全膀胱、前列腺、腹膜后肿瘤、肾癌伴腔静脉癌栓及男科等手术。

2. 体位用物

托手板及可调节托手架 1 个、膝枕 1 个、足跟垫 2 个、上下肢约束带各 1 根。

3. 安置方法

仰卧位如图 12-1-1 所示。

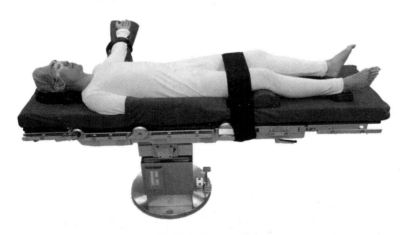

图 12-1-1　仰卧位

（1）病人取仰卧位,左上肢置于托手板上,远端关节略高于近端关节,有利于上肢肌肉韧带放松和静脉回流,肩关节外展不超过 90°,以免损伤臂丛神经。右上肢掌心朝向身体两侧,肘部微屈用布单固定。

（2）膝下垫膝枕,足下垫足跟垫,距离膝关节上 5 cm 处用约束带固定,松紧以能容纳一指为宜,防止腓总神经损伤。

4. 注意事项

（1）进行病人术中获得性压力性损伤风险评估，手术受压部位使用预防性敷料进行局部减压。

（2）病人约束不宜过紧，预防骨筋膜室综合征。

（3）调节曲线仰卧位，使病人舒适，降低术中获得性压力性损伤发生风险。

（4）行全身麻醉后，覆盖双眼，予以保护。

二、侧卧位

1. 适应证

侧卧位适用于泌尿外科肾脏、肾上腺、上段输尿管等手术。

2. 体位用物

托手板及可调节托手架 2 个、头枕 1 个、腰垫 1 个、固定挡板 2 套、大软枕 1 个、上下肢约束带各 2 根。

3. 安置方法

侧卧位如图 12-1-2 所示。

（1）病人取仰卧位，手术部位对准手术床腰桥处，腰下置腰垫。

（2）健侧安装托手板及可调节托手架，并初步调节托手板及可调节托手架高度。

（3）医护人员共同配合，采用轴线翻身法，取健侧卧位。

（4）头下置头枕，患侧上肢屈曲呈抱球状置于可调节托手架上，远端关节稍低于近端关节；健侧上肢外展于托手板上，远端关节稍高于近端关节，共同维持胸廓自然舒展，肩关节外展或上举不超过 90°。

（5）腹侧用固定挡板固定耻骨联合，背侧用挡板固定骶尾部，共同维持病人 90°侧卧位。

（6）患侧下肢伸直，健侧下肢屈曲约 45°，两腿间垫一大软枕，约束带固定双下肢，防止损伤腓总神经。

（7）调节手术床：头高脚低 15°，降低背板 15°，交替调节，使病人凹陷的腰区逐渐变平，腰部肌肉拉伸，肾区充分显露手术部位。

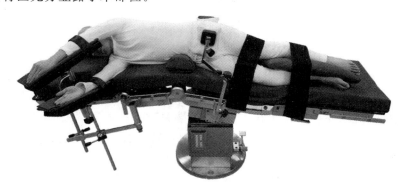

图 12-1-2　侧卧位

4. 注意事项

（1）注意保护病人心肺功能。

（2）进行病人术中获得性压力性损伤风险评估，手术受压部位使用预防性敷料进行局部减压。

（3）体位安置后评估病人脊椎是否在一条水平线上，脊椎生理弯曲是否变形，下侧肢体及腘窝处是否悬空。

（4）下肢固定带需避开膝盖外侧，防止损伤腓总神经。

（5）术中调节手术床时需要密切观察，防止体位移位，以免重要器官受压。

（6）缝合切口前及时将腰桥复位。

（7）行全身麻醉后，覆盖双眼，予以保护。

三、45°侧卧位

1. 适应证

45°侧卧位适用于经腹泌尿外科肾脏、肾上腺、上段输尿管等腔镜手术。

2. 体位用物

托手板及可调节托手架 2 个、大软枕 1 个、胸垫 1 个、腰垫 1 个、上下肢约束带各 2 根。

3. 安置方法

45°侧卧位如图 12-1-3 所示。

（1）病人取仰卧位，手术部位对准手术床腰桥处，腰下置腰垫，手术部位下沿手术床纵轴平行垫胸垫，使患侧胸腹部垫高约 45°。

（2）健侧手臂外展置于托手板上，远端关节高于近端关节，患侧上肢屈曲呈抱球状置于可调节托手架上，远端关节稍低于近端关节共同维持胸廓自然舒展，肩关节外展或上举不超过 90°。

（3）患侧下肢伸直，健侧下肢屈曲约 45°，两腿间垫一大软枕，约束带固定双下肢。

（4）调节手术床：头高脚低、头板降低，交替缓慢调节，直至适当展开腰部及腹部，抬高腿板 20°～30°。

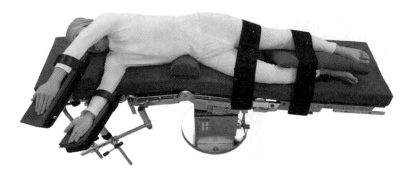

图 12-1-3　45°侧卧位

4．注意事项

（1）注意保护病人心肺功能。

（2）进行病人术中获得性压力性损伤风险评估，手术受压部位使用预防性敷料进行局部减压。

（3）体位安置后评估病人脊椎是否在一条水平线上，脊椎生理弯曲是否变形，下侧肢体及腘窝处是否悬空。

（4）下肢固定带需避开膝盖外侧，防止损伤腓总神经。

（5）术中调节手术床时需要密切观察，防止体位移位，以免重要器官受压。

（6）缝合切口前及时将腰桥复位。

（7）行全身麻醉后，覆盖双眼，予以保护。

四、截石位

1．适应证

截石位适用于泌尿外科会阴及腹会阴联合手术。

2．体位用物

截石位腿架 2 个、头垫 1 个、下肢约束带 2 根。

3．安置方法

截石位如图 12-1-4 所示。

（1）病人取仰卧位，骶尾部超出手术床背板约 5 cm。

（2）靠近髋关节平面放置截石位腿架，根据病人下肢长度和手术要求调整截石位腿架高度。

（3）双下肢屈曲外展，放置于截石位腿架上，约束带固定。

（4）双下肢外展不超过 90°，大腿前屈的角度根据手术需要而酌情调整。

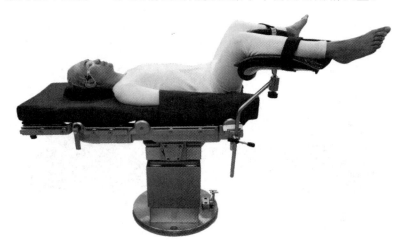

图 12-1-4　截石位

（5）双上肢掌心朝向身体两侧,肘部微屈用布单固定。

（6）术中需调节头低脚高位时可使用肩托,防止病人向头侧移动。

4. 注意事项

（1）麻醉前安置体位,确保病人肢体处于功能位。

（2）腿架托住小腿及膝部,防止损伤腘窝血管、神经及腓肠肌。

（3）术中防止重力压迫膝部,避免肢体及关节受损。

（4）术中调节体位前与手术医生及麻醉医生及时沟通,关注病人生命体征的变化。

（5）术后复位时,双下肢应单独、缓慢放下,并通知麻醉医生,防止因回心血量减少引起低血压。

（6）行全身麻醉后,覆盖双眼,予以保护。

第二节　泌尿外科手术配合

一、腹腔镜辅助下肾上腺切除术

肾上腺左右各一,被肾周筋膜及脂肪囊包裹,血供极其丰富,肾上腺组织解剖结构独特,分皮质和髓质两部分,是人体最重要的内分泌系统之一,分泌的各种激素物质对生命活动起到重要作用。肾上腺内不同的细胞或组织发生病变所引起的疾病亦不同,肾上腺外科疾病被划分为三大类:髓质的增生(如嗜铬细胞瘤)、皮质醇症、原发性醛固酮症。肾上腺切除是各种肾上腺肿瘤的首选治疗方法。

1. 适应证

（1）Cushing 综合征。

（2）原发性醛固酮症。

（3）先天性男性化肾上腺增生、后天性肾上腺皮质肿瘤及增生。

（4）儿茶酚胺症。

（5）非功能性肾上腺肿瘤:髓质神经母细胞瘤、皮质癌、皮脂腺瘤等。

2. 手术间布局

腹腔镜辅助下肾上腺切除术(以左肾上腺切除为例)手术间布局如图 12-2-1 所示。以手术床为中心,超声刀、腔镜系统、电外科设备位于手术床左侧,吸引器位于手术床右侧,麻醉机、显示屏位于手术床头侧,温毯仪位于手术床尾侧。主刀医生位于病人左侧,一助、器械护士位于主刀医生对侧。

3. 物品准备

（1）器械准备:

泌尿外科腹腔镜基础器械包 1 个、泌尿外科腹腔镜器械包 1 个。

（2）敷料准备:

大腹包 1 个、基础包 1 个、手术衣 6 件、治疗碗 6 个。

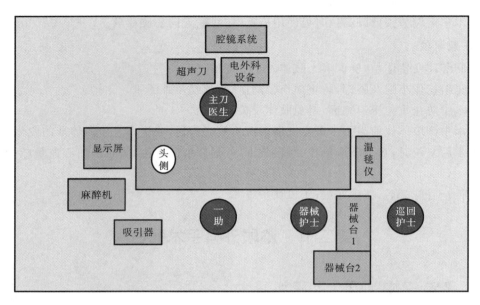

图 12-2-1　手术间布局图

（3）用物准备：

11 号刀片 1 个、9×24 三角针 1 套、1-0 慕丝线、2-0 慕丝线、3-0 慕丝线、一次性使用吸引管 1 根、50 ml 一次性使用注射器 1 个、F28 引流管 1 根、引流袋 1 个、9 cm×7 cm 敷贴 2 个、14 cm×12 cm 敷贴 1 个、5 mm Trocar 1 个、12 mm Trocar 2 个、一次性取物袋 1 个。

（4）药品准备：

37 ℃复方氯化钠注射液 500 ml、37 ℃生理氯化钠溶液 500 ml、70 ℃ 0.9％氯化钠注射液 500 ml、37 ℃ 0.9％氯化钠注射液 250 ml、1％活力碘。

（5）仪器设备准备：

电外科设备 1 台、负压吸引器 2 台、超声刀 1 台、腹腔镜设备 1 套（高清显示器、冷光源、高清摄像头控制器、气腹机）、30°视觉镜头 1 个、气腹管 1 根、光源线 1 根、超声刀手柄线 1 根。

4. 麻醉与体位

（1）麻醉方式：

全身麻醉。

（2）体位：

侧卧位。

5. 皮肤消毒范围

1％活力碘消毒皮肤，上至腋窝，下至腹股沟，前后过正中线。

6. 手术配合

腹腔镜辅助下肾上腺切除术手术配合如表 12-2-1 所示。

表 12-2-1　腹腔镜辅助下肾上腺切除术手术配合

手 术 步 骤	手 术 配 合
1. 清点用物	器械护士提前 15 min 洗手,整理器械台及相关用物,与巡回护士共同进行术前清点,巡回护士及时准确记录
2. 消毒、铺巾	递海绵钳夹持活力碘纱布依次消毒皮肤 3 遍,常规铺巾
3. 连接管线	器械护士按规范固定一次性手控电刀笔、一次性使用吸引管、气腹管、光源线、腹腔镜镜头、超声刀连接线等管线,巡回护士依次连接各管线,并设置参数
4. Time Out	切皮前,手术医生、麻醉医生、手术室护士三方核查
5. 建立气腹,置入 Trocar	核对无误后,器械护士将 11 号手术刀置于弯盘内,递给主刀医生
① 于腋后线第 12 肋缘下作 2 cm 纵行切口	递长弯血管钳钝性分离肌层及腰背筋膜,食指推开腹膜后腔隙
② 扩张腹膜后间隙	递自制扩张球囊放入腹膜后腔隙,充气 600~800 ml,维持球囊扩张状态 3~5 min 后拔除,器械护士检查球囊完整性
③ 于中线髂棘上置入 12 mm Trocar 作为镜头孔	递 11 号手术刀、12 mm Trocar 1 个
④ 于腋前线肋缘置入 5 mm Trocar 作操作孔	递 11 号手术刀、5 mm Trocar 1 个
⑤ 于腋后线第 12 肋缘置入 12 mm Trocar 作操作孔	递切口保护套 1 个、12 mm Trocar 1 个、连接气腹管,建立气腹
6. 显露肾上腺	递超声刀分离肾周筋膜与脂肪,沿肾脏表面向肾上腺区域分离,显露肾上腺
7. 切除肾上腺	递 hemolock 夹闭肾上腺血管,递超声刀离断血管,递一次性取物袋取出标本
8. 探查止血	递腔镜吸引器,递 37 ℃生理氯化钠溶液冲洗后腹腔,递超声刀止血
9. 缝合切口	
① 操作孔置入引流管	递 F28 引流管,递长弯血管钳协助置管,递短有齿镊、9×24 三角针 2-0 慕丝线,固定引流管,巡回护士与器械护士共同完成关腔前用物清点
② 缝合腹膜及肌层	递长无齿镊、13×24 圆针 1-0 慕丝线间断缝合
③ 缝合皮下组织	递短有齿镊、9×24 三角针 2-0 慕丝线间断缝合,巡回护士与器械护士共同完成关腔后用物清点
④ 缝合皮肤	递短有齿镊、9×24 三角针 3-0 慕丝线间断缝合,第四次清点物品数目及完整性
10. 覆盖切口	递组织钳夹持活力碘纱布消毒皮肤,递 9 cm×7 cm 敷贴、14 cm×12 cm 敷贴覆盖切口

7. 巡回护士手术配合要点

（1）手术前严格执行病人安全核查，包括病人的基本信息、手术方式、麻醉方式、术中特殊用物及药品等。

（2）术前完善仪器设备检查及准备，正确使用电外科设备，妥善安置电外科设备回路负极板，预防电灼伤的发生。

（3）术中根据病人需要采取综合保温措施，预防低体温的发生。

（4）术中充分评估病人病情，嗜铬细胞瘤病人因瘤体分泌大量的肾上腺素和去甲肾上腺素，术中轻微的刺激会出现血压的大幅度波动，应密切关注病人生命体征，遵医嘱及时用药、输血。

（5）手术结束后，妥善固定病人静脉通路及其他管路，确保管路通畅，保证病人安全转运。

8. 器械护士手术配合要点

（1）器械护士术前熟悉手术方法、步骤，提前准备手术所需用物及器械。

（2）自制球囊扩张器取出后及时与巡回护士共同检查其完整性。

（3）术中密切观察手术进展，了解手术动态，积极主动配合手术。

（4）术中密切观察病人血压，血压波动较大时告知手术医生，待血压稳定后，方可继续手术，防止脑血管意外发生。

二、腹腔镜辅助下肾部分切除术

肾脏为实质性对称性器官，位于腹膜后脊柱两旁浅窝中，外层有肾周筋膜包裹，肾的上方与肾上腺相邻，肾的内下方以肾盂连接输尿管。肾动脉多数为一条，由腹主动脉发出，经肾门进入肾脏，肾静脉位于肾门内侧，汇入下腔静脉，左肾静脉长于右肾静脉。随着外科手术技术的发展，肾组织的切除范围逐渐扩大，尽可能多地保留肾组织是促进肾功能恢复的方法之一。

1. 适应证

（1）肾盏内有结石无法切开取石或易复发者。

（2）肾结核经长期药物治疗效果不佳者。

（3）孤立肾一极发生恶性肿瘤尚未侵犯其他部位者。

（4）肾脏一极有严重损伤无法修复者。

（5）肾错构瘤等良性肿瘤＜4 cm 的小肾癌者。

2. 手术间布局

腹腔镜辅助下肾部分切除术（以左肾切除为例）手术间布局如图 12-2-2 所示。以手术床为中心，超声刀、腔镜系统、电外科设备位于手术床左侧，吸引器位于手术床右侧，麻醉机、显示屏位于手术床头侧，温毯仪位于手术床尾侧。主刀医生位于病人左侧，一助、器械护士位于主刀医生对侧。

3. 物品准备

（1）器械准备：

泌尿外科腹腔镜基础器械包 1 个、泌尿外科腹腔镜器械包 1 个、腹腔镜血管阻断器械 1 套。

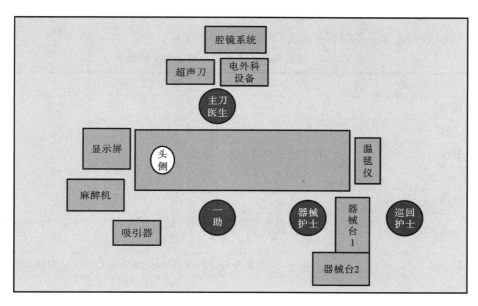

图 12-2-2　手术间布局图

（2）敷料准备：

大腹包 1 个、基础包 1 个、手术衣 6 件、治疗碗 6 个。

（3）用物准备：

11 号刀片 1 个、9×24 三角针 1 套、1-0 慕丝线、2-0 慕丝线、2-0 或 3-0 可吸收缝线、一次性使用吸引管 1 根、50 ml 一次性使用注射器 1 个、F28 引流管 1 根、引流袋 1 个、9 cm×7 cm 敷贴 2 个、14 cm×12 cm 敷贴 1 个、5 mm Trocar 1 个、12 mm Trocar 2 个、一次性取物袋 1 个。

（4）药品准备：

37 ℃复方氯化钠注射液 500 ml、70 ℃ 0.9％氯化钠注射液 500 ml、37 ℃ 0.9％氯化钠注射液 250 ml、1％活力碘。

（5）仪器设备准备：

电外科设备 1 台、负压吸引器 2 台、超声刀 1 台、腹腔镜设备 1 套（高清显示器、冷光源、高清摄像头控制器、气腹机）、30°视觉镜头 1 个、气腹管 1 根、光源线 1 根、超声刀手柄线 1 根。

4. 麻醉与体位

（1）麻醉方式：

全身麻醉。

（2）体位：

侧卧位。

5. 皮肤消毒范围

1％活力碘消毒皮肤，上至腋窝，下至腹股沟，前后过正中线。

6. 手术配合

腹腔镜辅助下肾部分切除术手术配合如表 12-2-2 所示。

表 12-2-2　腹腔镜辅助下肾部分切除术手术配合

手 术 步 骤	手 术 配 合
1. 清点用物	同腹腔镜辅助下肾上腺切除术
2. 消毒、铺巾	
3. 连接管线	
4. Time Out	
5. 建立气腹、置入 Trocar	
6. 显露肾肿瘤	递超声刀分离肾周筋膜与脂肪至肾表面,沿肾实质表面分离间隙,显露肿瘤
7. 阻断肾动脉	递超声刀、腔镜血管钳游离肾动脉,递腔镜血管夹临时阻断肾动脉
8. 切除肿瘤	
① 切除肾肿瘤	递腔镜剪刀、腔镜血管钳沿肿瘤边缘完整切除肿瘤
② 缝合肾脏	递腔镜持针器、2-0 或 3-0 可吸收缝线缝合肾脏,缝合完毕取出腔镜血管夹
9. 取出标本	递一次性取物袋,腔镜血管钳取出标本
10. 探查止血	同腹腔镜辅助下肾上腺切除术
11. 缝合切口	
12. 覆盖切口	

7. 巡回护士手术配合要点

（1）手术前严格执行病人安全核查,包括病人的基本信息、手术方式、麻醉方式、术中特殊用物及药品等。

（2）术前完善仪器设备检查及准备,正确使用电外科设备,妥善安置电外科设备回路负极板,预防电灼伤的发生。

（3）术中根据病人需要采取综合保温措施,预防低体温的发生。

（4）术中准确记录肾动脉临时阻断时间。

（5）手术结束后及时将病人安置仰卧位并妥善固定,防止坠床。

（6）手术结束后,妥善固定病人静脉通路及其他管路,确保管路通畅,保证病人安全转运。

8. 器械护士手术配合要点

（1）器械护士术前熟悉手术方法、步骤,提前准备手术所需用物及器械。

（2）自制球囊扩张器取出后及时与巡回护士共同检查其完整性。

（3）术中阻断肾动脉进行肾脏缝合时应配合准确、迅速,尽可能缩短肾动脉阻断时间,减轻肾脏损伤,缝合完毕及时提醒手术医生取出腔镜血管夹。

三、腹腔镜辅助下肾盂癌根治性切除术

肾盂癌是发生在肾盂或肾盏上皮的一种肿瘤，占肾肿瘤的 7%～10%，多见于中老年人，发生率随年龄增长而增加。其最常见的症状为血尿，有 70%～90% 的病人早期最主要的症状为无痛性全程血尿。肾盂癌的治疗以手术治疗为主，其标准的手术方式是肾、输尿管根治性切除联合输尿管残端膀胱袖状切除术，可通过开放性根治切除术或经腹腔镜辅助下根治性切除术来完成。

1. 适应证

（1）肾盂癌或输尿管癌。

（2）上尿路多源性肿瘤。

（3）多发性肾盂乳头状瘤。

2. 手术间布局

腹腔镜辅助下肾盂癌根治性切除术手术间布局如图 12-2-3 所示。以手术床为中心，超声刀、腔镜系统、电外科设备位于手术床左侧，吸引器位于手术床右侧，麻醉机、显示屏位于手术床头侧，温毯仪位于手术床尾侧。主刀医生位于病人左侧，一助、器械护士位于主刀医生对侧。

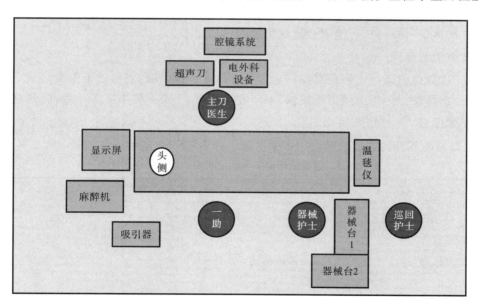

图 12-2-3　手术间布局图

3. 物品准备

（1）器械准备：

泌尿外科肾输尿管器械包 1 个、泌尿外科腹腔镜器械包 1 个。

（2）敷料准备：

大腹包 2 个、基础包 2 个、手术衣 6 件、治疗碗 6 个。

（3）用物准备：

11 号刀片 1 个、22 号刀片 1 个、12 枚针 1 套、1-0 慕丝线、2-0 慕丝线、一次性手控电刀笔 1 个、一次性使用吸引管 1 根、50 ml 一次性使用注射器 1 个、45 cm×45 cm 一次性使用无菌手术膜、9 cm×7 cm 敷贴 1 个、14 cm×12 cm 敷贴 3 个、9 cm×20 cm 敷贴 1 个、F28 引流管 1 根、引流袋 1 个、5 mm Trocar 2 个、10 mm Trocar 1 个。

（4）药品准备：

37 ℃ 复方氯化钠注射液 500 ml、37 ℃ 生理氯化钠溶液 500 ml、70 ℃ 0.9％氯化钠注射液 500 ml、37 ℃ 0.9％氯化钠注射液 250 ml、1％活力碘。

（5）仪器设备准备：

电外科设备 1 台、负压吸引器 2 台、超声刀 1 台、腹腔镜设备 1 套（高清显示器、冷光源、高清摄像头控制器、气腹机）、30°视觉镜头 1 个、气腹管 1 根、光源线 1 根、超声刀手柄线 1 根。

4. 麻醉与体位

（1）麻醉方式：

全身麻醉。

（2）体位：

① 一次体位：侧卧位，行患侧肾脏和输尿管上、中段切除及肾门区淋巴结清扫。

② 二次体位：仰卧位，行输尿管残端膀胱袖状切除术。

5. 皮肤消毒范围

（1）一次体位：1％活力碘消毒皮肤，上至腋窝，下至腹股沟，前后过正中线。

（2）二次体位：1％活力碘消毒皮肤，上至乳头平面，下至大腿中上 1/3 处，两侧至腋前线。

6. 手术配合

腹腔镜辅助下肾盂癌根治性切除术手术配合如表 12-2-3 所示。

表 12-2-3　腹腔镜辅助下肾盂癌根治性切除术手术配合

手 术 步 骤	手 术 配 合
1. 清点用物	同腹腔镜辅助下肾上腺切除术
2. 消毒、铺巾	
3. 连接管线	
4. Time Out	
5. 建立气腹、置入 Trocar	
6. 切除肾脏	
① 游离肾脏	递超声刀分离肾周筋膜与脂肪至肾表面，显露肾脏
② 离断肾动脉、肾静脉	递腔镜血管钳、腔镜直角钳游离肾动脉、肾静脉，递 hemolock 夹闭肾动脉、肾静脉后递腔镜剪刀离断肾动脉、肾静脉
③ 游离全段输尿管	递超声刀、腔镜血管钳游离肾脏下极输尿管，递 hemolock 夹闭，防止尿源性肿瘤种植，游离全段输尿管至膀胱入口处

续表

手 术 步 骤	手 术 配 合
7. 探查止血	递腔镜吸引器,递 37 ℃生理氯化钠溶液冲洗后腹腔,递超声刀止血
8. 缝合切口	同腹腔镜辅助下肾上腺切除术
9. 覆盖切口	
10. 病人体位转换为仰卧位后消毒、铺巾	
11. 于下腹腹直肌外缘作 8 cm 切口,逐层入腹	递 22 号手术刀、短有齿镊、一次性手控电刀笔
12. 膀胱袖状切除,取出标本	递一次性手控电刀笔沿输尿管下段游离至膀胱壁,袖状切除膀胱壁及壁内段输尿管,取出标本,递长持针器,用 3-0 可吸收缝线缝合膀胱壁,巡回护士与器械护士共同完成关腔前用物清点
13. 缝合切口	同腹腔镜辅助下肾上腺切除术
14. 覆盖切口	

7. 巡回护士配合要点

(1) 手术前严格执行病人安全核查,包括病人的基本信息、手术方式、麻醉方式、术中特殊用物及药品等。

(2) 术前完善仪器设备检查及准备,正确使用电外科设备,妥善安置电外科设备回路负极板,预防电灼伤的发生。

(3) 术中根据病人需要采取综合保温措施,预防低体温的发生。

(4) 提前准备更换体位所需用物,缩短更换体位所需时间。

(5) 由全侧卧位更换仰卧位时妥善固定病人,防止坠床。

(6) 手术结束后,妥善固定病人静脉通路及其他管路,确保管路通畅,保证病人安全转运。

8. 器械护士手术配合要点

(1) 器械护士术前熟悉手术方法、步骤,提前准备手术所需用物及器械。

(2) 自制球囊扩张器取出后及时与巡回护士共同检查其完整性。

四、腹腔镜辅助下膀胱癌根治术

膀胱癌是泌尿系统最常见的恶性肿瘤。我国膀胱癌的发病率较高,且呈逐年增长趋势。其发病原因未明,比较明确的因素是接触化学致癌物质、内源性色氨酸代谢异常及吸烟等。病理与肿瘤的组织类型、细胞分化程度、生长方式和浸润深度有关,其中以细胞分化和浸润深度最为重要,肿瘤分布在膀胱侧壁及后壁最多,其次为三角区和顶部,其发生可为多中心,临床表现主要为血尿、膀胱刺激征、疼痛等症状。膀胱肿瘤可先后或同时伴有肾盂、输尿管、尿道肿瘤。

1. 适应证

适用于有肌层浸润的局限性膀胱移行细胞癌、复发性膀胱移行细胞癌、原位癌以及膀胱非移行细胞癌等。

2. 手术间布局

腹腔镜辅助下膀胱癌根治术手术间布局如图 12-2-4 所示。以手术床为中心,超声刀、腔镜系统、电外科设备位于手术床左侧,吸引器位于手术床右侧,麻醉机位于手术床头侧,显示屏、温毯仪位于手术床尾侧。主刀医生位于病人左侧,一助、器械护士位于主刀医生对侧。

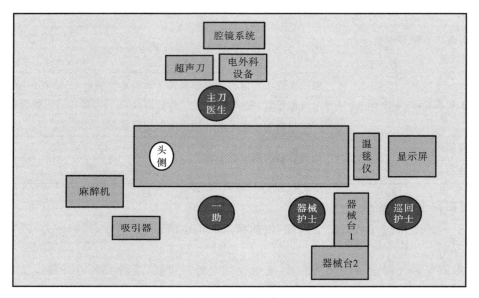

图 12-2-4　手术间布局图

3. 物品准备

(1)器械准备:

泌尿外科膀胱器械包 1 个、泌尿外科腹腔镜器械包 1 个。

(2)敷料准备:

大腹包 1 个、基础包 1 个、中单包 1 个、手术衣 6 件、治疗碗 6 个。

(3)用物准备:

22 号刀片 1 个、11 号刀片 1 个、12 枚针 1 套、1-0 慕丝线、2-0 慕丝线、3-0 慕丝线、2-0 可吸收缝线、4-0 可吸收缝线、一次性手控电刀笔 1 个、一次性使用吸引管 1 根、10 ml 与 50 ml 一次性使用注射器各 1 个、9 cm×7 cm 敷贴 1 个、14 cm×12 cm 敷贴 3 个、9 cm×20 cm 敷贴 1 个、F28 引流管 1 根、引流袋 1 个、F8 一次性使用硅胶导尿管 1 根、F18 一次性使用导尿管 2 根、引流袋 3 个、45 cm×45 cm 一次性使用无菌手术膜、hemolock 夹、单 J 管 2 根、5 mm Trocar 2 个、12 mm Trocar 3 个。

(4)药品准备:

37 ℃复方氯化钠注射液 500 ml、70 ℃ 0.9％氯化钠注射液 500 ml、37 ℃ 0.9％氯化钠注

射液 250 ml、1％活力碘、无菌石蜡油 1 支。

（5）仪器设备准备：

电外科设备 1 台、负压吸引器 2 台、超声刀 1 台、腹腔镜设备 1 套（高清显示器、冷光源、高清摄像头控制器、气腹机）、30°视觉镜头 1 个、气腹管 1 根、光源线 1 根、超声刀手柄线 1 根。

4. 麻醉与体位

（1）麻醉方式：

全身麻醉。

（2）体位：

仰卧位。

5. 皮肤消毒范围

1％活力碘消毒皮肤，上至乳头平面，下至大腿上 1/3 处，两侧至腋中线。

6. 手术配合

腹腔镜辅助下膀胱癌根治术手术配合如表 12-2-4 所示。

表 12-2-4　腹腔镜辅助下膀胱癌根治术手术配合

手 术 步 骤	手 术 配 合
1. 清点用物	同腹腔镜辅助下肾上腺切除术
2. 消毒、铺巾	
3. 连接管线	
4. Time Out	
5. 建立气腹，置入 Trocar	核对无误后，器械护士将 11 号手术刀置于弯盘内，递给主刀医生
① 于脐孔下缘作弧形切口，穿刺气腹针，建立气腹	递布巾钳 2 把、气腹针
② 于脐下 2 cm 置入 12 mm Trocar 作为镜头孔	递 11 号手术刀、12 mm Trocar 1 个
③ 于左右腹直肌旁分别置入 12 mm Trocar	递 11 号手术刀、12 mm Trocar 2 个
④ 于双侧髂前上棘水平靠近内侧 2 cm 处分别置入 5 mm Trocar	递 11 号手术刀、5 mm Trocar 2 个
6. 清扫淋巴结	递超声刀、腔镜血管钳切除双侧髂外、闭孔、髂内、髂总淋巴结
7. 游离输尿管	递超声刀、腔镜血管钳游离双侧输尿管至膀胱
8. 游离精囊、前列腺、膀胱，并切除	
① 游离精囊、前列腺、膀胱	递超声刀、腔镜血管钳游离输精管、精囊、前列腺及膀胱
② 缝扎背深静脉复合体	递腔镜持针器、2-0 可吸收缝线缝扎背深静脉复合体
③ 离断膀胱、前列腺侧支血管及输尿管	递超声刀、腔镜血管钳、hemolock 离断膀胱、前列腺侧支血管及输尿管

续表

手 术 步 骤	手 术 配 合
9. 取出标本	递一次性取物袋、腔镜血管钳取出标本
10. 尿流改道	
① 回肠新膀胱	递直线切割缝合器取 10～15 cm 的肠管作新膀胱并封闭截取回肠段近端,递 4-0 可吸收缝线端端吻合剩余肠管
② 输尿管再植	递 11 号手术刀于新膀胱近端肠壁作两个小切口,递 4-0 可吸收缝线进行输尿管和新膀胱吻合,将单 J 管头端置入肾盂,尾端置入回肠腔,完成吻合
③ 皮肤造口	递 11 号手术刀于右侧腹壁作直径 3 cm 的圆切口,将新膀胱盲端从腹壁切口穿出,递 4-0 可吸收缝线固定腹壁造口,将两根单 J 管从新膀胱中引出,递 F18 一次性使用导尿管置于代肠膀胱内
11. 探查止血	
12. 缝合切口	同腹腔镜辅助下肾上腺切除术
13. 覆盖切口	

7. 巡回护士配合要点

（1）手术前严格执行病人安全核查,包括病人的基本信息、手术方式、麻醉方式、术中特殊用物及药品等。

（2）术前完善仪器设备检查及准备,正确使用电外科设备,妥善安置电外科设备回路负极板,预防电灼伤的发生。

（3）进行病人术中获得性压力性损伤风险评估,手术受压部位使用预防性敷料进行局部减压。

（4）术中根据病人需要采取综合保温措施,预防低体温的发生。

（5）术中根据手术需要及时调整手术体位,调节时密切关注病人生命体征,防止气管插管脱落。

（6）手术结束后,妥善固定病人静脉通路及其他管路,确保管路通畅,保证病人安全转运。

8. 器械护士配合要点

（1）器械护士术前熟悉手术方法、步骤,提前准备手术所需用物及器械。

（2）严格落实手术隔离技术,防止肠道内容物污染体腔及切口。

（3）手术标本分类放置,妥善保管,避免混淆。

五、腹腔镜辅助下前列腺癌根治术

前列腺癌是发生在前列腺的上皮恶性肿瘤,是男性泌尿生殖系统最常见的恶性肿瘤,其发生率随年龄增长而增高。前列腺特异性抗原（Prostate Specific Antigen,PSA）检查结合直肠指检（Digital Rectal Examination,DRE）有助于在最早期阶段识别前列腺癌。

1. 适应证

（1）临床分期 T1~T2c 的局限性前列腺癌病人。

（2）前列腺特异抗原检查或 Gleason 评分为低、中危病人。

（3）预期寿命＞10 年且健康状况良好,无严重心血管疾病的前列腺癌病人。

2. 手术间布局

腹腔镜辅助下前列腺癌根治术手术间布局如图 12-2-5 所示。以手术床为中心,超声刀、腔镜系统、电外科设备位于手术床左侧,吸引器位于手术床右侧,麻醉机位于手术床头侧,显示屏、温毯仪位于手术床尾侧。主刀医生位于病人左侧,一助、器械护士位于主刀医生对侧。

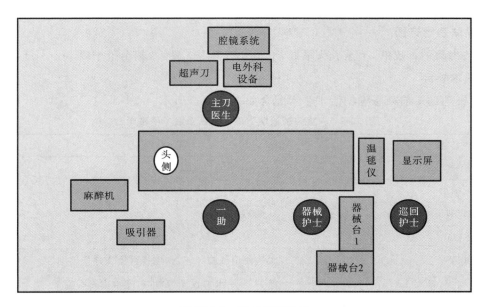

图 12-2-5 手术间布局图

3. 物品准备

（1）器械准备:

泌尿外科腹腔镜基础器械包 1 个、泌尿外科腹腔镜器械包 1 个。

（2）敷料准备:

大腹包 1 个、基础包 1 个、中单包 1 个、手术衣 6 件、治疗碗 6 个。

（3）用物准备:

22 号刀片 1 个、11 号刀片 1 个、12 枚针 1 套、1-0 慕丝线、2-0 慕丝线、2-0 可吸收缝线、一次性手控电刀笔 1 个、10 ml 与 50 ml 一次性使用注射器各 1 个、一次性使用吸引管 1 根、9 cm×7 cm 敷贴 1 个、14 cm×12 cm 敷贴 3 个、9 cm×20 cm 敷贴 1 个、F28 引流管 1 根、引流袋 4 个、F18 一次性使用硅胶导尿管 2 根、hemolock 夹、12 mm Trocar 2 个、5 mm Trocar 2 个。

（4）药品准备:

37 ℃复方氯化钠注射液 500 ml、70 ℃ 0.9％氯化钠注射液 500 ml、37 ℃ 0.9％氯化钠注

射液 250 ml、无菌石蜡油 1 支、1%活力碘。

（5）仪器设备准备：

电外科设备 1 台、负压吸引器 2 台、超声刀 1 台、腹腔镜设备 1 套（高清显示器、冷光源、高清摄像头控制器、气腹机）、30°视觉镜头 1 个、气腹管 1 根、光源线 1 根、超声刀手柄线 1 根。

4. 麻醉与体位

（1）麻醉方式：

全身麻醉。

（2）体位：

仰卧位。

5. 皮肤消毒范围

1%活力碘消毒皮肤，上至乳头平面，下至大腿上 1/3 处，两侧至腋中线。

6. 手术配合

腹腔镜辅助下前列腺癌根治术手术配合如表 12-2-5 所示。

表 12-2-5　腹腔镜辅助下前列腺癌根治术手术配合

手术步骤	手术配合
1. 清点用物	同腹腔镜辅助下肾上腺切除术
2. 消毒、铺巾	
3. 连接管线	
4. Time Out	
5. 安置尿管	递 F18 一次性使用硅胶导尿管，连接引流袋并妥善固定
6. 建立气腹，置入 Trocar	器械护士将 11 号手术刀置于弯盘内，递给主刀医生
① 于腹正中线脐下缘作 2 cm 纵行切口	递短有齿镊
② 扩张腹膜后间隙	递自制扩张球囊放入腹膜后腔隙，充气 600～800 ml，维持球囊扩张状态 3～5 min 后拔除，器械护士检查球囊完整性
③ 于左右腹直肌外侧分别置入 5 mm Trocar、12 mm Trocar	递 11 号手术刀、纱布、5 mm Trocar 1 个、12 mm Trocar 1 个
④ 于左侧髂前上棘内侧置入 5 mm Trocar	递 11 号手术刀、5mm Trocar 1 个
⑤ 于脐下切口置入 12 mm Trocar	递 11 号手术刀、12 mm Trocar 1 个
7. 淋巴结清扫	递超声刀、腔镜血管钳切除双侧髂外、闭孔、髂内、髂总淋巴结
8. 显露前列腺	递腔镜血管钳、超声刀分离耻骨前后间隙与两侧盆腔间隙，显露前列腺
9. 缝扎背深静脉复合体	递腔镜持针器、2-0 可吸收缝线缝扎背深静脉复合体

续表

手 术 步 骤	手 术 配 合
10. 切除前列腺	递超声刀切开膀胱颈前壁,离断膀胱颈后壁、前列腺尖部及尿道,完全游离前列腺
11. 膀胱-尿道吻合	递腔镜持针器、2-0 可吸收缝线行膀胱颈尿道吻合,吻合完成前置入 F18 一次性使用硅胶导尿管,吻合完成后,检查是否有吻合口漏,取出标本
12. 探查止血	同腹腔镜辅助下肾上腺切除术
13. 缝合切口	
14. 覆盖切口	

7. 巡回护士配合要点

（1）手术前严格执行病人安全核查,包括病人的基本信息、手术方式、麻醉方式、术中特殊用物及药品等。

（2）术前完善仪器设备检查及准备,正确使用电外科设备,妥善安置电外科设备回路负极板,预防电灼伤的发生。

（3）进行病人术中获得性压力性损伤风险评估,手术受压部位使用预防性敷料进行局部减压;覆盖双眼,予以保护。

（4）术中根据病人需要采取综合保温措施,预防低体温的发生。

（5）术中根据手术需要及时调整手术体位,调节时密切关注病人生命体征,防止气管插管脱落。

（6）手术结束后,妥善固定病人静脉通路及其他管路,确保管路通畅,保证病人安全转运。

8. 器械护士配合要点

（1）器械护士术前熟悉手术方法、步骤,提前准备手术所需用物及器械。

（2）手术标本分类放置,妥善保管,避免混淆。

六、阴茎假体植入术

勃起功能障碍是指阴茎不能达到和（或）维持足够的勃起以完成满意的性交,且病程至少持续 3 个月以上。勃起功能障碍的病人经过其他治疗无效,而自愿进行阴茎假体植入术。阴茎假体植入术是用手术方法将高分子材料医用假体植入阴茎海绵体内,辅助阴茎勃起完成性交,达到治疗难治性勃起功能障碍的目的。三件套假体结构主要包括圆柱体、冲吸泵、储液囊,并将其分别植入阴茎海绵体、阴囊、膀胱前外侧间隙,并由连接管连接,符合生理性能。

1. 适应证

器质性或精神性阳痿,经保守治疗无效。

2. 手术间布局

阴茎假体植入术手术间布局如图 12-2-6 所示。以手术床为中心,电外科设备位于手术床左侧,吸引器位于手术床右侧,麻醉机位于手术床头侧,温毯仪位于手术床尾侧。主刀医生位于病人右侧，一助位于主刀医生对侧，器械护士位于主刀医生右侧。

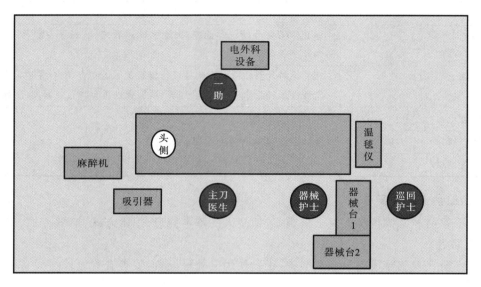

图 12-2-6　手术间布局图

3. 物品准备

（1）器械准备：

泌尿外科尿道下裂器械包 1 个、泌尿外科阴茎假体植入特殊器械包 7 件。

（2）敷料准备：

大腹包 1 个、基础包 1 个、手术衣 6 件、治疗碗 6 个。

（3）用物准备：

11 号刀片 1 个、6×17 圆针一套、9×24 三角针 1 套、1-0 慕丝线、2-0 慕丝线、3-0 慕丝线、2-0 可吸收缝线、一次性手控电刀笔 1 个、一次性使用吸引管 1 根、显影小纱布 5 片、F18 一次性使用硅胶导尿管 1 根、引流袋 1 个、10 ml 与 50 ml 一次性使用注射器各 1 个、一次性负压引流球 1 个。

（4）药品准备：

37 ℃复方氯化钠注射液 500 ml、37 ℃ 0.9％氯化钠注射液 500 ml、37 ℃ 0.9％氯化钠注射液 250 ml、无菌石蜡油 1 支、1％活力碘。

4. 麻醉与体位

（1）麻醉方式：

全身麻醉。

（2）体位：

仰卧位。

5. 皮肤消毒范围

1％活力碘消毒皮肤，上至肚脐线，下至大腿上 1/3 处，两侧至腋中线。

6. 手术配合

阴茎假体植入术手术配合如表 12-2-6 所示。

表 12-2-6　阴茎假体植入术手术配合

手 术 步 骤	手 术 配 合
1. 清点用物	同腹腔镜辅助下肾上腺切除术
2. 消毒、铺巾	
3. 留置尿管	
① 再次消毒阴茎	递 1% 活力碘小纱布再次消毒阴茎
② 冲洗尿道	递 50 ml 一次性使用注射器,抽取 0.5% 活力碘冲洗尿道
③ 留置尿管	递 F18 一次性使用硅胶导尿管、引流袋
4. 连接管线	器械护士规范固定一次性手控电刀笔,一次性使用吸引管,巡回护士依次连接各管线,并设置参数
5. Time Out	同腹腔镜辅助下肾上腺切除术
6. 经阴茎、阴囊作切口	核对无误后,器械护士将 11 号手术刀置于弯盘内,递给主刀医生
① 于阴茎、阴囊交界处作纵形切口	递一次性手控电刀笔,依次切开皮肤、皮下组织和内膜、阴茎浅筋膜、阴茎深筋膜至阴茎海绵体白膜
② 预置固定线	递阴囊皮肤牵引器、2-0 可吸收缝线于尿道海绵体两侧 1 cm 作 4～6 针两纵排固定线
③ 扩张海绵体间隙	递 11 号手术刀纵形切开阴茎海绵体白膜,于海绵体的外后方扩张腔隙
④ 冲洗切口	递 50 ml 一次性使用注射器抽吸万古霉素稀释液冲洗切口
7. 植入假体圆柱体	
① 检查假体	递 0.9% 氯化钠注射液,检查假体功能及完整性
② 植入假体	递直形缝针 3-0 慕丝线、导针器、小弯血管钳,引导植入假体并结扎闭合海绵体切口
8. 植入储液囊	
① 分离腹股沟管与膀胱前间隙	递长弯血管钳、直角钳分离腹股沟管与膀胱前间隙
② 植入储液囊	递无齿卵圆钳将储液囊植入膀胱前间隙,储液囊内注入 0.9% 氯化钠注射液 50 ml,用连接管与假体连接
9. 植入冲吸泵	
① 植入冲吸泵	递长弯血管钳分离阴囊纵隔,于阴囊间隙植入冲吸泵
② 再次检查假体功能	递 50 ml 一次性使用注射器抽吸 0.9% 氯化钠注射液,检查假体功能及完整性
10. 缝合切口	
① 于切口处放置引流管	递引流管,递长弯血管钳协助置管,递短有齿镊、9×24 三角针 2-0 慕丝线,固定引流管,巡回护士与器械护士共同完成关腔前用物清点
② 缝合筋膜	递长无齿镊、13×24 圆针 1-0 慕丝线间断缝合

续表

手 术 步 骤	手 术 配 合
③ 缝合皮下组织	递短有齿镊、9×24 三角针 2-0 慕丝线间断缝合,巡回护士与器械护士共同完成关腔后用物清点
④ 缝合皮肤	递有齿镊、9×24 三角针 3-0 慕丝线间断缝合,第四次清点物品数目及完整性
11. 覆盖切口	同腹腔镜辅助下肾上腺切除术

7. 巡回护士配合要点

（1）手术前严格执行病人安全核查,包括病人的基本信息、手术方式、麻醉方式、术中特殊用物及药品等。

（2）术前完善仪器设备检查及准备,正确使用电外科设备,妥善安置电外科设备回路负极板,预防电灼伤的发生。

（3）术中根据病人需要采取综合保温措施,预防低体温的发生。

（4）假体型号与手术医生核对无误方可使用。

（5）手术结束后,妥善固定病人静脉通路及其他管路,确保管路通畅,保证病人安全转运。

8. 器械护士配合要点

（1）器械护士术前熟悉手术方法、步骤,提前准备手术所需用物及器械。

（2）严格执行无菌操作原则,防止术后感染的发生。

（3）阴茎假体小配件较多,术中应放置在固定的容器中进行连接,远离锐器,防止破损。

（4）扩张器及导针器每次使用前应用石蜡油进行润滑。

参 考 文 献

[1] 那彦群,叶章群,孙光,等.中国泌尿外科疾病诊断治疗指南[M].北京:人民卫生出版社,2011.

[2] 管维,杨俊,王少刚.机器人辅助腹腔镜肾上腺恶性肿瘤切除术经验分享及文献复习[J].微创泌尿外科杂志,2017,6(1):39-42.

[3] 倪春明,胡蝦,余虓.腹腔镜根治性肾输尿管全切＋区域淋巴结清扫治疗上尿路上皮癌的临床疗效[J].现代泌尿生殖肿瘤杂志,2018,10(4):193-197.

[4] 陶勇,潘俊,陈凌武,等.泌尿外科腹腔镜手术对全麻病人呼吸及循环的影响[J].中华实验外科杂志,2002,19:479.

[5] [美]曾科尔.腹腔镜外科学[M].2 版.胡三元,译.山东:山东科学技术出版社,2006.

（李岩,王玲,邹康,张莹,周佳卉,李宝珠）

第13章 胸外科手术护理配合

第一节 胸外科常用手术体位的安置方法

一、仰卧位

1. 适应证

仰卧位适用于食管(三切口颈腹部)、纵隔(正中劈胸)、胸膜胸壁等胸外科手术。

2. 体位用物

托手板及可调节托手架 2 个、胸垫 1 个、膝枕 1 个、足跟垫 2 个、下肢约束带 1 根。

3. 安置方法

(1) 头颈后仰卧位。

正中纵隔手术仰卧位如图 13-1-1 所示,三切口食管手术仰卧位如图 13-1-2 所示。

① 病人取仰卧位,肩下置胸垫(平肩峰),使病人胸部抬高 5~10 cm,头下置头垫,双上肢掌心朝向身体两侧,肘部微屈用布单固定。

② 膝下垫膝枕,足下垫足跟垫,距离膝关节上 5 cm 处使用下肢约束带固定,松紧度以能容纳一指为宜,防止腓总神经损伤。

(2) 仰卧位。

双侧胸交感神经熔断术仰卧位如图 13-1-3 所示。

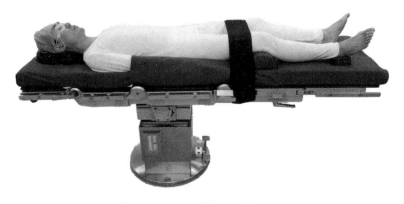

图 13-1-1　正中纵隔手术仰卧位

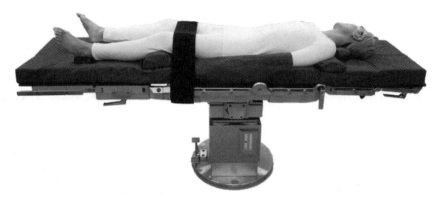

图 13-1-2　三切口食管手术仰卧位

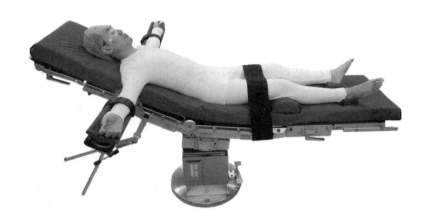

图 13-1-3　双侧胸交感神经熔断术仰卧位

① 病人取仰卧位,双上肢置于托手板上,远端关节略高于近端关节,有利于上肢肌肉韧带放松和静脉回流,肩关节外展不超过 90°,以免损伤臂丛神经。

② 膝下垫膝枕,足下垫足跟垫,距离膝关节上 5 cm 处使用下肢约束带固定,松紧度以能容纳一指为宜,防止腓总神经损伤。

③ 调节手术床:背板抬高 60°,头低脚高 20°,腿板降低 15°～20°。

4. 注意事项

(1)进行病人术中获得性压力性损伤风险评估,手术受压部位使用预防性敷料进行局部减压。

(2)病人约束不宜过紧,预防骨筋膜室综合征。

(3)调节曲线仰卧位,使病人舒适,降低术中获得性压力性损伤发生风险。

二、侧卧位

1. 适应证

侧卧位适用于肺、食管、气管、侧入路纵隔及胸壁等手术。

2. 体位用物

托手板及可调节托手架 2 个、固定挡板 2 套、大软枕 1 个、上肢约束带 2 根、下肢约束带 1 根。

3. 安置方法

侧卧位如图 13-1-4 所示。

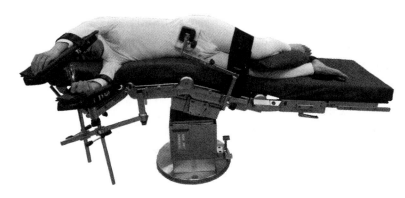

图 13-1-4　侧卧位

（1）依据病人肩宽,折叠手术床头板,高度与床面平齐。

（2）病人取仰卧位,肩部位于手术床头板凹槽处。

（3）健侧安装托手板及可调节托手架,并初步调节托手板及可调节托手架高度。

（4）医护人员共同配合,采用轴线翻身法,取健侧卧位。

（5）患侧上肢屈曲呈抱球状置于可调节托手架上,远端关节稍低于近端关节,健侧上肢外展于托手板上,远端关节稍高于近端关节,共同维持胸廓自然舒展,肩关节外展或上举不超过 90°。

（6）腹侧用固定挡板固定耻骨联合,背侧用挡板固定骶尾部,共同维持病人 90° 侧卧位。

（7）健侧下肢伸直,患侧下肢屈曲约 45°,两腿间垫一大软枕,约束带固定肢体,防止损伤腓总神经。

（8）调节手术床,头高脚低 30°,背板降低 30°,交替调节,使肋间隙充分显露,抬高腿板约 30°。

4. 注意事项

（1）注意保护病人心肺功能。

（2）进行病人术中获得性压力性损伤风险评估,手术受压部位使用预防性敷料进行局部减压。

（3）体位安置后评估病人脊椎是否在一条水平线上,脊椎生理弯曲是否变形,下侧肢体及腘窝处是否悬空。

（4）下肢固定带需避开膝盖外侧,防止损伤腓总神经。

（5）术中调节手术床时需要密切观察,防止体位移位,以免重要器官受压。

第二节　胸外科手术配合

一、单孔胸腔镜肺段(叶)切除术

肺分左、右侧两肺,其大小及形状并不一致。右肺分为上、中、下三叶,上叶分为前、尖、后三段,中叶分为内、外段,下叶分为尖段及前、内、外与后基底段。左肺分为上、下两叶,上叶分为尖后、前及上下舌段,下叶分为尖、前、内、外及后基底段。肺的纵隔面中部凹陷,为支气管、血管、淋巴管及神经出入肺的部位,称肺门。这些结构间为疏松结缔组织形成的囊,称为肺根。肺受迷走神经及交感神经支配。肺的淋巴结可分为深、浅两组,深组与支气管、动脉和静脉相连,浅组与组织脏层胸膜相邻。

肺癌现已成为我国首位恶性肿瘤死亡原因,根据肿瘤起源,肺癌可分为中心型和周围型,右肺肺癌发生率高于左肺,上叶高于下叶。根据肿瘤大小、生长部位、浸润程度,选择不同术式。目前单孔胸腔镜是胸外科最常见的手术方式。

1. 适应证

(1)肺段(叶)的良性病变。

(2)早期Ⅰ-Ⅱa期肺癌,肿瘤＜3 cm或周围型无淋巴结外侵或钙化。

2. 手术间布局

单孔胸腔镜肺段(叶)切除术(以左肺叶切除为例)手术间布局如图13-2-1所示。以手术床为中心,显示屏、电外科设备位于手术床左侧,吸引器、手术托盘位于手术床右侧,麻醉机位于手术床头侧,温毯仪位于手术床尾侧。主刀医生位于病人右侧,一助位于主刀医生左侧,器械护士位于主刀医生右侧。

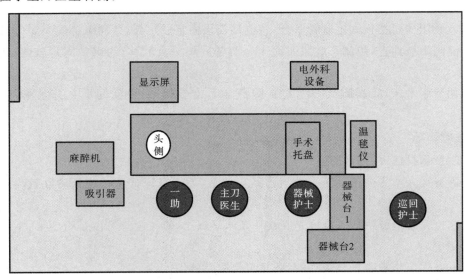

图 13-2-1　手术间布局图

3. 物品准备

(1) 器械准备：

肺微创器械包 1 个、胸腔镜器械包 1 个。

(2) 敷料准备：

大胸包 1 个、基础包 1 个、中单包 1 个、手术衣 4 件、治疗碗 6 个。

(3) 用物准备：

11 号刀片 1 个、22 号刀片 1 个、12 枚针 1 套、1-0 慕丝线、2-0 慕丝线、一次性手控电刀笔 1 个、一次性使用吸引器管 1 根、F14 脑室引流管 1 根、显影纱条 1 根、胸腔引流管 2 根、一次性使用胸腔闭式引流装置 2 个、9 cm×7 cm 敷贴 3 个、可吸收血管夹、4-0 可吸收缝线、切口保护套 1 个、腔镜直线切割缝合器 1 把、配套钉仓。

(4) 药品准备：

37 ℃复方氯化钠注射液 500 ml、37 ℃生理氯化钠溶液 500 ml、人血白蛋白、1％活力碘。

(5) 仪器设备准备：

电外科设备 1 台、负压吸引器 2 台、胸腔镜设备 1 套(高清显示器、冷光源、高清摄像头控制器)、30°视觉镜头 1 个。

4. 麻醉与体位

(1) 麻醉方式：

全身麻醉。

(2) 体位：

侧卧位。

5. 皮肤消毒范围

1％活力碘消毒皮肤，上至肩及上臂上 1/3 处，下至髂前上棘，前后过正中线。

6. 手术配合

单孔胸腔镜肺段(叶)切除术手术配合如表 13-2-1 所示。

表 13-2-1　单孔胸腔镜肺段(叶)切除术手术配合

手术步骤	手术配合
1. 清点用物	器械护士提前 15 min 洗手，整理器械台及相关用物，与巡回护士共同进行术前清点，巡回护士及时准确记录
2. 消毒、铺巾	递海绵钳夹持活力碘纱布依次消毒皮肤 3 遍，常规铺巾
3. 连接管线	器械护士按规范固定一次性手控电刀笔、一次性使用吸引管、胸腔镜系统光缆线，巡回护士依次连接各管线，设置参数
4. Time Out	切皮前，手术医生、麻醉医生、手术室护士三方核查
5. 作操作切口 ① 于第 5 肋间、腋中线处做 3 cm 小切口	核对无误后，器械护士将 11 号手术刀置于弯盘内，递给主刀医生递短有齿镊

续表

手 术 步 骤	手 术 配 合
② 分离皮下肌肉、肋间肌以及壁层胸膜	递小弯血管钳、一次性手控电刀笔
③ 胸腔若无粘连,置入切口保护套	递切口保护套
6. 探查胸腔,确定手术方式	递胸腔镜镜头、腔镜无损伤卵圆钳探查胸腔
7. 游离肺门,离断血管及支气管	
① 游离肺门组织	递腔镜无损伤卵圆钳、腔镜电凝钩和腔镜吸引器游离肺门组织
② 离断肺段(叶)动脉	递腔镜肺门钳及 F14 脑室引流管穿过肺段(叶)动脉,递腔镜直线切割缝合器离断动脉
③ 离断肺段(叶)静脉	递腔镜肺门钳及 F14 脑室引流管穿过肺段(叶)静脉,递腔镜直线切割缝合器离断静脉
④ 结扎周围小分支血管	递腔镜血管钳、2-0 慕丝线结扎,或递可吸收血管夹夹闭
⑤ 游离肺段(叶)支气管	递腔镜长弯血管钳、腔镜电凝钩游离支气管,递可吸收血管夹夹闭支气管动脉
⑥ 离断肺段(叶)支气管	递腔镜长弯血管钳先行夹闭段(叶)支气管,嘱麻醉医生膨肺并确定段(叶)支气管;递腔镜血管钳及 F14 脑室引流管引导腔镜直线切割缝合器离断支气管
8. 切除肿瘤	
① 切除肺肿瘤	递腔镜无损伤卵圆钳牵拉肺组织,递腔镜长弯血管钳提拉远端支气管残端,递腔镜直线切割缝合器沿界限切除肺段(叶)
② 取出肺肿瘤	递腔镜卵圆钳、小弯血管钳及一次性取物袋取出标本
③ 标记肿瘤,术中冰冻标本送检	递 6×17 圆针 2-0 慕丝线标记肿瘤,巡回护士与手术医生双人核对后立即送检标本
④ 若病理结果是恶性肿瘤,行系统性淋巴结清扫	递腔镜电凝钩及腔镜淋巴结钳清扫淋巴结
9. 肺充气试验	递 37 ℃生理氯化钠溶液 1000 ml,肺充气试验后递腔镜吸引器吸出胸腔内液体;如肺部有漏气,则递 6×17 圆针 2-0 慕丝线缝扎漏气部位
10. 缝合切口	
① 放置胸腔引流管	递 11 号手术刀、小弯血管钳协助置入胸腔引流管,递短有齿镊、9×24 三角针 2-0 慕丝线固定,连接一次性使用胸腔闭式引流装置,巡回护士与器械护士共同完成关腔前用物清点
② 缝合各肌层	递短有齿镊、13×24 圆针 1-0 慕丝线间断缝合

续表

手 术 步 骤	手 术 配 合
③ 缝合皮下组织	递短有齿镊、9×24 三角针 2-0 慕丝线间断缝合,巡回护士与器械护士共同完成关腔后用物清点
④ 缝合皮肤	递短有齿镊、4-0 可吸收缝线连续缝合,第四次清点物品数目及完整性
11. 覆盖切口	递组织钳夹持活力碘纱布消毒皮肤,递 9 cm×7 cm 敷贴覆盖切口

7. 巡回护士手术配合要点

（1）手术前严格执行病人安全核查,包括病人的基本信息、手术方式、麻醉方式、术中特殊用物及药品等。

（2）术前完善仪器设备检查及准备,正确使用电外科设备,妥善安置电外科设备回路负极板,预防电灼伤的发生。

（3）术中根据病人需要采取综合保温措施,预防低体温的发生。

（4）术中关注输液总量和速度,防止前负荷过重而导致肺水肿。

（5）术中关闭胸腔后及时连接一次性使用胸腔闭式引流装置,观察肺通气情况。

（6）手术结束后,妥善固定病人静脉通路及其他管路,确保管路通畅,保证病人安全转运。

8. 器械护士手术配合要点

（1）器械护士术前熟悉手术方法、步骤,提前准备手术所需用物及器械。

（2）术中妥善管理手术标本,严格执行手术隔离技术,预防肿瘤种植。

（3）术中使用切割缝合器时,正确安装配套钉仓。

二、袖式肺叶切除术

部分肺癌病人癌变位于一个肺叶内,但已侵及局部主支气管或中间支气管,为了保留正常的邻近肺叶,避免作一侧全肺切除术,可以切除病变的肺叶及一段受累的支气管,再吻合支气管上下切端,临床上称为支气管袖式肺叶切除术。如果相伴的肺动脉局部受侵,也可以同时作部分切除,端端吻合,称为支气管袖式肺动脉袖式肺叶切除术。

1. 适应证

（1）肿瘤位于叶支气管,且累及叶支气管开口,肿瘤距隆突的距离＞1.5 cm,无肺门、纵隔淋巴结转移,或者有转移但可清除者。

（2）高龄、心肺功能低下,不能耐受两个以上肺叶切除或全肺切除者。

2. 手术间布局

袖式肺叶切除术(以右上肺叶为例)手术间布局如图 13-2-2 所示。以手术床为中心,电外科设备位于手术床左侧,显示屏、吸引器、手术托盘位于手术床右侧,麻醉机位于手术床头侧,温毯仪位于手术床尾侧。主刀医生位于病人左侧,二助位于主刀医生右侧,一助、器械护士位于主刀医生对侧。

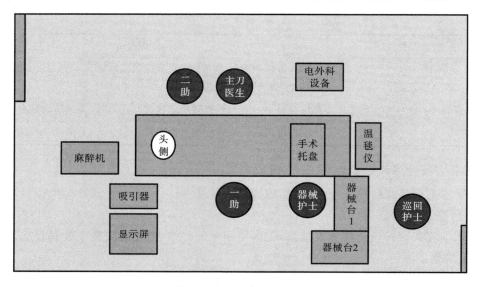

图 13-2-2　手术间布局图

3. 物品准备

（1）器械准备：

肺手术器械包 1 个、开胸器械包 1 个。

（2）敷料准备：

大胸包 1 个、基础包 1 个、中单包 1 个、手术衣 4 件、治疗碗 6 个。

（3）用物准备：

11 号刀片 1 个、22 号刀片 1 个、12 枚针 1 套、1-0 慕丝线、2-0 慕丝线、一次性手控电刀笔 1 个、一次性使用吸引器管 1 根、50 cm×30 cm 一次性使用无菌手术膜 1 个、50 ml 一次性使用注射器 1 个、骨蜡 1 个、9 cm×25 cm 敷贴 1 个、14 cm×12 cm 敷贴 2 个、胸腔引流管 2 根、一次性使用胸腔闭式引流装置 2 个、3-0/4-0/5-0 血管缝合线、直线切割缝合器 1 把、配套钉仓。

（4）药品准备：

37 ℃复方氯化钠注射液 500 ml、37 ℃生理氯化钠溶液 500 ml、人血白蛋白、1％活力碘。

（5）仪器设备准备：

电外科设备 1 台、负压吸引器 2 台。

4. 麻醉与体位

（1）麻醉方式：

全身麻醉。

（2）体位：

侧卧位。

5. 皮肤消毒范围

1％活力碘消毒皮肤，上至肩及上臂上 1/3 处，下至髂前上棘，前后过正中线。

6. 手术配合

袖式肺叶切除术手术配合如表 13-2-2 所示。

表 13-2-2 袖式肺叶切除术手术配合(右上肺袖式切除为例)

手 术 步 骤	手 术 配 合
1. 清点用物	同单孔胸腔镜肺段(叶)切除术
2. 消毒、铺巾	
3. 连接管线	
4. Time Out	
5. 开胸探查	核对无误后,器械护士将 22 号手术刀置于弯盘内,递给主刀医生
① 于第 5 肋间作右胸后外侧切口	递短有齿镊、一次性手控电刀笔
② 分离皮下肌肉及肋间肌	递一次性手控电刀笔、甲状腺拉钩
③ 牵开肩胛下缘剪断第 6 肋骨	递方钩、肋骨剪、骨蜡、大号胸骨牵开器
④ 探查胸腔,确定手术方式	
6. 游离肺叶,切除肿瘤	
① 游离下肺韧带,向上游离达下肺静脉水平	递肺叶钳牵拉肺组织,递长无损伤镊、长弯血管钳、一次性手控电刀笔
② 离断右肺上叶动脉和静脉,游离水平裂及斜裂	递长无损伤镊、肺门血管钳、一次性手控电刀笔游离右上肺叶动静脉,递直线切割缝合器离断右上肺叶动静脉
③ 游离右主支气管和右中间干支气管并离断	递长无损伤镊、肺门血管钳、一次性手控电刀笔游离,递长弯血管钳带 2-0 慕丝线标记并递小弯血管钳牵引,递直线切割缝合器离断右主支气管和右中间干支气管
7. 取出肿瘤	递合适容器盛装标本
8. 术中冰冻标本送检	巡回护士与手术医生双人核对后立即送检标本
① 若术中病检报告为阳性,则行扩大切除,近端可至隆嵴,远端需切除右中叶,再次送术中冰冻病理检查	递长无损伤镊、一次性手控电刀笔扩大游离范围,切除肿瘤后,巡回护士与手术医生双人核对后立即送检标本
② 若术中病检报告为阴性,则行袖式吻合	递长无损伤镊、3-0/4-0 血管缝合线
9. 袖式吻合,并进行肺充气试验	
① 右主支气管与中间干支气管端端吻合	递长无损伤镊、3-0/4-0 血管缝合线、长持针器连续缝合右主支气管与中间干支气管
② 检查吻合口有无漏气	递 37 ℃生理氯化钠溶液 1000 ml,肺充气试验后递吸引器吸出胸腔内液体;如吻合口有漏气,则递 6×17 圆针、2-0 慕丝线缝扎漏气部位

续表

手 术 步 骤	手 术 配 合
③ 包埋吻合口	递长无损伤镊、6×17 圆针 2-0 慕丝线间断包埋吻合口
10. 缝合切口	
① 放置胸腔引流管	递 11 号手术刀、小弯血管钳协助置入胸腔引流管,递短有齿镊、9×24 三角针 2-0 慕丝线固定、连接一次性使用胸腔闭式引流装置,巡回护士与器械护士共同完成关腔前用物清点
② 闭合肋骨	递小弯血管钳、可吸收肋骨固定钉固定第 6 肋,递长无损伤镊、13×24 圆针 1-0 慕丝线双线间断缝合,递肋骨闭合器闭合肋骨,巡回护士与器械护士共同完成关腔后用物清点
③ 缝合各肌层	递短有齿镊、13×24 圆针 1-0 慕丝线间断缝合
④ 缝合皮下组织	递短有齿镊、9×24 三角针 2-0 慕丝线间断缝合
⑤ 缝合皮肤	递短有齿镊、皮肤缝合器,第四次清点物品数目及完整性
11. 覆盖切口	递组织钳夹持活力碘纱布消毒皮肤,递 9 cm×25 cm 敷贴及 14 cm×12 cm 敷贴覆盖切口

7. 巡回护士手术配合要点

(1) 手术前严格执行病人安全核查,包括病人的基本信息、手术方式、麻醉方式、术中特殊用物及药品等。

(2) 术前完善仪器设备检查及准备,正确使用电外科设备,妥善安置电外科设备回路负极板,预防电灼伤的发生。

(3) 术前评估病人呼吸活动状况,观察病人血氧情况,评估是否需要采取被动体位。

(4) 术中根据病人需要采取综合保温措施,预防低体温的发生。

(5) 术中关闭胸腔后及时连接一次性使用胸腔闭式引流装置,观察肺通气情况。

(6) 手术结束后,妥善固定病人静脉通路及其他管路,确保管路通畅,保证病人安全转运。

8. 器械护士手术配合要点

(1) 器械护士术前熟悉手术方法、步骤,提前准备手术所需用物及器械。

(2) 离断气管时提醒麻醉医生退气管导管,离断后注意消毒气管断端再行吻合。

(3) 术中妥善管理手术标本,严格执行手术隔离技术,预防肿瘤种植。

三、胸、腹腔镜联合食管中上段癌根治术

食管肿瘤是发生在食管上皮组织的恶性肿瘤,占所有恶性肿瘤的 2%。食管肿瘤依组织学分型,鳞状细胞癌最多见,腺癌和未分化癌较少见。应根据食管肿瘤位置选择相应的手术方式。

1. 适应证

胸、腹腔镜联合食管癌根治术主要适用于早期或Ⅱa期食管癌,食管肿瘤直径<3 cm,无

软组织阴影者,CT 等检查无明显外侵(≤T3),无明显淋巴结转移与周围组织融合征象,无全胸膜粘连或腹腔粘连。

2. 手术间布局

胸、腹腔镜联合食管中上段癌根治术手术间布局分为胸腔镜和腹腔镜两部分。

胸腔镜手术手术间布局如图 13-2-3 所示。以手术床为中心,电外科设备位于手术床左侧,显示屏、吸引器、手术托盘位于手术床右侧,麻醉机位于手术床头侧,温毯仪位于手术床尾侧。主刀医生位于病人左侧,一助位于主刀医生右侧,二助位于主刀医生对侧,器械护士位于二助右侧。

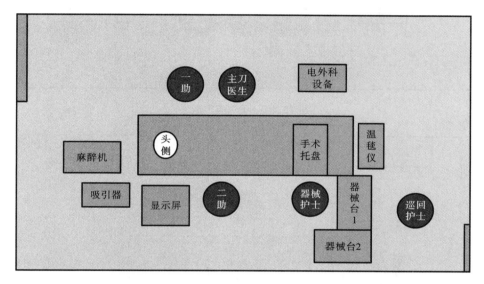

图 13-2-3　手术间布局图

腹腔镜操作部分手术间布局如图 13-2-4 所示。以手术床为中心,显示屏、电外科设备位于手术床左侧,吸引器位于手术床右侧,麻醉机位于手术床头侧,温毯仪位于手术床尾侧。主刀医生位于病人右侧,一助位于主刀医生右侧,二助位于主刀医生对侧,器械护士位于主刀医生左侧。

小开腹及颈部手术间布局如图 13-2-5 所示。以手术床为中心,显示屏、电外科设备位于手术床左侧,吸引器位于手术床右侧,麻醉机位于手术床头侧,温毯仪位于手术床尾侧。主刀医生位于病人右侧,一助位于主刀医生对侧,二助位于主刀医生左侧,器械护士位于主刀医生右侧。

3. 物品准备

(1) 器械准备:

食管器械包 1 个、腔镜器械包 2 个、开胸器械包 1 个、超声刀 1 套。

(2) 敷料准备:

大胸包 2 个、基础包 2 个、中单包 2 个、手术衣 8 件、治疗碗 6 个。

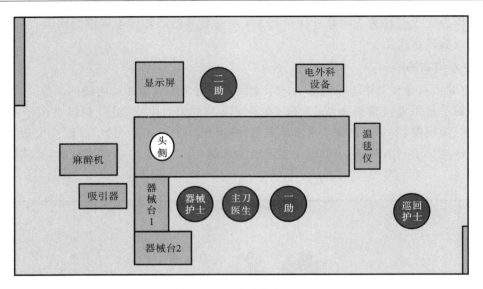

图 13-2-4　手术间布局图

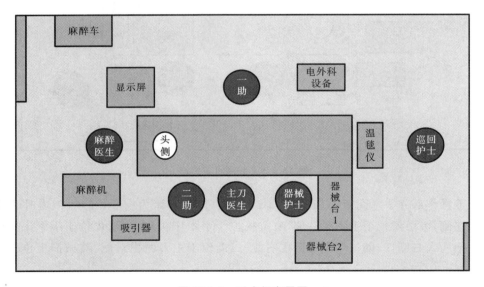

图 13-2-5　手术间布局图

（3）物品准备：

11 号刀片 1 个、22 号刀片 1 个、15 枚针 1 套、1-0 慕丝线、2-0 慕丝线、3-0 慕丝线、2-0 荷包线、3-0 可吸收缝线、4-0 可吸收缝线、一次性手控电刀笔 1 个、一次性使用吸引管 2 根、50 ml 一次性使用注射器 1 个、F14 脑室引流管 1 根、显影纱条 1 根、50 cm×30 cm 一次性使用无菌手术膜、F28 腹腔引流管 1 根、胸腔引流管 2 根、一次性使用胸腔闭式引流装置 2 个、负压引流球 1 个、十二指肠营养管 1 根、直线切割缝合器 1 把、管状吻合器 1 把、残端闭合器 1 把、切口保护套、hemolock 夹、5 mm Trocar 4 个、12 mm Trocar 1 个。

（4）药品准备：

37 ℃复方氯化钠注射液 500 ml、37 ℃生理氯化钠溶液 500 ml、人血白蛋白、1％活力碘。

（5）仪器设备准备：

电外科设备 1 台、负压吸引器 2 台、超声刀 1 台、腔镜设备 1 套（高清显示器、冷光源、高清摄像头控制器）、30°视觉镜头 1 个、超声刀手柄线 1 根。

4. 麻醉与体位

（1）麻醉方式：

全身麻醉。

（2）体位：

一次体位：左侧卧位。

二次体位：仰卧位，颈肩部垫高，头偏向右侧。

5. 皮肤消毒范围

左侧卧位：1％活力碘消毒皮肤，上至肩及上臂上 1/3 处，下至髂前上棘，前后过正中线。

仰卧位：1％活力碘消毒皮肤，上至下唇，下至大腿上 1/3 处，两侧至腋中线。

6. 手术配合

胸、腹腔镜联合食管中上段癌根治术手术配合如表 13-2-3 所示。

表 13-2-3　胸、腹腔镜联合食管中上段癌根治术手术配合

手 术 步 骤	手 术 配 合
1. 清点用物	同单孔胸腔镜肺段（叶）切除术
2. 消毒、铺巾	
3. 连接管线	
4. Time Out	
5. 作操作切口	核对无误后，器械护士将 11 号手术刀置于弯盘内，递给主刀医生
① 于第 4 肋间、腋中线处作 3 cm 小切口	递短有齿镊
② 分离皮下肌肉、肋间肌以及壁层胸膜	递小弯血管钳、一次性手控电刀笔
③ 胸腔若无粘连，建立镜头观察孔	递切口保护套
④ 于第 6 肋间、腋后线处作 3 cm 小切口	递 11 号手术刀、短有齿镊
⑤ 分离皮下肌肉、肋间肌以及壁层胸膜	递小弯血管钳、一次性手控电刀笔
⑥ 建立主操作孔	递切口保护套
6. 探查胸腔，确定手术方式	递胸腔镜镜头、腔镜无损伤卵圆钳探查胸腔

手 术 步 骤	手 术 配 合
7. 游离胸段食管	
① 游离迷走神经	递腔镜无损伤卵圆钳、腔镜电凝钩和腔镜吸引器游离迷走神经
② 清扫右喉返旁淋巴结	递腔镜淋巴结钳、超声刀
③ 离断奇静脉	递腔镜长弯血管钳、hemolock 夹,递超声刀离断,递 6×17 圆针 3-0 慕丝线缝扎奇静脉断端
④ 游离胸段食管,清扫食管旁淋巴结	递腔镜长弯血管钳、腔镜电凝钩游离食管,递腔镜淋巴结钳、超声刀清扫淋巴结
⑤ 离断食管	递腔镜直线切割器离断食管,递 1-0 可吸收缝线缝合食管断端作牵引用
⑥ 清扫左喉返旁淋巴结	递腔镜淋巴结钳、腔镜电凝钩
⑦ 结扎胸导管(必要时)	递腔镜血管钳、1-0 慕丝线结扎胸导管
8. 冲洗置管,逐层关胸	
① 冲洗止血	递 37 ℃生理氯化钠溶液 1000 ml 冲洗胸腔
② 放置胸腔引流管	递 11 号手术刀、小弯血管钳置入胸腔引流管,递短有齿镊、9×24 三角针 2-0 慕丝线固定,连接一次性使用胸腔闭式引流装置,巡回护士与器械护士共同完成关腔前用物清点
③ 缝合各肌层	递短有齿镊、13×24 圆针 1-0 慕丝线间断缝合
④ 缝合皮下组织	递短有齿镊、9×24 三角针 2-0 慕丝线间断缝合,巡回护士与器械护士共同完成关腔后用物清点
⑤ 缝合皮肤	递短有齿镊、4-0 可吸收缝线连续缝合,第四次清点物品数目及完整性
9. 覆盖切口	递组织钳夹持活力碘纱布消毒皮肤,递 9 cm×7 cm 敷贴覆盖切口
10. 二次体位,消毒铺巾	递海绵钳夹持活力碘纱布消毒,协助铺巾
11. 清点用物	器械护士和巡回护士再次进行术前清点,巡回护士及时准确记录
12. 连接管线	器械护士按规范固定一次性手控电刀笔、一次性使用吸引管、超声刀、腹腔镜系统电缆线,巡回护士依次连接各管线,设置参数
13. 建立气腹,置入 Trocar,探查腹腔	
① 于脐上 1 cm 作小切口建立观察孔	器械护士将 11 号手术刀置于弯盘内,递给主刀医生,递布巾钳两把、气腹针、12 mm Trocar 1 个
② 探查腹腔,确定手术方式	递腹腔镜镜头
③ 于左、右锁骨中线肋弓下,左、右胸骨旁线脐上 2 cm 建立四个操作孔	递 11 号手术刀、5 mm Trocar 4 个

续表

手 术 步 骤	手 术 配 合
14. 游离腹段食管、胃及胃网膜	
① 沿胃小弯游离肝胃韧带	递腔镜无损伤抓钳、腔镜血管钳、超声刀
② 离断胃左动脉及静脉	递 hemolock 夹闭胃左动脉及静脉,超声刀离断
③ 游离脾胃韧带小弯侧至脾门	递腔镜无损伤抓钳、腔镜血管钳、超声刀
④ 离断胃短血管	递 hemolock 夹闭胃短血管,超声刀离断
⑤ 沿胃大弯游离大网膜至贲门	递腔镜无损伤抓钳、腔镜血管钳、超声刀
15. 小开腹建管状胃	
① 于剑突下腹正中作 3 cm 切口	递 22 号手术刀、短有齿镊
② 暴露腹部小切口	递一次性手控电刀笔、长无损伤镊、甲状腺拉钩
③ 取出胃和部分胸段食管,松解幽门	递长无损伤镊、一次性手控电刀笔
④ 建立管状胃	递直线切割缝合器沿胃小弯侧将胃切成管状,递 3-0 可吸收缝线连续缝合浆肌层
⑤ 将食管断端与胃贲门部断端连接后放回腹腔	递 13×24 圆针空针穿食管断端,1-0 可吸收缝线连接食管断端与贲门断端
16. 游离颈段食管	递 11 号手术刀、短有齿镊、乳突撑开器暴露术野,递小弯血管钳、一次性手控电刀笔游离食管
17. 切除肿瘤,重建消化道	
① 取出食管,退胃管	递长组织剪剪开食管一侧,递 1% 活力碘纱布消毒胃管,递 9×24 三角针 1-0 慕丝线固定胃管尾端
② 置入钉钻头	递小弯血管钳夹持钉钻头尾端置入钉钻头,递荷包线作荷包缝合
③ 切除食管肿瘤	递直角剪离断食管
④ 扩大纵隔间隙,提拉管状胃至颈部	递卵圆钳扩大纵隔间隙,递无损伤抓钳将管状胃提至颈部
⑤ 胃-食管吻合	递 1% 活力碘纱布润滑管状吻合器前端,递管状吻合器吻合
⑥ 置入胃管、十二指肠营养管	巡回护士协助麻醉医生置入胃管、十二指肠营养管
⑦ 管状胃残端闭合	递残端闭合器闭合残端,递 6×17 圆针 3-0 慕丝线间断缝合
⑧ 胃大网膜袖式包埋吻合口	递 6×17 圆针 3-0 慕丝线间断缝合,递 3-0 可吸收缝线袖式包埋
18. 放置颈部引流管,关闭颈部切口	
① 置入引流管	递 11 号手术刀、小弯血管钳置入负压引流球,递短有齿镊、9×24 三角针 2-0 慕丝线固定;巡回护士与器械护士共同完成关腔前用物清点
② 缝合各肌层	递短有齿镊、3-0 可吸收缝线缝合;巡回护士与器械护士共同完成关腔后用物清点

手　术　步　骤	手　术　配　合
③ 缝合皮下组织	递短有齿镊、9×24 三角针 2-0 慕丝线间断缝合
④ 缝合皮肤	递短有齿镊、皮肤缝合器,再次清点物品数目及完整性
19. 放置腹腔引流管,清点关腹 ① 置入引流管	递 11 号手术刀、长弯血管钳置入腹腔引流管,递短有齿镊、9×24 三角针 2-0 慕丝线固定;巡回护士与器械护士共同完成关腔前用物清点
② 缝合各肌层	递短有齿镊、13×24 圆针 1-0 慕丝线间断缝合;巡回护士与器械护士共同完成关腔后用物清点
③ 缝合皮下组织	递短有齿镊、9×24 三角针 2-0 慕丝线间断缝合
④ 缝合皮肤	递短有齿镊、皮肤缝合器,再次清点物品数目及完整性
20. 覆盖切口	递组织钳夹持活力碘消毒皮肤,递 9 cm×20 cm 敷贴、14×12 cm 敷贴、9 cm×7 cm 敷贴覆盖切口

7. 巡回护士手术配合要点

（1）手术前严格执行病人安全核查,包括病人的基本信息、手术方式、麻醉方式、术中特殊用物及药品等。

（2）术前完善仪器设备检查及准备,正确使用电外科设备,妥善安置电外科设备回路负极板,预防电灼伤的发生。

（3）术前备好二次体位所需用物及敷料。

（4）术中根据病人需要采取综合保温措施,预防低体温的发生。

（5）术中关闭胸腔后及时连接一次性使用胸腔闭式引流装置,观察肺通气情况。

（6）手术结束后,妥善固定病人静脉通路及其他管路,确保管路通畅,保证病人安全转运。

8. 器械护士手术配合要点

（1）器械护士术前熟悉手术方法、步骤,提前准备手术所需用物及器械。

（2）术中妥善管理手术标本,严格执行手术隔离技术,预防肿瘤种植。

四、正中劈胸前纵隔肿瘤切除术

纵隔是左右纵隔胸膜之间的器官、结构和结缔组织的总称。纵隔的前界为胸骨,后界为脊柱,两侧为纵隔胸膜。纵隔根据解剖位置又分为前、中、后纵隔和上、下纵隔。因肿瘤的生长部位不同,其临床特征各异。

前纵隔占位可以通过胸部 CT 纵隔窗发现前纵隔病变,这种病变性质不能够明确,需要通过病理检查明确诊断。在纵隔区有很多重要的脏器,比如心脏、大血管、食管等,一般不会出现感染。当有食道划伤时,可能会引起纵隔感染,前纵隔占位最常见的有胸腺瘤、畸胎瘤还有淋巴瘤,大多是可以通过手术治疗的。

1. 适应证

正中劈胸前纵隔肿瘤切除术适用于前纵隔肿瘤较大或者侵犯的范围较广,可能侵犯腔静脉,甚至需要进行腔静脉人工血管置换者。

2. 手术间布局

正中劈胸前纵隔肿瘤切除术手术间布局如图 13-2-6 所示。以手术床为中心,电外科设备位于手术床左侧,吸引器、手术托盘位于手术床右侧,麻醉机位于手术床头侧,温毯仪位于手术床尾侧。主刀医生位于病人右侧,一助位于主刀医生对侧,二助位于主刀医生左侧,器械护士位于主刀医生右侧。

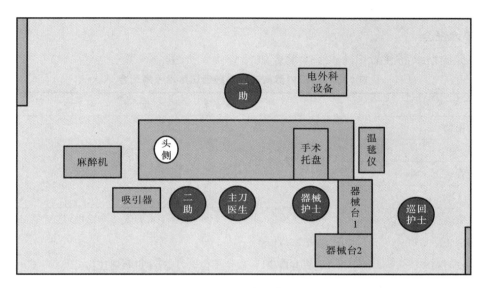

图 13-2-6　手术间布局图

3. 物品准备

(1)器械准备:

肺手术器械包 1 个、正中劈胸器械包 1 个、胸骨锯 1 个。

(2)敷料准备:

大胸包 1 个、基础包 1 个、中单包 1 个、手术衣 4 件、治疗碗 6 个。

(3)用物准备:

11 号刀片 1 个、22 号刀片 1 个、12 枚针 1 套、1-0 慕丝线、2-0 慕丝线、一次性手控电刀笔 1 个、一次性使用吸引器管 1 根、50 cm×30 cm 一次性使用无菌手术膜、50 ml 一次性使用注射器 1 个、骨蜡 1 个、胸腔引流管 2 根、一次性使用胸腔闭式引流装置 2 个、5 号钢丝、4-0/5-0 血管缝合线、人工血管。

(4)药品准备:

37 ℃复方氯化钠注射液 500 ml、37 ℃生理氯化钠溶液 500 ml、人血白蛋白、1% 活力碘。

（5）仪器设备准备：

电外科设备 1 台、负压吸引器 2 台、超声刀 1 台、超声刀手柄线 1 根。

4. 麻醉与体位

（1）麻醉方式：

全身麻醉。

（2）体位：

仰卧位。

5. 皮肤消毒范围

1% 活力碘消毒皮肤，两侧至腋中线，上至锁骨及上臂，下过脐平行线。

6. 手术配合

正中劈胸前纵隔肿瘤切除术手术配合如表 13-2-4 所示。

表 13-2-4　正中劈胸前纵隔肿瘤切除术手术配合

手术步骤	手术配合
1. 清点用物	同袖式肺叶切除术
2. 消毒、铺巾	
3. 连接管线	
4. Time Out	
5. 正中劈胸	核对无误后，器械护士将 22 号手术刀置于弯盘内，递给主刀医生
① 作胸部正中切口	递短有齿镊
② 游离皮下组织	递短有齿镊、一次性手控电刀笔，递甲状腺拉钩
③ 游离出胸骨柄、胸骨体	递短有齿镊、一次性手控电刀笔
④ 开胸探查	递胸骨锯锯开胸骨，递骨蜡、胸骨牵开器显露纵隔
6. 切除胸腺瘤	
① 反折两侧胸膜，显露胸腺	递长无损伤镊、长弯血管钳
② 切开胸腺前包膜，分离胸腺下极，沿心包表面向头侧游离，暴露双侧膈神经及无名静脉	递长无损伤镊、超声刀游离，递长弯血管钳、递 2-0 慕丝线结扎胸腺静脉及两侧胸腺上极，递长组织剪离断
③ 切除胸腺瘤	递长无损伤镊、超声刀
④ 若侵犯无名静脉，行人工血管吻合	递心耳钳阻断无名静脉，递长组织剪切除侵犯血管，递长持针器、4-0 血管缝合线端端吻合人工血管
7. 清扫纵隔脂肪，避免损伤膈神经	递长无损伤镊、超声刀
8. 肺充气试验	递 37 ℃生理氯化钠溶液 1000 ml，肺充气试验后递吸引器吸出胸腔内液体；如肺部有漏气，递 6×17 圆针 2-0 慕丝线缝扎漏气部位

手 术 步 骤	手 术 配 合
9. 缝合切口	
① 放置引流管	递 11 号手术刀、长弯血管钳置入胸腔引流管,递短有齿镊、9×24 三角针 2-0 慕丝线固定,连接一次性使用胸腔闭式引流装置,巡回护士与器械护士共同完成关腔前用物清点
② 闭合胸骨	递钢丝持针器夹 5 号钢丝、直有齿血管钳、钢丝剪;巡回护士与器械护士共同完成关腔后用物清点
③ 缝合各肌层	递短有齿镊、13×24 圆针 1-0 慕丝线间断缝合
④ 缝合皮下组织	递短有齿镊、9×24 三角针 2-0 慕丝线间断缝合
⑤ 缝合皮肤	递短有齿镊、皮肤缝合器,第四次清点物品数目及完整性
10. 覆盖切口	递组织钳夹持活力碘纱布清毒皮肤,递 9 cm×25 cm 敷贴、14 cm×12 cm 敷贴覆盖切口

7. 巡回护士手术配合要点

（1）手术前严格执行病人安全核查,包括病人的基本信息、手术方式、麻醉方式、术中特殊用物及药品等。

（2）术前完善仪器设备检查及准备,正确使用电外科设备,妥善安置电外科设备回路负极板,预防电灼伤的发生。

（3）术前评估病人呼吸活动状况,观察病人血氧情况,评估是否需要采取被动体位。

（4）术前注意在病人下肢建立静脉通道,以防因肿瘤侵犯无名静脉,术中阻断后无法输注液体。

（5）术中根据病人需要采取综合保温措施,预防低体温的发生。

（6）手术结束后,妥善固定病人静脉通路及其他管路,确保管路通畅,保证病人安全转运。

8. 器械护士手术配合要点

（1）器械护士术前熟悉手术方法、步骤,提前准备手术所需用物及器械。

（2）术中妥善管理手术标本,严格执行手术隔离技术,预防肿瘤种植。

（3）术中使用 37 ℃生理氯化钠溶液冲洗胸腔,避免因过度的冷刺激而导致病人体温大幅下降,甚至心脏骤停。

五、电磁导航支气管镜术

电磁导航支气管镜（Electromagnetic Navigation Bronchoscopy,ENB）是现代电磁导航技术、虚拟支气管镜和三维 CT 成像技术相结合的新一代支气管镜检查技术。该技术使用体外电磁定位板来引导气管内带微传感器的探头进行病灶定位和穿刺活检,可显著提高肺周围型病变的定位诊断率。

1. 适应证

电磁导航支气管镜术适用于周围性肺疾病的诊断定位及治疗。

2. 手术间布局

电磁导航支气管镜术手术间布局如图 13-2-7 所示。以手术床为中心，吸引器、电外科设备、支气管镜设备、导航系统位于手术床左侧，麻醉机、消融工作站位于手术床右侧，温毯仪位于手术床尾侧。主刀医生位于病人头侧，一助位于病人左侧。电磁定位板布局如图 13-2-8 所示。

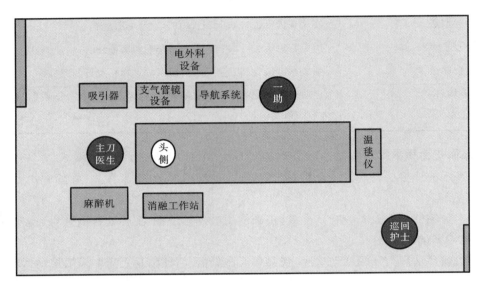

图 13-2-7　手术间布局图

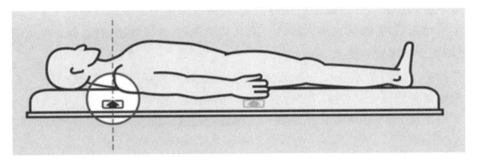

图 13-2-8　电磁定位板放置图

3. 物品准备

（1）器械准备（备用）：

肺微创器械包 1 个、胸腔镜器械包 1 个。

（2）敷料准备（备用）：

大胸包 1 个、基础包 1 个、中单包 1 个、手术衣 4 件、治疗碗 6 个。

（3）用物准备（备用）：

11 号刀片 1 个、22 号刀片 1 个、12 枚针 1 套、1-0 慕丝线、2-0 慕丝线、一次性手控电刀笔 1 个、一次性使用吸引器管 1 根、F14 脑室引流管 1 根、显影纱条 1 根、胸腔引流管 2 根、一次性使用胸腔闭式引流装置 2 个、9 cm×7 cm 敷贴 3 个、切口保护套、腔镜直线切割缝合器 1 把、配套钉仓、可吸收血管夹、血管缝合线。

（4）药品准备：

37 ℃复方氯化钠注射液 500 ml 注射液、37 ℃生理氯化钠溶液 500 ml、1％活力碘、亚甲蓝注射液 1 支。

（5）仪器设备准备：

电磁导航主机、电磁定位板、三联体传感器、定位导向管、扩展工作通道、活检钳、消融针、定位穿刺针。

4. 麻醉与体位

（1）麻醉方式：

全身麻醉。

（2）体位：

仰卧位。

5. 手术配合

电磁导航支气管镜术手术配合如表 13-2-5 所示。

表 13-2-5　电磁导航支气管镜术手术配合

手 术 步 骤	手 术 配 合
1. 放置电磁定位板	巡回护士将电磁定位板平铺于病人胸部后方，电磁定位板上缘与病人肩部平齐，确保电磁定位板上箭头方向朝上
2. 连接三联体传感器	第一个传感器贴片安置于病人胸骨柄上方凹陷处，第二、三个传感器贴片分别安置于病人第 8 肋与左右腋中线交汇处，连接三联体传感器，感应导航定位导向管末端的三维位置
3. 开启电磁导航系统	进入计划应用程序，将病人 CT 数据导入系统，分析数据并提取软件使用的图像数据以创建 2D 和 3D 图像视图，将完成的计划直接传输至程序应用
4. 启动程序应用	开启程序应用，进入示意图屏幕选项，设置病人相关数据，验证手术床、电磁定位板、三联体传感器等配准点
5. 导航系统配准	主刀医生置入支气管镜并扩展工作通道套在定位导向管外，定位导管尖端沿支气管镜通道置于主隆突附近，运用 CT 视图验证定位导管位置的准确性，再次进行配准
6. 定位病变目标	根据实时导航，引导定位导向管探头到达周围病变目标位置，将定位导向管抽出

续表

手　术　步　骤	手　术　配　合
7. 病变活检、标记	将活检钳沿扩展工作通道进入病变目标位置钳取活检；若需要标记病变位置，将标记针沿扩展工作通道注入亚甲蓝注射液即可
8. 肺段切除	根据术中病理快检结果，需进一步进行肺段切除术的病人，参考单孔胸腔镜下肺段切除术的手术配合步骤
9. 关闭电磁导航系统	病人麻醉苏醒前，关闭电磁导航系统的总开关，并从病人身上移除病人三联体传感器

6. 巡回护士手术配合要点

（1）手术前严格执行病人安全核查，包括病人的基本信息、手术方式、麻醉方式、术中特殊用物及药品等。

（2）术前完善仪器设备检查及准备，正确使用电外科设备，妥善安置电外科设备回路负极板，预防电灼伤的发生。

（3）术中根据病人需要采取综合保温措施，预防低体温的发生。

（4）术前正确放置电磁定位板，确保其上缘与病人肩部平齐，箭头朝向正上方。

（5）术中不要在电磁定位板上下放置任何金属材料，以免影响术中定位配准。

参 考 文 献

[1] 付向宁. 胸外科疾病诊疗指南[M]. 3 版. 北京：科学出版社，2013.

[2] 邓豫，郝志鹏，付向宁."精准医疗"理念下单孔 VATS 肺癌根治术的发展现状、应用细节和展望[J]. 中国肺癌杂志，2016，19(06)：371-376.

[3] 洪素千，官莉贞，黄惠娟. 胸腹腔镜食管癌根治术的手术配合[J]. 护理研究，2022，36(15)：2793-2795.

[4] 陈军祥，陈小波，谢芳芳，等. 国产电磁导航支气管镜系统引导下诊断、定位和治疗技术规范专家共识（2021 版）[J]. 中国肺癌杂志，2021，24(08)：529-537.

[5] Flaten D, Marcotte M, Walker J. Perioperative management of a patient with large anterior mediastinal mass and cardiopulmonary compromise：An updated algorithm[J]. Kans J Med，2020，13：188-190.

（陈红，胡曼，程慧芳，刘梦琴，周圆圆，孙洁）

第14章　心脏大血管外科手术护理配合

第一节　心脏大血管外科常用手术体位的安置方法

一、仰卧位

1. 适应证

仰卧位适用于直视下室间隔缺损修补术、法洛四联症矫治术、心内膜垫缺损修补术、部分型或完全型肺静脉畸形引流术、心脏瓣膜病、缺血性心脏病、冠状动脉粥样硬化性心脏病、左室室壁瘤、冠心病合并瓣膜病（冠心病合并缺血性二尖瓣关闭不全、冠心病合并瓣膜退行性病变、冠心病合并风湿性心脏病）、大血管类手术等。

2. 体位用物

头枕 1 个、肩垫 1 个、足跟垫 2 个、下肢约束带 1 根。

3. 安置方法

仰卧位如图 14-1-1 所示。

（1）病人取仰卧位，肩下置肩垫（平肩峰），使病人胸部抬高 5～10 cm（小儿胸部抬高 3～5 cm），头下置头枕，双上肢掌心朝向身体两侧，挡板固定。

（2）膝下垫膝枕，足下垫足跟垫，距离膝关节上 5 cm 处用约束带固定，松紧适宜，以能容纳一指为宜，防止腓总神经损伤。

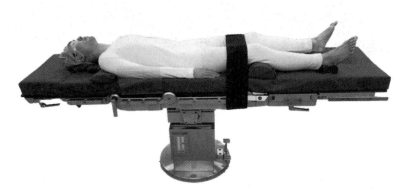

图 14-1-1　仰卧位

4. 注意事项

（1）进行病人术中获得性压力性损伤风险评估，手术受压部位使用预防性敷料进行局部减压。

（2）病人约束不宜过紧，预防骨筋膜室综合征。

（3）调节曲线仰卧位，使病人舒适，降低术中获得性压力性损伤发生风险。

（4）行全身麻醉后，覆盖双眼，予以保护。

二、侧卧位

1. 适应证

侧卧位适用于动脉导管结扎术、微创室间隔缺损修补术、微创房间隔缺损修补术、全胸腹主动脉人工血管置换术。

2. 体位用物

托手板及可调节托手架 2 个、胸垫 1 个、大软枕 1 个、上下肢约束带各 2 根。

3. 安置方法

侧卧位如图 14-1-2 所示。

（1）病人取仰卧位，行全身麻醉后，覆盖双眼，予以保护。

（2）医护人员共同配合，采取轴线翻身法，取健侧卧位。

（3）健侧手臂外展置于托手板上，远端关节高于近端关节，患侧上肢屈曲呈抱球状置于可调节托手架上，远端关节稍低于近端关节。

（4）患侧下肢伸直，健侧下肢屈曲约 45°，两腿间垫一大软枕，约束带固定肢体。

（5）调节手术床：头高脚低约 30°，头板降低约 15°，腿板升高约 30°。

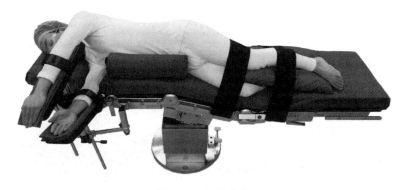

图 14-1-2　侧卧位

4. 注意事项

（1）进行病人术中获得性压力性损伤风险评估，手术受压部位使用预防性敷料进行局部减压。

（2）侧卧位安置后，评估病人脊椎是否在一条水平线上，下肢及腋窝处是否悬空。

（3）防止健侧眼睛、耳廓及男性病人会阴部受压。

（4）避免固定挡板压迫腹股沟导致下肢缺血或深静脉血栓的形成。

（5）下肢固定带固定时需避开膝外侧,距膝关节上方或下方 5 cm 处,防止腓总神经损伤。

三、30°侧卧位

1. 适应证

30°侧卧位适用于小切口冠脉搭桥手术、微创瓣膜置换或瓣膜成型手术等。

2. 体位用物

流体凝胶垫 1 个、肩垫 1 个、弯形软枕 1 个、下肢约束带 1 根。

3. 安置方法

30°侧卧位如图 14-1-3 所示。

（1）病人术侧肩背部置肩垫,充分暴露腋后线。

（2）对侧髋部置弯形软枕,防止肢体移动。

（3）双上肢掌心朝向身体两侧,肘部微屈用布单固定倾斜侧使用护手板。

（4）膝下垫膝枕,足下垫足跟垫,距离膝关节上 5 cm 处用约束带固定,松紧适宜,以能容纳一指为宜,防止腓总神经损伤。

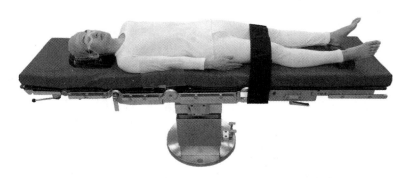

图 14-1-3　30°侧卧位

4. 注意事项

（1）进行病人术中获得性压力性损伤风险评估,手术受压部位使用预防性敷料进行局部减压。

（2）病人约束不宜过紧,预防骨筋膜室综合征。

第二节　心脏大血管外科手术配合

一、动脉导管未闭结扎术

动脉导管未闭是常见的小儿先天性心脏病,占先天性心脏病发病总数的 15%。动脉导管由胚胎时期的主动脉弓形成,连接主动脉峡部和肺动脉分叉处,是胎儿时期赖以生存的生理血液管道。动脉导管约在新生儿出生后的 15 h 发生功能性关闭,80％在出生后 3 个月解剖性关闭,一年后在解剖学上完全关闭。若其持续开放并产生病理生理改变,则称为动脉导管未闭。在动脉导管未闭中,约 10％合并其他心脏病和大血管畸形。未闭动脉导管根据其大小、长短和形态,一般被分为如下三型。

(1) 管型:导管长度多在 1 cm 左右,直径粗细不等。

(2) 漏斗型:长度与管型相似,但其近主动脉端粗大、近肺动脉端逐渐变窄。

(3) 窗型:肺动脉与主动脉紧贴,两者之间为一孔道,直径往往较大。

1. 适应证

动脉导管未闭结扎术适用于动脉导管未闭者。

2. 手术间布局

动脉导管未闭结扎术手术间布局如图 14-2-1 所示。以手术床为中心,手术托盘位于手术床左侧,电外科设备、吸引器位于手术床右侧,麻醉机位于手术床头侧,温毯仪、变温水箱位于手术床尾侧。主刀医生、二助位于病人右侧,一助位于主刀医生对侧,器械护士位于一助左侧。

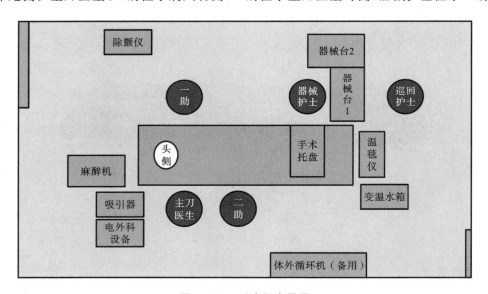

图 14-2-1　手术间布局图

3. 物品准备

(1) 器械准备:

肺手术器械包 1 个、小儿心脏补充器械包 1 个、开胸器械包 1 个。

(2) 敷料准备:

大腹包 1 个、基础包 1 个、中单包 1 个、手术衣 6 件、治疗碗 6 个。

(3) 用物准备:

11 号刀片 1 个、22 号刀片 1 个、12 枚针 1 套、1-0 慕丝线、2-0 慕丝线、1 号慕丝线、一次性手控电刀笔 1 个、一次性使用吸引管 1 根、显影小纱布 5 片、骨蜡 2 个、50 ml 一次性使用注射器 2 个、45 cm×45 cm 一次性使用无菌手术膜 1 个、F30 胸腔引流管 1 根、一次性使用胸腔闭式引流装置 1 套、14 cm×12 cm 敷贴 1 个、9 cm×20 cm 敷贴 1 个。

（4）药品准备：

37 ℃复方氯化钠注射液 500 ml，37 ℃ 0.9％氯化钠注射液 500 ml、肝素钠注射液（2 ml：12500 单位/支）、硫酸鱼精蛋白注射液（5 ml：50 mg/支）、1％活力碘。

（5）仪器设备准备：

电外科设备 1 台、负压吸引器 2 台、变温水箱 1 台、除颤仪 1 台。

4. 麻醉与体位

（1）麻醉方式：

全身麻醉。

（2）体位：

右侧卧位。

5. 皮肤消毒范围

1％活力碘消毒皮肤，上至锁骨及上臂上 1/3 处，下至髂前上棘，前后过腋中线。

6. 手术配合

动脉导管未闭结扎术手术配合如表 14-2-1 所示。

表 14-2-1　动脉导管未闭结扎术手术配合

手 术 步 骤	手 术 配 合
1. 清点用物	器械护士术前 15 min 洗手，整理器械台及相关用物，与巡回护士共同进行术前清点，巡回护士及时准确记录
2. 消毒、铺巾	递海绵钳夹持活力碘纱布依次消毒皮肤 3 遍，常规铺巾
3. 连接管线	器械护士按规范固定一次性手控电刀笔、一次性使用吸引管，巡回护士依次连接各管线，并设置参数
4. Time Out	切皮前，手术医生、麻醉医生、手术室护士三方核查
5. 于肩胛下角下方 1 横指处作切口，经第 4 肋骨进胸	核对无误后，器械护士将 22 号手术刀置于弯盘内，递给主刀医生，递短有齿镊、一次性手控电刀笔，逐层进胸
6. 显露动脉导管 ① 探查导管后剪开纵膈胸膜 ② 游离未闭导管	递肺门钳探查动脉导管 递心包剪游离血管外膜
7. 结扎动脉导管（结扎前先试行阻断导管 3～5 min，确认病人血压无下降、心率无减慢趋势，方可结扎）	递直角钳、1 号慕丝线结扎动脉导管

续表

手 术 步 骤	手 术 配 合
8. 缝合切口	
① 冲洗切口	递 37 ℃ 0.9％氯化钠注射液 500 ml 冲洗
② 于切口处放置引流管	递 F30 胸腔引流管、长弯血管钳协助置管,递短有齿镊、9×24 三角针 1-0 慕丝线,固定胸腔引流管,巡回护士与器械护士共同完成关腔前用物清点
③ 关闭胸腔	递长无齿镊、13×24 圆针 1 号慕丝线间断缝合
④ 缝合各肌层	递长无齿镊、13×24 圆针 1-0 慕丝线间断缝合
⑤ 缝合皮下组织	递短有齿镊、9×24 三角针 2-0 慕丝线间断缝合,巡回护士与器械护士共同完成关腔后用物清点
⑥ 缝合皮肤	递短有齿镊、9×24 三角针 2-0 慕丝线间断缝合,第四次清点物品数目及完整性
9. 覆盖切口	递组织钳夹持活力碘纱布消毒皮肤,递 9 cm×20 cm 敷贴、14 cm×12 cm 敷贴覆盖切口

7. 巡回护士手术配合要点

（1）手术前严格执行病人安全核查,包括病人的基本信息、手术方式、麻醉方式、术中特殊用物及药品等。

（2）术前完善仪器设备检查及准备,正确使用电外科设备,妥善安置电外科设备回路负极板,预防电灼伤的发生。

（3）术中根据病人需要采取综合保温措施,预防低体温的发生。

（4）严密监测病人血压,动脉结扎时应密切关注血压变化,维持血压稳定。

（5）手术结束后,妥善固定病人静脉通路及其他管路,并确保管路通畅,保证病人安全转运。

8. 器械护士手术配合要点

（1）器械护士术前熟悉手术方法、步骤,提前准备手术所需用物及器械。

（2）一次性手控电刀笔的刀头放置长度适宜的绝缘保护套,防止损伤临近血管及组织。

二、室间隔缺损修补术

室间隔缺损是指心脏室间隔在胚胎期发育不全形成异常通路,于心室水平产生由左向右的分流,可单独存在或伴发于其他心脏畸形,是最常见的先天性心脏病,占先天性心脏病发病总数的 20％。

根据解剖位置将室间隔缺损分为四种类型:

（1）膜周部室间隔缺损,出现在膜部室间隔周围,包括室上嵴下或三尖瓣隔瓣后缺损。此型最多见。

（2）干下型室间隔缺损，包括室上嵴上和肺动脉瓣下缺损。

（3）肌部缺损，常为多发性。

（4）共同心室，室间隔膜部及肌部均未发育，或为多个缺损，较少见。

体外循环下室间隔缺损修补术是室间隔缺损最经典和成熟的治疗方案。

1．适应证

室间隔缺损修补术适用于室间隔缺损。

2．手术间布局

室间隔缺损修补术手术间布局如图14-2-2所示。以手术床为中心，除颤仪、手术托盘位于手术床左侧，电外科设备、吸引器、体外循环机、变温水箱位于手术床右侧，麻醉机位于手术床头侧，温毯仪位于手术床尾侧。主刀医生位于病人右侧，一助、二助位于主刀医生对侧，器械护士位于二助左侧。

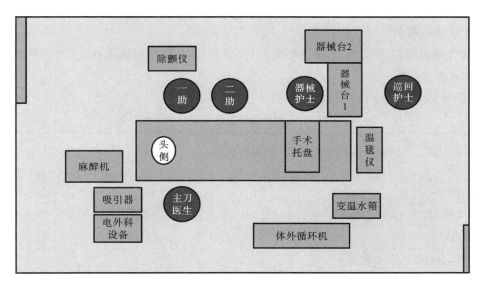

图 14-2-2　手术间布局图

3．物品准备

（1）器械准备：

体外基本器械包1个、成人先心类补充21件器械包1个、胸骨锯1个。

（2）敷料准备：

大腹包1个、基础包1个、中单包1个、手术衣6件、治疗碗6个。

（3）用物准备：

11号刀片1个、22号刀片1个、12枚针1套、1-0慕丝线、2-0慕丝线、血管缝合线、一次性手控电刀笔1个、一次性使用吸引管1根、显影纱条1根、显影小纱布5片、束带2根、骨蜡2个、10 ml与50 ml一次性使用注射器各1个、45 cm×45 cm一次性使用无菌手术膜1个、F12一次性使用引流管1根、F14一次性使用引流管1根、F30胸腔引流管1根、一次性使用胸腔闭式引流装置 2 套、F28 引流管 2 根、5 号钢丝 1 包、14 cm×12 cm 敷贴 2 个、9 cm×20 cm 敷贴 1 个、涤纶心脏修补材料（垫片型）。

（4）药品准备：

37 ℃复方氯化钠注射液 500 ml、37 ℃ 0.9％氯化钠注射液 500 ml、肝素钠注射液（2ml：1250 单位/支、硫酸鱼精蛋白注射液（5 ml：50 mg/支）、1％活力碘。

（5）仪器设备准备：

电外科设备 1 台、负压吸引器 2 台、除颤仪 1 台、变温水箱 1 台、体外循环机 1 台。

4. 麻醉与体位

（1）麻醉方式：

全身麻醉。

（2）体位：

仰卧位。

5. 皮肤消毒范围

1％活力碘消毒皮肤，上至下颌、颈、肩、上臂肘关节部，两侧过腋中线，下至脐平面。

6. 手术配合

室间隔缺损修补术手术配合如表 14-2-2 所示。

表 14-2-2　室间隔缺损修补术手术配合

手术步骤	手术配合
1. 清点用物	同动脉导管未闭结扎术
2. 消毒、铺巾	
3. 连接管线	
4. Time Out	
5. 于胸骨切迹下 1 cm 至剑突下约 5 cm 作切口	递 22 号手术刀、短有齿镊、一次性手控电刀笔，逐层切开
6. 正中劈开胸骨	递胸骨锯、骨蜡 2 个、胸撑，打开胸骨
7. 悬吊心包	递长无齿镊、心包剪，剪开心包，递 13×24 圆针 1-0 慕丝线缝合悬吊心包
8. 建立体外循环	
① 主动脉荷包	递 4-0 血管缝合线、套管、蚊式血管钳固定
② 上腔静脉荷包和灌注荷包	递 4-0 血管缝合线、套管、蚊式血管钳固定
③ 套上腔静脉阻断带	递肺门钳、1 号慕丝线、套管、中弯血管钳固定
④ 套下腔静脉阻断带	递肾蒂钳、1 号慕丝线、套管、中弯血管钳固定
⑤ 主动脉插管	递 11 号手术刀、主动脉插管
⑥ 插排气灌注针头	递灌注插管、皮管钳钳夹插管末端
⑦ 上、下腔插管	分别递 11 号手术刀，长无齿镊，长组织剪，上、下腔插管

续表

手 术 步 骤	手 术 配 合
9. 心脏停跳	递直角阻断钳阻断主动脉,上下腔静脉束带阻断,对病人进行降温,准备无菌冰屑
10. 切开右心房	递 11 号手术刀,切开右房,显露室缺
11. 缝合缺损	递 5-0 血管缝合线带垫片缝合缺损
12. 心脏复跳	递 4-0 大针血管缝合线缝合房间隔。连接心内除颤板,体外循环复温,开放主动脉,心脏复跳。递 4-0 血管缝合线缝合右心房
13. 拔除体外循环管道	
① 撤离排气灌注针头	递组织剪、撤离排气灌注针头
② 撤离下腔静脉管	递 4-0 血管缝合线连续缝合下腔静脉切口
③ 撤离上腔静脉管	递心耳钳、1-0 慕丝线结扎心耳
④ 撤离主动脉插管	递 4-0 血管缝合线带垫片缝合主动脉壁止血
14. 缝合切口	
① 冲洗切口	递 37 ℃ 0.9％氯化钠注射液 500 ml 冲洗
② 于切口处放置引流管	递 F28 引流管、长弯血管钳协助置管,递短有齿镊、9×24 三角针 1-0 慕丝线、固定引流管,巡回护士与器械护士共同完成关腔前用物清点
③ 缝合胸骨	递 5 号钢丝、持针器、直有齿血管钳、钢丝剪关闭胸骨
④ 缝合各肌层	递长无齿镊、13×24 圆针 1-0 慕丝线间断缝合
⑤ 缝合皮下组织	递短有齿镊、9×24 三角针 2-0 慕丝线间断缝合,巡回护士与器械护士共同完成关腔后用物清点
⑥ 缝合皮肤	递短有齿镊、9×24 三角针 2-0 慕丝线间断缝合,第四次清点物品数目及完整性
15. 覆盖切口	递组织钳夹持活力碘纱布消毒皮肤,递 9 cm×25 cm 敷贴、14 cm×12 cm 敷贴覆盖切口

7. 巡回护士手术配合要点

（1）手术前严格执行病人安全核查,包括病人的基本信息、手术方式、麻醉方式、术中特殊用物及药品等。

（2）术前完善仪器设备检查及准备,正确使用电外科设备,妥善安置电外科设备回路负极板,预防电灼伤的发生。

（3）术中根据手术过程及时调节室温,正确使用变温水毯(温度调节不超过 38 ℃,以免烫伤病人),注意病人保暖,预防低体温的发生,并观察生命体征、尿量及颜色。

（4）根据手术需要正确使用肝素钠、硫酸鱼精蛋白等药品(常规剂量是 400 U/kg,根据术中 ACT 随时调整用量)。

（5）手术结束后，妥善固定病人静脉通路及其他管路，并确保管路通畅，保证病人安全转运。

8．器械护士手术配合要点

（1）器械护士术前熟悉手术方法、步骤，提前准备手术所需用物及器械。

（2）如室间隔缺损较大，修补方式分为自体补片修补和牛心包补片修补，需准备笔式持针器及神经拉钩。

（3）心脏准备复跳前，提前连接心内除颤板，选择非同步电除颤 20 J。

（4）心脏复温后应使用 37 ℃ 0.9％氯化钠注射液 500 ml 进行冲洗。

三、经胸房间隔缺损封堵术

房间隔缺损（Atrial Septal Defect，ASD）封堵器是一个专门设计用来封闭房间隔缺损的器械。手术医生会针对特殊的房间隔缺损选择合适的封堵器，被选择的封堵器将会经导管植入缺损位置且永久地留在缺损位置处，阻断从左向右的血液分流，恢复正常血液循环途径。

1．适应证

（1）病人年龄＞1 岁、体重＞8 kg。

（2）房间隔缺损直径为 5～34 mm。

① 缺损边缘至冠状静脉窦，上下腔静脉及肺静脉开口距离＞5 mm，至房室瓣距离＞7 mm。

② 所选封堵器左心房侧盘的直径应大于房间隔缺损的直径。

③ 未合并其他必须外科手术的心脏畸形。

2．手术间布局

经胸房间隔缺损封堵术手术间布局如图 14-2-3 所示。以手术床为中心，食道超声机、除颤仪、手术托盘位于手术床左侧，电外科设备、吸引器位于手术床右侧，麻醉机位于手术床头侧，温毯仪、变温水箱位于手术床尾侧。主刀医生位于病人右侧，一助位于主刀医生右侧，器械护士位于主刀医生对侧。

3．物品准备

（1）器械准备：

体外基础器械包 1 个、小儿心脏补充器械包 1 个、胸骨锯 1 个。

（2）敷料准备：

大腹包 1 个、基础包 1 个、中单包 1 个、手术衣 6 件、治疗碗 6 个。

（3）用物准备：

11 号刀片 1 个、22 号刀片 1 个、12 枚针 1 套、1-0 慕丝线、2-0 慕丝线、1 号慕丝线、4-0 血管缝合线、一次性手控电刀笔 1 个、一次性使用吸引管 1 根、显影小纱布 5 片、骨蜡 2 个、50 ml 一次性使用注射器若干、45 cm×45 cm 一次性使用无菌手术膜 1 个、F30 胸腔引流管 1 根、一次性使用胸腔闭式引流装置 1 套、小儿封堵穿刺针、9 cm×25 cm 敷贴 1 个、14 cm×12 cm 敷贴 1 个。

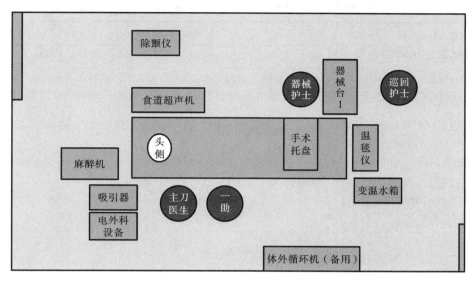

图 14-2-3　手术间布局图

（4）药品准备：

37 ℃复方氯化钠注射液 500 ml、37 ℃ 0.9％氯化钠注射液 500 ml、肝素钠注射液（2 ml：12500 单位/支）、硫酸鱼精蛋白注射液（5 ml：50 mg/支）、1％活力碘。

（5）仪器设备准备：

电外科设备 1 台、负压吸引器 1 台、变温水箱 1 台。

4. 麻醉与体位

（1）麻醉方式：

全身麻醉。

（2）体位：

仰卧位。

5. 皮肤消毒范围

1％活力碘消毒皮肤，上至下颌、颈、肩、上臂肘关节部，两侧过腋中线，下至脐平面。

6. 手术配合

经胸房间隔缺损封堵术手术配合如表 14-2-3 所示。

表 14-2-3　经胸房间隔缺损封堵术手术配合

手 术 步 骤	手 术 配 合
1. 清点用物	同动脉导管未闭结扎术
2. 消毒、铺巾	
3. 连接管线	
4. Time Out	

手 术 步 骤	手 术 配 合
5. 于胸骨旁作小切口	递 22 号手术刀、短有齿镊、一次性手控电刀笔,逐层进胸
6. 切开及悬吊心包	递长无齿镊、心包剪,剪开心包;递 8×20 圆针 1-0 慕丝线,悬吊心包
7. 定位封堵 ① 经食道超声引导下确定穿刺点,穿刺针在食道超声引导下进行房缺定位	递 4-0 血管缝合线带垫片在穿刺点行荷包缝合,递套管、蚊式血管钳固定
② 根据缺损大小选择合适的输送装置及封堵器,释放封堵器,再次检查血液是否有反流	递导丝、鞘管,协助医生输送、释放封堵器
8. 缝合切口	同动脉导管未闭结扎术
9. 覆盖切口	

7. 巡回护士手术配合要点

(1) 手术前严格执行病人安全核查,包括病人的基本信息、手术方式、麻醉方式、术中特殊用物及药品等。

(2) 术前完善仪器设备检查及准备,正确使用电外科设备,妥善安置电外科设备回路负极板,预防电灼伤的发生。

(3) 术前将体外除颤负极板粘贴在心底与心尖的对应部位备用。

(4) 术中根据病人需要采取综合保温措施,预防低体温的发生,根据手术过程及时调节室温,正确使用变温水毯(温度不能高于 38 ℃,以防烫伤病人)。

(5) 根据手术需要正确使用肝素钠、硫酸鱼精蛋白等药品(常规剂量是 400 U/kg,根据术中 ACT 随时调整用量)。

(6) 手术结束后,妥善固定病人静脉通路及其他管路,并确保管路通畅,保证病人安全转运。

8. 器械护士手术配合要点

(1) 器械护士术前熟悉手术方法、步骤,提前准备手术所需用物及器械。

(2) 一次性手控电刀笔的刀头放置长度适宜的绝缘保护套,防止损伤临近血管及组织。

(3) 保持器械的清洁,精细器械上的血迹应及时擦拭干净。

(4) 封堵手术时,将穿刺器的管腔内外用肝素钠盐水充分浸润,防止血栓形成。

四、主动脉瓣置换术

主动脉瓣位于主动脉从左心室发出处,由瓣叶、瓣环瓣间纤维三角和瓣窦组成,使血流向主动脉单向流动并完成血液循环。常见的主动脉瓣病变有先天性二叶化畸形、退行性变化脱垂、风湿性狭窄钙化伴关闭不全等。主动脉瓣置换术在 2014 年被美国心脏病学会列为严重症状性主动脉瓣狭窄的首选治疗方法,是主动脉瓣疾病的重要治疗手段之一,在风湿性病变中应用尤为广泛。置换的主动脉瓣有人工机械瓣、人工生物瓣及同种瓣,分别应用于不同的病因和年龄段人群中。

1. 适应证

(1) 先天性二叶化畸形者。

(2) 退行性变化脱垂者。

(3) 主动脉瓣风湿性狭窄钙化伴关闭不全者。

2. 手术间布局

主动脉瓣置换术手术间布局如图 14-2-4 所示。以手术床为中心,除颤仪、手术托盘位于手术床左侧,电外科设备、吸引器、体外循环机位于手术床右侧,麻醉机位于手术床头侧,温毯仪、变温水箱位于手术床尾侧。主刀医生位于病人右侧,一助、二助位于主刀医生对侧,器械护士位于二助左侧。

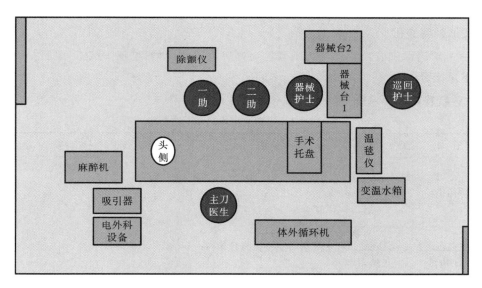

图 14-2-4　手术间布局图

3. 物品准备

(1) 器械准备:

体外基本器械包 1 个、胸骨锯 1 个、成人体外补充 28 件器械包 1 个、心内除颤板 2 个。

(2) 敷料准备:

大腹包 1 个、基础包 1 个、中单包 1 个、手术衣 6 件、治疗碗 6 个。

(3) 用物准备:

11 号刀片 1 个、22 号刀片 1 个、12 枚针 1 套、1-0 慕丝线、2-0 慕丝线、4-0 血管缝合线、一次性手控电刀笔 1 个、一次性使用吸引管 1 根、显影纱条 1 根、显影小纱布 5 片、束带 2 根、骨蜡 2 个、10 ml 与 50 ml 一次性使用注射器各 1 个、45 cm×45 cm 一次性使用无菌手术膜、F12

一次性使用引流管 1 根、F14 一次性使用引流管 1 根、F30 胸腔引流管 1 根、一次性使用胸腔闭式引流装置 3 套、F28 引流管 2 根、5 号钢丝 1 包、14 cm×12 cm 敷贴 3 个、9 cm×25 cm 敷贴 1 个、涤纶心脏修补材料（毛毡型、垫片型）。

（4）药品准备：

37 ℃复方氯化钠注射液 500 ml、37 ℃ 0.9％氯化钠注射液 500 ml、肝素钠注射液（2 ml：12500 单位/支）、硫酸鱼精蛋白注射液（5 ml：50 mg/支）、1％活力碘。

（5）仪器设备准备：

电外科设备 1 台、负压吸引器 2 台、除颤仪 1 台、变温水箱 1 台、体外循环机 1 台。

4. 麻醉与体位

（1）麻醉方式：

全身麻醉。

（2）体位：

仰卧位。

5. 皮肤消毒范围

1％活力碘消毒皮肤，上至下颌、颈、肩、上臂肘关节部，两侧过腋中线，下至脐平面。

6. 手术配合

主动脉瓣置换术手术配合如表 14-2-4 所示。

表 14-2-4　主动脉瓣置换术手术配合

手 术 步 骤	手 术 配 合
1. 清点用物	同室间隔缺损修补术
2. 消毒、铺巾	
3. 连接管线	
4. Time Out	
5. 于胸骨切迹下 1 cm 至剑突下约 5 cm 作切口	
6. 正中劈开胸骨	
7. 悬吊心包	
8. 体外循环的建立	
① 主动脉荷包	递 4-0 血管缝合线、套管、蚊式血管钳固定
② 灌注荷包	递 4-0 血管缝合线、套管、蚊式血管钳固定
③ 心房荷包	递 4-0 血管缝合线、套管、蚊式血管钳固定
④ 左心引流荷包	递 4-0 血管缝合线带 4 mm×6 mm 毛毡
⑤ 主动脉插管	递 11 号手术刀、主动脉插管
⑥ 心房插管	递 11 号手术刀、心包剪刀、心房插管
⑦ 插排气灌注针头	递灌注插管、皮管钳钳夹插管末端

手 术 步 骤	手 术 配 合
9. 心脏停跳	递直角阻断钳阻断主动脉,对病人进行降温,准备无菌冰屑
10. 切开主动脉壁	递 11 号手术刀切开主动脉壁,递 4-0 血管缝合线悬吊主动脉壁,主动脉拉钩显露主动脉瓣
11. 切开病变的瓣膜	递精细组织剪,剪除病变主动脉瓣膜,递测瓣器测量瓣口大小
12. 植入人工瓣膜	递主动脉换瓣线间断缝合瓣膜,缝合完毕后用试瓣器检查瓣膜的开放和关闭功能
13. 缝合主动脉	递 4-0 血管缝合线带垫片缝合主动脉壁
14. 心脏复跳	连接心内除颤板,体外循环复温,开放主动脉,心脏复跳
15. 撤离体外循环管道	依次拔除左心引流管、灌注排气针头、右房插管、主动脉插管,拔出插管后荷包线收紧打结
① 撤离左心引流管	
② 撤离排气灌注针头	递组织剪、撤离排气灌注针头
③ 撤右心房插管	
④ 撤离主动脉插管	递 4-0 血管缝合线带垫片缝合主动脉壁止血
16. 缝合切口	同室间隔缺损修补术
17. 覆盖切口	

7. 巡回护士手术配合要点

(1) 手术前严格执行病人安全核查,包括病人的基本信息、手术方式、麻醉方式、术中特殊用物及药品等。

(2) 术前完善仪器设备检查及准备,正确使用电外科设备,妥善安置电外科设备回路负极板,预防电灼伤的发生。

(3) 术中根据病人需要采取综合保温措施,预防低体温的发生。

(4) 根据手术需要正确使用肝素钠、硫酸鱼精蛋白等药品(常规剂量是 400 U/kg,根据术中 ACT 随时调整用量)。

(5) 与主刀医生确认瓣膜的型号无误后方可置入瓣膜。

(6) 手术结束后,妥善固定病人静脉通路及其他管路,确保管路通畅,保证病人安全转运。

8. 器械护士手术配合要点

(1) 器械护士术前熟悉手术方法、步骤,提前准备手术所需用物及器械。

(2) 一次性手控电刀笔的刀头放置长度适宜的绝缘保护套,防止损伤临近血管及组织。

(3) 术中缝合瓣膜时,按不同颜色交替传递换瓣线,同时注意术中缝针的清点。

(4) 心脏复跳前,提前准备心内除颤板;复跳后,使用 37 ℃ 0.9%氯化钠注射液 500 ml 冲洗胸腔。

五、微创二尖瓣成形术

二尖瓣成形术(Mitral Valvuloplasty)是外科治疗二尖瓣关闭不全的有效方法之一,该术后期并发症的发生率和死亡率均明显低于二尖瓣置换术,远期生存率较高。该手术主要针对病因、病损结构等,通过修复瓣叶、瓣下腱索和瓣环等恢复或重建二尖瓣功能,从而避免了人工瓣膜置换及术后抗凝带来的问题,减轻了病人的负担。

1. 适应证

(1) 二尖瓣病变严重者。

(2) 二尖瓣狭窄合并关闭不全者。

(3) 闭式扩张术后再狭窄者。

2. 手术间布局

微创二尖瓣成形术手术间布局如图 14-2-5 所示。以手术床为中心,食道超声机、腔镜设备、除颤仪、手术托盘位于手术床左侧,电外科设备、吸引器、体外循环机位于手术床右侧,麻醉机位于手术床头侧,温毯仪、变温水箱位于床尾侧。主刀医生位于病人右侧,一助、二助位于主刀医生对侧,器械护士位于二助左侧。

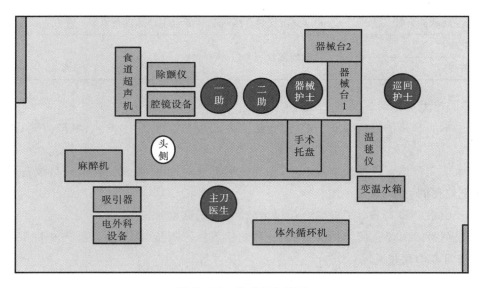

图 14-2-5　手术间布局图

3. 物品准备

(1) 器械准备:

体外基本器械包 1 个、成人体外补充 28 件器械包 1 个、心脏大血管腔镜器械包 1 个、胸骨锯 1 个、心内除颤板 2 个。

(2) 敷料准备:

大腹包 1 个、基础包 1 个、中单包 1 个、手术衣 6 件、治疗碗 6 个。

（3）用物准备：

11 号刀片 2 个、22 号刀片 1 个、12 枚针 1 套、1-0 慕丝线、2-0 慕丝线、1 号慕丝线、4-0 血管缝合线、5-0 血管缝合线、一次性手控电刀笔 1 个、一次性使用吸引器管 1 根、显影纱条 1 根、显影小纱布 5 片、45 cm×45 cm 一次性使用无菌手术膜 1 个、50 ml 一次性使用注射器 2 个、10 ml 一次性使用注射器 1 个、F12 一次性使用引流管 1 根、F14 一次性使用引流管 2 根、F34 胸腔引流管 1 根、一次性使用胸腔闭式引流装置 3 套、F28 引流管 2 根、14 cm×12 cm 敷贴 3 个、9 cm×20 cm 敷贴 1 个、涤纶心脏修补材料（垫片型）。

（4）药品准备：

37 ℃复方氯化钠注射液 500 ml、37 ℃ 0.9%氯化钠注射液 500 ml、肝素钠注射液（2 ml：12500 单位/支）、硫酸鱼精蛋白注射液（5 ml：50 mg/支）、1%活力碘。

（5）仪器设备准备：

电外科设备 1 台、负压吸引器 1 台、除颤仪 1 台、变温水箱 1 台、体外循环机 1 台。

4. 麻醉与体位

（1）麻醉方式：

全身麻醉。

（2）体位：

30°侧卧位。

5. 皮肤消毒范围

1%活力碘消毒皮肤，上至下颌、颈、肩、上臂肘关节部，左侧过腋中线、右侧至腋后线，下至膝平面。

6. 手术配合

微创二尖瓣成形术手术配合如表 14-2-5 所示。

表 14-2-5　微创二尖瓣成形术手术配合

手 术 步 骤	手 术 配 合
1. 清点用物	同室间隔缺损修补术
2. 消毒、铺巾	
3. 连接管线	
4. Time Out	
5. 游离股动脉、股静脉	递 1 号慕丝线及套管悬吊股动脉，蚊式血管钳固定
6. 于第 4 肋间右前外侧作切口	递 22 号手术刀，切开心包，13×24 圆针 1-0 慕丝线悬吊心包，暴露心脏
7. 体外循环的建立 ① 股静脉荷包 ② 灌注荷包 ③ 股动脉插管	递 5-0 血管缝合线、套管、蚊式血管钳固定 递 4-0 血管缝合线带垫片缝合，套管、蚊式血管钳固定 递阻断钳，插入股动脉导管，9×24 三角针 1-0 慕丝线固定插管

手 术 步 骤	手 术 配 合
④ 股静脉插管	递穿刺针插入血管,放入导丝作引导,插入股静脉插管,9×24 三角针 1-0 慕丝线固定插管
⑤ 插排气灌注针头	递灌注插管、皮管钳钳夹插管末端
⑥ 阻断升主动脉	递腔镜阻断钳
⑦ 心脏灌注	递灌注头连接灌注管进行心脏停跳液灌注
8. 二尖瓣成形	
① 显露二尖瓣	递 11 号手术刀切开左心房,递换瓣线悬吊房壁,充分显露二尖瓣
② 探查二尖瓣	递 50 ml 一次性使用注射器向二尖瓣瓣口注入 0.9%生理氯化钠溶液
③ 二尖瓣成形	递相应型号的测环器,换瓣线缝合成形环
9. 缝合左心房	递 4-0 血管缝合线带垫片缝合左房切口
10. 心脏复跳	连接心内除颤板,体外循环复温,开放主动脉,心脏复跳
11. 撤离体外循环管道	
① 撤离排气灌注针头	递腔镜推结器
② 撤离股静脉插管	递直角阻断钳,5-0 血管缝合线缝合股静脉
③ 撤离股动脉插管	递 5-0 血管缝合线缝合股动脉
12. 缝合切口	同室间隔缺损修补术
13. 覆盖切口	

7. 巡回护士手术配合要点

（1）手术前严格执行病人安全核查,包括病人的基本信息、手术方式、麻醉方式、术中特殊用物及药品等。

（2）术前完善仪器设备检查及准备,正确使用电外科设备,妥善安置电外科设备回路负极板,预防电灼伤的发生。

（3）术中根据病人需要采取综合保温措施,预防低体温的发生。

（4）根据手术需要正确使用肝素钠、硫酸鱼精蛋白等药品（常规剂量是 400U/kg,根据术中 ACT 随时调整用量）。

（5）与主刀医生确认成形环的型号无误后方可置入成形环。

（6）手术结束后,妥善固定病人静脉通路及其他管路,并确保管路通畅,保证病人安全转运。

8. 器械护士手术配合要点

（1）器械护士术前熟悉手术方法、步骤,提前准备手术所需用物及器械。

（2）一次性手控电刀笔的刀头放置长度适宜的绝缘保护套,防止损伤临近血管及组织。

（3）术中缝合瓣环时,按不同颜色交替传递换瓣线,同时注意术中缝针的清点。

（4）心脏复跳前,提前准备心内除颤板;复跳后,使用 37 ℃ 0.9％氯化钠注射液 500 ml 冲洗胸腔。

六、经导管主动脉瓣置换术

经导管主动脉瓣置换术(Transcatheter Aortic Valve Replacement,TAVR)是一种微创瓣膜置换手术,通过介入导管技术将人工心脏瓣膜输送至主动脉瓣位置,从而完成人工瓣膜植入,恢复瓣膜功能。该手术创伤小,术后恢复快。

1. 适应证

（1）老年重度主动脉瓣钙化性狭窄或关闭不全者。

（2）有心悸、胸痛、晕厥等症状,同时心功能Ⅱ级以上者。

（3）因合并多种疾病不适合开胸手术或开胸手术风险太大者。

（4）主动脉根部的解剖条件适合做 TAVR,包括瓣膜钙化程度、主动脉瓣环内径、主动脉瓣窦内径及高度、冠状动脉开口高度以及入路血管内径等。

（5）三叶式或二叶式主动脉瓣。

（6）纠正狭窄后预期寿命超过 1 年。

（7）外科手术后人工生物瓣衰败。

2. 手术间布局

经导管主动脉瓣置换术手术间布局如图 14-2-6 所示。以手术床为中心,食道超声机、除颤仪、手术托盘位于手术床左侧,电外科设备、吸引器、体外循环机位于手术床右侧,麻醉机位于手术床头侧,温毯仪、变温水箱位于手术床尾侧。主刀医生位于病人左侧,一助位于主刀医生对侧,二助位于主刀医生左侧,器械护士位于二助左侧。

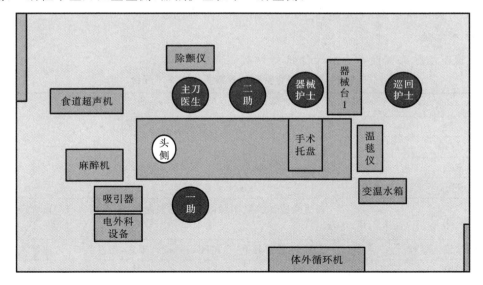

图 14-2-6　手术间布局图

3. 物品准备

(1) 器械准备：

股动脉切开器械包 1 个、体外基本器械包 1 个、胸骨锯 1 个、成人体外补充 28 件器械包 1 个。

(2) 敷料准备：

小腹包 1 个、中单包 1 个、手术衣 6 件、治疗碗 6 个。

(3) 用物准备：

11 号刀片 1 个、8 枚针 1 套、1-0 慕丝线、2-0 慕丝线、一次性手控电刀笔 1 个、5-0 血管缝合线、50 ml 一次性使用注射器 1 个、10 ml 一次性使用注射器 3 个、45 cm×45 cm 一次性使用无菌手术膜 1 个、显影小纱布 5 片、9cm×7cm 敷贴 1 个、F6 鞘管 1 个。

(4) 药品准备：

37 ℃复方氯化钠注射液 500 ml、37 ℃ 0.9%氯化钠注射液 500 ml、70 ℃ 0.9%氯化钠注射液 500 ml、肝素钠注射液(2 ml：12500 单位/支)、硫酸鱼精蛋白注射液(5 ml：50 mg/支)。

(5) 仪器设备准备：

食道超声机 1 台、自体血回输机 1 台、除颤仪 1 台、心脏起搏器 1 台、变温水箱 1 台、体外循环机 1 台、IABP 机 1 台。

4. 麻醉与体位

(1) 麻醉方式：

全身麻醉。

(2) 体位：

仰卧位。

5. 皮肤消毒范围

1%活力碘消毒皮肤,上至脐水平,下至膝关节,两侧过腋中线。

6. 手术配合

经导管主动脉瓣置换术手术配合如表 14-2-6 所示。

表 14-2-6　经导管主动脉瓣置换术手术配合

手 术 步 骤	手 术 配 合
1. 清点用物	同室间隔缺损修补术
2. 消毒、铺巾	
3. 连接管线	
4. Time Out	
5. 股动脉穿刺	递直角钳游离股动脉,1 号慕丝线悬吊,递阻断钳、F6 鞘管进行股动脉穿刺
6. 股动脉置入导丝	全程 X 线指导下,递超硬导丝置入鞘管,缓慢旋转,匀速置入
7. 置入瓣膜 ① 测量跨瓣压差	测量主动脉根部与左心室的压差,递超硬导丝,置入左心室

续表

手 术 步 骤	手 术 配 合
② 球囊预扩	递球囊,球囊到达主动脉根部后适度上提 J 形导管,调节起搏器 180～200 bpm,待血压下降至 60 mmHg 以下时扩张球囊,缩小球囊的同时立即暂停起搏,退出球囊
③ 逐步释放瓣膜	递体外装载完毕的自膨胀瓣膜,延导管置入主动脉根部,逐步释放瓣膜
④ 必要时进行球囊后扩张	若瓣膜未完全贴壁或者有瓣周漏,进行球囊后扩张
⑤ 结束前评估	再次测量跨瓣压,超声引导下对比瓣膜置入前后主动脉根部血流造影,查看瓣膜开合情况
8. 缝合股动脉	撤除鞘管,递 5-0 血管缝合线缝合股动脉,巡回护士与器械护士共同完成关腔前用物清点
9. 缝合切口	同室间隔缺损修补术
10. 覆盖切口	

7. 巡回护士手术配合要点

（1）手术前严格执行病人安全核查,包括病人的基本信息、手术方式、麻醉方式、术中特殊用物及药品等。

（2）术前完善仪器设备检查及准备,正确使用电外科设备,妥善安置电外科设备回路负极板,预防电灼伤的发生。

（3）术中根据病人需要采取综合保温措施,预防低体温的发生。

（4）与主刀医生确认瓣膜的型号无误后方可置入瓣膜。

（5）手术结束后,妥善固定病人静脉通路及其他管路,确保管路通畅,保证病人安全转运。

8. 器械护士手术配合要点

器械护士术前熟悉手术方法、步骤,提前准备手术所需用物及器械。

七、微创冠状动脉旁路移植术

微创冠状动脉旁路移植术避免了体外循环及常规的正中胸骨切口,能减少创伤、加速病人术后恢复。

1. 适应证

（1）多支冠脉血管病变,尤其是合并左心功能不全者。

（2）左冠状动脉主干严重闭塞者。

（3）左冠状动脉前降支远端严重闭塞者。

2. 手术间布局

微创冠状动脉旁路移植术手术间布局如图 14-2-7 所示。以手术床为中心,除颤仪、手术托盘位于手术床左侧,电外科设备、吸引器、腔镜设备、体外循环机位于手术床右侧,麻醉机位于手术床头侧,温毯仪、变温水箱位于手术床尾侧,主刀医生位于病人左侧,一助位于主刀医生对侧,器械护士位于主刀医生左侧。

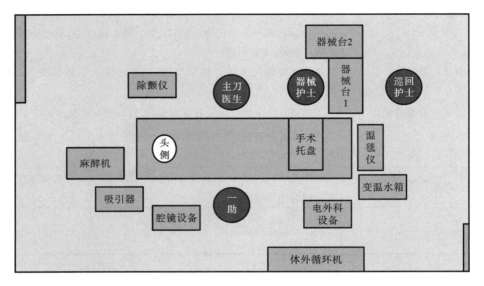

图 14-2-7　手术间布局图

3. 物品准备

(1) 器械准备:

体外基础器械包 1 个、搭桥器械包 1 个、胸骨锯 1 个、胸骨撑开器 7 件器械包 1 个、心脏大血管腔镜器械包 1 个、加长侧壁钳 1 把、加长打孔器 1 个、微创冠脉拉钩 1 个。

(2) 敷料准备:

大腹包 1 个、基础包 1 个、中单包 1 个、手术衣 6 件、治疗碗 6 个。

(3) 用物准备:

11 号刀片 1 个,15 号刀片 1 个,22 号刀片 1 个,15°冠脉刀 1 个,12 枚针 1 套,1-0 慕丝线,2-0 慕丝线,6-0、7-0、8-0 血管缝合线,一次性手控电刀笔 1 个,一次性使用吸引器管 3 根,显影纱条 1 根,显影小纱布 5 片,1 ml、5 ml、10 ml 及 50 ml 一次性使用注射器 1 个,20G 动脉针头 1 个,22G 动脉针头 1 个,输血器 1 个,F12 一次性使用脑室引流管 1 根,F28 引流管 1 根,45 cm×45 cm 与 50 cm×30 cm 一次性使用无菌手术膜各 1 个,心脏固定器 2 个,吹雾管 1 根,体外除颤负极片 2 片,钛夹。

(4) 药品准备:

37 ℃复方氯化钠注射液 500 ml、37 ℃ 0.9%氯化钠注射液 500 ml、肝素钠注射液(2 ml:12500 单位/支)、硫酸鱼精蛋白注射液(5 ml:50 mg/支)、1%活力碘、罂粟碱注射液(2 ml:30 mg/支)。

(5) 仪器设备准备:

电外科设备 1 台、负压吸引器 2 台、除颤仪 1 台、变温水箱 1 台、流量仪 1 台、体外循环机 1 台。

4. 麻醉与体位

（1）麻醉方式：

全身麻醉。

（2）体位：

30°侧卧位。

5. 皮肤消毒范围

1‰活力碘消毒皮肤，上至下颌、颈、肩、上臂肘关节部，左侧过腋后线，右侧至腋中线，下至双足。

6. 手术配合

微创冠状动脉旁路移植术手术配合如表 14-2-7 所示。

表 14-2-7　微创冠状动脉旁路移植术手术配合

手 术 步 骤	手 术 配 合
1. 清点用物	同室间隔缺损修补术
2. 消毒、铺巾	
3. 连接管线	
4. Time Out	
5. 切取大隐静脉	器械护士将 22 号手术刀置于弯盘内，递给主刀医生，递弯血管钳两把、组织剪，切取大隐静脉，配制肝素钠稀释液（将肝素钠注射液稀释至 200 ml 氯化钠注射液内），递 10 ml 一次性使用注射器连接橄榄针头
6. 于左腋前线第 4、5 肋间隙，第 4 肋间腋中线分别作切口	递 22 号手术刀，递短有齿镊、甲状腺拉钩
7. 置入 Trocar，作为镜头孔	递 10 mm Trocar 1 个，递胸腔镜镜头
8. 乳内动脉切取	
① 游离乳内动脉	递微创胸骨固定拉钩，撑开胸骨游离乳内动脉，钛夹钳夹分支血管止血
② 离断乳内动脉	递钛夹钳钳夹乳内动脉远端，递组织剪离断乳内动脉
③ 检查乳内动脉	递 10 ml 一次性使用注射器抽取罂粟碱稀释液（配制方法：2 ml 罂粟碱注射液＋58 ml 0.9％氯化钠注射液）注入乳内动脉管腔内，检查血管完整性，用罂粟碱小纱布包裹备用
9. 吻合大隐静脉与主动脉	递侧壁钳部分阻断主动脉，递 11 号手术刀、长打孔器作主动脉切口，6-0 血管缝合线吻合大隐静脉与主动脉
10. 探查切开冠状动脉	递 15 号手术刀游离心脏表面的脂肪组织，15°冠脉刀切开冠状动脉血管，暴露血管吻合口
11. 暴露血管吻合口	递前剪、后剪扩大冠状动脉切口，分流栓放入冠状动脉血管内进行血液分流

续表

手 术 步 骤	手 术 配 合
12. 再次检查乳内动脉	递 10 ml 一次性使用注射器抽取罂粟碱稀释液扩冲管腔
13. 吻合血管 ① 吻合乳内动脉与冠状动脉	递 8-0 血管缝合线吻合乳内动脉与冠状动脉,吻合完毕前取出分流栓,吻合完毕用流量仪测定"桥血管"的血流量
② 吻合大隐静脉与冠状动脉	递 7-0 血管缝合线吻合大隐静脉与冠状动脉,吻合完毕前取出分流栓
14. 检查吻合口	递 50 ml 注射器抽取 37 ℃ 0.9%氯化钠注射液冲洗吻合口
15. 缝合切口	同室间隔缺损修补术
16. 覆盖切口	

7. 巡回护士手术配合要点

（1）手术前严格执行病人安全核查,包括病人的基本信息、手术方式、麻醉方式、术中特殊用物及药品等。

（2）术前完善仪器设备检查及准备,正确使用电外科设备,妥善安置电外科设备回路负极板,预防电灼伤的发生。

（3）根据手术切口部位选择贴除颤电极的位置,贴在消毒区域的除颤电极片用一次性使用无菌手术膜覆盖。

（4）根据手术需要正确使用肝素钠、硫酸鱼精蛋白等药品（常规剂量是 400 U/kg,根据术中 ACT 随时调整用量）。

（5）术中根据手术进程及时调节室温,正确使用变温水毯（温度不超过 38 ℃,以免烫伤病人）,预防病人低体温的发生。

（6）在吻合血管之前,提前安置心脏固定器、吹雾管、CO_2 装置等用物,并将 CO_2 装置流量调至 3 ml/min。

（7）手术结束后,妥善固定病人静脉通路及其他管路,并确保管路通畅,保证病人安全转运。

8. 器械护士手术配合要点

（1）器械护士术前熟悉手术方法、步骤,提前准备手术所需用物及器械。

（2）一次性手控电刀笔的刀头放置长度适宜的绝缘保护套,防止损伤临近血管及组织。

（3）术中探查冠状动脉病变时,需提前准备敷料衬垫心脏,充分暴露心脏血管吻合切口。

（4）严格落实手术隔离技术,将取大隐静脉血管的器械与胸腔手术器械分开放置和使用。

（5）手术全程使用 37 ℃ 0.9%氯化钠注射液 500 ml 冲洗胸腔。

八、全弓置换术

主动脉夹层（Aortic Dissection,AD）是指主动脉内膜撕裂导致血液通过内膜的破口流入主动脉壁各层之间形成夹层血肿,迫使主动脉壁各层分开。AD 是一种危险的急性病,如果 AD 完全撕裂将会迅速大量失血,导致循环衰竭立刻死亡。AD 破裂的死亡率为 80%,有 50%

的病人甚至还未到达医院就已经死亡。如果 AD 破裂达到 6 cm，病人必须采取紧急手术治疗。

AD 根据内膜破口的位置和夹层累及的范围可分为 3 型（DeBaKey 分型法）：

Ⅰ型：AD 累及范围自升主动脉到降主动脉或到腹主动脉。

Ⅱ型：AD 累及范围只限于升主动脉。

Ⅲ型：AD 累及降主动脉，如向下未累及腹主动脉者为Ⅲ A 型；向下累及腹主动脉者为Ⅲ B 型。

1. 适应证

（1）急性近端主动脉夹层。

（2）急性远端主动脉夹层合并一个或多个并发症。

（3）主动脉破裂或即将破裂。

（4）夹层逆行剥离至升主动脉。

（5）有马凡式综合征的病史。

2. 手术间布局

全弓置换术手术间布局如图 14-2-8 所示。以手术床为中心，除颤仪、手术托盘位于手术床左侧，电外科设备、吸引器、体外循环机位于手术床右侧，麻醉机位于手术床头侧，温毯仪、变温水箱位于手术床尾侧。主刀医生位于病人右侧，一助、二助位于主刀医生对侧，器械护士位于二助左侧。

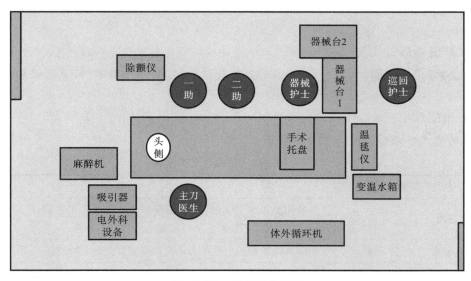

图 14-2-8　手术间布局图

3. 物品准备

（1）器械准备：

体外基本器械包 1 个、胸骨锯 1 套、成人补充器械包 1 个、大血管补充器械包 1 个、心内除颤板 2 个。

（2）敷料准备：

大腹包 1 个、基础包 1 个、中单包 1 个、手术衣 6 件、治疗碗 6 个。

（3）用物准备：

11 号刀片 2 个、22 号刀片 1 个、12 枚针 1 套、1-0 慕丝线、2-0 慕丝线、1 号慕丝线、3-0 可吸收缝线、4-0 血管缝合线、5-0 血管缝合线、一次性手控电刀笔 1 个、45 cm×45 cm 一次性使用无菌手术膜 1 个、显影纱条 1 根、骨蜡 2 个、显影小纱布 5 片、10 ml 与 50 ml 一次性使用注射器各 1 个、束带 2 根、一次性使用吸引管 1 根、F12 一次性使用引流管 1 根、F14 一次性使用引流管 1 根、5 号钢丝 1 包、F28 引流管 2 根、F22 引流管 1 根、F34 胸腔引流管 1 根、一次性使用胸腔闭式引流装置 3 套、冰帽 1 个、绦纶心脏修补材料（毛毡型、垫片型）。

（4）药品准备：

37 ℃复方氯化钠注射液 500 ml、37 ℃ 0.9％氯化钠注射液 500 ml、肝素钠注射液（2 ml：12500 单位/支）、硫酸鱼精蛋白注射液（5 ml：50 mg/支）、抗生素、护胃药、止血三联、凝血酶原复合物、纤维蛋白原、人血白蛋白、1％活力碘。

（5）仪器设备准备：

电外科设备 1 台、负压吸引器 2 台、除颤仪 1 台、变温水箱 1 台、体外循环机 1 台。

4. 麻醉与体位

（1）麻醉方式：

全身麻醉。

（2）体位：

仰卧位。

5. 皮肤消毒范围

1％活力碘消毒皮肤，上至下颌、颈、肩、上臂肘关节部，两侧过腋中线，下至双侧大腿中下 1/3 处。

6. 手术配合

全弓置换术手术配合如表 14-2-8 所示。

表 14-2-8　全弓置换术手术配合

手术步骤	手术配合
1. 清点用物	器械护士提前 15 min 洗手，整理器械台及相关用物，与巡回护士共同进行术前清点，巡回护士及时准备记录
2. 消毒、铺巾	递海绵钳夹持活力碘纱布依次消毒皮肤 3 遍，常规铺布
3. 连接管线	器械护士按规范固定一次性手控电刀笔、一次性使用吸引管、体外循环管道，巡回护士依次连接各管线，并设置参数
4. Time Out	切皮前，手术医生、麻醉医生、手术室护士三方核查
5. 于右腹股沟作手术切口，显露股动、静脉，并予以标记	递短有齿镊、一次性手控电刀笔，逐层切开，递乳突撑开器撑开皮肤，递直角钳游离股动脉，1 号慕丝线及套管标记

续表

手 术 步 骤	手 术 配 合
6. 于右侧锁骨下方作手术切口,显露腋动脉,并予以标记	递 22 号手术刀切开皮肤,一次性手控电刀笔,逐层切开,递乳突撑开器撑开皮肤,递直角钳游离腋动脉,1 号慕丝线及套管标记
7. 于胸骨切迹下 1 cm 至剑突下约 5 cm 作切口	递短有齿镊、一次性手控电刀笔,逐层切开
8. 正中劈开胸骨	递胸骨锯、骨蜡 2 个、胸撑,打开胸骨
9. 切开心包,探查心脏,游离主动脉弓部及其分支血管	递一次性手控电刀笔切开心包,递束带标记无名动静脉,递 1 号慕丝线分别标记颈总动脉、锁骨下动脉
10. 体外循环的建立 ① 右侧股动脉插管	递血管阻断钳阻断股动脉近端和远端,递 11 号手术刀、组织剪扩大动脉切口,递股动脉插管,递 9×24 三角针 1-0 慕丝线固定插管
② 右侧腋动脉插管	递血管阻断钳阻断腋动脉近端和远端,递 11 号手术刀斜形切开动脉壁,递剪刀扩大动脉切口,递腋动脉插管,递无损伤镊和 9×24 三角针 1-0 慕丝线固定插管
③ 右心插管	递无损伤镊、4-0 血管缝合线、套管、蚊式血管钳固定,递 11 号手术刀切开心房
④ 左心插管	递 4-0 血管缝合线带 4 mm×6 mm 毛毡缝合,套管、蚊式血管钳固定,递 11 号长柄手术刀切开左心房,插管
11. 心脏停跳	递大阻断钳阻断主动脉,对病人进行降温,准备无菌冰屑
12. 心脏灌注	递直视灌注头连接灌注管,分别在左、右冠状动脉开口处进行灌注,保护心肌
13. 切开主动脉壁	递 11 号手术刀切开主动脉壁,递无损伤镊、组织剪修剪主动脉内膜,递 3-0 可吸收缝线悬吊主动脉壁,递 4-0 血管缝合线带垫片悬吊窦管交界
14. 四分支人工血管置换 ① 升主动脉近端吻合口修补	递人工血管、组织剪修剪人工血管至合适长度,递无损伤镊、5-0 血管缝合线带垫片缝合修补
② 深低温停循环,阻断主动脉弓分支血管	巡回护士调节头高足低体位,递直角血管阻断钳 3 把分别阻断主动脉弓分支血管。递无损伤镊、剪刀剪开弓部病变血管
③ 置入象鼻覆膜支架血管,与四分支人工血管远端吻合	递象鼻覆膜支架血管置入降主动脉真腔,释放支架血管后递长弯血管钳 2 把分别提拉起两侧血管壁,递无损伤镊、3-0 血管缝合线吻合远端血管
④ 阻断人工血管灌注分支的近心端,恢复下半身灌注	递管道钳夹住股动脉循环管道,递 24 号主动脉插管连接股动脉循环管道与四分支人工血管其中一分支血管,递蚊式血管钳 3 把分别阻断四分支人工血管剩余三分支血管

续表

手 术 步 骤	手 术 配 合
⑤ 人工血管主动脉弓置换,吻合左颈总动脉后将其开放,并恢复双侧脑灌注	递无损伤镊,5-0 血管缝线吻合血管,递 1 ml 一次性使用注射器针头插入人工血管排气
⑥ 吻合左锁骨下吻合后将其开放,复温	递无损伤镊,5-0 血管缝合线吻合血管,递 1 ml 一次性使用注射器针头插入人工血管排气
⑦ 四分支人工血管与升主动脉近端吻合	递长柄剪刀修剪人工血管至合适长度,递无损伤镊,递 4-0 血管缝合线吻合血管
15. 开放主动脉,心脏复跳	连接心内除颤板,体外循环复温,开放主动脉,心脏电击复跳
16. 复跳后,吻合无名动脉并开放	递无损伤镊,5-0 血管缝合线吻合血管,递 1 ml 一次性使用注射器针头插入人工血管排气
17. 撤离体外循环管道	
① 撤离灌注针头	递无损伤镊、4-0 血管缝合线带毛毡进行缝合
② 撤离左心引流管	递无损伤镊、4-0 血管缝合线带毛毡进行缝合
③ 撤离心房引流管	递无损伤镊、4-0 血管缝合线带毛毡进行缝合
④ 撤离股动脉插管	递无损伤镊、5-0 血管缝合线单针进行缝合
18. 缝合切口	
① 冲洗切口	递 37 ℃ 0.9％氯化钠注射液 500 ml 冲洗
② 于切口处放置引流管	递 F28 引流管、长弯血管钳协助置管,递短有齿镊、9×24 三角针 1-0 慕丝线,固定引流管,巡回护士与器械护士共同完成关腔前用物清点
③ 缝合胸骨	递 5 号钢丝、持针器、直有齿血管钳、钢丝剪关闭胸骨
④ 缝合各肌层	递短无齿镊、13×24 圆针 1-0 慕丝线间断缝合
⑤ 缝合皮下组织	递短有齿镊、9×24 三角针 2-0 慕丝线间断缝合,巡回护士与器械护士共同完成关腔后用物清点
⑥ 缝合皮肤	递短有齿镊、9×24 三角针 2-0 慕丝线间断缝合,第四次清点物品数目及完整性
19. 覆盖切口	递组织钳夹持活力碘纱布消毒皮肤,递 9 cm×25 cm 敷贴覆盖切口

7. 巡回护士手术配合要点

(1) 手术前严格执行病人安全核查,包括病人的基本信息、手术方式、麻醉方式、术中特殊用物及药品等。

(2) 术前完善仪器设备检查及准备,正确使用电外科设备,妥善安置电外科设备回路负极板,预防电灼伤的发生。术中根据手术进程及时调节电外科设备功率,尤其是在分离主动脉弓分支血管时,防止电刀功率过大损伤血管。

(3) 手术前核查手术用物是否准备齐全,术中特殊用物如人工血管、带瓣人工血管、支架血管、钛夹、冰帽等,并与主刀医生确认相应型号的人工血管及带瓣人工血管;特殊药品如凝血酶原复合物、纤维蛋白原、鱼精蛋白等是否备齐。

（4）大血管手术需大量输注各种血制品,术前应联系输血科,询问血液制品是否备齐。

（5）术中根据病人需要采取综合保温措施,预防低体温的发生。

（6）术中脑保护:血管阻断前调节室温至目标温度时头部放置冰帽,可提高脑组织对缺氧的耐受,正确使用冰帽防止冻伤病人。深低温停循环时调节头低足高 30°,防止气栓进入脑组织。

（7）术中血管吻合阶段,打开 CO_2 装置,持续低流量向胸腔内吹入 CO_2,有助于减少气栓产生,并与体外循环灌注师沟通,适时调节 CO_2 参数。

（8）手术结束后,和麻醉医生、手术医生共同转运病人,妥善固定病人静脉通路及其他管路,并确保管路通畅,时刻关注心电监护仪上的各项生命体征,保证病人安全转运,提前通知病房及电梯等待,缩短转运时间。

8. 器械护士手术配合要点

（1）器械护士术前熟悉手术方法、步骤,提前准备手术所需用物及器械。

（2）一次性手控电刀笔的刀头放置长度适宜的绝缘保护套,防止损伤临近血管及组织。

（3）手术台上器械、缝针、敷料等用物较多,且手术时间较长,器械护士应及时、准确与巡回护士做好手术清点,并时刻注意手术用物的去向、完整性。

（4）及时擦拭使用后的器械,避免细小组织进入血管内造成血管阻塞而危及生命。

（5）由于操作部位深,缝合时均用长持针器,血管吻合时,用持针器夹住血管缝线一端,另一端用皮管钳夹住血管缝线的最末端递给助手,心内操作时缝针向外倾斜 55°。

（6）术中血管缝合线用量多,严格落实手术清点制度,避免缝针遗失。

九、胸腹主动脉置换术

Debake Ⅲ 型 AD 累及胸段降主动脉和腹主动脉,其内膜破口位于左锁骨下动脉起始端且夹层向降主动脉远段延伸,是一种病死率极高的心血管疾病。胸腹主动脉瘤（Thoracoabdominal Aortic Aneurysm,TAAA）是一种极为凶险的主动脉疾病,如未及时积极治疗有可能会造成相应受累节段组织器官供血异常,形成各种灌注不良综合征、器官受压或发生动脉瘤破裂造成病人死亡。目前,胸腹主动脉置换术（Thoracoabdominal Aortic Replacement,TAAR）是治疗 TAAA 合并或不合并 AD 的有效治疗方法。

1. 适应证

（1）药物治疗不能控制疼痛或不能控制血压到满意要求的急性Ⅲ型主动脉剥离者。

（2）有持续发展的生命器官（心、肝、肾）侵犯的症状与体症者。

（3）出现破裂或即将有破裂先兆的Ⅲ型夹层主动脉瘤者。

2. 手术间布局

胸腹主动脉置换术手术间布局如图 14-2-9 所示。以手术床为中心,除颤仪、手术托盘位于手术床左侧,电外科设备、吸引器、体外循环机位于手术床右侧,麻醉机位于手术床头侧,温毯仪、变温水箱位于手术床尾侧。主刀医生位于病人右侧,一助、二助位于主刀医生对侧,器械护士位于二助左侧。

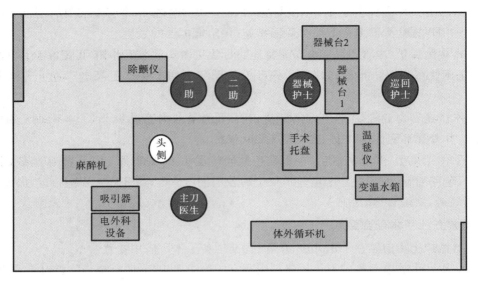

图 14-2-9　手术间布局图

3. 物品准备

（1）器械准备：

肺手术器械包 1 个、肺移植补充器械包 1 个、大血管补充器械包 1 个、开胸 7 件、中号阻断钳 1 个、心内除颤板 2 个。

（2）敷料准备：

大腹包 1 个、基础包 2 个、中单包 1 个、手术衣 6 件、治疗碗 6 个。

（3）用物准备：

11 号刀片 1 个、22 号刀片 1 个、12 枚针 1 套、1-0 慕丝线、2-0 慕丝线、1 号慕丝线、3-0 血管缝合线、4-0 血管缝合线、5-0 血管缝合线、一次性手控电刀笔 1 个、一次性使用吸引管 2 根、显影纱条 2 根、显影小纱布 5 片、45 cm×45 cm 与 50 cm×30 cm 一次性使用无菌手术膜各 1 个、骨蜡 3 个、10 ml 与 50 ml 一次性使用注射器各 1 个、束带 4 根、光缆套 1 个、F12 一次性使用引流管 1 根、F14 一次性使用引流管 1 根、5 号钢丝、F22 引流管 1 根、14 cm×12 cm 敷贴 3 个、9 cm×25 cm 敷贴 2 个、F34 胸腔引流管 1 根、一次性使用胸腔闭式引流装置 3 套、冰帽 1 个、涤纶心脏修补材料（毛毡型）。

（4）药品准备：

肝素钠注射液（2 ml：12500 单位/支）、硫酸鱼精蛋白注射液（5 ml：50 mg/支）、37 ℃复方氯化钠注射液 500 ml、37 ℃ 0.9％氯化钠注射液 500 ml、抗生素、护胃药、止血三联、凝血酶原复合物、纤维蛋白原、人血白蛋白、1％活力碘。

（5）仪器设备准备：

电外科设备 1 台、负压吸引器 2 台、除颤仪 1 台、变温水箱 1 台、体外循环机 1 台。

4．麻醉与体位

（1）麻醉方式：

全身麻醉。

（2）体位：

右侧卧位。

5．皮肤消毒范围

1‰活力碘消毒皮肤，上至锁骨及左侧上臂上 1/3 处，下至左侧大腿中下 1/3 处，前后过腋中线。

6．手术配合

胸腹主动脉置换术手术配合如表 14-2-9 所示。

表 14-2-9　胸腹主动脉置换术手术配合

手 术 步 骤	手 术 配 合
1．清点用物	同室间隔缺损修补术
2．消毒、铺巾	
3．连接管线	
4．Time Out	
5．于左腹股沟作手术切口，显露股动静脉，并予以标记	递 22 号手术刀、短有齿镊、一次性手控电刀笔，逐层切开，递乳突撑开器撑开皮肤，递直角钳游离股动脉，1 号慕丝线及套管标记
6．于左侧肩胛骨下脊柱旁线起始，作胸腹联合切口自胸部左后方切口	递 22 号手术刀、短有齿镊、一次性手控电刀笔，逐层切开
7．断开肋弓	递肋骨剪、骨蜡 2 个，胸撑固定
8．游离膈肌	递无损伤镊、一次性手控电刀笔，逐层分离膈肌以保护膈神经，并尽量保留膈肌
9．游离瘤体的近远端，分别游离腹腔干动脉、肠系膜上动脉、左肾动脉、髂动脉	递束带，中弯血管钳固定
10．游离血管，沿切口平面向后分离到腰大肌、左肾、左结肠、脾脏，向前侧及右侧牵拉左侧输尿管	递无损伤镊、一次性手控电刀笔，逐层分离；递束带，中弯血管钳固定
11．转流循环的建立 　　左心转流：经左心房—股动脉转流 　　① 左侧股动脉插管	递血管阻断钳阻断股动脉近端和远端，递 11 号手术刀、剪刀扩大动脉切口，递动脉插管，递 9×24 三角针 1-0 慕丝线固定插管

续表

手　术　步　骤	手　术　配　合
② 缝合左下肺动脉荷包	递 4-0 血管缝合线带 4 mm×6 mm 毛毡
③ 左心插管	递 11 号手术刀切开肺动脉,递长柄剪刀扩大肺动脉切口,递左心插管,抽出管芯后,递皮管钳夹住插管末端
12. 阻断降主动脉	递阻断钳,阻断部分降主动脉血流,便于切除与吻合
13. 切除瘤体	递 11 号手术刀切开降主动脉壁,递组织剪游离整圈全层主动脉残端,递 3-0 血管缝合线缝合肋间动脉开口,递 11 号手术刀纵行切开动脉瘤,海绵钳取出血栓
14. 吻合血管 ① 肋间动脉重建 ② 吻合降主动脉近、远心端 ③ 分别吻合腹腔干、肠系膜、左右胃动脉、髂动脉	递无损伤镊、一次性手控电刀笔,游离瘤体内肋间动脉开口及瘤体,递 4-0 血管缝合线缝合肋间动脉开口,递组织剪游离主动脉残端 递四分支人工血管,递 4-0 血管缝合线分别吻合主动脉近、远心端 递 5-0 血管缝合线分别于两侧髂动脉、左肾动脉开口以及降主动脉管状成型处进行血管吻合
15. 撤离体外循环管道 ① 撤离左心引流管 ② 撤离股动脉插管 ③ 充分检查各吻合口	递无损伤镊、4-0 血管缝合线带毛毡进行缝合 递无损伤镊、5-0 血管缝合线分别进行缝合 递 50 ml 一次性使用注射器抽取 37 ℃ 0.9%氯化钠注射液间断冲洗
16. 缝合切口 17. 覆盖切口	同动脉导管未闭结扎术

7. 巡回护士手术配合要点

(1)手术前严格执行病人安全核查,包括病人的基本信息、手术方式、麻醉方式、术中特殊用物及药品等。

(2)术前完善仪器设备检查及准备,正确使用电外科设备,妥善安置电外科设备回路负极板,预防电灼伤的发生。

(3)手术前核查手术用物是否准备齐全,术中特殊用物如人工血管、带瓣人工血管、支架血管、钛夹、冰帽等,并与主刀医生确认相应型号的人工血管及带瓣人工血管;特殊药品如凝血酶原复合物、纤维蛋白原、硫酸鱼精蛋白等是否备齐。

(4)手术前正确评估病情,正确选择静脉留置针型号以及穿刺部位,备好侧卧位所需要的各种体位垫,充分暴露手术野,预防术中获得性压力性损伤的发生。

(5)术中根据病人需要采取综合保温措施,预防低体温的发生。

(6)术中全程使用 37 ℃ 0.9%氯化钠注射液进行吻合口检查及冲洗。

(7)手术结束后,妥善固定病人静脉通路及其他管路,并确保管路通畅,保证病人安全转运。

8. 器械护士手术配合要点

（1）器械护士术前熟悉手术方法、步骤,提前准备手术所需用物及器械。

（2）一次性手控电刀笔的刀头放置长度适宜的绝缘保护套,防止损伤临近血管及组织。

（3）此类术中出血较多,止血过程中器械护士应准备各种型号血管缝合线,提前准备 37 ℃ 0.9％氯化钠注射液、纱布,以备局部压迫止血用。

（4）及时擦拭使用后的器械,避免细小组织进入血管内造成血管阻塞而危及病人生命。

（5）由于操作部位深,缝合时均用长持针器,血管吻合时,用持针器夹住血管缝线一端,另一端用皮管钳夹住血管缝合线的最末端递给助手,心内操作时缝针向外倾斜55°。

（6）术中血管缝合线用量多,严格落实手术清点制度,避免缝针遗失。

参 考 文 献

[1] 郑景浩,李守军.先天性心脏病外科治疗中国专家共识(四):室间隔完整型肺动脉闭锁 [J].中国胸心血管外科临床杂志,2020,27(5):5.

[2] 中国医师协会心血管内科医师分会结构性心脏病专业委员会.中国经导管动脉瓣置换术 临床路径专家共识(2021 版)[J].中国循环杂志,2022,37(1):12.

[3] 中国风湿性二尖瓣外科治疗指征专家共识专家组.中国风湿性二尖瓣疾病外科治疗指征 专家共识[J].中华胸心血管外科杂志,2018,34(4):3.

[4] 中国动脉化冠状动脉旁路移植术专家共识组,赵强,郑哲,等.中国动脉化冠状动脉旁路 移植术专家共识(2019 版)[J].中华胸心血管外科杂志,2019,35(4):8.

[5] 陈丹,孙志文,官静.杂交手术治疗复杂 B 型主动脉夹层的手术配合[J].中国临床护理, 2015,7(4):3.

（陈红,陈丹,李丹,李灿,徐凡,曹倩,陈敏,周凤,李天）

第 15 章 神经外科手术护理配合

第一节 神经外科常用手术体位的安置方法

一、仰卧位

1. 适应证

仰卧位适用于前颅窝底、中颅窝以及颅后基底的上部,并可达额叶、颞叶以及前顶区肿瘤手术。

2. 体位用物

三钉头架 1 套、肩垫 1 个、膝枕 1 个、足跟垫 2 个、下肢约束带 1 根。

3. 安置方法

仰卧位如图 15-1-1 所示。

(1)病人取仰卧位,肩部与手术床头板边缘平齐。

(2)行全身麻醉后,覆盖双眼,予以保护,防止消毒液灼伤双眼。

(3)水平仰卧位:病人头部置于水平位。

(4)垂头仰卧位:病人头部略低于肩部,处于正中颈伸位。

(5)侧头仰卧位:患侧肩下置肩垫,使身体与手术床呈 30°,病人头部偏向健侧,根据手术需要安装三钉头架,并妥善固定。

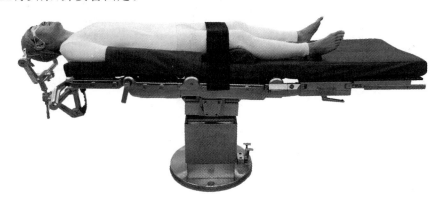

图 15-1-1 仰卧位

（6）双上肢掌心朝向身体内侧，肘部微曲用布单固定。

（7）膝下垫膝枕，足下垫足跟垫，距离膝关节上 5 cm 处用约束带固定，松紧适宜，以能容纳一指为宜，防止腓总神经损伤。

4. 注意事项

（1）三钉头架妥善固定，防止零件滑脱，保证病人安全。

（2）避免颈部过伸与过度扭曲，防止引起臂丛神经损伤、压迫椎动脉，影响静脉回流，导致严重的脑水肿。

（3）病人约束不宜过紧，预防骨筋膜室综合征。

（4）进行病人术中获得性压力性损伤风险评估，手术受压部位使用预防性敷料进行局部减压。

二、侧卧位

1. 适应证

侧卧位适用于后颅窝、脑桥小脑角（CPA）病变、微血管减压术、经髁入路的延脊髓交接区病变及内侧枕区病变。

2. 体位用物

三钉头架 1 套、托手板及可调节托手架 1 个、肩带 1 根、上下肢约束带各 1 根、胸垫 1 个、圆柱体抱枕 1 个、大软枕 1 个。

3. 安置方法

侧卧位如图 15-1-2 所示。

（1）病人取仰卧位，头部与手术床头板边缘平齐。

（2）行全身麻醉后，覆盖双眼及患侧耳部，予以保护，防止消毒液灼伤双眼及耳道。

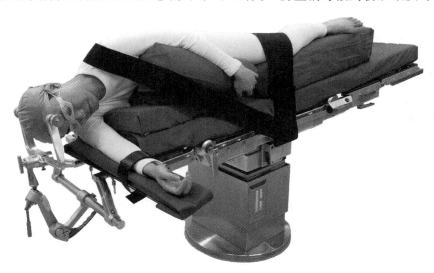

图 15-1-2　侧卧位

（3）健侧安装托手板，并初步调节托手板高度。

（4）病人肩背部抬高，胸下置胸垫。

（5）医护人员共同配合，采用轴线翻身法，取健侧卧位。

（6）健侧上肢屈曲呈抱球状置于托手板上，远端关节稍高于近端关节；患侧上肢自然环抱圆柱体位垫，患侧肩部用肩带向后拉伸并固定于手术床上；健侧下肢伸直，患侧下肢垫大软枕，屈曲约 45°。

（7）安装三钉头架，并与连接杆固定。

（8）距离膝关节上 5 cm 处用约束带固定，松紧适宜，以能容纳一指为宜。

4. 注意事项

（1）三钉头架、托手板妥善固定，保证病人安全。

（2）头部向前侧屈时，需避免过度扭曲颈部气道和椎动脉。

（3）肩带固定松紧适宜，托手板高度适宜，健侧上肢远端关节略高于近端关节，促进健侧上肢肌肉韧带放松和静脉回流。

（4）胸垫高度是病人上臂围直径的 2 倍左右。

（5）调节手术床头高脚低约 30°，预防性降低颅内压。

（6）妥善整理各种管线，避免器械相关压力性损伤。

（7）安置过程中时刻关注病人生命体征，加强与麻醉医生、手术医生的交流沟通。

（8）进行病人术中获得性压力性损伤风险评估，手术受压部位使用预防性敷料进行局部减压。

三、俯卧位

1. 适应证

俯卧位适用于中线后颅窝病变、窦汇病变、椎管病变。

2. 体位用物

三钉头架 1 套、长条凝胶垫 2 个、膝枕 1 个、方形软枕 1 个、下肢约束带各 1 根。

3. 安置方法

俯卧位如图 15-1-3 所示。

（1）安装三钉头架底座及连接杆，根据病人体型，选择适宜的体位垫，并置于手术床上相应位置。

（2）病人仰卧于手术推床上，行全身麻醉后，覆盖双眼，予以保护，防止消毒液灼伤双眼，手术受压部位使用预防性敷料，进行局部减压。

（3）医护人员共同配合，采用轴线翻身法将病人安置于体位垫上，妥善约束，避免坠床。

（4）安装三钉头架，并与连接杆固定，避免压迫眼睛、鼻部、下颌。

（5）双上肢自然放置于身体两侧，掌心朝向身体内侧，肘部微曲用布单固定。

（6）膝上 10 cm 置膝枕，双腿置于方形软枕上，保持功能位，双下肢略分开，足尖部自然下垂，距离膝关节上 5 cm 处用约束带固定，松紧适宜，以能容纳一指为宜，防止腓总神经损伤。

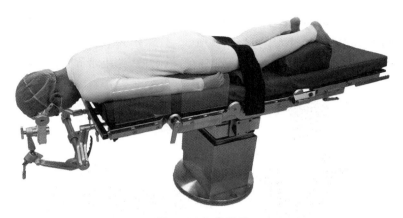

图 15-1-3　俯卧位

4. 注意事项

（1）轴线翻身时需要至少四名医护人员配合完成，步调一致。

（2）安装三钉头架时注意保护病人颈椎，防止过度扭曲给病人带来损伤。

（3）酌情调节体位垫位置，注意保持胸腹部悬空，避免受压。保护男性病人会阴部以及女性病人乳房部。

（4）妥善整理各种管线，防止体位安置过程中脱落，粘贴心电监护电极片的位置应避开受压部位，避免器械相关压力性损伤。

（5）摆放体位后，应逐一检查各受压部位及各重要器官，尽量分散各部位承受压力，并妥善固定。

四、坐位

1. 适应证

坐位适用于后颅窝、颈椎、松果体区病变手术。

2. 体位用物

坐位头架 1 套、膝枕 1 个、足跟垫 2 个、约束带 1 根。

3. 安置方法

坐位如图 15-1-4 所示。

（1）病人取仰卧位，肩部超出床沿 10 cm。

（2）安置坐位龙门架和连接杆。

（3）行全身麻醉后，覆盖双眼，予以保护，防止消毒液灼伤双眼。骶尾部使用预防性敷料进行局部减压。

（4）调节手术床：麻醉医生与两名手术医生保护病人避免坠床，巡回护士缓慢调节手术床呈折刀位，在此过程中交替降低手术床腿板及升高手术床背板至 80°左右。

（5）撤去手术床头板，安装三钉头架，并与连接杆固定，使病人头部呈头低、前屈、枕颈部伸直的状态。

（6）根据手术需要再次调节手术床角度，使腿板与病人心脏位于一个水平面上，再次检查坐位头架各个关节是否固定稳妥。

（7）膝下垫膝枕，足下垫足跟垫，双上肢向前自然弯曲，约束带固定双上肢，松紧适宜。

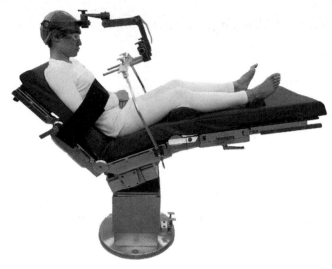

图 15-1-4　坐位

4. 注意事项

（1）缓慢调节手术床，调节过程中密切关注病人的生命体征。

（2）避免头部过度前屈及旋转，导致气管、颈部血管扭曲受压。

（3）体位安置结束后，不可单独调节手术床背板，调节手术床时注意避免管道滑脱，妥善整理各种管线，避免器械相关压力性损伤。

第二节　神经外科手术配合

一、小脑幕上疾病手术

小脑幕以上简称为幕上部分，小脑幕上疾病主要有发生在该部位的各种颅脑损伤病变及其后遗症、肿瘤、需手术治疗的血管性疾病等。幕上肿瘤好发于额叶和颞叶。肿瘤病理多见于脑膜瘤、神经上皮肿瘤、颅咽管瘤等，恶性肿瘤主要以胶质瘤发病率最高。因肿瘤的生长部位不同，其临床特征各异。

1. 适应证

（1）幕上肿瘤。

（2）幕上血肿。

（3）幕上需要手术治疗的血管性疾病。

（4）幕上局限性炎症疾病或先天性疾病。

2．手术间布局

小脑幕上疾病手术手术间布局如图 15-2-1 所示。以手术床为中心，显微镜、显示屏、吸引器、麻醉机、电生理监测设备位于手术床左侧，手术托盘、电外科设备、动力系统位于手术床右侧，温毯仪位于手术床尾侧。根据肿瘤部位不同，手术体位的安置也不尽相同，为了方便手术医生操作，手术台的摆放也会随之变化。主刀医生位于病人头侧，一助位于主刀医生左侧，器械护士位于主刀医生右侧。

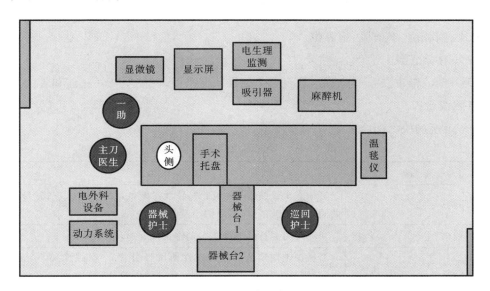

图 15-2-1　手术间布局图

（1）侧俯卧位、半坐位：手术托盘位于手术床右侧。

（2）俯卧位：手术托盘位于手术床前三分之一。

3．物品准备

（1）器械准备：

开颅器械包 1 个、神经外科显微器械包 1 个、颅微动力系统 1 套、床旁固定器及自动拉钩 1 套。

（2）敷料准备：

大腹包 1 个、基础包 1 个、手术衣 6 件、治疗碗 6 个。

（3）用物准备：

11 号刀片 1 个、22 号刀片 1 个、2-0 慕丝线、3-0 慕丝线、12 枚针 1 套、10 ml 与 50 ml 一次性使用注射器各 1 个、头皮夹 1 包、45 cm×45 cm 一次性使用无菌手术膜 1 个、一次性手控电刀笔 1 个、一次性使用不粘双极电凝镊 1 个、一次性使用吸引管 1 根、骨蜡 1 个、显微镜套 1 个、棉片 2 包、显影小纱布 5 片、F22 引流管 1 根、引流袋 1 个。

（4）药品准备：

37 ℃复方氯化钠注射液 500 ml、37 ℃生理氯化钠溶液 500 ml、3％过氧化氢溶液、1％活力碘、20％甘露醇注射液。

（5）仪器设备准备：

电外科设备 1 台、负压吸引器 2 台、显微镜 1 台、颅微动力系统 1 台。

4．麻醉与体位

（1）麻醉方式：

全身麻醉。

（2）体位：

仰卧位、侧卧位、半坐位、俯卧位。

5．皮肤消毒范围

1％活力碘消毒皮肤，上至眉弓，下至第 7 颈椎棘突平面，两侧至外耳孔前和乳突部。

6．手术配合

小脑幕上疾病手术配合如表 15-2-1 所示。

表 15-2-1　小脑幕上疾病手术配合

手术步骤	手术配合
1．清点用物	器械护士提前 15 min 洗手，整理器械台及手术相关用物，与巡回护士共同进行术前清点，巡回护士及时准确记录
2．消毒、铺巾	递海绵钳夹持活力碘纱布消毒头皮 3 遍，常规铺巾
3．连接管线	器械护士按规范固定一次性使用吸引管、一次性使用不粘双极电凝镊、一次性手控电刀笔、颅微动力系统电缆线，巡回护士依次连接各管线，设置参数
4．Time Out	切皮前，主刀医生、麻醉医生、手术室护士三方核查
5．开颅	核对无误后，器械护士将 22 号手术刀置于弯盘内，递给主刀医生
① 切开头皮及帽状腱膜	递短有齿镊切开，递一次性使用不粘双极电凝镊止血，递头皮夹钳夹皮缘
② 悬吊皮瓣	递短有齿镊、9×24 三角针 2-0 慕丝线双线悬吊皮瓣，递 37 ℃生理氯化钠溶液显影小纱布包裹皮瓣，递骨膜剥离器分离骨膜，显露颅骨
③ 游离骨瓣	递开颅钻、铣刀环形铣开骨瓣，妥善保存骨瓣
④ 骨窗止血	递骨蜡涂抹骨窗周围止血，递明胶海绵、棉片覆盖骨窗四周
⑤ 切开硬膜	递 11 号手术刀切开硬脑膜，递长有齿镊、脑膜剪剪开硬脑膜，递 6×17 圆针 3-0 慕丝线悬吊硬脑膜
6．切除肿瘤	巡回护士协助手术医生安装床旁固定器，器械护士递自动拉钩牵开显露，递显微剪刀、显微神经剥离器、显微肿瘤镊分离切除肿瘤，递标本碗盛装肿瘤并妥善保存
7．探查止血	递生理氯化钠溶液反复冲洗瘤腔，递止血材料覆盖止血
8．清点关颅	
① 关腔前用物清点	巡回护士和器械护士共同完成关腔前用物清点

续表

手 术 步 骤	手 术 配 合
② 缝合硬脑膜	递长有齿镊、6×17 圆针 3-0 慕丝线间断缝合硬脑膜
③ 关腔后用物清点	巡回护士和器械护士共同完成关腔后用物清点
④ 放置引流管	递 3% 过氧化氢显影小纱布消毒皮肤,递 11 号手术刀、小弯血管钳、F22 引流管协助置管,递短有齿镊、9×24 三角针 2-0 慕丝线固定引流管
⑤ 还纳骨瓣	递颅骨固定材料及工具,还纳骨瓣
⑥ 缝合骨膜、肌肉	递短有齿镊、8×20 圆针 2-0 慕丝线间断缝合
⑦ 缝合帽状腱膜及皮下组织层	递短有齿镊、9×24 三角针 3-0 可吸收缝线间断缝合
⑧ 缝合皮肤	递短有齿镊、9×24 三角针 2-0 慕丝线间断缝合,第四次清点物品数目及完整性
9. 覆盖切口	递活力碘纱布消毒皮肤,递引流袋连接引流管,递小纱布覆盖切口,递绷带包扎头部

7. 巡回护士手术配合要点

(1)手术前严格执行病人安全核查,包括病人的基本信息、手术方式、麻醉方式、术中特殊用物及药品等。

(2)术前完善仪器设备检查及准备,正确使用电外科设备,妥善安置电外科设备回路负极板,预防电灼伤的发生。

(3)进行病人术中获得性压力性损伤风险评估,手术受压部位使用预防性敷料进行局部减压。

(4)妥善整理各种管线,避免器械相关压力性损伤。

(5)术中根据病人需要采取综合保温措施,预防低体温的发生。

(6)术中显微镜操作时,适当调暗手术间照明光线,使主刀医生更专注于镜下操作,根据主刀医生需要及时调节双极电凝器参数。

(7)颅微动力系统使用结束后及时处理,规范交接。

(8)手术结束后,妥善固定病人静脉通路及其他管路,并确保管路通畅,保证病人安全转运。

8. 器械护士配合要点

(1)器械护士术前熟悉手术方法、步骤,提前准备手术所需用物及器械。

(2)术中传递器械时,应"稳、准、轻",将器械放置在主刀医生虎口处,使主刀医生在双眼不离开显微镜目镜的情况下能自如地操作。

(3)显微镜下配合操作时,随时关注手术进程,备好型号合适的棉片和止血材料。

(4)术后及时处理显微器械,规范交接。

二、小脑幕下疾病手术

小脑幕下主要包含桥脑小脑角区、小脑、第四脑室及蚓部、脑干、枕骨大孔区等区域,可发生各类肿瘤、自发性或外伤性血肿、血管性疾病、先天性疾病以及颅神经功能性疾病。该区域常见肿瘤包括桥脑小脑角区听神经瘤、后颅窝室管膜瘤、髓母细胞瘤、血管网状细胞瘤、小脑肿瘤、松果体肿瘤等。

1．适应证

（1）幕下肿瘤。

（2）幕下血肿。

（3）幕下需手术治疗的血管性疾病。

（4）颅颈交界的某些先天性疾病。

（5）后颅窝神经性疾病。

2．手术间布局

小脑幕下疾病手术手术间布局如图 15-2-2 所示。以手术床为中心，显微镜、显示屏、吸引器、麻醉机、电生理监测设备位于手术床左侧。手术托盘、电外科设备、颅微动力系统位于手术床右侧，温毯仪位于手术床尾侧。主刀医生位于病人头侧，一助位于主刀医生左侧，器械护士位于主刀医生右侧。为方便主刀医生操作，根据不同的体位要求，器械台的摆放位置略有不同。

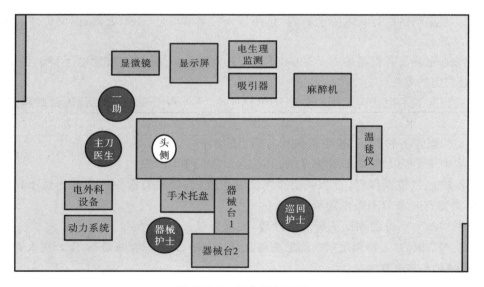

图 15-2-2　手术间布局图

3．物品准备

（1）器械准备：

开颅器械包 1 个、神经外科显微器械包 1 个、颅微动力系统 1 套、床旁固定器及自动拉钩 1 套。

（2）敷料准备：

大腹包 1 个、基础包 1 个、手术衣 6 件、中单包 1 个、治疗碗 6 个。

（3）用物准备：

22 号刀片 1 个、11 号刀片 1 个、2-0 慕丝线、3-0 慕丝线、1-0 可吸收缝线、3-0 可吸收缝线、12 枚针 1 套、10 ml 与 50 ml 一次性使用注射器各 1 个、头皮夹 1 包、45 cm×45 cm 一次性使用无菌手术膜 1 张、一次性手控电刀笔 1 个、一次性使用不粘双极电凝镊 1 个、一次性使用吸引管 1 根、骨蜡 1 个、显微镜套 1 个、棉片 2 包、显影小纱布 5 片、9 cm×20 cm 敷贴 1 个。

（4）药品准备：

37 ℃ 复方氯化钠注射液 500 ml、37 ℃生理氯化钠溶液 500 ml、3% 过氧化氢溶液、20% 甘露醇注射液、1% 活力碘。

（5）仪器设备准备：

电外科设备 1 台、负压吸引器 2 台、显微镜 1 台、颅微动力系统 1 台。

4. 麻醉与体位

（1）麻醉方式：

全身麻醉。

（2）体位：

俯卧位、侧俯卧位、坐位。

5. 皮肤消毒范围

1% 活力碘消毒皮肤，上至颅顶，下至第 7 颈椎棘突平面，两侧至外耳孔前和乳突部。

6. 手术配合

小脑幕下疾病手术配合如表 15-2-2 所示。

表 15-2-2　小脑幕下疾病手术配合

手 术 步 骤	手 术 配 合
1. 清点用物	同小脑幕上疾病手术
2. 消毒、铺巾	
3. 连接管线	
4. Time Out	
5. 开颅	
6. 切除肿瘤	巡回护士协助医生安装床旁固定器，器械护士递自动拉钩牵开显露，递显微剪刀、显微神经剥离器、显微肿瘤镊分离切除肿瘤，递标本碗盛装肿瘤并妥善保存
7. 探查止血	递生理氯化钠溶液反复冲洗瘤腔，递止血材料覆盖止血
8. 清点关颅	同小脑幕上疾病手术
9. 覆盖切口	

7. 巡回护士手术配合要点

（1）手术前严格执行病人安全核查，包括病人的基本信息、手术方式、麻醉方式、术中特殊用物及药品等。

（2）术前完善仪器设备检查及准备，正确使用电外科设备，妥善安置电外科设备回路负极板，预防电灼伤的发生。

（3）术前进行病人压力性损伤风险评估，手术受压部位使用预防性敷料进行局部减压。

（4）术中根据病人需要采取综合保温措施，预防低体温的发生。

（5）关注手术进展，当病人生命体征（心率、血压、呼气末二氧化碳分压）出现变化时，及时提醒手术医生，一旦发生三叉-心脏反射或空气栓塞时，按照应急预案流程，积极配合抢救。

（6）颅微动力系统使用结束后及时处理，规范交接。

（7）手术结束后，妥善固定病人静脉通路及其他管路，并确保管路通畅，保证病人安全转运。

8. 器械护士手术配合要点

（1）器械护士术前熟悉手术方法、步骤，提前准备手术所需用物及器械。

（2）术中传递器械时，需做到"稳、准、轻"，将器械放置在主刀医生虎口处，使主刀医生在双眼不离开显微镜目镜的情况下能自如地操作。

（3）显微镜下配合操作时，随时关注手术进程，备好型号合适的棉片和止血材料。

（4）一旦出现三叉-心脏反射或空气栓塞时，按照应急预案流程，积极配合抢救。

（5）术后及时处理显微器械，规范交接。

三、脊髓肿瘤手术

脊髓肿瘤是由脊髓、脊神经根、硬脊膜、脂肪组织、血管、先天性残留组织等发生的肿瘤，占神经系统肿瘤的 10%～15%，常见的包括脊膜瘤和脊神经鞘瘤。脊髓肿瘤可见于各年龄，最多见于 20～50 岁。按照肿瘤与脊髓、硬膜的关系分为髓内肿瘤、髓外硬膜下肿瘤和硬膜外肿瘤。其他脊髓非肿瘤性病变常见类型包括脊髓血管畸形和脊髓空洞症。

1. 适应证

（1）脊髓髓外硬膜下肿瘤。

（2）髓内肿瘤。

（3）硬膜外病变。

（4）骶神经束膜囊肿。

2. 手术间布局

脊髓肿瘤手术手术间布局如图 15-2-3 所示。以手术床为中心，显微镜、显示屏、吸引器、麻醉机、电生理监测设备位于手术床左侧，手术托盘、电外科设备、颅微动力系统位于手术床右侧，温毯仪位于手术床尾侧。主刀医生位于病人右侧，一助位于主刀医生对侧，器械护士位于主刀医生右侧。（注：当体位为俯卧位时，手术托盘架位于手术床腿板上方。）

3. 物品准备

（1）器械准备：

开颅器械包 1 个、神经外科显微器械包 1 个、颅微动力系统 1 套、椎板撑开器 1 套。

（2）敷料准备：

大腹包 1 个、基础包 1 个、手术衣 6 件、中单包 1 个、治疗碗 6 个。

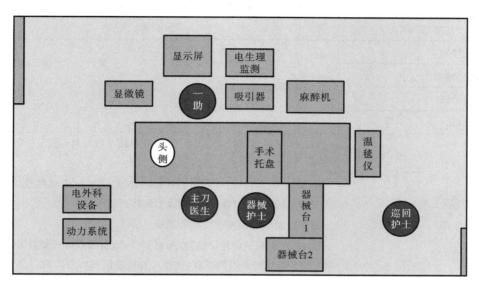

图 15-2-3　手术间布局图

（3）用物准备：

22 号刀片 1 个、11 号刀片 1 个、2-0 慕丝线、3-0 慕丝线、3-0 可吸收缝线、12 枚针 1 套、10 ml 与 50 ml 一次性使用注射器各 1 个、头皮夹 1 包、45 cm×45 cm 一次性使用无菌手术膜 1 张、一次性手控电刀笔 1 个、一次性使用不粘双极电凝器 1 个、一次性使用吸引管 1 根、骨蜡 1 个、显微镜套 1 个、棉片 2 包、显影小纱布 5 片、9 cm×20 cm 敷贴 1 个。

（4）药品准备：

37 ℃ 复方氯化钠注射液 500 ml、37 ℃ 生理氯化钠溶液 500 ml、3％过氧化氢溶液、20％甘露醇注射液、1％活力碘。

（5）仪器设备准备：

电外科设备 1 台、负压吸引器 2 台、显微镜 1 台、颅微动力系统 1 台。

4．麻醉与体位

（1）麻醉方式：

全身麻醉。

（2）体位：

俯卧位、坐位。

5．皮肤消毒范围

颈椎手术：1％活力碘消毒皮肤，上至颅顶，下至两腋窝连线。

胸腰椎手术：1％活力碘消毒皮肤，上至肩，下至髂嵴连线，两侧至腋中线。

6．手术配合

脊髓肿瘤手术配合如表 15-2-3 所示。

表 15-2-3　脊髓肿瘤手术配合

手　术　步　骤	手　术　配　合
1. 清点用物	同小脑幕上疾病手术
2. 消毒、铺巾	
3. 连接管线	
4. Time Out	
5. 开椎	核对无误后,器械护士将 22 号手术刀置于弯盘内,递给主刀医生
① 切皮分离	递一次性使用不粘电凝镊止血
② 打开椎板	递 22 号手术刀、短有齿镊切开棘间韧带,递磨钻使棘突根部中线处椎板变薄,递铣刀将椎板铣下,妥善保管椎板组织
③ 探查椎管	递神经剥离子探查硬脊膜外椎板
④ 切开硬膜	递 11 号手术刀切开硬脑膜,递长有齿镊、脑膜剪剪开硬脑膜,递 6×17 圆针 3-0 慕丝线悬吊硬脑膜,递棉片和明胶海绵覆盖四周
6. 切除肿瘤	器械护士递显微剪刀、显微神经剥离器、显微肿瘤镊分离切除肿瘤,递标本碗盛装肿瘤并妥善保存
7. 探查止血	递生理氯化钠溶液反复冲洗瘤腔,递止血材料覆盖止血
8. 清点关椎	
① 关腔前用物清点	巡回护士和器械护士共同完成关腔前用物清点
② 缝合硬脑膜	递 6×17 圆针 3-0 慕丝线间断缝合硬脑膜
③ 关腔后用物清点	巡回护士和器械护士共同完成关腔后用物清点
④ 还纳椎板	递椎板固定材料及工具,还纳椎管
⑤ 缝合肌肉	递短有齿镊、8×20 圆针 1-0 慕丝线间断缝合
⑥ 缝合皮下组织层	递短有齿镊、9×24 三角针 3-0 可吸收缝线间断缝合
⑦ 缝合皮肤	递短有齿镊、9×24 三角针 2-0 慕丝线间断缝合,第四次清点物品数目及完整性
9. 覆盖切口	递活力碘纱布消毒皮肤,递 9 cm×20 cm 敷贴覆盖切口

7. 巡回护士手术配合要点

（1）手术前严格执行病人安全核查,包括病人的基本信息、手术方式、麻醉方式、术中特殊用物及药品等。

（2）术前完善仪器设备检查及准备,正确使用电外科设备,妥善安置电外科设备回路负极板,预防电灼伤的发生。

（3）术前进行病人压力性损伤风险评估,手术受压部位使用预防性敷料进行局部减压。

（4）术中根据病人需要采取综合保温措施,预防低体温的发生。

（5）术中显微镜操作时,适当调暗手术间照明光线,使主刀医生更专注于镜下操作,根据主刀医生需要及时调节双极电凝器参数。

（6）颅微动力系统使用结束后及时处理,规范交接。

（7）手术结束后，妥善固定病人静脉通路及其他管路，并确保管路通畅，保证病人安全。

8. 器械护士手术配合要点

（1）器械护士术前熟悉手术方法、步骤，提前准备手术所需用物及器械。

（2）术中传递器械时，应"稳、准、轻"，将器械放置在主刀医生虎口处，使主刀医生在双眼不离开显微镜目镜的情况下能自如地操作。

（3）显微镜下配合操作时，随时关注手术进程，备好型号合适的棉片和止血材料。

（4）术后及时处理显微器械，规范交接。

四、蝶鞍区手术

蝶鞍区是指颅中窝中央部的蝶鞍及其周围区域。蝶鞍区前界为前床突外侧缘和前交叉沟的前缘，后界是后床突和鞍背，两侧为颈动脉沟。其结构毗邻蝶鞍、蝶窦、垂体、海绵窦、鞍周血管和神经等。蝶鞍区手术入路分为两种，一种是经额入路（参考幕上手术），另一种是经鼻蝶入路，后者优势在于肿瘤切除的彻底性高，对内分泌功能的缓解效果好，创伤小、并发症少、反应轻、恢复快，也是垂体瘤手术的首选方式。

1. 适应证

（1）垂体微腺瘤。

（2）大型垂体腺瘤但肿瘤主体位于鞍内并向蝶窦内侵犯者。

（3）大型垂体腺瘤瘤体主要位于鞍内，鞍上扩展部分不呈哑铃形且未向鞍旁扩展。

2. 手术间布局

蝶鞍区手术手术间布局如图 15-2-4 所示。以手术床为中心，显微镜、显示屏、吸引器、麻醉机位于手术床左侧，手术托盘、电外科设备、颅微动力系统位于手术床右侧，温毯仪位于手术

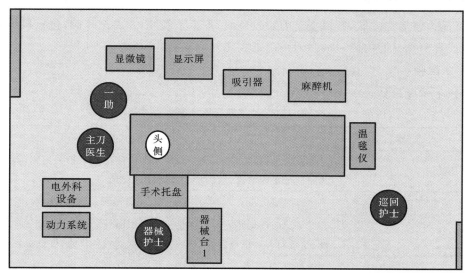

图 15-2-4　手术间布局图

床尾侧。主刀医生位于病人头侧,一助位于主刀医生左侧,器械护士位于主刀医生右侧。

3. 物品准备

(1)器械准备:

经鼻蝶器械包 1 个、取筋膜器械包 1 个、颅微动力系统 1 套。

(2)敷料准备:

大腹包 1 个、基础包 1 个、开刀巾 4 块、大洞巾 1 个、手术衣 6 件、治疗碗 6 个。

(3)用物准备:

15 号刀片 1 个、22 号刀片 1 个、2-0 慕丝线、4-0 可吸收缝线、9×24 三角针 1 套、10 ml 一次性使用注射器 2 个、一次性使用不粘双极电凝镊 1 个、一次性使用吸引管 1 根、骨蜡 1 个、显微镜保护套 1 个、棉片 1 包、显影小纱布 5 片、凡士林纱条/膨胀海绵 2 个、无菌棉签 15 根、9 cm×7 cm 敷贴 1 个。

(4)药品准备:

37 ℃ 复方氯化钠注射液 500 ml、37 ℃生理氯化钠溶液 500 ml、3%过氧化氢溶液、95%无水乙醇、1%活力碘、0.5%活力碘。

(5)仪器设备准备:

电外科设备 1 台、负压吸引器 2 台、显微镜 1 台、颅微动力系统 1 台。

4. 麻醉与体位

(1)麻醉方式:

全身麻醉。

(2)体位:

垂头仰卧位,病人左下肢轻度屈曲内旋。

5. 术野皮肤消毒范围

0.5%活力碘消毒皮肤,面部上至前额发迹线,下至下颌线,左右至耳廓,包括口腔前庭处,无菌棉签反复消毒鼻腔内侧,1%活力碘消毒大腿外侧皮肤。

6. 手术配合

蝶鞍区手术配合如表 15-2-4 所示。

表 15-2-4　蝶鞍区手术配合

手 术 步 骤	手 术 配 合
1. 清点用物	器械护士提前 15 min 洗手,整理器械台及手术相关用物,与巡回护士共同进行术前清点,巡回护士及时准确记录
2. 消毒、铺巾	递海绵钳夹持 0.5%活力碘纱布、棉签消毒,常规铺巾
3. 连接管线	器械护士按规范固定一次性使用吸引器管、一次性使用不粘双极电凝镊、颅微动力系统电缆线,巡回护士依次连接各管线,设置参数
4. Time Out	切皮前,手术医生、麻醉医生、手术室护士三方核查。核对无误后,器械护士将 15 号手术刀置于弯盘内,传递给主刀医生

手 术 步 骤	手 术 配 合
5. 局部浸润	递 10 ml 注射器抽取 1～2 ml 生理氯化钠注射液
6. 右侧鼻腔内侧行 0.5～1 cm 圆弧小切口,切开鼻黏膜	递小甲状腺拉钩牵拉鼻腔,暴露鼻腔内侧壁,递 15 号手术刀,切开鼻黏膜
7. 显露鼻中隔	递鼻中隔剥离子钝性分离鼻黏膜,递内翻窥鼻器放入蝶窦前,递髓核钳咬除骨性鼻中隔,将平整骨片放入 3% 过氧化氢溶液小杯内备用
8. 显露蝶窦开口	递磨钻和髓核钳显露蝶窦开口,递外翻窥鼻器,递显微肿瘤钳分离蝶窦黏膜
9. 显露鞍底	递枪状咬骨钳打开蝶窦前壁,并扩大骨窗,递磨钻磨除鞍底
10. 剪开鞍底硬膜	递 3% 过氧化氢棉片消毒鞍底硬膜,递显微剪剪开鞍底硬膜,递显微肿瘤钳留取鞍底硬膜标本
11. 切除肿瘤	递显微剥离子分离肿瘤假性包膜,显露肿瘤,递垂体刮匙刮除两侧肿瘤,递肿瘤钳取出肿瘤妥善保存
12. 探查止血	递明胶海绵或止血纱布配合棉片压迫止血,递生理氯化钠溶液冲洗,取出棉片,完成关腔前用物清点
13. 取阔筋膜	另一组医生取大腿外侧约 3.5 cm×1.5 cm 大小阔筋膜及脂肪组织以备用
14. 修补鞍底	递自体脂肪、阔筋膜及止血纱布、明胶海绵等填塞以修补鞍底及蝶窦,将平整骨片置于原蝶窦前壁处
15. 缝合鼻中隔黏膜	取出窥鼻器,递鼻中隔剥离子复位鼻中隔黏膜,巡回护士和器械护士完成关腔后的清点,递 4-0 可吸收缝线缝合鼻黏膜切口
16. 填塞鼻腔	递凡士林纱条或膨胀海绵填塞鼻腔并加压止血,第四次清点物品数目及完整性

7. 巡回护士手术配合要点

（1）手术前严格执行病人安全核查,包括病人的基本信息、手术方式、麻醉方式、术中特殊用物及药品等。

（2）术前完善仪器设备检查及准备,正确使用电外科设备。

（3）术前评估病人,询问病人夹鼻呼吸训练情况。

（4）提醒麻醉医生将气管导管固定于病人左侧口角,并将一块小纱布填入口腔内,防止消毒液流入口腔,导致误吸。

（5）术中根据病人需要采取综合保温措施,预防低体温的发生。

（6）术中显微镜操作时,适当调暗手术间照明光线,使主刀医生更专注于镜下操作,根据主刀医生需要及时调节双极电凝器参数。

（7）术中切取大腿阔筋膜时,严格落实手术隔离技术,防止交叉感染。

（8）若为生长激素腺瘤,需在术中备 95% 无水乙醇,以浸润局部,减少肿瘤复发的可能。

（9）手术结束后，妥善固定病人静脉通路及其他管路，并确保管路通畅，保证病人安全。

8. 器械护士手术配合要点

（1）器械护士术前熟悉手术方法、步骤，提前准备手术所需用物及器械。

（2）术中传递器械时，应"稳、准、轻"，将器械放置在主刀医生虎口处，使主刀医生在双眼不离开显微镜目镜的情况下能自如地操作。

（3）显微镜下配合操作时，随时关注手术进程，备好型号合适的棉片和止血材料。

（4）垂体标本较小，需妥善保存，及时送检。

（5）术后及时处理显微器械，规范交接。

五、颅内动脉瘤夹闭手术

脑血管病又称脑血管意外、脑中风或脑卒中，是由脑部血液循环障碍导致以局部神经功能缺失为特征的一组疾病，包括颅内和颅外动脉、静脉及静脉窦的疾病，但多见于动脉疾病。高血压、动脉硬化为本病的主要致病因素，故多见于中老年人。脑血管病根据其病理变化分为出血性和缺血性脑血管病两大类。脑血管病的发病率、病死率和病残率均较高。颅内动脉瘤是脑血管病中典型的一类疾病，是指颅内动脉管壁上的异常膨出部分，好发于组成脑底动脉环（Willis 动脉环）的大动脉分支或分叉部，由于这些动脉都位于脑底的脑池中，所以动脉瘤破裂出血后常表现为蛛网膜下腔出血（Subarachnoid Hemorrhage，SAH）。脑动脉瘤的病因尚未完全明了，目前多认为与先天性缺陷、动脉粥样硬化、高血压、感染和外伤有关，首选手术治疗。

1. 适应证

（1）瘤体迅速增大，趋于破裂或已破裂者。

（2）动脉瘤并发感染者。

（3）瘤体增大压迫邻近重要组织和器官者。

（4）瘤壁内夹层血肿产生剧痛者。

（5）动脉瘤影响远侧血供者。

2. 手术间布局

颅内动脉瘤夹闭手术手术间布局如图 15-2-5 所示，以手术床为中心，显微镜、显示屏、吸引器、麻醉机及自体血回输装置位于手术床左侧，手术托盘、电外科设备、颅微动力系统位于手术床右侧，温毯仪位于手术床尾侧。主刀医生位于病人头侧，一助位于主刀医生左侧，器械护士位于主刀医生右侧。

3. 物品准备

（1）器械准备：

开颅器械包 1 个、神经外科显微器械包 1 个、颅微动力系统 1 套、床旁固定器及自动拉钩 1 套、动脉瘤持夹钳 1 套。

（2）敷料准备：

大腹包 1 个、基础包 1 个、手术衣 6 件、治疗碗 6 个。

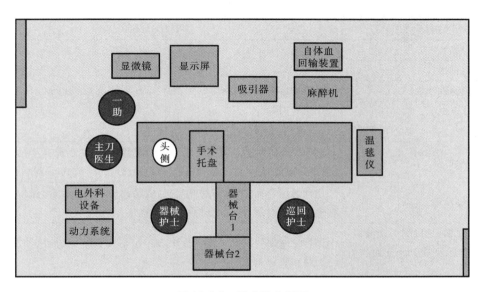

图 15-2-5 手术间布局图

（3）用物准备：

11 号刀片 1 个、22 号刀片 1 个、2-0 慕丝线、3-0 慕丝线、12 枚针 1 套、头皮夹 1 包、10 ml 与 50 ml 一次性使用注射器各 1 个、45 cm×45 cm 一次性使用无菌手术膜 1 张、一次性手控电刀笔 1 个、一次性使用不粘双极电凝镊 1 个、一次性使用吸引管 2 根、骨蜡 1 个、显微镜套 1 个、棉片 2 包、显影小纱布 5 片、F22 引流管 1 根、引流袋 1 个、各种型号动脉瘤夹。

（4）药品准备：

37 ℃复方氯化钠注射液 500 ml、37 ℃生理氯化钠溶液 500 ml、3%过氧化氢溶液、20%甘露醇注射液、1%活力碘。

（5）仪器设备准备：

电外科设备 1 台、负压吸引器 2 台、显微镜 1 台、颅微动力系统 1 台。

4. 麻醉与体位

（1）麻醉方式：

全身麻醉。

（2）体位：

仰卧位。

5. 皮肤消毒范围

1%活力碘消毒皮肤,上至颅顶,下至第 7 颈椎棘突平面,两侧至外耳孔前和乳突部。

6. 手术配合

颅内动脉瘤夹闭手术配合如表 15-2-5 所示。

表 15-2-5　颅内动脉瘤夹闭手术配合

手术步骤	手术配合
1. 清点用物	同小脑幕上疾病手术
2. 消毒、铺巾	
3. 连接管线	
4. Time Out	
5. 开颅	
6. 显露动脉瘤	巡回护士协助手术医生安装床旁固定器,器械护士递自动拉钩牵开显露,递显微剪刀、显微神经剥离子,分离动脉瘤周围组织,暴露动脉瘤瘤颈
7. 夹闭动脉瘤	递动脉瘤持夹钳、临时动脉瘤夹,阻断载瘤动脉并计时,递永久动脉瘤夹夹闭动脉瘤颈,同时取出临时动脉瘤夹
8. 探查止血,遵医嘱荧光造影,观察载瘤动脉及重要分支血管的通畅性	递罂粟碱棉片浸润动脉瘤颈处,递 37 ℃生理氯化钠溶液冲洗术野,递止血材料覆盖止血
9. 清点关颅	同小脑幕上疾病手术
10. 覆盖切口	

7. 巡回护士手术配合要点

（1）手术前严格执行病人安全检查,包括病人的基本信息、手术方式、麻醉方式、术中特殊用物及药品等。

（2）术前完善仪器设备检查及准备,正确使用电外科设备,妥善安置电外科设备回路负极板,预防电灼伤的发生。

（3）提前与主刀医生沟通,备齐各种型号动脉瘤夹。

（4）病人在麻醉前禁止将病人转运到手术床,调节适当的室温,保持室内安静,减少环境对病人的刺激。

（5）全身麻醉后,与麻醉医生、手术医生一同将病人转运至手术床,转运时动作轻柔,随时关注病人生命体征。

（6）术中临时阻断供血动脉时,记录阻断血流时间,每 5 min 提醒主刀医生一次。

（7）术中如动脉瘤破裂出血时,按照术中突发事件应急预案处理。

（8）术中根据病人需要采取综合保温措施,预防低体温的发生。

（9）手术结束后,妥善固定病人静脉通路及其他管路,并确保管路通畅,保证病人安全转运。

8. 器械护士配合要点

（1）器械护士术前熟悉手术方法、步骤,提前准备手术所需用物及器械。

（2）术中传递器械时,应"稳、准、轻",将器械放置在主刀医生虎口处,使主刀医生在双眼不离开显微镜目镜的情况下能自如地操作。

（3）显微镜下配合操作时,随时关注手术进程,备好型号合适的棉片和止血材料。

（4）术中传递动脉瘤夹前,与主刀医生双人核对动脉瘤夹型号。

（5）熟悉动脉瘤夹的各种型号，动脉瘤夹闭后器械护士与巡回护士核对已使用的动脉瘤夹型号与数量，确保临时动脉瘤夹已全部取出。

（6）术后及时处理显微器械，规范交接。

六、脑深部刺激器植入术

脑深部刺激器植入术（Deep Brain Stimulation，DBS）始于 20 世纪 60 年代末，是一种通过结合立体定向和神经影像技术在某些脑区精确植入电极，并通过皮下埋置脉冲发生器使电极向大脑发送电脉冲的手术方式。脉冲发生器基于心脏起搏器技术并进行独特改进，用低频或高频电脉冲刺激神经核团，兴奋或抑制神经活动。起初，脑深部刺激器植入术是严重的慢性顽固性疼痛的一种可能替代疗法，直至 20 世纪 80 年代才开始应用于运动障碍性疾病的治疗，该方法采用神经调控机制，具有可逆性、可调节性，而非永久性毁损，尤其适用于双侧手术，并成为治疗原发性帕金森病的首选外科治疗方法。目前，随着脑深部电刺激术的靶点定位、电极和脉冲发生器技术的进步以及对疾病发生机制的进一步了解，DBS 应用领域日趋广泛。本书主要介绍此技术辅助帕金森疾病的外科治疗。

1. 适应证

（1）帕金森病。

（2）特发性震颤。

（3）肌张力障碍。

（4）精神心理疾病。

（5）认知障碍疾病。

（6）癫痫、意识障碍等多种疾病。

2. 手术间布局（颅内深部电极植入阶段）

颅内深部电极植入阶段手术间布局如图 15-2-6 所示。以手术床为中心，吸引器、麻醉机位于手术床左侧，手术托盘、电外科设备和颅微动力系统主机位于手术床右侧，显示屏位于手术床头侧，温毯仪位于手术床尾侧。主刀医生位于病人头侧，一助位于主刀医生左侧，器械护士位于主刀医生右侧。

3. 物品准备

（1）器械准备：

开颅器械包 1 个、颅微动力系统 1 套、立体定向特殊器械包 1 个。

（2）敷料准备：

基础包 1 个、中单包 1 个、手术衣 6 件、治疗碗 6 个。

（3）用物准备：

11 号刀片 2 个、22 号刀片 1 个、12 枚针 1 套、2-0 慕丝线、3-0 可吸收缝线、10 ml 与 50 ml 一次性使用注射器各 1 个、头皮夹 1 包、45 cm×45 cm 一次性使用无菌手术膜 1 个、50 cm×30 cm 一次性使用无菌手术膜 1 个、一次性使用不粘双极电凝镊 1 个、一次性使用吸引管 1 根、显影小纱布 5 片、骨蜡 1 个、9 cm×7 cm 敷贴若干、电极植入材料 1 套。

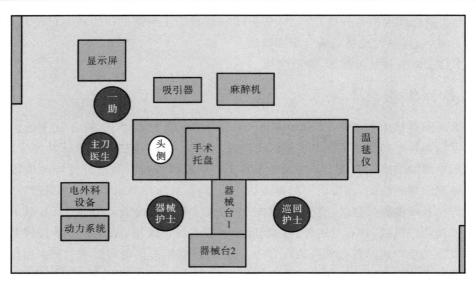

图 15-2-6　手术间布局图

（4）药品准备：

37 ℃复方氯化钠注射液 500 ml、37 ℃ 0.9％氯化钠注射液 500 ml、3％过氧化氢溶液、2％盐酸利多卡因注射液 10 ml、75 mg 罗哌卡因注射液 10 ml、1％活力碘。

（5）仪器设备准备：

电外科设备 1 台、负压吸引器 1 台、颅微动力系统 1 台、Leskell 立体定向头架 1 套。

4. 麻醉与体位（颅内深部电极植入阶段）

（1）麻醉方式：

局部麻醉。

（2）体位：

平卧位，头板抬高约 20°。

5. 皮肤消毒范围（颅内深部电极植入阶段）

1％活力碘消毒皮肤，整个头颈部，上至眉弓，下至第 2 胸椎平面，两侧至外耳孔前、乳突部及 Leksell 头架。

6. 手术配合（颅内深部电极植入阶段）

DBS（颅内深部电极植入阶段）手术配合如表 15-2-6 所示。

表 15-2-6　DBS（颅内深部电极植入阶段）手术配合

手 术 步 骤	手 术 配 合
1. 清点用物	同小脑幕上疾病手术
2. 消毒、铺巾	
3. 连接管线	
4. Time Out	

续表

手 术 步 骤	手 术 配 合
5. 局部麻醉	递 10 ml 注射器抽取局部麻醉药（2％盐酸利多卡因注射液、75 mg 罗哌卡因注射液与 0.9％氯化钠注射液等比稀释）
6. 安装立体定向弧弓，调整弧弓坐标，在推进器引导下确认切口	递侧滑环安装至头架
7. 开颅	
① 切开头皮及帽状腱膜	递 22 号手术刀、短有齿镊，一次性使用不粘双极电凝镊止血，递头皮夹钳夹皮缘
② 暴露颅骨	递乳突撑开器牵开皮肤及皮下组织，递骨膜剥离器分离骨膜，暴露颅骨
③ 骨瓣成型	递开颅钻、手摇钻扩大骨孔至 1.2 cm，递骨蜡涂抹骨窗周围止血
④ 切开硬膜	递 11 号手术刀切开硬脑膜
8. 电极植入	
① 微电极插入	递 11 号手术刀切开蛛网膜和软脑膜，递穿刺针，退出穿刺针芯，插入微电极
② 定位与测试	记录微电极信号，进行微刺激
③ 植入颅内刺激电极和宏刺激	拔除微电极，递颅内刺激电极，连接临时脉冲发生器，进行宏刺激
④ 埋置电极线	递通条将右侧电极导线穿至左侧，递小弯血管钳沿左侧切口后下方游离皮瓣，将电极线埋置皮瓣下
9. 止血	递一次性使用不粘双极电凝镊止血
10. 清点关颅	
① 关腔前用物清点	巡回护士与器械护士完成关腔前用物清点
② 缝合皮下组织	递短有齿镊、9×24 三角针 3-0 可吸收缝线间断缝合切口
③ 关腔后用物清点	巡回护士与器械护士完成关腔后用物清点
④ 缝合皮肤	递短有齿镊、9×24 三角针 2-0 慕丝线间断缝合切口，第四次清点物品数目及完整性
11. 覆盖伤口	递组织钳夹持活力碘纱布消毒皮肤，递 9 cm×7 cm 敷贴覆盖伤口。巡回护士协助手术医生撤去头架

7. 手术间布局（电池脉冲发生器与连接导线置入阶段）

　　电池脉冲发生器与连接导线置入阶段在一次手术间布局的基础上调整人员站位和器械车的位置。主刀医生位于病人左侧，一助位于主刀医生右侧，器械护士位于主刀医生对侧，手术间布局如图 15-2-7 所示。

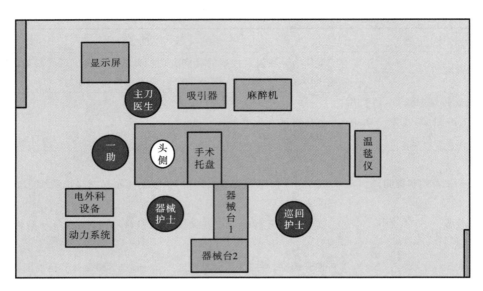

图 15-2-7　手术间布局图

8. 麻醉与体位(电池脉冲发生器与连接导线置入阶段)

(1)麻醉方式:

全身麻醉。

(2)体位:

仰卧位。

9. 术野皮肤消毒范围(电池脉冲发生器与连接导线置入阶段)

1%活力碘消毒皮肤,上至下唇,下至剑突水平,左侧至腋中线(包括左肩部),右侧至腋前线。

10. 手术配合(电池脉冲发生器与连接导线置入阶段)

DBS(电池脉冲发生器与连接导线置入阶段)手术配合如表 15-2-7 所示。

表 15-2-7　DBS(电池脉冲发生器与连接导线置入阶段)手术配合

手 术 步 骤	手 术 配 合
1. 更换体位	巡回护士协助主刀医生安置二次体位,左侧肩部稍垫高,头尽量向右偏,充分暴露左侧锁骨下手术区域
2. 清点用物	器械护士整理器械台及手术相关用物,再次与巡回护士共同进行术前清点,巡回护士及时准确记录
3. 消毒、铺巾	同小脑幕上疾病手术
4. 连接管线	
5. Time Out	

续表

手　术　步　骤	手　术　配　合
6. 切皮分离 ① 于锁骨下缘作横切口,在胸壁深筋膜浅层与胸大肌之间向下游离,形成 6 cm×6 cm 囊袋	递短有齿镊、22 号手术刀,递小弯血管钳扩大皮下间隙
② 于耳上后方作头皮约 3 cm 直切口	递短有齿镊、22 号手术刀,递小弯血管钳分离皮下组织,递骨膜剥离器暴露颅骨
7. 建立隧道	递磨钻于耳后切口打开骨槽
8. 连接电极连接线、植入脉冲刺激器 ① 取出电极线	递小弯血管钳游离,形成管状通道,取出电极线末端
② 植入电极	递通条自耳后切口向锁骨下切口建立隧道,递电极连接线安置于耳后切口
③ 完成连接	于耳后切口连接电极线末端与连接线,于锁骨下切口连接电极线与脉冲发生器
9. 检测电量	递检测装置,确定置入全套系统正常工作无误
10. 固定装置	递颅骨固定装置固定电极线,递 8×20 圆针 2-0 慕丝线固定脉冲发生器
11. 清点用物、缝合切口	同颅内深部电极植入阶段手术
12. 覆盖切口	

11. 巡回护士手术配合要点

（1）手术前严格执行病人安全核查,包括病人的基本信息、手术方式、麻醉方式、术中特殊用物及药品等。

（2）术前完善仪器设备检查及准备,确认特殊手术器械和植入电极等特殊耗材的准备情况（功能是否完好、灭菌合格达标等）,正确使用电外科设备,妥善安置电外科设备回路负极板,预防电灼伤的发生。

（3）植入性手术谢绝参观,严格控制手术间人员,尽量减少人员的走动,预防手术感染。

（4）术中根据病人需要采取综合保温措施,预防低体温的发生。

（5）术中保持手术间安静,颅内深部电极植入阶段,加强病人心理护理和沟通交流,缓解病人焦虑,提高手术配合度。

（6）术中测试阶段注意避免病人躁动,保证病人安全,妥善固定,防止坠床。

（7）手术结束后,妥善固定病人静脉通路及其他管路,并确保管路通畅,保证病人安全转运。

12. 器械护士手术配合要点

（1）器械护士术前熟悉手术方法、步骤,提前准备手术所需用物及器械。

（2）术中注意保护植入物，由于其种类多、精度高，传递时应轻柔，避免直接接触植入物，防止其被污染。

（3）术后妥善处理立体定向等精密器械，确保其精准度，规范交接。

七、功能区术中唤醒手术

术中唤醒是指在手术过程中唤醒病人，病人能按要求回答文字语言、肢体语言或辩论图画等，通过导航和神经诱发电位对脑功能区组织定标，以界定肿瘤的切除范围，在尽可能保护脑功能的同时最大限度地切除脑肿瘤，减少致残率，提高病人的生活质量。

1. 适应证

（1）脑功能区占位、功能区顽固性癫痫、脑深部核团和传导束定位。

（2）意识清楚，能正常配合手术的病人。

2. 手术间布局

功能区术中唤醒手术手术间布局如图15-2-8所示。以手术床为中心，显微镜、显示屏、吸引器、麻醉机位于手术床左侧，手术托盘、电外科设备、颅微动力系统位于手术床右侧，温毯仪位于手术床尾侧。主刀医生位于手术床头侧，一助位于主刀医生左侧，器械护士位于主刀医生右侧。

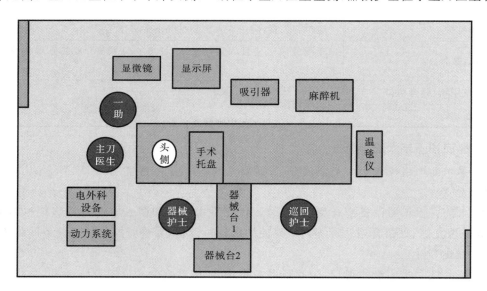

图 15-2-8　手术间布局图

3. 物品准备

（1）器械准备：

开颅器械包1个、神经外科显微器械包1个、颅微动力系统1套、床旁固定器及自动拉钩1套。

（2）敷料准备：

大腹包1个、基础包1个、手术衣6件、治疗碗6个。

（3）用物准备：

11 号刀片 1 个、22 号刀片 1 个、12 枚针 1 套、2-0 慕丝线、3-0 慕丝线、10 ml 与 50 ml 一次性使用注射器各 1 个、头皮夹 1 包、45 cm×45 cm 一次性使用无菌手术膜 1 个、一次性手控电刀笔 1 个、一次性使用不粘双极电凝镊 1 个、一次性使用吸引管 1 根、骨蜡 1 个、显微镜套 1 个、棉片 2 包、显影小纱布 5 片、明胶海绵 2 包、引流袋 1 个、F22 引流管一根。

（4）药品准备：

37 ℃复方氯化钠注射液 500 ml、37 ℃生理氯化钠溶液 500 ml、37 ℃ 0.9％氯化钠注射液 500 ml、3％过氧化氢溶液、20％甘露醇注射液、2％盐酸利多卡因注射液 10 ml、1％活力碘。

（5）仪器设备准备：

电外科设备 1 台、负压吸引器 1 台、显微镜 1 台、颅微动力系统 1 台。

4. 麻醉与体位

（1）麻醉方式：

全身麻醉。

（2）体位：

半坐位。

5. 皮肤消毒范围

1％活力碘消毒皮肤，上至眉弓，下至第 2 胸椎平面，两侧至外耳孔前、乳突部及 Leksell 头架。

6. 手术配合

功能区术中唤醒手术配合如表 15-2-8 所示。

表 15-2-8　功能区术中唤醒手术配合

手 术 步 骤	手 术 配 合
1. 清点用物	同小脑幕上疾病手术
2. 消毒、铺巾	
3. 连接管线	
4. Time Out	
5. 切口局部浸润麻醉	递 10 ml 注射器抽取局部麻醉药（2％盐酸利多卡因注射液与 0.9％氯化钠注射液等比例稀释）
6. 开颅 ① 切开头皮及帽状腱膜	递 22 号手术刀、短有齿镊切开，递一次性使用不粘双极电凝镊止血，递头皮夹钳钳夹皮缘
② 悬吊皮瓣	递短有齿镊、9×24 三角针 2-0 慕丝线双线悬吊皮瓣，递生理氯化钠溶液小纱布包裹皮瓣，递骨膜剥离器分离骨膜，暴露颅骨
③ 游离骨瓣	递开颅钻、铣刀环形铣开骨瓣，妥善保存骨瓣
④ 骨窗止血	递骨蜡涂抹骨窗周围止血，递明胶海绵、棉片覆盖骨窗四周

续表

手　术　步　骤	手　术　配　合
⑤ 硬膜局麻浸润	递 1%盐酸利多卡因棉片浸润硬脑膜,减轻病人唤醒后的疼痛与不适感
⑥ 打开硬脑膜	递 11 号手术刀切开硬脑膜,递长有齿镊、脑膜剪剪开硬脑膜,递 6×17 圆针 3-0 慕丝线悬吊硬脑膜
7. 唤醒测试并描记	递刺激器协助主刀医生测试描记,以确定肿瘤位置及切除范围
8. 切除肿瘤	巡回护士协助手术医生安装床旁固定器,器械护士协助主刀医生固定自动拉钩,递显微剪刀、显微神经剥离器、显微肿瘤镊分离切除肿瘤,递标本碗盛装肿瘤并妥善保存
9. 探查止血	递生理氯化钠溶液反复冲洗瘤腔,递止血材料覆盖止血
10. 清点关颅	同小脑幕上疾病手术
11. 覆盖切口	

7. 巡回护士手术配合要点

（1）手术前严格执行病人安全核查,包括病人的基本信息、手术方式、麻醉方式、术中特殊用物及药品等。

（2）术前完善仪器设备检查及准备,正确使用电外科设备,妥善安置电外科设备回路负极板,预防电灼伤的发生。

（3）术前访视时,与病人进行术中配合模拟训练,提高手术配合度,并告知病人术中唤醒后保持冷静,勿躁动。

（4）术中根据病人需要采取综合保温措施,预防低体温的发生。

（5）术中唤醒时,加强病人心理护理,缓解病人焦虑,鼓励病人进行表达,如出现任何不适或疼痛反应,可及时告知。

（6）手术结束后,妥善固定病人静脉通路及其他管路,并确保管路通畅,保证病人安全转运。

8. 器械护士配合要点

（1）器械护士术前熟悉手术方法、步骤,提前准备手术所需用物及器械。

（2）手术台上药物标识清晰,避免混淆。

（3）术中时刻关注手术进程,做到主动配合,传递器械时应"稳、准、轻"。

（4）术后妥善处理立体定向等精密器械,确保其精准度,规范交接。

八、Remebot 机器人辅助下颅内深部脑电极置入术

立体定向脑电图（Stereotactic-electro Encephalo Graphy,SEEG）是一种侵入性的术前评估手段,基于多模态影像学和立体定向机器人辅助将电极置入癫痫病人特定脑区并进行电信号记录,对癫痫发作模式、痫性放电的分布和传播及与临床特征的相关性进行三维分析,

进而判断致痫性的位置。立体定向脑电图方法可避免大面积开颅,同时放置多个深部电极记录深部皮质切除方案。Remebot 第六代神经外科机器人属于智能全自动型,整合了手术计划系统、导航功能、机械臂辅助定位和操作系统,其核心特征是将机器人被动运动改为主动运动,靶点定位从人为识别标记点改由计算机自动完成,提高了手术精度,简化了系统操作流程。

1. 适应证

(1)包括位于脑沟的皮质结构(局灶性皮质发育不良)、深部皮质结构(包括岛叶-盖部、边缘系统)、脑室旁病变(如脑室旁灰质异位及下丘脑错构瘤)。

(2)在下丘脑错构瘤相关癫痫病人中,SEEG 只适用于致痫区与错构瘤关系有待确定的情况。

(3)需要双侧探查或 MRI 阴性的病人。

(4)术后射频毁损治疗。

(5)癫痫手术失败后再次置入评估。

2. 手术间布局

Remebot 机器人辅助下颅内深部脑电极置入术手术间布局如图 15-2-9 所示。以手术床为中心,神经外科机器人位于手术床头侧,吸引器、麻醉机位于手术床左侧,手术托盘、电外科设备、动力系统主机位于手术床右侧,温毯仪位于手术床尾侧。主刀医生位于病人头侧左边,一助、器械护士位于主刀医生对侧。

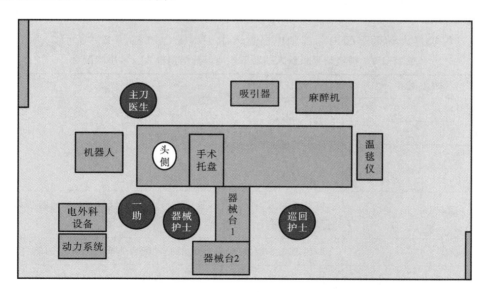

图 15-2-9　手术间布局图

3. 物品准备

(1)器械准备:

开颅器械包 1 个、机器人器械包 1 个、机器人专用电钻 1 个。

（2）敷料准备：

大腹包 1 个、基础包 1 个、手术衣 6 件、治疗碗 6 个。

（3）用物准备：

11 号刀片 1 个、12 枚针 1 套、显影小纱布 5 片、45 cm×45 cm 一次性使用无菌手术膜 1 个、一次性手控电刀笔 1 个、一次性使用吸引管 1 根、2-0 慕丝线、3-0 慕丝线、10 ml 一次性使用注射器 1 个、骨蜡 1 个、棉片 1 包、明胶海绵 1 包、机器人机械臂套 1 套。

（4）药品准备：

37 ℃复方氯化钠注射液 500 ml、37 ℃生理氯化钠溶液 500 ml、3％过氧化氢溶液、1％活力碘。

（5）仪器设备准备：

Remebot 机器人 1 台、电外科设备 1 台、负压吸引器 1 台。

4. 麻醉与体位

（1）麻醉方式：

全身麻醉。

（2）体位：

平卧位、侧俯卧。

5. 皮肤消毒范围

1％活力碘消毒皮肤，上至眉弓，下至第 7 颈椎棘突平面，两侧至外耳前和乳突部。

6. 手术配合

神经外科机器人辅助下颅内深部脑电极置入术手术配合如表 15-2-9 所示。

表 15-2-9　神经外科机器人辅助下颅内深部脑电极置入术手术配合

手 术 步 骤	手 术 配 合
1. 清点用物	同小脑幕上疾病手术
2. 消毒、铺巾	
3. 连接管线	
4. Time Out	
5. 切皮分离	核对无误后，器械护士将 11 号手术刀置于弯盘内，递给主刀医生，递电极电凝针进行电凝止血
6. 颅骨钻孔	递机器人专用电钻，递电极电凝针配合一次性手控电刀笔打开硬脑膜
7. 安装导向螺丝	递长型改锥安装导向螺丝，测量改锥长度并记录数值
8. 开通电极置入通道	递探针开通电极顺时针旋转，置入通道
9. 置入电极	在 Remebot 精确引导下，测量电极置入长度，逐个将电极置入计划区域并固定

续表

手 术 步 骤	手 术 配 合
10. 清点关颅	
① 关腔前用物清点	巡回护士和器械护士共同完成关腔前用物清点
② 缝合帽状腱膜及皮下组织层	递短有齿镊、9×24 三角针 3-0 慕丝线间断缝合
③ 关腔后用物清点	巡回护士和器械护士共同完成关腔后用物清点
④ 缝合皮肤	递短有齿镊、9×24 三角针 2-0 慕丝线间断缝合,第四次清点物品数目及完整性
11. 覆盖切口	递活力碘纱布消毒皮肤,递 9 cm×7 cm 敷贴覆盖切口

7. 巡回护士手术配合要点

(1) 手术前严格执行病人安全核查,包括病人的基本信息、手术方式、麻醉方式、术中特殊用物及药品等。

(2) 术前完善仪器设备检查及准备,正确使用电外科设备,妥善安置电外科设备回路负极板,预防电灼伤的发生。

(3) 术前配合医生完成 SEEG 置入预计划,妥善固定病人头架,并与 Remebot 系统牢固连接。

(4) 术中根据病人需要采取综合保温措施,预防低体温的发生。

(5) 术中严格控制手术间人员,尽量减少人员走动,预防手术感染。

(6) 术中机器人的机械臂运行时,注意观察,避免碰撞头架。

(7) 手术结束后,妥善固定病人静脉通路及其他管路,并确保管路通畅,保证病人安全转运。

8. 器械护士配合要点

(1) 器械护士术前熟悉手术方法、步骤,提前准备手术所需用物及器械。

(2) 术中时刻关注手术进程,做到主动配合,传递器械时应"稳、准、轻"。

(3) 术中所有电极轻拿轻放,保护电极及导线,妥善固定,防止脱落及损坏电极。置入电极前与手术医生核对。

(4) 术后消毒颅内电极外露导线部分,防止污染。

(5) 术后妥善处理机器人专用器械,规范交接。

参 考 文 献

[1] 吴黎琨,赵凯,陈红.神经外科手术护理管理实践[M].湖北:湖北科学技术出版社,2021.

[2] 赵继宗.神经外科学[M].北京:人民卫生出版社,2019.

[3] 雷霆,徐钰,陈娟,等.经蝶入路显微手术基础与改良[J].中华脑科疾病与康复杂志:电子版,2012,2(5):237-239.

［4］吴黎琨,王雪玲,李慧,等.神经导航辅助下经鼻蝶入路切除鞍内型颅咽管瘤的围手术期护理[J].中国临床神经外科杂志,2017.22(7):512-513.

［5］张彤宇,刘鹏,向思诗,等.中国颅内破裂动脉瘤诊疗指南2021[J].中国脑血管病杂志,2021,18(08):546-574.

（陈红,吴黎琨,崔姣,罗莉,王雪玲,胡少阳,喻佩姗,范馨月,
欧阳梦萦,何成思,何琴,夏雪,黄娟,陈思,余雨菲）

第16章　整形外科手术护理配合

第一节　整形外科常用手术体位的安置方法

一、侧头仰卧位

1. 适应证

侧头仰卧位适用于风耳整形、杯耳整形、副耳切除等耳朵畸形手术。

2. 体位用物

头垫 1 个、膝枕 1 个、足跟垫 2 个、下肢约束带 1 根。

3. 安置方法

侧头仰卧位(耳整形手术体位)如图 16-1-1 所示。

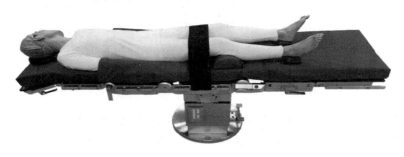

图 16-1-1　侧头仰卧位

(1)病人取仰卧位,头顶与手术床头板边缘平齐。

(2)头偏向健侧,头下放置大小合适的头垫,防止健侧耳部受压。

(3)双上肢掌心朝向身体两侧,肘部微屈用布单固定。

(4)膝下垫膝枕,足下垫足跟垫,距离膝关节 5 cm 处用约束带固定,松紧适宜,以能容纳一指为宜,防止腓总神经损伤。

(5)调节手术床:头板降低 15°。

4. 注意事项

(1)头垫大小合适,避免健侧耳部受压。

（2）病人约束不宜过紧，预防骨筋膜室综合征。

（3）妥善整理各种管线，避免器械相关压力性损伤。

（4）行全身麻醉后，覆盖双眼，予以保护。

二、沙滩椅位

1. 适应证

沙滩椅位适用于乳房假体植入、巨乳缩小、乳房植入物取出等手术。

2. 体位用物

托手板及可调节托手架 2 个、膝枕 1 个、足跟垫 2 个、上肢约束带 2 根、下肢约束带 1 根。

3. 安置方法

沙滩椅位如图 16-1-2 所示。

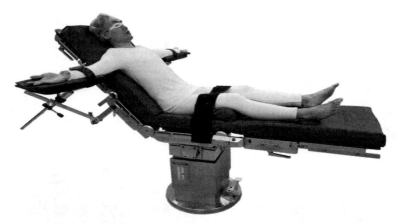

图 16-1-2　沙滩椅位

（1）病人取仰卧位，双侧肩关节外展不超过 90°，防止臂丛神经损伤。

（2）膝下垫膝枕，足下垫足跟垫，距离膝关节上 5 cm 处用约束带固定，松紧适宜，以能容纳一指为宜，防止腓总神经损伤。

（3）调节手术床：背板抬高 60°～70°。

4. 注意事项

（1）进行病人术中获得性压力性损伤风险评估，手术受压部位使用预防性敷料进行局部减压。

（2）两侧手臂外展对称并妥善固定，以免影响手术效果。

（3）托手板及可调节托手架固定稳妥，防止术中变换体位时坠落造成病人意外伤害。

（4）病人约束不宜过紧，预防骨筋膜室综合征。

（5）行全身麻醉后，覆盖双眼，予以保护。

第二节　整形外科手术配合

一、耳后皮肤扩张器植入术

先天性小耳畸形为耳廓发育不全所致,重度畸形表现为无耳,轻者畸形呈现近似耳廓形态,但明显小于正常耳廓。绝大多数小耳畸形因胚胎发育期间第一、二鳃弓的六个结节状隆起及第一鳃沟发育异常引起,由皱缩而无耳廓形态的小块软骨团和外形较正常但向前上方移位的耳垂所构成。

小耳畸形是一种严重的先天性耳廓发育畸形,常伴有外耳道闭锁、中耳畸形和颌面部畸形。此类病人因自身发育缺陷,常有不同程度的忧虑、自卑、孤独和自闭的心理,影响正常的生活、学习和工作。耳廓重建一期手术是行耳后皮肤扩张器植入术。

1. 适应证

适用于耳部畸形需手术矫正行耳廓重建一期手术的病人。

2. 手术间布局

耳后皮肤扩张器植入术(右耳)手术间布局如图 16-2-1 所示。以手术床为中心,吸引器、电外科设备位于手术床左侧,麻醉机位于头侧,温毯仪位于手术床尾侧。主刀医生位于病人右侧,一助位于主刀医生对侧,器械护士位于主刀医生的右侧。

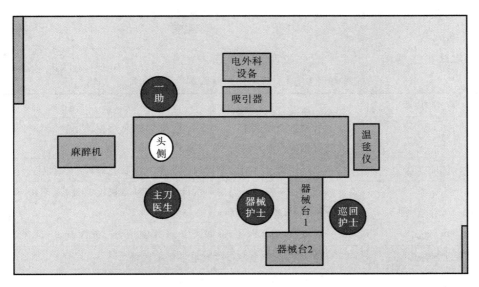

图 16-2-1　手术间布局图

3. 物品准备

(1)器械准备:

整形器械包 1 个、整形精细器械 9 件器械包 1 个。

（2）敷料准备：

基础包 1 个、中单包 1 个、手术衣 3 件、烧伤纱布 1 包、治疗碗 6 个。

（3）用物准备：

15 号刀片 1 个，1 ml、5 ml、10 ml 和球后一次性使用注射器各 1 个，一次性使用输血器 1 个，15 cm×20 cm 凡士林纱布 1 片，一次性使用不粘双极电凝镊，4-0 带针慕丝线，5-0 可吸收缝线，无菌绷带 1 卷，一次性使用医用腹部垫 1 块。

（4）药品准备：

37 ℃复方氯化钠注射液 500 ml、37 ℃ 0.9％氯化钠注射液 500 ml、3％过氧化氢溶液、75％乙醇消毒液、盐酸肾上腺素注射液（1 ml：1 mg/支）、盐酸利多卡因注射液（5 ml：0.1 g/支）、1％活力碘。

（5）仪器设备准备：

电外科设备 1 台、负压吸引器 1 台。

4. 麻醉与体位

（1）麻醉方式：

全身麻醉。

（2）体位：

仰卧位，头偏向健侧。

5. 皮肤消毒范围

1％活力碘消毒皮肤，以患侧耳为中心向外消毒范围 15 cm。

6. 手术配合

耳后皮肤扩张器植入术手术配合如表 16-2-1 所示。

表 16-2-1　耳后皮肤扩张器植入术手术配合

手 术 步 骤	手 术 配 合
1. 清点用物	器械护士提前 15 min 洗手，整理器械台及相关用物，与巡回护士共同进行术前清点，巡回护士及时准确记录
2. 消毒、铺巾	递海绵钳夹持活力碘纱布依次消毒皮肤 3 遍，常规铺巾
3. 连接管线	器械护士按规范固定一次性使用不粘双极电凝镊，巡回护士依次连接各管线，设置参数
4. Time Out	切皮前，手术医生、麻醉医生、手术室护士三方核查
5. 消毒手术区域	递 75％乙醇小纱布再次消毒手术区域
6. 注射局麻药	10 ml 一次性使用注射器连接一次性使用球后注射器针头，抽取并配置局麻药：盐酸肾上腺素注射液（1 ml：1 mg/支）4 滴＋盐酸利多卡因注射液（5 ml：0.1 g/支）10 ml＋0.9％氯化钠注射液 30 ml
7. 修剪残耳 ① 整复耳垂	递 15 号手术刀切开残耳部分，向后转位，形成耳垂

手 术 步 骤	手 术 配 合
② 去除不规则软骨	递弯眼科剪和有齿整形镊,去除残耳不规则软骨
③ 修剪皮肤	递弯眼科剪和有齿整形镊,修剪皮肤,巡回护士与器械护士共同完成缝合切口前的清点
④ 缝合切口	递有齿整形镊、持针器、4-0 带针慕丝线间断缝合,巡回护士与器械护士共同完成缝合切口后的清点
8. 检查扩张器	将 10 ml 一次性使用注射器连接一次性使用球后注射器针头,向扩张器内注入空气,递盛 37 ℃ 0.9%氯化钠注射液的治疗碗,协助医生检查扩张器有无漏气和破损
9. 确定耳廓形态	递无菌记号笔画出耳廓形态
10. 植入扩张器	
① 耳后皮肤分离	递 15 号手术刀于残耳后上方发际内作弧形切口,切开皮肤及皮下组织,分离皮下,范围略大于耳廓轮廓
② 耳后切口冲洗	递有齿整形镊牵拉切口,10 ml 一次性使用注射器抽吸 0.9%氯化钠注射液冲洗切口
③ 耳后切口止血	递一次性使用不粘双极电凝镊止血
④ 分离皮下囊	递有齿整形镊、弯眼科镊分离皮下囊
⑤ 放置扩张器	递弯血管钳置入扩张器、注射壶,放置引流管,巡回护士与器械护士共同完成关腔前用物清点
⑥ 缝合切口	递有齿整形镊、持针器、5-0 可吸收缝线间断缝合切口,巡回护士与器械护士共同完成关腔后用物清点
11. 检查扩张器和注射壶的通畅	递 5 ml 一次性使用注射器抽吸 37 ℃ 0.9%氯化钠注射液,注入扩张器内检查扩张器和注射壶的通畅性,第四次清点物品数目及完整性
12. 覆盖切口	递 75%乙醇消毒液和 3%过氧化氢溶液清洗切口,递烧伤纱布、凡士林纱布和一次性使用医用腹部垫覆盖切口,绷带妥善固定

7. 巡回护士手术配合要点

（1）手术前严格执行病人安全核查,包括病人的基本信息、手术方式、麻醉方式、术中特殊用物及药品等。

（2）术前完善仪器设备检查及准备,正确使用电外科设备。

（3）术前与主刀医生共同确认扩张器型号。

（4）术中根据病人需要采取综合保温措施,预防低体温的发生。

（5）麻醉苏醒时,妥善约束病人,避免坠床。

（6）手术结束后,妥善固定病人静脉通路及其他管路,并确保管路通畅,保证病人安全转运。

8. 器械护士手术配合要点

（1）器械护士术前熟悉手术方法、步骤,提前准备手术所需用物。

（2）术中严格遵循局麻药配制原则，按手术要求配置局麻药。

（3）术中做好药品管理，标签清晰，以防混淆。

（4）术中妥善保管扩张器，远离锐器，以免破损。

（5）术后注意精细器械的维护和保养。

二、全耳再造术

全耳再造术是行耳后筋膜瓣覆盖肋软骨支架，耳廓再造术。

1. 适应证

适用于小耳畸形需行手术矫正的二期手术病人。

2. 手术间布局

全耳再造术（右耳）手术间布局如图 16-2-2 所示。以手术床为中心，吸引器、电外科设备位于手术床左侧，麻醉机位于手术床头侧，温毯仪位于手术床尾侧。主刀医生和二助位于病人右侧，一助和三助位于主刀医生对侧，器械护士位于二助右侧。

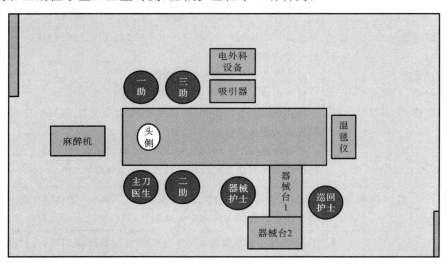

图 16-2-2　手术间布局图

3. 物品准备

（1）器械准备：

整形器械包 1 个、整形精细器械 9 件器械包 1 个、整形骨科特殊 21 件器械包 1 个、耳模 4 件。

（2）敷料准备：

基础包 1 个、中单包 2 个、手术衣 5 件、烧伤纱布 1 包、治疗碗 6 个。

（3）用物准备：

11 号刀片 3 个、15 号刀片 1 个、6×17 三角针 2 枚、6×55 直针 2 枚、4-0 慕丝线、一次性使用不粘双极电凝镊 1 个、一次性使用吸引管 1 根、一次性使用输血器 1 个、1 ml 一次性使用注射器 1 个、5 ml 与 10 ml 一次性使用注射器各 2 个、5 ml 一次性使用球后注射器 1 个、医用纱布垫 5 块、15 cm×20 cm 凡士林纱布 2 块、一次性使用医用腹部垫 1 块、4-0 带针缝线、5-0 带针缝线、3-0 可吸收缝线、4-0 可吸收缝线、5-0 PDS 缝线、钛金属缝合线。

（4）药物准备：

37 ℃复方氯化钠注射液 500 ml、37 ℃ 0.9％氯化钠注射液 500 ml、3％过氧化氢溶液、75％乙醇消毒液、盐酸肾上腺素注射液（1 ml：1 mg/支）、盐酸利多卡因注射液（5 ml：0.1 g/支）、1％活力碘。

（5）仪器设备准备：

电外科设备 1 台、负压吸引器 1 台。

4．麻醉与体位

（1）麻醉方式：

全身麻醉。

（2）体位：

仰卧位，头偏向健侧。

5．皮肤消毒范围

1％活力碘消毒皮肤，耳部消毒范围：以患侧耳为中心向外消毒范围 15 cm；腹部消毒范围：上至锁骨，下至髂前上棘，右至腋后线，左至腋前线。

6．手术配合

全耳再造术手术配合如表 16-2-2 所示。

表 16-2-2　全耳再造术手术配合

手 术 步 骤	手 术 配 合
1．清点用物	同耳后皮肤扩张器植入术
2．消毒、铺巾	
3．连接管线	
4．Time Out	
5．消毒手术区域	
6．标记手术切口	递无菌记号笔标记手术切口
7．注射局麻药	10 ml 一次性使用注射器连接一次性使用球后注射器针头，抽取并配置局麻药：盐酸肾上腺素注射液（1 ml：1 mg/支）0.4ml＋盐酸利多卡因注射液（5 ml：0.1 g/支）10 ml＋0.9％氯化钠注射液 30 ml
8．取出扩张器	递 15 号手术刀切开皮肤及皮下组织，递一次性使用不粘双极电凝镊止血，递弯眼科剪分离皮下组织，取出扩张器
9．分离耳后筋膜	递弯眼科剪和有齿整形镊分离耳后筋膜
10．取腹部肋软骨及皮瓣 ① 标记皮瓣形状	递标尺，无菌记号笔标记皮瓣形状

续表

手 术 步 骤	手 术 配 合
② 皮下注射局麻药	递 10 ml 一次性使用注射器连接一次性使用球后注射器针头,皮下注射局麻药
③ 取腹部皮瓣	递 15 号手术刀、有齿整形镊在腹部肋弓下缘切取皮瓣,递扁桃剪逐层分离,一次性使用不粘双极电凝镊止血
④ 切断肋骨	递甲状腺拉钩、骨膜剥离器显露肋骨,递 11 号手术刀切断肋骨
⑤ 冲洗腹部切口	递 37 ℃ 0.9%氯化钠注射液冲洗,嘱麻醉医生膨肺,检查是否存在胸膜破裂情况,巡回护士与器械护士共同完成切口缝合前的用物清点
⑥ 缝合切口	递有齿整形镊、3-0 可吸收缝线、4-0 可吸收缝线缝合切口各层组织,巡回护士与器械护士共同完成切口缝合后的用物清点
⑦ 覆盖切口	递组织钳夹持活力碘纱布消毒皮肤,递 9 cm×20 cm 敷贴覆盖切口,第四次清点物品数目及完整性
11. 雕刻软骨,形成支架	备雕刻操作台及切割板,递 11 号手术刀、无菌记号笔标记雕刻软骨,递 6×55 直针固定,递钛金属缝合线缝合
12. 植入软骨支架	将肋软骨支架移植至扩张的腔系内,耳后筋膜覆盖于软骨支架,并固定,递 5-0 PDS 缝线固定耳后筋膜与软骨架
13. 放置引流	递弯血管钳、引流管于肋软骨腔隙内放置引流,巡回护士与器械护士共同完成关腔前用物清点
14. 修整皮片,游离移植	递扁桃剪修整皮片,递有齿整形镊、6×17 三角针 4-0 慕丝线间断缝合,巡回护士与器械护士共同完成关腔后用物清点
15. 再次清点	递 75%乙醇消毒液和 3%过氧化氢溶液清洗切口,第四次清点物品数目及完整性
16. 覆盖切口	同耳后皮肤扩张器植入术

7. 巡回护士手术配合要点

(1) 手术前严格执行病人安全核查,包括病人的基本信息、手术方式、麻醉方式、术中特殊用物及药品等。

(2) 术前完善仪器设备检查及准备,正确使用电外科设备,妥善安置电外科设备回路负极板,预防电灼伤的发生。

(3) 术中根据病人需要采取综合保温措施,预防低体温的发生。

(4) 术中主刀医生行肋软骨支架雕刻前,协助更换手术衣和无菌手套。

(5) 手术结束后,妥善固定病人静脉通路及其他管路,并确保管路通畅,保证病人安全转运。

8. 器械护士手术配合要点

(1) 器械护士术前熟悉手术方法、步骤,提前准备手术所需用物及器械。

(2) 术中严格遵循局麻药配制原则,按手术要求配置局麻药。

（3）术中做好药品管理，标签清晰，以防混淆。

（4）术中切取的肋软骨和皮瓣用医用纱布垫覆盖并妥善保管。

（5）手术结束后，清洗耳膜并妥善保管，以备全耳再造术后修整时使用。

三、乳房假体植入术

乳房假体植入术即隆胸术，是通过一个小切口将尺寸、形状合适的假体植入到胸大肌和腺体下方，从而达到让胸部丰满的功效。

1. 适应证

适用于先天性乳腺发育不良或乳房萎缩，需通过手术方式改善的病人。

2. 手术间布局

乳房假体植入术手术间布局如图 16-2-3 所示。以手术床为中心，吸引器、麻醉机、电外科设备位于手术床头侧，温毯仪位于手术床尾侧。主刀医生和三助位于病人右侧，一助和二助位于主刀医生对侧，器械护士位于主刀医生右侧。

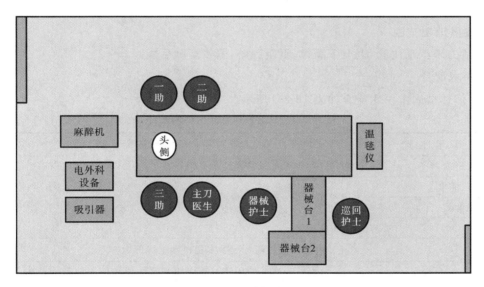

图 16-2-3　手术间布局图

3. 物品准备

（1）器械准备：

整形器械包 1 个、整形精细器械 9 件器械包 1 个、整形悬吊 13 件器械包 1 个、乳房拉钩 2 个、整形剥离铲 2 个。

（2）敷料准备：

基础包 1 个、中单包 2 个、手术衣 5 件、治疗碗 6 个。

（3）用物准备：

15 号刀片 1 个、一次性手控电刀笔 1 个、一次性使用吸引管 1 根、F16 一次性使用吸引头

1 个、5 ml 一次性使用球后注射器 1 个、10 ml 与 50 ml 一次性使用注射器各 2 个、医用纱布垫 10 块、3-0 可吸收缝线、4-0 可吸收缝线、5-0 可吸收缝线、6-0 血管缝合线、一次性负压球 1 个、9 cm×7 cm 无菌敷贴 4 个。

（4）药品准备：

37 ℃复方氯化钠注射液 500 ml、37 ℃ 0.9％氯化钠注射液 500 ml、37 ℃生理氯化钠溶液 500 ml、盐酸肾上腺素注射液（1 ml：1 mg/支）、盐酸利多卡因注射液（5 ml：0.1 g/支）、硫酸庆大霉素注射液（2 ml：80 mg/支）、1％活力碘。

（5）仪器设备准备：

电外科设备 1 台、负压吸引器 1 台。

4. 麻醉与体位

（1）麻醉方式：

全身麻醉。

（2）体位：

仰卧位。

5. 皮肤消毒范围

1％活力碘消毒皮肤，上至下颌缘，下至肚脐，两侧至腋后线。

6. 手术配合

乳房假体植入术手术配合如表 16-2-3 所示。

表 16-2-3　乳房假体植入术手术配合

手 术 步 骤	手 术 配 合
1. 清点用物	同耳后皮肤扩张器植入术
2. 消毒、铺巾	
3. 连接管线	
4. Time Out	
5. 标记切口	递无菌记号笔标记手术切口和乳房下缘
6. 注射局麻药	10 ml 一次性使用注射器连接一次性使用球后注射器针头，抽取并配制局麻药：0.9％氯化钠注射液 20 ml＋30 滴盐酸肾上腺素注射液，沿手术切口标记，注射局麻药
7. 剥离胸大肌	递一次性手控电刀笔切开皮肤，离断部分胸大肌使其回缩；沿胸大肌外侧缘剥离胸大肌上界、下界、内侧，递剥离铲剥离胸大肌
8. 放置扩张器 ① 检查扩张器	递 50 ml 一次性使用注射器连接 10 ml 一次性使用注射器针头向扩张器内注入 37 ℃生理氯化钠溶液 200 ml，检查扩张器完整性
② 置入扩张器	递乳房拉钩暴露切口，置入扩张器
③ 填充扩张器，确定假体型号	递 50 ml 一次性使用注射器，继续向扩张器内注入相应体积的 37 ℃生理氯化钠溶液

续表

手 术 步 骤	手 术 配 合
9. 配置假体液	配置假体液：37 ℃生理氯化钠溶液 500 ml＋盐酸肾上腺素注射液（1 ml：1 mg/支）1 ml＋盐酸利多卡因注射液（5 ml：0.1 g/支）10 ml＋硫酸庆大霉素注射液（2 ml：80 mg）/支 8 ml,浸泡假体
10. 植入假体	确定所需假体型号后,取出扩张器；将假体置入假体液内浸泡；递乳房拉钩暴露切口,置入假体
11. 调整假体位置	将手术床背板抬高 75°,观察双乳形态、对称性,调整假体位置
12. 缝合切口 ① 冲洗切口 ② 放置引流管 ③ 缝合各肌层 ④ 缝合皮下组织 ⑤ 缝合皮肤	 递 37 ℃生理氯化钠溶液冲洗切口 递一次性负压球,长弯血管钳协助置管,递有齿整形镊、4-0 可吸收缝线、固定引流管,巡回护士与器械护士共同完成关腔前用物清点 递有齿整形镊、3-0 可吸收缝线间断缝合 递有齿整形镊、5-0 可吸收缝线间断缝合,巡回护士与器械护士共同完成关腔后用物清点 递有齿整形镊、6-0 血管缝合线间断缝合,第四次清点物品数目及完整性
13. 覆盖切口	递组织钳夹持活力碘纱布消毒皮肤,递 9 cm×7 cm 敷贴覆盖切口

7. 巡回护士手术配合要点

（1）手术前严格执行病人安全核查,包括病人的基本信息、手术方式、麻醉方式、术中特殊用物及药品等。

（2）术前完善仪器设备检查及准备,正确使用电外科设备,妥善安置电外科设备回路负极板,预防电灼伤的发生。

（3）术中根据病人需要采取综合保温措施,预防低体温的发生。

（4）术中调整体位时提醒手术医生妥善固定病人的头部及双上肢,并提醒麻醉医生检查管道有无脱落。

（5）术中关注托手架的位置,避免双上肢过度外展。

（6）手术结束后,妥善固定病人静脉通路及其他管路,确保管路通畅,保证病人安全转运。

8. 器械护士手术配合要点

（1）器械护士术前熟悉手术方法、步骤,提前准备手术所需用物。

（2）术中做好药品管理,标签清晰,以防混淆。

（3）器械护士需准确计算扩张器注水量,并告知主刀医生。

（4）妥善放置假体,远离锐器,以免破损。

（5）严格落实手术隔离技术,假体植入前提醒主刀医生更换无菌手套,用无菌治疗碗传递假体。

参 考 文 献

[1] 宁金龙,高学宏.大块耳轮缺失期修复方法的改进[J].中华整形烧伤外科杂志,1998,12:127-129.

[2] 范加裕.先天性柱状小耳畸形整形术[J].华西医学,1991,6:359.

[3] 赵静霞,唐鸿波,吴敏,等.改良的肋软骨雕刻拼接技术在全耳再造术中的应用[J].中华整形外科杂志,2018,34(03):188-192.

[4] 罗盛康,洪伟晋.基于乳房假体置入的乳房下垂矫正术临床现状[J].中国美容整形外科杂志,2020,31(02):65-67.

（李岩,刘丹,潘煜婷,吴怡,陈翠莹）

第17章 器官移植手术护理配合

第一节 器官移植常用手术体位的安置方法

一、仰卧位

1. 适应证

仰卧位适用于肝移植手术、肾移植手术、胰肾等多器官簇联合移植手术。

2. 体位用物

托手板及可调节托手架 1 个、膝枕 1 个、足跟垫 2 个、上下肢约束带各 1 根。

3. 安置方法

肾移植手术体位如图 17-1-1 所示,肝移植手术、腺肾联合移植手术体位如图 17-1-2 所示。

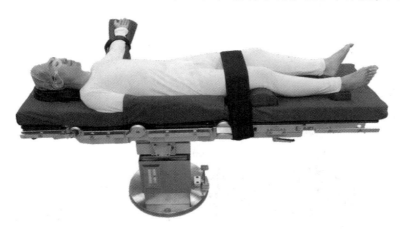

图 17-1-1　肾移植手术体位

(1) 病人取仰卧位,肾移植病人肩部与手术床背板上缘平齐;肝移植、腺肾联合移植病人肩部平手术床头板下缘 1/3 处。

(2) 肾移植病人输液侧上肢置于托手板上,远端关节略高于近端关节,肩关节外展不超过 90°,对侧上肢掌心朝向身体一侧,肘部微屈用布单固定;肝移植病人双上肢掌心朝向身体两侧,肘部微屈用固定挡板固定。

(3) 膝下垫膝枕,足下垫足跟垫,距离膝关节上 5 cm 处使用下肢约束带固定双下肢,以能

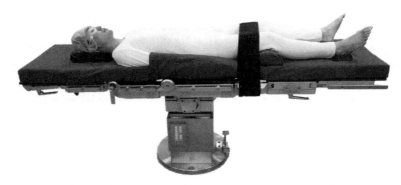

图 17-1-2　肝移植、腺肾联合移植手术体位

容纳一指为宜,防止腓总神经损伤。

4. 注意事项

(1) 进行病人术中获得性压力性损伤风险评估,手术受压部位使用预防性敷料进行局部减压。

(2) 病人约束不宜过紧,预防骨筋膜室综合征。

(3) 调节曲线仰卧位,使病人舒适,降低术中获得性压力性损伤发生风险。

二、侧卧位

1. 适应证

侧卧位适用于供体肾切取术。

2. 体位用物

托手板及可调节托手架 2 个、头枕 1 个、腰垫 1 个、固定挡板 2 套、大软枕 1 个、上下肢约束带各 2 根。

3. 安置方法

侧卧位如图 17-1-3 所示。

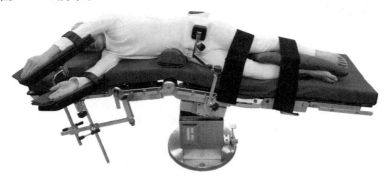

图 17-1-3　侧卧位

(1) 病人取仰卧位,手术部位对准手术床腰桥处,腰下置腰垫。

(2) 健侧安装托手板及可调节托手架,并初步调节托手板及可调节托手架高度。

(3) 医护人员共同配合,采用轴线翻身法,取健侧卧位。

（4）头下置头枕，患侧上肢屈曲呈抱球状置于可调节托手架上，远端关节稍低于近端关节；健侧上肢外展于托手板上，远端关节稍高于近端关节，肩关节外展或上举不超过 90°。

（5）腹侧用固定挡板固定耻骨联合，背侧用挡板固定骶尾部，共同维持病人 90°侧卧位。

（6）患侧下肢伸直，健侧下肢屈曲约 45°，两腿间垫一大软枕，约束带固定双下肢，防止腓总神经损伤。

（7）调节手术床：头高脚低 15°，降低背板 15°，交替调节直至适当拉伸腰部，肾区充分显露。

4. 注意事项

（1）注意保护病人心肺功能。

（2）进行病人术中获得性压力性损伤风险评估，手术受压部位使用预防性敷料进行局部减压。

（3）体位安置后评估病人脊椎是否在一条水平线上，脊椎生理弯曲是否变形，下肢及腘窝处是否悬空。

（4）下肢约束带需避开膝盖外侧，防止腓总神经损伤。

（5）术中调节手术床时需要密切观察，以免重要器官受压。

（6）缝合切口前及时将腰桥复位。

（7）行全身麻醉后，覆盖双眼，予以保护。

第二节　器官移植手术配合

一、肝移植术

肝脏是人体内脏里最大的器官，位于人体中的腹部位置，在右侧横膈膜之下，胆囊前端、右边肾脏的前方及胃的上方。当肝脏出现病变，发展至终末期肝病，经保守治疗无效，6～12 个月内可能死亡的病人均应考虑进行肝移植。

肝移植手术是指通过手术植入健康肝脏到病人体内，使终末期肝病病人肝功能得到良好恢复的外科治疗手段。肝移植常见术式包括经典式肝移植、背驮式肝移植、减体积式肝移植、活体肝部分移植、劈裂式肝移植、辅助性肝移植等。

1. 适应证

（1）慢性病毒性肝炎。

（2）暴发性肝衰竭。

（3）肝脏恶性肿瘤。

（4）酒精性肝硬化、原发性胆汁性肝硬化。

（5）原发性硬化性胆管炎、胆道闭锁、代谢性疾病等。

2. 手术间布局

肝移植术手术间布局如图 17-2-1 所示。以手术床为中心，手术用药管理台、电外科设备、

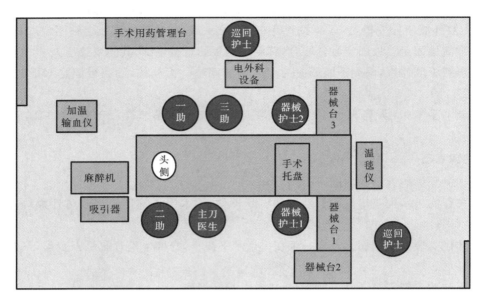

图 17-2-1　手术间布局图

加温输血仪位于手术床左侧,手术托盘位于手术床右侧,吸引器、麻醉机、加温输血仪位于手术床头侧,温毯仪位于手术床尾侧。主刀医生位于病人右侧,一助、三助位于主刀医生对侧,二助位于主刀医生左侧,器械护士 1 位于主刀医生右侧,器械护士 2 位于器械护士 1 对侧。

3. 物品准备

(1) 器械准备:

肝脏手术器械包 1 个、肝移植特殊器械包 1 个、肝脏拉钩 1 套、hemolock 钳 1 个、胆道探条 10 件器械包 1 个。

(2) 敷料准备:

大腹包 1 个、基础包 1 个、中单 1 包、手术衣 6 件、治疗碗 6 个。

(3) 用物准备:

11 号刀片 1 个、22 号刀片 1 个、12 枚针 1 套、1-0 慕丝线、2-0 慕丝线、3-0 慕丝线、一次性手控电刀笔 1 个、一次性使用不粘双极电凝镊 1 个、一次性使用吸引管 1 根、10 ml 与 50 ml 一次性使用注射器各 1 个、20G 动脉穿刺针头 1 个、肝袋 2 个、45 cm×45 cm 一次性使用无菌手术膜 3 个、F10 一次性使用导尿管 1 根、输血器 2 个、一次性使用胸腔闭式引流装置 1 个、一次性使用无菌导尿包 1 个、3-0 血管缝合线、5-0 血管缝合线、7-0 血管缝合线、6-0 可吸收缝线、9 cm×20 cm 敷贴 3 个、12 cm×14 cm 敷贴 3 个、F28 引流管 3 根、引流袋 3 个。

(4) 药品准备:

37 ℃乳酸钠林格氏液 500 ml、60 ℃ 0.9%氯化钠注射液 500 ml、37 ℃生理氯化钠溶液、37 ℃ 0.9%氯化钠注射液 500 ml、37 ℃ 0.9%氯化钠注射液 250 ml、5%碳酸氢钠注射液、肝素钠注射液(2 ml:12500 单位/支)、抗生素、护胃药、激素、乙肝免疫球蛋白、纤维蛋白酶原、凝血酶原复合物、人血白蛋白、免疫抑制剂等。

（5）仪器设备准备：

电外科设备 1 台、负压吸引器 2 台、温毯仪 1 台、加温床垫 1 台、加温输血仪 1 台等。

4．麻醉与体位

（1）麻醉方式：

全身麻醉。

（2）手术体位：

仰卧位。

5．皮肤消毒范围

1% 活力碘消毒皮肤，上至乳头，下至耻骨联合，两侧至腋中线。

6．手术配合

肝移植术手术配合如表 17-2-1 所示。

表 17-2-1　肝移植术手术配合

手 术 步 骤	手 术 配 合
1. 清点用物	器械护士术前 15 min 洗手，整理器械台及相关用物，与巡回护士进行术前清点，巡回护士及时准确记录
2. 消毒、铺巾	递海绵钳夹持活力碘纱布消毒皮肤 3 遍，常规铺巾
3. 连接管线	器械护士按规范固定一次性使用吸引管、一次性手控电刀笔、一次性使用不粘双极电凝镊，巡回护士依次连接各管线，并设置参数
4. Time Out	切皮前，手术医生、麻醉医生、手术室护士三方核查，核对无误后，器械护士将 22 号手术刀置于弯盘内，递给主刀医生
5. 于双侧肋缘下、正中线延伸至剑突作"人"字切口，逐层入腹，离断肝圆韧带	递短有齿镊、一次性手控电刀笔，递 1-0 慕丝线结扎离断肝圆韧带
6. 探查腹腔，确定无肝移植禁忌症	递方钩牵开腹腔，递长无损伤镊，手术医生与巡回护士共同安装肝脏拉钩
7. 病肝切除 ① 游离胆总管、门静脉、肝动脉直至肝总动脉 0.5 cm 处离断肝动脉、胆总管、肝下下腔静脉至肾静脉平面 ② 阻断门静脉、肝下下腔静脉、肝上下腔静脉 ③ 离断门静脉、肝上下腔静脉、肝下下腔静脉	递直角钳，带 1-0、2-0、3-0 慕丝线，备 6×17 圆针 3-0 慕丝线、8×20 圆针 2-0 慕丝线 递门静脉阻断钳、腔静脉阻断钳分别阻断门静脉、肝下下腔静脉、肝上下腔静脉 递无损伤长镊、长剪刀离断门静脉、下腔静脉
8. 供肝植入 ① 重建肝上下腔静脉	递 3-0 血管缝合线、加长持针器、加长无损伤镊、皮管钳

续表

手 术 步 骤	手 术 配 合
② 重建肝下下腔静脉	巡回护士备蛋白水(配置方法:人血白蛋白 100 g 加入 37 ℃ 0.9% 氯化钠注射液 500 ml)灌注,器械护士递 3-0 血管缝合线、加长持针器、加长无损伤镊、皮管钳
③ 重建门静脉	递肝素盐水(配置方法:肝素钠 12500 单位加入 37 ℃ 0.9%氯化钠注射液 200 ml)、5-0 血管缝合线、长针器、长无损伤镊、皮管钳
④ 依次开放肝上下腔静脉、肝下下腔静脉、门静脉	递无损伤血管夹,备 3-0 血管缝合线及加长持针器、5-0 血管缝合线及长持针器加固吻合口,递 60 ℃ 0.9%氯化钠注射液灌洗腹腔,以促进供肝血流灌注恢复
⑤ 重建肝动脉	递 7-0 血管缝合线、显微持针器、环形镊
⑥ 重建胆道	递 6-0 可吸收缝线、长持针器、长无损伤镊、精细剪
9. 处理创面	
① 冲洗腹腔	递 37 ℃生理氯化钠溶液冲洗腹腔
② 彻底止血	递一次性手控电刀笔、一次性使用不粘双极电凝镊,协助医生仔细检查创面及吻合口,彻底止血
10. 缝合切口	
① 于膈下、肝下和左膈下放置引流管	递 F28 引流管 3 根,弯血管钳夹闭引流管尾端协助置管,递短有齿镊、9×24 三角针 2-0 慕丝线,固定引流管,巡回护士与器械护士共同完成关腔前用物清点
② 缝合腹膜及肌层	递长无齿镊、13×24 圆针 1-0 慕丝线间断缝合
③ 缝合皮下组织	递短有齿镊、9×24 三角针 2-0 慕丝线间断缝合,巡回护士与器械护士共同完成关腔后用物清点
④ 缝合皮肤	递短有齿镊、9×24 三角针 3-0 慕丝线间断缝合,第四次清点物品数目及完整性
11. 覆盖切口	递组织钳夹持活力碘纱布消毒皮肤,递 9 cm×20 cm 敷贴、14 cm×12 cm 敷贴覆盖切口

7. 巡回护士手术配合要点

(1) 手术前严格执行病人安全核查,包括病人的基本信息、手术方式、麻醉方式、术中特殊用物及药品等。

(2) 术前完善仪器设备检查及准备,正确使用电外科设备,妥善安置电外科设备回路负极板,预防电灼伤的发生。

(3) 肝移植手术复杂,应分工协作,加强术中巡视,保障供肝安全,加强病人皮肤、体温、液体输注管理。

(4) 术中使用药品、血制品、缝线等种类较多,严格落实核对制度与清点制度。

(5) 手术结束后,妥善固定病人静脉通路及其他管路,并确保管路通畅,保证病人安全转运。

8. 器械护士手术配合要点

(1) 器械护士术前熟悉手术方法、步骤,提前准备手术所需用物及器械。

（2）术中使用敷料、缝线种类较多，严格落实核对制度与清点制度。

二、腹腔镜辅助下亲属活体供肾切取术

1. 适应证

亲属供肾捐献者。

2. 手术间布局

供肾切取术有两种术式，包括常规开放活体供肾切取术和腹腔镜辅助下活体供肾切取术，现以腹腔镜辅助下活体供肾切取术为例。

腹腔镜辅助下亲属活体供肾切取术（左肾切取）手术间布局如图 17-2-2 所示。以手术床为中心，超声刀、显示屏位于手术床左侧，供体器官保存箱位于手术床右侧，麻醉机、电外科设备、吸引器位于手术床头侧，温毯仪位于手术床尾侧。主刀医生位于病人左侧，一助位于主刀医生左侧，器械护士位于主刀医生对侧，二助位于器械护士左侧。

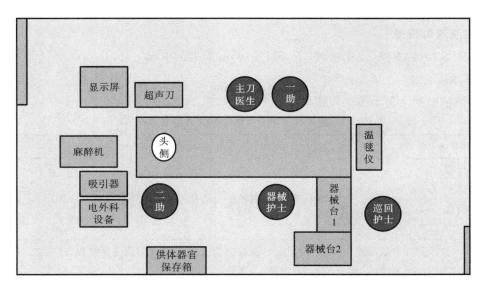

图 17-2-2　手术间布局图

3. 物品准备

（1）器械准备：

腹腔镜取肾手术器械包 1 个、器官移植腔镜器械包 1 个。

（2）敷料准备：

大腹包 1 个、基础包 1 个、中单 1 包、手术衣 6 件、治疗碗 6 个。

（3）用物准备：

11 号刀片 1 个、12 枚针 1 套、1-0 慕丝线、2-0 慕丝线、一次性手控电刀笔 1 个、一次性使用吸引管 1 根、F28 引流管 1 根、输血器 1 个、3 号头皮针 1 个、肝袋 1 个、显影纱条 1 根、9 cm× 7 cm 敷贴 1 个、9 cm×20 cm 敷贴 1 个、引流袋 1 个、1-0 可吸收缝线。

（4）药品准备：

37 ℃乳酸钠林格氏液 500 ml、37 ℃ 0.9％氯化钠注射液 500 ml、60 ℃ 0.9％氯化钠注射液 500 ml、37 ℃ 0.9％氯化钠注射液 250 ml、1％活力碘、4 ℃ HTK 保存液、肝素钠注射液（2 ml：12500 单位/支）、硫酸鱼精蛋白注射液（5 ml：50 mg/支）、护胃药、抗生素。

（5）仪器设备准备：

电外科设备 1 台、负压吸引器 1 台、超声刀 1 台、腹腔镜设备 1 套（高清显示器、冷光源、高清摄像头控制器、气腹机）、30°视觉镜头 1 个、气腹管 1 根、光源线 1 根、超声刀手柄线 1 根、供体器官保存箱 1 个。

4. 麻醉与体位

（1）麻醉方式：

全身麻醉。

（2）体位：

侧卧位。

5. 皮肤消毒范围

1％活力碘消毒皮肤，上至腋窝，下至腹股沟，前后过正中线。

6. 手术配合

腹腔镜辅助下亲属活体供肾切取术手术配合如表 17-2-2 所示。

表 17-2-2　腹腔镜辅助下亲属活体供肾切取术手术配合

手术步骤	手术配合
1. 清点用物	同肝移植术（器械护士协助手术医生自制球囊扩张器）
2. 消毒、铺巾	
3. 连接管线	
4. Time Out	
5. Hasson 技术建立腹膜后腔 ① 于腋后线第 12 肋缘下作 2 cm 纵行切口	核对无误后，器械护士将 11 号手术刀置于弯盘内，递给主刀医生 递短有齿镊、一次性手控电刀笔
② 建立腹膜后腔隙	递长弯钳钝性分离肌层及腰背筋膜，食指推开腹膜后腔隙
③ 扩张腹膜后腔间隙	递自制扩张球囊放入腹膜后腔隙，充气 600～800 ml，维持球囊扩张状态 3～5 min 后拔除，器械护士检查球囊完整性
6. 置入 Trocar、建立气腹 ① 于腋中线与髂棘交点置入 10 mm Trocar 作镜头孔	递 11 号手术刀、10 mm Trocar1 个
② 于腋前线肋缘、腋后线第 12 肋缘下分别置入 Trocar 作为操作孔，建立气腹	递 11 号手术刀、10 mm Trocar1 个、5 mm Trocar1 个
7. 游离肾脏	递超声刀、腔镜血管钳沿肾周脂肪和肾包膜之间游离肾脏

手 术 步 骤	手 术 配 合
8. 游离肾血管	
① 离断肾动脉	递超声刀、腔镜血管钳,于肾静脉背侧充分游离肾动脉
② 游离肾静脉	递超声刀、腔镜血管钳,于肾脏腹侧游离肾静脉
9. 离断输尿管及肾门周围组织	
① 离断输尿管	递 hemolock 夹闭远端输尿管,递腔镜剪离断近端输尿管
② 离断肾门周围组织	递超声刀、腔镜血管钳完全游离肾下极到肾门之间的组织,以及肾上极至肾门之间的组织
10. 安全取肾	递 11 号手术刀、短有齿镊在腹壁作取肾预留切口
① 取肾预留切口	巡回护士提前准备肾脏灌注用物,准备修肾台、无菌冰、输血器、头皮针、无菌肝袋,连接 0~4 ℃ HTK 灌注液
② 修肾准备	
③ 供体肾离体	递腔镜剪刀、可吸收夹、钛夹分别离断肾动脉、肾静脉,经预留切口取出肾脏,巡回护士记录热缺血时间(指肾动脉夹闭到供体器官保存液灌注开放的时间)
11. 低温灌注,妥善保存	
① 低温灌注	巡回护士协助医生实施肾脏离体后的低温灌注,注意控制灌注液流速
② 妥善保存	巡回护士协助医生将肾脏放置在三层无菌肝袋内(最内层放置适量 0~4 ℃ HTK 灌注液)、保存于 0~4 ℃的供体器官保存箱内
12. 彻底止血	递腔镜血管钳,协助医生仔细检查手术野并止血
13. 缝合切口	同肝移植术
14. 覆盖切口	

7. 巡回护士手术配合要点

(1) 手术前严格执行病人安全核查,包括病人的基本信息、手术方式、麻醉方式、术中特殊用物及药品等。

(2) 术前完善仪器设备检查及准备,正确使用电外科设备,妥善安置电外科设备回路负极板,预防电灼伤的发生。

(3) 提前准备和连接供肾 HTK 灌注液,减少供肾热缺血时间,术中及时记录热缺血时间及妥善保存肾脏。

8. 器械护士手术配合要点

(1) 器械护士术前熟悉手术方法、步骤,提前准备手术所需用物及器械。

(2) 术中传递器械时,应"稳、准、轻",将器械送入 Trocar 孔中,使主刀医生的双眼在不离开显示屏的情况下能自如地操作。

(3) 随时关注手术进程,提前准备无菌冰、灌注盆等供肾灌注用物。

三、肾移植术

肾脏是成对的扁豆状器官,红褐色,位于腹膜后脊柱两旁浅窝中。慢性肾功能衰竭是临床上常见的疾病之一。据统计,我国终末期肾脏疾病(End-Stage Renal Disease,ESRD)的发生率为 1/10000,目前主要的治疗方法是透析和手术治疗。手术治疗包括同种异体肾移植和亲属肾移植,两种供肾途径的手术方式都是一致的。

1. 适应证

(1)肾小球肾炎、慢性肾盂肾炎、间质性肾炎。

(2)肾良性或恶性肿瘤。

(3)糖尿病肾病。

2. 手术间布局

肾移植术手术间布局如图 17-2-3 所示。以手术床为中心,电外科设备位于手术床左侧,手术托盘、供体器官保存箱位于手术床右侧,麻醉机、吸引器位于手术床头侧,温毯仪位于手术床尾侧。主刀医生位于病人右侧,一助、三助位于主刀医生对侧,二助位于主刀医生左侧,器械护士位于主刀医生右侧。

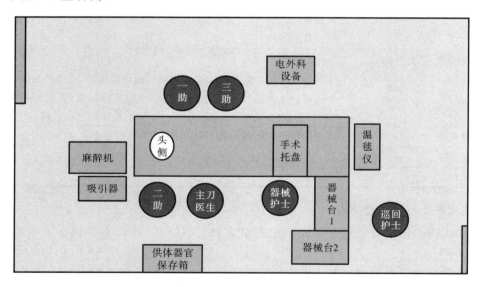

图 17-2-3　手术间布局图

3. 物品准备

(1)器械准备:

胃肠器械包 1 个、肾移植特殊 18 件器械包 1 个。

(2)敷料准备:

大腹包 1 个、基础包 1 个、手术衣 6 件、治疗碗 6 个。

(3)用物准备:

11 号刀片 1 个、22 号刀片 1 个、12 枚针 1 套、1-0 慕丝线、2-0 慕丝线、3-0 慕丝线、一次性手控电刀笔 1 个、一次性使用吸引管 1 个、F28 引流管 1 根、10 ml 与 50 ml 一次性使用注射器各 1 个、5-0 血管缝合线、6-0 血管缝合线、5-0 PDS 可吸收缝线、3-0 可吸收缝线、双 J 管 1 个、引流袋 1 个、9 cm×7 cm 敷贴 1 个、9 cm×20 cm 敷贴 1 个。

（4）药品准备：

37 ℃乳酸钠林格氏液 500 ml、0.9％氯化钠注射液 500 ml、60 ℃ 0.9％氯化钠注射液 500 ml、37 ℃ 0.9％氯化钠注射液 250 ml、1％活力碘、肝素钠注射液（2 ml∶12500 单位/支）、罂粟碱注射液（1 ml∶30 mg/支）、护胃药、抗生素、人血白蛋白、免疫抑制剂、甲强龙、利尿剂等。

（5）仪器设备准备：

电外科设备 1 台、负压吸引器 1 台、温毯仪 1 台、供体器官保存箱（亲属供肾存放供体时使用）1 台。

4. 麻醉与体位

（1）麻醉方式：

全身麻醉。

（2）体位：

仰卧位。

5. 皮肤消毒范围

1％活力碘消毒皮肤，上至乳头平面，下至大腿中上 1/3 处，两侧至腋前线。

6. 手术配合

肾移植术手术配合如表 17-2-3 所示。

表 17-2-3　肾移植术手术配合

手 术 步 骤	手 术 配 合
1. 清点用物	同肝移植术
2. 消毒、铺巾	
3. 连接线路	
4. Time Out	
5. 于右髂窝处作斜切口	核对无误后，器械护士将 22 号手术刀置于弯盘内，递给主刀医生，递短有齿镊、一次性手控电刀笔
6. 显露移植血管	递长无损伤镊、直角钳、长组织剪游离髂内、外动脉及髂外静脉，递长弯血管钳带 2-0、3-0 慕丝线，结扎主血管周围分支
7. 重建肾静脉 ① 受体髂外静脉侧壁阻断及切口	递沙氏钳阻断髂外静脉侧壁，递 11 号手术刀、长无损伤镊纵轴切开前壁，长度与供肾静脉开口一致
② 髂外静脉血管冲洗	递肝素盐水（配置方法：肝素钠 12500 单位加入 37 ℃ 0.9％氯化钠注射液 200 ml）冲洗静脉管腔内的积血
③ 供、受体肾静脉吻合	递 5-0 血管缝合线、显微持针器、尖头无损伤镊、皮管钳，协助医生完成供体髂外静脉与受体肾静脉连续端侧吻合
④ 肾静脉试开放，检查有无漏血	递阻断钳夹试开放静脉，检查吻合口有无漏血，备 5-0 血管缝合线、显微持针器、尖头无损伤镊，必要时进行吻合口修补

续表

手 术 步 骤	手 术 配 合
8.重建肾动脉 ① 受体髂内(外)动脉阻断及离断	递心耳钳阻断髂内(外)动脉,递长无损伤镊、长弯血管钳剪离断髂内动脉,递 1-0 慕丝线结扎髂内动脉远心端
② 供、受体肾动脉吻合	递 6-0 血管缝合线、显微持针器、尖头无损伤镊、皮管钳进行供肾动脉与髂内(外)动脉端端(端侧)连续吻合
③ 肾动脉试开放,检查有无漏血	递阻断夹,试开放动脉吻合,检查吻合口有无漏血,备 6-0 血管缝合线、显微持针器、尖头无损伤镊,必要时进行吻合口修补
9. 开放肾血流 ① 开放肾血管	递无损伤血管夹先开放肾静脉,再开放肾动脉;递无损伤镊,检查吻合血管有无扭曲及输尿管有无倒置
② 促进肾血流灌注	递 60 ℃ 0.9％氯化钠注射液湿纱布包绕吻合口和肾门,促进肾血管血流灌注,充分止血
10. 重建输尿管 ① 切开膀胱肌层及膀胱黏膜	递长无损伤镊、组织剪游离膀胱顶部,11 号手术刀切开膀胱肌层及膀胱黏膜
② 置入双 J 管	递双 J 管,一端置入肾盂,一端置入膀胱内
③ 输尿管吻合	递 5-0 PDS 可吸收缝线吻合输尿管全层与膀胱黏膜
④ 输尿管包埋	递 3-0 可吸收缝线,缝合膀胱肌层、包埋输尿管
11. 检查吻合口、放置引流	递长无损伤镊、干净湿纱布检查各吻合口有无渗漏
12. 缝合切口	同肝移植术
13. 覆盖切口	

7. 巡回护士手术配合要点

(1)手术前严格执行病人安全核查,包括病人的基本信息、手术方式、麻醉方式、术中特殊用物及药品等。

(2)术前完善仪器设备检查及准备,正确使用电外科设备,妥善安置电外科设备回路负极板,预防电灼伤的发生。

(3)随时关注手术进程,提前准备用物,缩短肾脏冷缺血时间。

(4)加强手术间人员管理,预防手术感染。

8. 器械护士手术配合要点

(1)器械护士术前熟悉手术方法、步骤,提前准备手术所需用物及器械。

(2)将修整后肾脏装入肾袋,加保存液和冰屑保存,妥善放置于器械台。

(3)术中严格落实无菌操作,预防手术感染。

四、胰肾联合移植术

胰肾联合移植是为患糖尿病合并肾功能衰竭病人同期或分期植入健康的肾脏及胰腺(带

有血管并有活力的胰腺全部或节段,使受者获得其所缺乏的胰腺分泌功能)来延长病人生命的外科治疗技术与手段。

1. 适应证

(1) Ⅰ型糖尿病:糖尿病并发肾衰竭、合并糖尿病单纯肾移植后移植肾衰竭。

(2) Ⅱ型糖尿病:年龄≤60 岁、体质指数≤30 kg/m² 、胰岛素治疗有效、肾衰竭。

2. 手术间布局

胰肾联合移植术手术间布局如图 17-2-4 所示。以手术床为中心,电外科设备位于手术床左侧,手术托盘位于手术床右侧,麻醉机、吸引器位于手术床头侧,温毯仪位于手术床尾侧。主刀医生位于病人右侧,一助、三助位于主刀医生对侧,二助位于主刀医生左侧,器械护士位于主刀医生右侧。

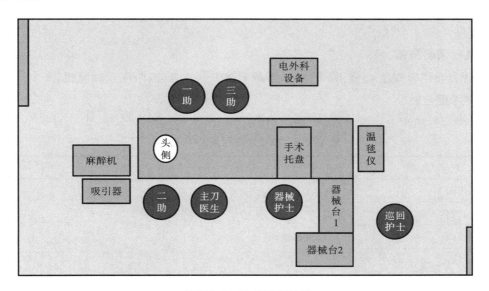

图 17-2-4　手术间布局图

3. 物品准备

(1) 器械准备:

胃肠器械包 1 个、胰肾移植特殊 24 件器械包 1 个、大号胸撑 1 个、大号侧壁钳 1 个、肾移植特殊 18 件器械包 1 个。

(2) 敷料准备:

大腹包 1 个、基础包 1 个、手术衣 6 件、治疗碗 6 个。

(3) 用物准备:

11 号刀片 1 个、22 号刀片 1 个、12 枚针 1 套、1-0 慕丝线、2-0 慕丝线、3-0 慕丝线、一次性手控电刀笔 1 个、一次性使用吸引管 1 个、F28 引流管 2 根、10 ml 与 50 ml 一次性使用注射器各 1 个、F28 引流管 3 根、双 J 管 1 个、6-0 血管缝合线、3-0 可吸收缝线、45 cm×45 cm 一次性使用无菌手术膜 2 个、12 cm×14 cm 敷贴 2 个、9 cm×14 cm 敷贴 3 个、引流袋 3 个。

（4）药品准备：

37 ℃乳酸钠林格氏液 500 ml、0.9％氯化钠注射液 500 ml、70 ℃ 0.9％氯化钠注射液 500 ml、1％活力碘、37 ℃ 0.9％氯化钠注射液 250 ml、肝素钠注射液（2 ml：12500 单位/支）、罂粟碱注射液（1 ml：30 mg/支）、护胃药、抗生素、人血白蛋白、免疫抑制剂、消化酶抑制剂、利尿剂等。

（5）仪器设备准备：

电外科设备 1 台、负压吸引器 1 台、温毯仪 1 台。

4. 麻醉与体位

（1）麻醉方式：

全身麻醉。

（2）体位：

仰卧位。

5. 皮肤消毒范围

1％活力碘消毒皮肤，上至乳头平面，下至大腿中上 1/3 处，两侧至腋前线。

6. 手术配合

胰肾联合移植术手术配合如表 17-2-4 所示。

表 17-2-4　胰肾联合移植术手术配合

手 术 步 骤	手 术 配 合
1. 清点用物	同肾移植术
2. 消毒、铺巾	
3. 连接线路	
4. Time Out	
5. 肾移植	
6. 于右侧经腹直肌作切口，逐层入腹	递短有齿镊、一次性手控电刀笔
7. 腹腔探查	递大号胸撑协助医生暴露切口，探查腹腔
8. 阑尾切除	递 6×17 圆针 2-0 慕丝线对阑尾行荷包缝合，递一次性手控电刀笔切除阑尾
9. 显露吻合血管	递长无损伤镊、直角钳、长组织剪游离髂总、髂外动脉、下腔静脉
10. 胰腺静脉吻合 ① 受体下腔静脉侧壁切开	递侧壁钳钳夹受体下腔静脉侧壁，递 11 号手术刀、无损伤长镊纵轴切开下腔静脉侧壁，肝素盐水冲洗静脉管腔
② 吻合供体静脉与受体下腔静脉	递 6-0 血管缝合线、显微持针器、尖长镊、皮管钳端侧吻合供体静脉与受体下腔静脉

续表

手 术 步 骤	手 术 配 合
11. 胰腺动脉吻合 ① 阻断受体髂外动脉	递心耳钳阻断受体右侧髂总动脉,递长无损伤镊、长组织剪离断动脉、1-0 慕丝线结扎远心端,肝素盐水冲洗动脉管腔
② 吻合供体动脉与受体右侧髂总动脉	递 6-0 血管缝合线、显微持针器、尖头无损伤镊、皮管钳端侧吻合供体动脉与受体髂总动脉近心端
12. 开放胰腺血流 ① 开放胰腺动静脉血流	递无损伤血管夹,开放动静脉血流
② 促进胰腺血管血流灌注	递 60 ℃ 0.9%氯化钠注射液腹腔灌洗,促进胰腺器官血流灌注
13. 胰管吻合 ① 切开供体与胰腺相连的十二指肠侧壁	递一次性可控电刀笔、长无损伤镊切开供体与胰腺相连的十二指肠侧壁
② 受体十二指肠侧壁全层缝合止血	递长无损伤镊、长持针器、3-0 可吸收缝线间断全层缝合止血
③ 受体十二指肠后壁浆肌层缝合、止血	递长无损伤镊、长持针器、3-0 可吸收缝线间断受体十二指肠后壁浆肌层缝合、止血
④ 切开受体十二指肠侧壁	递一次性可控电刀笔、长无损伤镊切开受体十二指肠侧壁
⑤ 供、受体后壁侧侧全层吻合	递长无损伤镊、长持针器、3-0 可吸收缝线间断侧侧吻合供、受体十二指肠后壁
⑥ 供、受体前壁全层吻合、包埋	递长无损伤镊、长持针器、3-0 可吸收缝线间断侧侧吻合供、受体十二指肠前壁并间断包埋
14. 检查吻合口 ① 止血	递 37 ℃生理氯化钠溶液冲洗腹腔并检查有无出血
② 检查有无胰瘘	递长无损伤镊、大纱布检查有无胰瘘
15. 缝合切口	同肾移植术
16. 覆盖切口	

7. 巡回护士手术配合要点

（1）手术前严格执行病人安全核查,包括病人的基本信息、手术方式、麻醉方式、术中特殊用物及药品等。

（2）术前完善仪器设备检查及准备,正确使用电外科设备,妥善安置电外科设备回路负极板,预防电灼伤的发生。

（3）随时关注手术进程,提前准备用物,缩短肾脏热缺血和冷缺血时间。

（4）加强手术间人员管理,预防手术感染。

（5）胰肾联合移植术中用药较多,且每种药物均有严格的给药途径及给药时机,巡回护士应按照要求规范及时给药。

（6）术中根据病人需要采取综合保温措施,预防低体温的发生。

（7）手术结束后，妥善固定病人静脉通路及其他管路，并确保管路通畅，保证病人安全转运。

8. 器械护士手术配合要点

（1）器械护士术前熟悉手术方法、步骤，提前准备手术所需用物及器械。

（2）将修整后的肾脏装入肾袋，加入保存液和冰屑保存，妥善放置于器械台上。

（3）术中严格落实无菌操作，预防手术感染。

（4）器械护士在胰腺血流开放前应备好充足的血管缝合线，以免影响手术进程。

（5）器械护士对于接触有胰液的器械和敷料要及时回收，严格落实手术隔离技术，避免带有胰液的器械、敷料污染腹腔，引起腹腔感染。

五、肺移植术

肺移植术是指肺纤维化、肺动脉高压等肺病进入终末期，肺实质、血管和支气管发生不可逆改变，肺功能出现严重障碍或病人反复伴有感染、出血等状况，切除丧失功能的病肺，将同种异体的健康肺植入体内的过程。该手术为多数终末期肺疾病的最佳治疗措施，术后病人可以长期存活，生活质量有明显改善。

1. 适应证

（1）特发性肺纤维化、肺囊性纤维化。

（2）抗胰蛋白酶缺乏性肺气肿。

（3）肺动静脉瘘、矽肺、肺动脉栓塞、原发性肺动脉高压。

（4）艾森门格综合征等。

2. 手术间布局

肺移植术手术间布局如图 17-2-5 所示。以手术床为中心，除颤仪、手术托盘位于手术床左侧，电外科设备、吸引器、体外循环机位于手术床右侧，麻醉机位于手术床头侧，温毯仪、变温水箱位于手术床尾侧。主刀医生位于病人右侧，一助、二助位于主刀医生对侧，器械护士 1 位于主刀医生右侧，器械护士 2 位于器械护士 1 对侧。

3. 物品准备

（1）器械准备：

体外基础器械包 1 个、肺移植器械包 1 个、胸骨锯 1 套、开胸 7 件器械包 1 个、修肺器械包 1 个、制冰容器 1 个、笔式持针器 1 个。

（2）敷料准备：

大腹包 1 个、基础包 2 个、中单包 1 个、手术衣 6 件、治疗碗 6 个。

（3）用物准备：

11 号刀片 2 个、22 号刀片 1 个、12 枚针 1 套、1-0 慕丝线、2-0 慕丝线、1 号慕丝线、4-0 血管缝合线、5-0 血管缝合线、3-0 可吸收缝线、4-0 可吸收缝线、4-0 PDS 缝线、一次性手控电刀笔 1 个、45 cm×45 cm 一次性使用无菌手术膜 1 个、显影纱条 1 根、骨蜡 2 个、显影小纱布 5 片、10 ml 与 50 ml 一次性使用注射器各 1 个、束带 2 根、一次性使用吸引管 1 根、F12 与 F14 一次性使用引流管各 1 根、5 号钢丝 1 包、F22 引流管 1 根、F34 胸腔引流管 2 根、一次性使用

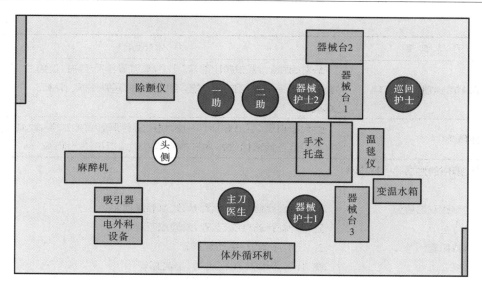

图 17-2-5　手术间布局图

胸腔闭式引流装置 2 套、F16 一次性使用导尿管。

（4）药品准备：

37 ℃复方氯化钠注射液 500 ml、70 ℃ 0.9％氯化钠注射液 500 ml、37 ℃生理氯化钠溶液 500 ml、肝素钠注射液（2 ml：12500 单位/支）、硫酸鱼精蛋白注射液（5 ml：50 mg/支）、1％活力碘。

（5）仪器设备准备：

电外科设备 1 台、负压吸引器 2 台、除颤仪 1 台、变温水箱 1 台、体外循环机 1 台。

4. 麻醉与体位

（1）麻醉方式：

全身麻醉。

（2）体位：

仰卧位，双侧上肢外展。

5. 皮肤消毒范围

1％活力碘消毒皮肤，上至下颌、颈、肩、上臂的 1/2 处，下至大腿上 1/3 处，两侧至腋后线。

6. 手术配合

肺移植术手术配合如表 17-2-5 所示。

表 17-2-5　肺移植术手术配合

手 术 步 骤	手 术 配 合
1. 清点用物	同肝移植术
2. 消毒、铺巾	
3. 连接管线	
4. Time Out	

续表

手 术 步 骤	手 术 配 合
5. 于双侧第 4 肋间作切口	核对无误后,器械护士将 22 号手术刀置于弯盘内,递给主刀医生,递短有齿镊、一次性手控电刀笔,逐层切开,递胸骨锯、骨蜡 2 个、胸撑,暴露胸腔
6. 供肺修整	递无损伤镊、组织剪、F16 一次性使用导尿管及输血器,输血器连接器官组织灌注液灌注供肺,调节输液架灌注压不超过台面 30 cm
7. 体外循环的建立,V-AECMO 转流	
① 升主动脉双层荷包	递 4-0 血管缝合线、套管,蚊式血管钳固定
② 心房荷包	递 4-0 血管缝合线、套管,蚊式血管钳固定
③ 主动脉插管	递 11 号手术刀、主动脉插管
④ 心房插管	递 11 号手术刀、心包剪刀、心房插管
8. 切除病肺	
① 游离病肺	递无损伤镊、一次性手控电刀笔,游离一侧肺动脉、上下肺静脉及支气管
② 离断肺动静脉	递心耳钳、一次性腔镜切缝器离断肺动脉,递沙式钳、一次性腔镜切缝器离断肺静脉,递组织剪离断支气管
9. 移植供肺	先移植肺功能相对差的一侧,同样方法再移植另一侧
① 吻合支气管	递无损伤镊、3-0 可吸收缝线悬吊支气管,4-0PDS 缝合线吻合支气管,4-0 血管缝合线包埋,纤支镜观察吻合口
② 吻合肺动脉	递无损伤镊、笔式持针器、5-0 血管缝合线,吻合肺动脉
③ 吻合肺静脉左房袖	递无损伤镊、4-0 血管缝合线,吻合肺静脉左房袖
10. 撤离 ECMO	递无损伤镊、11 号手术刀,撤离静脉插管,撤离主动脉插管,递 4-0 血管缝合线缝合、止血
11. 探查止血	递无损伤镊、显影小纱布压迫止血、50 ml 一次性使用注射器抽 37 ℃ 0.9% 氯化钠注射液冲洗,依次探查吻合口有无渗血
12. 缝合切口	
① 冲洗切口	递 37 ℃生理氯化钠溶液 500 ml 冲洗
② 于切口处放置引流管	递 F34 一次性胸腔引流管 2 根、长弯血管钳协助置管,递短有齿镊、9×24 三角针 1-0 慕丝线,固定引流管,巡回护士与器械护士共同完成关腔前用物清点
③ 缝合胸骨	递 5 号钢丝、持针器、直有齿血管钳、钢丝剪,关闭胸骨
④ 缝合上下肋骨	递无齿镊、13×24 圆针 1-0 双慕丝线间断缝合,巡回护士与器械护士共同完成关腔后用物清点
⑤ 缝合各肌层	同肝移植术
⑥ 缝合皮下组织	同肝移植术
⑦ 缝合皮肤	同肝移植术
13. 覆盖切口	同肝移植术

7. 巡回护士手术配合要点

（1）手术前严格执行病人安全核查，包括病人的基本信息、手术方式、麻醉方式、术中特殊用物及药品等。

（2）术前完善仪器设备检查及准备，正确使用电外科设备，妥善安置电外科设备回路负极板，预防电灼伤的发生。

（3）术中根据病人需要采取综合保温措施，预防低体温的发生。

（4）术中密切观察病人生命体征及出入量，与体外循环灌注师及麻醉医生充分沟通，及时准备晶体、胶体及血制品。提前制冰便于保存器官。

（5）手术结束后，妥善固定病人静脉通路及其他管路，确保管路通畅，保证病人安全转运。

8. 器械护士配合要点

（1）器械护士术前熟悉手术方法、步骤，提前准备手术所需用物及器械。

（2）及时擦拭使用后的器械，避免细小组织进入血管造成血管阻塞而危及病人生命。

（3）严格进行无菌操作，妥善保存手术台上的供肺器官。

六、心脏移植术

自巴纳德（Barnard）于 1967 年首次成功完成人类心脏移植手术以来，心脏移植作为治疗终末期心脏疾病的手段被广泛应用于临床。心肌病是最常见的施行心脏移植的心脏疾病，占全部移植病例的 90%，其中包括缺血性心肌病和扩张型心肌病等。

心脏移植手术根据供心植入的位置可分为原位移植和异位移植，其中原位移植根据手术方式又分为标准法、全心脏法和双腔法。按是否受过心脏移植手术又可分为初次和再次移植手术。

1. 适应证

（1）扩张型心肌病。

（2）终末期心力衰竭。

（3）冠心病。

（4）先天性心脏病。

（5）心肌炎。

（6）心脏瓣膜病。

（7）心脏移植后再移植。

2. 手术间布局

心脏移植术手术间布局如图 17-2-6 所示。以手术床为中心，除颤仪、手术托盘位于手术床左侧，电外科设备、吸引器、体外循环机位于手术床右侧，麻醉机位于手术床头侧，温毯仪、变温水箱位于手术床尾侧。主刀医生位于病人右侧，一助、二助位于主刀医生对侧，器械护士位于二助左侧。

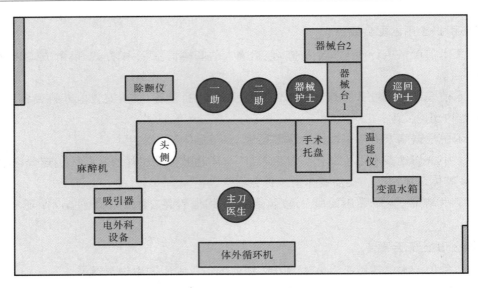

图 17-2-6　手术间布局图

3. 物品准备

（1）器械准备：

体外基本器械包 1 个、修心脏器械包 1 个、成人补充器械包 1 个、体外制冰容器 1 个、胸骨锯 1 套、除颤板 2 个、磁性针盒 1 个、笔式持针器 1 个。

（2）敷料准备：

大腹包 1 个、基础包 2 个、中单包 1 个、手术衣 6 件、治疗碗 6 个。

（3）用物准备：

11 号刀片 1 个、22 号刀片 1 个、12 枚针 1 套、1-0 慕丝线、2-0 慕丝线、1 号慕丝线、4-0 血管缝合线、一次性手控电刀笔 1 个、一次性使用吸引管 2 根、显影纱条 1 根、45 cm×45 cm 与 50 cm×30 cm 一次性使用无菌手术膜各 1 个、骨蜡 2 个、显影小纱布 5 片、10 ml 与 50 ml 一次性使用注射器各 1 个、束带 2 根、光缆套 1 个、F12 与 F14 一次性使用引流管各 1 根、5 号钢丝包、F28 引流管 2 根、14 cm×12 cm 敷贴 3 个、9 cm×25 cm 敷贴 1 个、F34 一次性胸腔引流管 1 根、绦纶心脏修补材料（毛毡垫）。

（4）药品准备：

肝素钠注射液（2 ml：12500 单位/支）、硫酸鱼精蛋白注射液（5 ml：50 mg/支）、37 ℃复方氯化钠注射液 500 ml、37 ℃生理氯化钠溶液 500 ml、37 ℃ 0.9%氯化钠注射液 500 ml、抗生素、护胃药、止血三联、凝血酶原复合物、纤维蛋白原、人血白蛋白。

（5）仪器设备准备：

电外科设备 1 台、负压吸引器 2 台、除颤仪 1 台、变温水箱 1 台、体外循环机 1 台、制冰机 1 台。

4. 麻醉与体位

（1）麻醉方式：

全身麻醉。

（2）体位：

仰卧位，肩胛部置肩垫。

5. 皮肤消毒范围

1‰活力碘消毒皮肤，上至下颌、颈、肩、上臂肘关节部，两侧至右侧腋前线，下至双侧大腿中下 1/3 处。

6. 手术配合

心脏移植术手术配合如表 17-2-6 所示。

表 17-2-6　心脏移植术手术配合

手 术 步 骤	手 术 配 合
1. 清点用物	同肝移植术
2. 消毒、铺巾	
3. 连接管线	
4. Time Out	
5. 于胸骨切迹下 1 cm 至剑突下约 5 cm 作切口	核对无误后，器械护士将 22 号手术刀置于弯盘内，递给主刀医生，递短有齿镊、一次性手控电刀笔，逐层切开
6. 正中劈开胸骨	递胸骨锯、骨蜡 2 个、胸撑，暴露胸腔
7. 悬吊心包	递长无齿镊、心包剪，剪开心包，13×24 大圆针 1-0 慕丝线，悬吊心包
8. 体外循环的建立	
① 升主动脉荷包	递 4-0 血管缝合线、套管，蚊式血管钳固定
② 上腔静脉荷包	递 4-0 血管缝合线、套管，蚊式血管钳固定
③ 套上腔静脉阻断带	递肺门钳、束带、套管，中弯血管钳固定
④ 套下腔静脉阻断带	递肾蒂钳、束带、套管，中弯血管钳固定
⑤ 主动脉插管	递 11 号手术刀，主动脉插管
⑥ 上、下腔插管	分别递 11 号手术刀、长无齿镊、长组织剪，上、下腔插管
9. 切除病变心脏	
① 阻断升主动脉，游离主动脉与肺动脉	递直角阻断钳阻断升主动脉，递无损伤镊、组织剪、一次性手控电刀笔，游离主动脉与肺动脉
② 离断主动脉、肺动脉、腔静脉，修整肺静脉开口	递无损伤镊、长组织剪，横断主动脉、肺动脉，离断腔静脉，剪除左心房，修整受体肺静脉袖状开口
10. 供心植入	
① 修剪供心，吻合供心左房至受体左心房袖	递无损伤镊、组织剪，修剪供心，递 0 ℃ 0.9%氯化钠注射液纱布保持供心低温，递 4-0 血管缝合线进行吻合
② 吻合下腔静脉、主动脉	递无损伤镊、组织剪，修剪血管至合适的长度，递 4-0 血管缝合线进行吻合
③ 在供心升主动脉上排气，荷包缝合，插入灌注针头	递无损伤镊、4-0 血管缝合线缝合灌注荷包，用套管、蚊式血管钳固定，递长剪刀修剪部分主动脉外膜，递灌注针头插入升主动脉排气，巡回护士调节手术床头低脚高

手 术 步 骤	手 术 配 合
④ 复温、心脏复跳	连接心内除颤板,体外循环复温,开放主动脉,心脏复跳
⑤ 吻合上腔静脉、肺动脉,在供心上插入心房引流管,同时拔除直角上下腔静脉插管	递无损伤镊、4-0 血管缝合线进行血管吻合,递 11 号手术刀作供心右心房切口,递长柄剪刀扩大切口,递心房引流管插入右心房
11. 体外循环的撤离	
① 撤离灌注针头	递无损伤镊、4-0 血管缝合线带毛毡进行缝合
② 撤离腔静脉引流管	递无损伤镊、4-0 血管缝合线带毛毡进行缝合
③ 检查吻合口有无出血	递无损伤镊,用 50 ml 一次性使用注射器抽取 37℃ 0.9% 氯化钠注射液间断冲洗检查吻合口,递无损伤镊,血管缝合线缝合止血
④ 安置起搏导线	递无损伤镊、起搏导线、长持针器,缝合起搏导线,递 4-0 血管缝合线固定起搏导线心脏端,递 13×24 三角针 1-0 慕丝线固定起搏导线胸壁端
12. 缝合切口	
① 冲洗切口	递 37℃ 生理氯化钠溶液 500 ml 冲洗
② 于切口处放置引流管	递 F28 引流管、长弯血管钳协助置管,递短有齿镊、9×24 三角针 1-0 慕丝线,固定引流管,巡回护士与器械护士共同完成关腔前用物清点
③ 缝合胸骨	递 5 号钢丝、持针器、直有齿血管钳、钢丝剪,关闭胸骨
④ 缝合各肌层	同肝移植术
⑤ 缝合皮下组织	同肝移植术
⑥ 缝合皮肤	同肝移植术
13. 覆盖切口	同肝移植术

7. 巡回护士手术配合要点

(1)术前成立专门的移植小组,并且明确小组成员分工配置,互相配合。

(2)手术前严格执行病人安全核查,包括病人的基本信息、手术方式、麻醉方式、术中特殊用物及药品等。

(3)术前完善仪器设备检查及准备,正确使用电外科设备,妥善安置电外科设备回路负极板,预防电灼伤的发生。

(4)术中根据病人需要采取综合保温措施,预防低体温的发生。

(5)严格进行无菌操作,预防感染。遵医嘱术前使用抗生素,术中及时追加。严格限制手术参观人数,尽量减少手术间人员活动。

(6)手术结束后,妥善固定病人静脉通路及其他管路,确保管路通畅,保证病人安全转运。

8. 器械护士手术配合要点

(1)器械护士术前熟悉手术方法、步骤,提前准备手术所需用物及器械。

(2)供心转移至移植手术间后,仔细检查有无覆盖敷料,携带器械、缝针等。如有上述情况,应与巡回护士仔细清点、记录,防止与手术台上用物混淆。

（3）保护供体心脏：供心表面应用经 0 ℃ 0.9％氯化钠注射液浸湿的显影纱布进行包裹，手术台上应时刻关注供心，及时添加冰屑，使其处于无菌、低温的状态。术前用物准备充分，术中默契配合，人员分工明确，缩短供心热缺血和冷缺血的时间。

（4）术中严格执行无菌操作，如有污染，及时更换。放置供心的器械车应铺置防水无菌敷料，防止浸湿无菌台面。

参 考 文 献

[1] 夏穗生 . 我国肝移植发展沿革史 [J]. 中华肝胆外科杂志 ，2011,17(11):873-875.

[2] 中华医学会器官移植学分会. 活体肾移植临床技术操作规范(2019 版)[J]. 器官移植，2019,10(5):540-546.

[3] 庄戟元,章咏裳,王果,等. 儿童肾移植(附 2 例报告). 中华泌尿外科杂志,1983,4(2):80-81.

[4] 郑树森,俞军,张武.肝移植在中国的发展现状 [J]. 临床肝胆病杂志,2014，30(1)：2-4.

[5] Berg C L，Gillespie B W，Merion R M，et al. Improvement in survival associated with adult-to-adult living donor liver transplantation[J]. Gastroenterology，2007，133(6)：1806-1813.

（陈红,殷杰,李利,汪琦琦）

第 18 章　机器人手术护理配合

第一节　机器人常用手术体位的安置方法

一、45°侧卧位

1. 适应证

45°侧卧位适用于经腹腔入路的肾上腺和上尿路机器人手术,包括肾上腺肿瘤切除术、根治性肾切除术、肾部分切除术和肾盂成形术等。

2. 体位用物

托手板及可调节托手架 2 个、大软枕 1 个、腰垫 1 个、上下肢约束带各 2 根。

3. 安置方法

45°侧卧位如图 18-1-1 所示。

(1)病人取仰卧位,手术部位对准手术床腰桥处,腰下置腰垫,手术部位下沿手术床纵轴平行垫胸垫,使患侧胸腹部垫高约 45°。

(2)健侧手臂外展置于托手板上,远端关节高于近端关节,患侧上肢屈曲呈抱球状置于可调节托手架上,远端关节稍低于近端关节。

(3)患侧下肢伸直,健侧下肢屈曲约 45°,两腿间垫一大软枕,约束带固定双下肢。

(4)调节手术床:头高脚低约 15°、头板降低约 15°,交替缓慢调节,直至适当拉伸腰部及腹

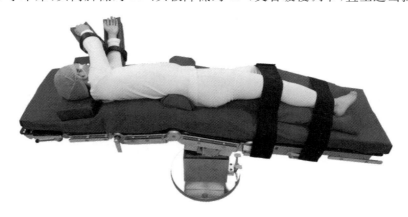

图 18-1-1　45°侧卧位

部肌肉,抬高腿板 $20°\sim30°$。

4. 注意事项

(1) 进行病人压力性损伤风险评估,手术受压部位使用预防性敷料进行局部减压。

(2) 体位安置后评估病人脊椎是否在一条水平线上,下肢及腘窝处是否悬空。

(3) 下肢约束带需避开膝盖外侧,防止腓总神经损伤。

(4) 术中调节手术床时需要密切观察,防止体位移位,导致重要器官受压。

(5) 缝合切口前及时将腰桥复位。

(6) 行全身麻醉后,覆盖双眼、予以保护。

二、侧卧位

1. 适应证

适用于肾肿瘤位置靠近背侧下极的机器人肾部分切除术。

2. 体位用物

托手板及可调节托手架 2 个、头枕 1 个、腰垫 1 个、固定挡板 2 套、大软枕 1 个、上下肢约束带各 2 根。

3. 安置方法

侧卧位如图 18-1-2 所示。

(1) 病人取仰卧位,手术部位对准手术床腰桥处,腰下置腰垫。

(2) 健侧安装托手板及可调节托手架,并初步调节托手板及可调节托手架高度。

(3) 医护人员共同配合,采用轴线翻身法,取健侧卧位。

(4) 头下置头枕,患侧上肢屈曲呈抱球状置于可调节托手架上,远端关节稍低于近端关节;健侧上肢外展于托手板上,远端关节稍高于近端关节,共同维持胸廓自然舒展,肩关节外展或上举不超过 $90°$。

(5) 腹侧用固定挡板固定耻骨联合,背侧用挡板固定骶尾部,共同维持病人 $90°$侧卧位。

(6) 患侧下肢伸直,健侧下肢屈曲约 $45°$,两腿间垫一大软枕,约束带固定双下肢,防止损伤腓总神经。

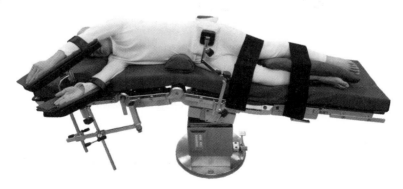

图 18-1-2　侧卧位

（7）调节手术床：头高脚低约 15°，降低背板约 15°，交替调节，直至适当拉伸腰部，充分显露肾区。

4. 注意事项

（1）进行病人压力性损伤风险评估，手术受压部位使用预防性敷料进行局部减压。

（2）体位安置后评估病人脊椎是否在一条水平线上，下肢及腘窝处是否悬空。

（3）下肢固定带需避开膝盖外侧，防止腓总神经损伤。

（4）术中调节手术床时需要密切观察，防止体位移位，导致重要器官受压。

（5）缝合切口前及时将腰桥复位。

（6）行全身麻醉后，覆盖双眼，予以保护。

三、人字位

1. 适应证

人字位适用于经腹腔入路的机器人下尿路手术，包括根治性前列腺切除术、根治性膀胱切除术、盆腔淋巴结清扫术、输尿管再植手术及输精管吻合术等。

2. 体位用物

肩部挡板 2 套、头垫 1 个、肩部凝胶垫 2 个、下肢约束带 4 根。

3. 安置方法

人字位如图 18-1-3 所示。

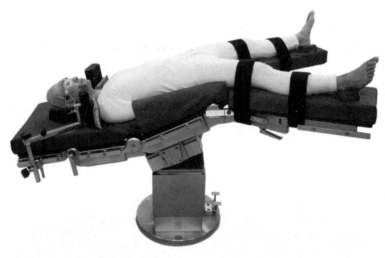

图 18-1-3　人字位

（1）病人取仰卧位，骶尾部平手术床背板下缘。

（2）头下置头垫，肩部用挡板固定并垫凝胶软垫，上肢掌心朝向身体两侧，肘部微屈用布单固定。

（3）调节腿板，使双下肢分开约 60°，足下垫足跟垫。约束带固定双下肢，以能容纳一指为宜,防止腓总神经损伤。

（4）调节手术床:头低脚高约 45°,背板抬高 10°～15°,腿板降低 15°～20°。

4. 注意事项

（1）进行病人术中获得性压力性损伤风险评估,手术受压部位使用预防性敷料进行局部减压。

（2）病人约束不宜过紧,预防骨筋膜室综合征。

（3）术中切忌调节体位,若因手术要求必须调节体位,应拔除器械,将机器人手臂与穿刺器分离,撤离病人操作平台后方可调节。

（4）行全身麻醉后,覆盖双眼,予以保护。

第二节　机器人手术配合

一、机器人辅助腹腔镜下肾盂输尿管成型术

肾盂输尿管连接部梗阻（Ureteropelvic Junction Obstruction,UPJO）是引起肾积水的一种常见的尿路梗阻性疾病。肾盂输尿管连接部的梗阻妨碍了肾盂中的尿液顺利排入输尿管,使肾盂排空发生障碍而导致肾脏的集合系统扩张。机器人辅助腹腔镜下肾盂输尿管成型术（经腹腔入路上尿路手术）的目的是解除肾盂出口梗阻,缓解症状并最大限度地恢复肾功能。

1. 适应证

（1）先天性发育异常导致的肾盂输尿管连接部梗阻。

（2）损伤或各种良性疾病导致的肾盂输尿管连接部梗阻。

2. 手术间布局

机器人辅助腹腔镜下肾盂输尿管成型术手术间布局如图 18-2-1 所示。以手术床为中心,麻醉机、温毯仪位于手术床头侧,影像平台、病人操作平台位于手术床左侧,距离手术床 80～100 cm,医生操作平台位于远离无菌区域的手术间角。主刀医生位于医生操作平台,一助位于病人操作平台对侧,器械护士位于一助右侧。

3. 物品准备

（1）器械准备:

泌尿外科腹腔镜基础器械包 1 个、机器人 7 件器械包 1 个、泌尿外科腔镜器械包 1 个、单极热剪 1 个、马里兰双极电凝抓钳 1 个、大号持针器 2 个。

（2）敷料准备:

大腹包 1 个、基础包 1 个、中单包 1 个、手术衣 4 件、治疗碗 6 个。

（3）用物准备:

11 号刀片 1 个、9×24 三角针 1 套、1-0 慕丝线、2-0 慕丝线、4-0 可吸收缝线、一次性手控电刀笔 1 个、一次性使用吸引管 1 根、50 ml 一次性使用注射器 1 个、F28 引流管 1 根、保温杯 1 个、12 mm Trocar 3 个、hemolock 夹若干、机器人手臂套 2 个、机器人镜头臂套 1 个、机器人镜

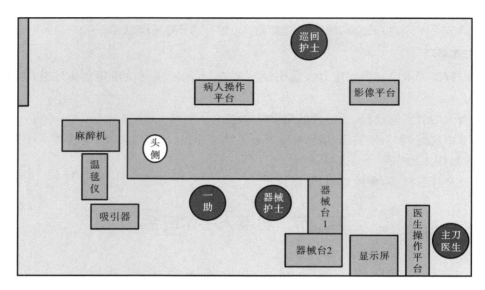

图 18-2-1   手术间布局图

头套 1 个、机器人 8 mm Trocar 封帽 2 个、机器人专用电剪刀帽 1 个。

（4）药品准备：

37 ℃复方氯化钠注射液 500 ml、70 ℃ 0.9％氯化钠注射液 500 ml、灭菌石蜡油 5 ml、1％
活力碘。

（5）仪器设备准备：

达芬奇手术机器人 1 台、电外科设备 1 台、负压吸引器 2 台、气腹机 1 台、30°机器人镜头 1
个、气腹管 1 根。

4. 麻醉与体位

（1）麻醉方式：

全身麻醉。

（2）体位：

半侧卧位。

5. 皮肤消毒范围

1％活力碘消毒皮肤，上至腋窝，下至大腿上 1/3 处，前后过正中线。

6. 手术配合

机器人辅助腹腔镜下肾盂输尿管成型术手术配合如表 18-2-1 所示。

表 18-2-1   机器人辅助腹腔镜下肾盂输尿管成型术手术配合

手 术 步 骤	手 术 配 合
1. 清点用物	器械护士提前 30 min 洗手，整理器械台及相关用物，与巡回护士共同进行术前清点，巡回护士及时准确记录

续表

手 术 步 骤	手 术 配 合
2. 消毒、铺巾	递海绵钳夹持活力碘纱布依次消毒皮肤 3 遍,常规铺巾
3. 建立无菌屏障	器械护士按规范为病人操作平台铺置无菌保护罩
4. 连接管线	器械护士按规范连接单、双极电凝线、气腹管、一次性使用吸引管,巡回护士依次连接各管线,并设置参数
5. 镜头准备	器械护士与巡回护士安装镜头保护罩,设置白平衡并进行 3D 校准
6. Time Out	切皮前,手术医生、麻醉医生、手术室护士三方核查,核对无误后,器械护士将 11 号手术刀置于弯盘内,递给主刀医生
7. 建立气腹,置入 Trocar 　①于脐孔下缘作弧形切口,穿刺气腹针,建立气腹 　②于脐左侧两指处腹直肌旁置入 12 mm Trocar 作为镜头通道 　③于腋前线附近,距镜头通道 8~10 cm 处,置入 8 mm Trocar 作为 1 臂通道 　④于锁骨中线肋缘下方两横指,距镜头通道 8~10 cm 处,置入 8 mm Trocar 作为 2 臂通道 　⑤于脐正中下方置入 12 mm Trocar 作为辅助孔	 递布巾钳两把、气腹针穿刺,建立气腹 递 11 号手术刀、12 mm Trocar 1 个、机器人镜头,初步探查腹腔 递 11 号手术刀、8 mm Trocar 1 个 递 11 号手术刀、8 mm Trocar 1 个 递 11 号手术刀、12 mm Trocar 1 个
8. 对接机器	巡回护士按要求将病人操作平台推进,与手术医生确认位置后,锁定病人操作平台
9. 置入镜头及器械臂 　①置入镜头 　②置入 1 号器械臂 　③置入 2 号器械臂	 递镜头,协助助手置入镜头臂 递单极电剪刀,协助助手置入 1 号器械臂 递马里兰双极电凝钳,协助助手置入 2 号器械臂
10. 显露肾盂 　①显露肾脏中下极 　②游离肾周筋膜和肾盂表面组织,显露肾盂及上段输尿管	 递腔镜吸引器、腔镜无损伤抓钳,协助主刀医生操作 递腔镜吸引器、腔镜无损伤抓钳,协助主刀医生操作
11. 裁剪肾盂:自外下向内上弧形裁剪肾盂,并向下剪开输尿管超过狭窄段 2 cm	递腔镜吸引器吸除切开处尿液;递腔镜无损伤抓钳取出标本

手 术 步 骤	手 术 配 合
12. 缝合肾盂输尿管 ① 更换 1、2 号臂器械 ② 间断缝合吻合口后壁及肾盂开口 ③ 经吻合口放置双 J 管 ④ 间断缝合前壁	分别递两把机器人专用大号持针器,协助助手更换 1 号臂和 2 号臂器械 递腔镜持针器、4-0 可吸收缝线,协助助手经辅助孔置入主刀医生视野内,递腔镜剪刀剪断缝线,递腔镜持针器取出缝针 递双 J 管并润滑,小弯血管钳夹持尾端,协助助手经辅助孔置入主刀医生视野内 递腔镜持针器、4-0 可吸收缝线,协助助手经辅助孔置入主刀医生视野内,递腔镜剪刀剪断缝线,递腔镜持针器取出缝针
13. 放置引流管	递 F28 引流管、短有齿镊、9×24 三角针 2-0 慕丝线,固定引流管,巡回护士与器械护士共同完成关腔前用物清点
14. 清点撤离 ① 撤离病人操作平台 ② 缝合腹膜及肌层 ③ 缝合皮下组织 ④ 缝合皮肤	器械护士及巡回护士按要求撤离机器设备 递短有齿镊、1-0 可吸收缝线缝合腹膜及肌层,巡回护士与器械护士共同完成关腔后用物清点 递短有齿镊、9×24 三角针 1-0 慕丝线间断缝合 递短有齿镊、9×24 三角针 1-0 慕丝线间断缝合。第四次清点物品数目及完整性
15. 覆盖切口	递组织钳夹持 1% 活力碘纱布消毒皮肤,递 9 cm×7 cm 敷贴覆盖切口

7. 巡回护士手术配合要点

(1) 手术前严格执行病人安全核查,包括病人的基本信息、手术方式、麻醉方式、术中特殊用物及药品等。

(2) 术前完善机器人仪器设备检查及准备,正确使用电外科设备,妥善安置电外科设备回路负极板,预防电灼伤的发生。

(3) 进行体位安置时需妥善约束,术中调节体位前需告知麻醉医生及手术医生,同时关注病人的生命体征情况,缓慢调节。

(4) 术中根据病人需要采取综合保温措施,预防低体温的发生。

(5) 为避免术中突发器械损坏,机器人专用手术器械臂及特殊耗材,需备用一套应急器械。

(6) 器械护士建立无菌屏障时,需严格控制手术间人员走动。

(7) 病人操作平台与机器人套管连接好后,再次调整病人体位,避免机器发生报警,影响手术进程。若必须调整病人体位,则应先将病人操作平台与套管分离,再进行调整。

(8) 手术结束后,妥善固定病人静脉通路及其他管路,并确保管路通畅,保证病人安全转运。

8. 器械护士手术配合要点

(1) 器械护士术前熟悉手术方法、步骤,提前准备手术所需用物及器械。

（2）术中传递器械时应"稳、准、轻"，传递镜头时需确保交接一方握紧后方可松手，每次置入镜头时需与助手共同确认镜头固定妥善无松动。

（3）首次置入器械臂前需再次与助手及巡回护士共同确认。

二、机器人辅助腹腔镜下前列腺根治性切除术

前列腺癌是指前列腺上皮细胞恶性增生所致的一种恶性肿瘤。早期通常无症状，侵犯阻塞尿道、膀胱颈时，会发生下尿路梗阻或刺激症状。前列腺根治性切除术是治疗局限性前列腺癌的主要方法之一。

1. 适应证

（1）临床分期 T1～T2c 的局限性前列腺癌病人。

（2）前列腺特异抗原检查或 Gleason 评分为低、中危病人。

（3）预期寿命＞10 年且健康状况良好，无严重心血管疾病的前列腺癌病人。

2. 手术间布局

机器人辅助腹腔镜下前列腺根治性切除术（经腹腔入路下尿路手术）手术间布局如图 18-2-2 所示。以手术床为中心，麻醉机、温毯仪位于手术床头侧，病人操作平台位于病人双下肢之间，影像平台位于手术床左侧，距离手术床 80～100 cm，医生操作平台位于远离无菌区域的手术间角。主刀医生位于医生操作平台，一助位于病人右侧，器械护士位于一助右侧。

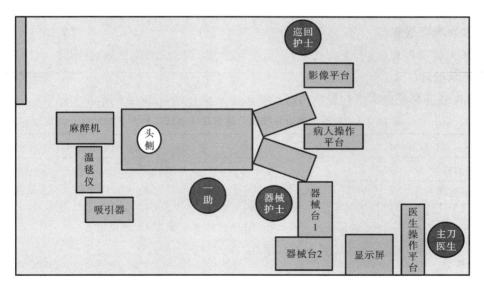

图 18-2-2　手术间布局图

3. 物品准备

（1）器械准备：

泌尿外科腹腔镜基础器械包 1 个、机器人 7 件器械包 1 个、泌外腔镜器械包 1 个、单极热剪 1 个、马里兰双极电凝抓钳 1 个、单孔抓钳 1 个、大力持针器 1 个、大号持针器 1 个。

（2）敷料准备：

大腹包1个、基础包1个、中单包1个、手术衣4件、治疗碗6个。

（3）用物准备：

11号刀片1个、9×24三角针1套、2-0慕丝线、2-0可吸收性缝线、一次性手控电刀笔1个、一次性使用吸引管1根、50 ml一次性使用注射器1个、12 mm Trocar 3个、hemolock夹若干、F28引流管1根、一次性使用引流袋1个、F18与F20一次性使用导尿管各1根、机器人手臂套3个、机器人镜头臂套1个、机器人镜头套1个、机器人8 mm Trocar封帽3个、机器人专用电剪刀帽1个。

（4）药品准备：

37 ℃复方氯化钠注射液500 ml、37 ℃生理氯化钠溶液500 ml、1%活力碘、灭菌石蜡油5 ml。

（5）仪器设备准备：

达芬奇手术机器人1台、电外科设备1台、负压吸引器2台、气腹机1台、30°机器人镜头1个、气腹管1根。

4. 麻醉与体位

（1）麻醉方式：

全身麻醉。

（2）体位：

人字位。

5. 皮肤消毒范围

1%活力碘消毒皮肤，上至乳头平面，下至大腿上1/3处，两侧至腋前线。

6. 手术配合

机器人辅助腹腔镜下前列腺根治性切除术手术配合如表18-2-2所示。

表18-2-2 机器人辅助腹腔镜下前列腺根治性切除术手术配合

手术步骤	手术配合
1. 清点用物	同机器人辅助腹腔镜下肾盂输尿管成型术
2. 消毒、铺巾	
3. 建立无菌屏障	
4. 连接管线	
5. 镜头准备	
6. Time Out	
7. 建立气腹，置入Trocar ① 于脐孔下缘作弧形切口，穿刺气腹针，建立气腹 ② 于脐上两指处置入12 mm Trocar作为镜头通道	核对无误后，器械护士将11号手术刀置于弯盘内，递给主刀医生 递布巾钳两把、气腹针穿刺，建立气腹 递11号手术刀、12 mm Trocar 1个，递机器人镜头，初步探查腹腔

续表

手术步骤	手术配合
③ 距镜头通道左和右 8~10 cm、平脐水平线处,置入 8 mm Trocar,作为 2 号臂和 1 号臂通道	递 11 号手术刀、8 mm Trocar 2 个
④ 调节体位	巡回护士调节体位:头低足高 35°~45°,抬高背板 10°~15°,降低腿板 15°~20°
⑤ 于 2 臂通道外侧 8~10 cm 处置入 8 mm Trocar,作为 3 号臂通道	递 11 号手术刀、8 mm Trocar 1 个
⑥ 于 1 臂通道外上方 8~10 cm,与镜头通道水平处置入 12 mm Trocar,作为 1 号辅助孔	递 11 号手术刀、12 mm Trocar 1 个
⑦ 于镜头臂通道与 1 臂连线中上方置入 12 mm Trocar,作为 2 号辅助孔	递 11 号手术刀、12 mm Trocar 1 个
8. 对接机器	巡回护士按要求将病人操作平台推进,手术医生确认位置后,锁定病人操作平台
9. 置入镜头及手臂 ① 置入镜头 ② 置入 1 号臂器械 ③ 置入 2 号臂器械 ④ 置入 3 号臂器械	递机器人镜头,协助助手置入镜头 递单极电剪刀,协助助手置入 1 号臂器械 递马里兰双极电凝钳,协助助手置入 2 号臂器械 递单孔抓钳,协助助手置入 3 号臂器械
10. 游离膀胱前壁,分离膀胱前间隙,显露耻骨前列腺韧带及盆腔筋膜反折	递腔镜吸引器、腔镜无损伤抓钳,协助主刀医生操作,调节镜头为 30°向下
11. 缝扎 DVC ① 游离膀胱侧韧带,显露 DVC ② 更换 1、2 号臂器械 ③ 8 字缝扎 DVC	递腔镜吸引器、腔镜无损伤抓钳,协助主刀医生操作 递大力持针器,协助助手更换 1 号臂器械;递大号持针器,协助助手更换 2 号臂器械 递腔镜持针器、2-0 可吸收缝线,协助助手置入至主刀医生视野,递腔镜剪刀剪断缝线,递腔镜持针器取出缝针
12. 离断膀胱颈 ① 更换 1、2 号臂器械 ② 轻拉尿管,确定膀胱颈位置,横向切开膀胱颈前壁。露出尿管后抽空导尿管水囊,缓慢退尿管 ③ 牵拉导尿管,使尿管保持张力牵引	递单极热剪,协助助手更换 1 号臂器械;递马里兰双极电凝抓钳,协助助手更换 2 号臂器械 递腔镜吸引器、腔镜无损伤抓钳,协助主刀医生操作;递 50 ml 一次性使用注射器抽空导尿管水囊 递血管钳牵拉并固定导尿管

续表

手　术　步　骤	手　术　配　合
13. 分离精囊输精管及前列腺背面,处理前列腺侧蒂	递腔镜吸引器、腔镜无损伤抓钳,递 hemolock 夹并协助主刀医生操作
14. 离断前列腺尖部、尿道,切开背深静脉丛和尿道,切除前列腺	递腔镜吸引器,协助主刀医生操作
15. 膀胱颈、尿道吻合	
① 更换 1、2 号臂器械	递大力持针器,协助助手更换 1 号臂器械;递大号持针器,协助助手更换 2 号臂器械
② 吻合膀胱颈与尿道	递腔镜持针器、5/8 弧的双针可吸收缝线协助助手经辅助孔置入至主刀医生视野内,递腔镜剪刀剪断缝线;递腔镜持针器取出缝针
③ 于膀胱内置入 F20 尿管,缝合前壁	递 F20 一次性使用导尿管
16. 将标本装入标本袋	递一次性取物袋
17. 放置引流管	同机器人辅助腹腔镜下肾盂输尿管成型术
18. 清点撤离	
19. 覆盖切口	

7. 巡回护士手术配合要点

（1）手术前严格执行病人安全核查,包括病人的基本信息、手术方式、麻醉方式、术中特殊用物及药品等。

（2）术前完善仪器设备检查及准备,正确使用电外科设备,妥善安置电外科设备回路负极板,预防电灼伤的发生。

（3）前列腺癌病人多为老年男性,术前需配合医生对病人进行心理疏导,注意保护病人隐私。

（4）术中根据病人需要采取综合保温措施,预防低体温的发生。

（5）器械护士建立无菌屏障时,需严格控制手术间人员走动。

（6）病人操作平台与机器人套管连接好后则不能再次调整病人体位,避免机器发生报警,影响手术进程。若必须调整病人体位,则应先将病人操作平台与套管分离,再进行调整。

（7）手术结束后,妥善固定病人静脉通路及其他管路,并确保管路通畅,保证病人安全转运。

8. 器械护士手术配合要点

（1）器械护士术前熟悉手术方法、步骤,提前准备手术所需用物及器械。

（2）术中传递器械时应注意按"稳、准、轻",传递镜头时需确保交接一方握紧后方可松手,每次置入镜头时需与助手共同确认镜头固定妥善无松动。

（3）首次置入器械臂前需再次与助手及巡回护士核对。

三、机器人辅助腹腔镜下肾部分切除术

肾脏位于腰部脊柱两侧,左右各一,紧贴腹后壁的上部,位于腹膜后间隙内。肾癌占成人恶性肿瘤的 2%～3%。我国肾癌发病率呈逐年上升趋势。临床多以位置表浅、以外生为主、位于肾周和直径<4 cm 的肾脏肿瘤作为肾部分切除术的选择标准。

1. 适应证

(1)肾盏内有结石无法切开取石或易复发者。

(2)肾结核经长期药物治疗效果不佳者。

(3)孤立肾一极发生恶性肿瘤尚未侵犯其他部位者。

(4)肾脏一极有严重损伤无法修复者。

(5)肾错构瘤等良性肿瘤<4 cm 的小肾癌。

2. 手术间布局

机器人辅助腹腔镜下肾部分切除术(经腹膜后路径手术)手术间布局(右肾部分切除)如图 18-2-3 所示。以手术床为中心,麻醉机、影像平台位于手术床左侧,吸引器位于手术床右侧,温毯仪位于手术床尾侧,病人操作平台位于手术床头侧,距离手术床 80～100 cm,医生操作平台安置于远离无菌区域的手术间角。主刀医生位于医生操作平台,一助位于病人左侧,器械护士位于病人右侧。

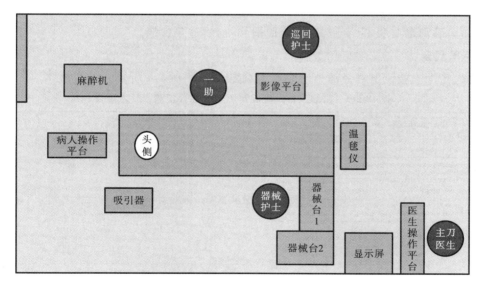

图 18-2-3　手术间布局图

3. 物品准备

(1)器械准备:

泌尿外科腹腔镜基础器械包 1 个、机器人 7 件器械包 1 个、泌外腔镜器械包 1 个、腔镜血管夹 4 件、单极热剪 1 个、双极电凝抓钳 1 个、大力持针器 1 个、大号持针器 1 个。

（2）敷料准备：

大腹包 1 个、基础包 1 个、中单包 1 个、手术衣 4 件、治疗碗 6 个。

（3）用物准备：

11 号刀片 1 个、9×24 三角针 1 套、2-0 慕丝线、2-0/3-0 可吸收缝线、一次性手控电刀笔 1 个、一次性使用吸引管 1 根、50 ml 一次性使用注射器 1 个、12 mm Trocar 3 个、hemolock 夹若干、引流管 1 根、机器人手臂套 2 个、机器人镜头臂套 1 个、机器人镜头套 1 个、机器人 8 mm Trocar 封帽 2 个、机器人专用电剪刀帽 1 个。

（4）药品准备：

37 ℃复方氯化钠注射液 500 ml、37 ℃生理氯化钠溶液 500 ml、1%活力碘。

（5）仪器设备准备：

达芬奇手术机器人 1 台、电外科设备 1 台、负压吸引器 2 台、气腹机 1 台、30°机器人镜头 1 个、气腹管 1 根。

4. 麻醉与体位

（1）麻醉方式：

全身麻醉。

（2）体位：

侧卧位。

5. 皮肤消毒范围

1%活力碘消毒皮肤，上至腋窝，下至腹股沟，前后过正中线。

6. 手术配合

机器人辅助腹腔镜下右肾部分切除术手术配合如表 18-2-3 所示。

表 18-2-3　机器人辅助腹腔镜下右肾部分切除术手术配合

手 术 步 骤	手 术 配 合
1. 清点用物	同机器人辅助腹腔镜下前列腺根治性切除术
2. 消毒、铺巾	
3. 建立无菌屏障	
4. 连接管线	
5. 镜头准备	
6. Time Out	
7. 建立气腹，置入 Trocar ① 腋中线髂嵴上 2 cm 作 2~3 cm 横行切口	核对无误后，器械护士将 11 号手术刀置于弯盘内，递给主刀医生递短有齿镊
② 分离腰背筋膜，手指推开脂肪，置入气囊，充气 800 ml 扩张腹膜外空间	递长弯血管钳分离腰背筋膜、递气囊、50 ml 一次性使用注射器
③ 于腋前线外 1~2 cm 处置入 8 mm Trocar 作为 1 号臂通道	递 11 号手术刀、8 mm Trocar 1 个

续表

手 术 步 骤	手 术 配 合
④ 于腋中线切口处置入 12 mm Trocar，作为镜头通道，缝合切口，固定 Trocar 后置入镜头	递短有齿镊、9×24 三角针 2-0 慕丝线固定，递 11 号手术刀、12 mm Trocar 1 个
⑤ 探查腹膜后腔，分离粘连	递机器人镜头探查腹膜后腔，递腔镜吸引器
⑥ 于肋缘与髂嵴连线中点线与腋后线交点处置入 12 mm Trocar，作为 2 臂通道	递 11 号手术刀、8 mm Trocar 1 个
⑦ 于 1 臂与镜头连线中点下 6～8 cm 置入 12 mm Trocar 作为辅助孔	递 11 号手术刀、12 mm Trocar 1 个
8. 对接机器	巡回护士按要求将病人操作平台推进，手术医生确认位置后，锁定病人操作平台
9. 置入镜头及臂器械 ① 置入镜头 ② 置入 1 号臂器械 ③ 置入 2 号臂器械	递镜头，协助助手置入镜头 递单极电剪刀，协助助手置入 1 号臂，连接单极电凝线 递双极电凝抓钳协助助手置入 1 号臂器械，连接双极电凝线
10. 游离肾脏，显露肿瘤及肾实质	递腔镜吸引器、腔镜无损伤抓钳，协助主刀医生操作
11. 显露肾动脉 ① 分离肾门处脂肪组织，打开血管鞘，显露肾动脉 ② 阻断肾动脉	递腔镜吸引器、腔镜无损伤抓钳，协助主刀医生操作 递血管夹阻断肾动脉
12. 切除肿瘤	递腔镜吸引器、腔镜无损伤抓钳，协助主刀医生操作
13. 缝合创面 ① 更换 1、2 号手臂 ② 缝合肾脏	递大力持针器和大号持针器，协助助手更换器械臂 递腔镜持针器、3-0/2-0 可吸收缝线，协助助手置入主刀医生视野
14. 取出标本	递一次性取物袋
15. 放置引流管	同机器人辅助腹腔镜下前列腺根治性切除术
16. 清点撤离	
17. 覆盖切口	

7. 巡回护士手术配合要点

（1）手术前严格执行病人安全核查，包括病人的基本信息、手术方式、麻醉方式、术中特殊用物及药品等。

（2）术前完善仪器设备检查及准备，正确使用电外科设备，妥善安置电外科设备回路负极板，预防电灼伤的发生。

（3）术前充分评估病人血管状况和肿瘤大小，准备充足的阻断夹和缝合线。

（4）术中根据病人需要采取综合保温措施，预防低体温的发生。

（5）游离动脉前确保阻断夹、缝合线和大号持针器已投递至手术台上，阻断动脉后至松开血管夹之前严密观察手术进程。

（6）器械护士建立无菌屏障时，需严格控制手术间人员走动。

（7）病人操作平台与机器人套管连接好后，则不能再次调整病人体位，以免机器发生报警，影响手术进程。若必须调整病人体位，则应先将病人操作平台与套管分离，再进行调整。

（8）手术结束后，妥善固定病人静脉通路及其他管路，并确保管路通畅，保证病人安全转运。

8. 器械护士手术配合要点

（1）器械护士术前熟悉手术方法、步骤，提前准备手术所需用物及器械。

（2）术中传递器械时应"稳、准、轻"，传递镜头时需确保交接一方握紧后方可松手，每次置入镜头时需与助手共同确认镜头固定妥善无松动。

（3）首次置入器械臂时需再次与助手及巡回护士核对。

四、机器人辅助胸腔镜下肺叶切除术

肺是进行气体交换的器官，位于胸腔内纵隔的两侧，左右各一。肺部疾病属于呼吸系统疾病。肺部肿瘤分为良性和恶性两大类。良性肿瘤如错构瘤、脂肪瘤、乳头状瘤等较为少见。常见的恶性肿瘤为原发性支气管肺癌（简称肺癌），约占肺部肿瘤的90%。近年来，肺癌的发病率及死亡率都有明显上升的趋势。其病因尚未明确，但已知其发病与长期吸烟、大气污染、接触某些理化致癌物质密切有关。

1. 适应证

（1）需要肺段（叶）切除的良性病变者。

（2）早期Ⅰ-Ⅱa期肺癌，肿瘤＜3 cm或周围型无淋巴结外侵或钙化者。

2. 手术间布局

机器人辅助胸腔镜下肺叶切除术手术间布局如图18-2-4所示。以手术床为中心，麻醉机、吸引器位于手术床左侧，病人操作平台、影像平台位于手术床头侧，温毯仪位于手术床尾侧，医生操作平台位于远离无菌区域的手术间角。主刀医生位于医生操作平台，一助位于病人左侧，器械护士位于二助对侧。

3. 物品准备

（1）器械准备：

肺微创手术器械包1个、机器人7件器械包1个、胸科腔镜器械包1个、专用单极热钩1把、双极电凝抓钳1把。

（2）敷料准备：

大胸包1个、基础包1个、中单包1个、手术衣4件、治疗碗6个。

（3）用物准备：

11号刀片1个、22号刀片1个、12枚针1套、1-0慕丝线、2-0慕丝线、一次性手控电刀笔1个、一次性使用吸引管1根、F14脑室引流管1根、胸腔引流管2根、12 mm Trocar 2个、机器

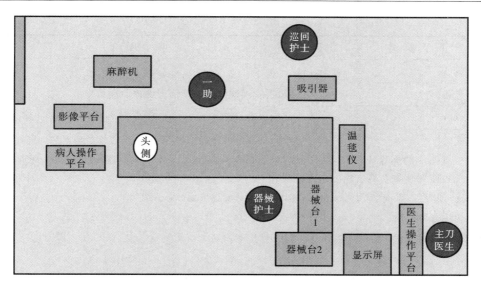

图 18-2-4　手术间布局图

人手臂套 2 个、机器人镜头臂套 1 个、机器人镜头套 1 个。

（4）药品准备：

37 ℃复方氯化钠注射液 500 ml、70 ℃ 0.9％氯化钠注射液 500 ml、37 ℃ 生理氯化钠溶液 500 ml、1％活力碘。

（5）仪器设备准备：

达芬奇手术机器人 1 台、电外科设备 1 台、负压吸引器 2 台、气腹机 1 台、30°机器人镜头 1 个、气腹管 1 根。

4. 麻醉与体位

（1）麻醉方式：

全身麻醉。

（2）体位：

侧卧位。

5. 皮肤消毒范围

1％活力碘消毒皮肤，上至上肩及上臂上 1/3 处，下过肋缘，前后过正中线，包括同侧腋窝。

6. 手术配合

机器人辅助胸腔镜下肺叶切除术手术配合如表 18-2-4 所示。

表 18-2-4　机器人辅助胸腔镜下肺叶切除术手术配合

手 术 步 骤	手 术 配 合
1. 清点用物	
2. 消毒、铺巾	同机器人辅助腹腔镜下前列腺根治性切除术
3. 建立无菌屏障	

续表

手 术 步 骤	手 术 配 合
4. 连接管线	
5. 镜头准备	同机器人辅助腹腔镜下前列腺根治性切除术
6. Time Out	
7. 放置套管 ① 于腋中线第 7 肋间作小切口,置入 12 mm Trocar 作为镜头孔 ② 于腋前线第 4 肋间置入 8 mm Trocar,作为 1 号臂通道 ③ 于第 7 肋间置入 8 mm Trocar,作为 2 号臂通道 ④ 肺上叶切除时于腋后线第 8 肋间,肺中下叶切除时位于腋前线第 8 肋间作 2.5 cm 切口,作辅助操作孔	核对无误后,器械护士将 11 号手术刀置于弯盘内,递给主刀医生 递 11 号手术刀、12 mm Trocar 1 个,递机器人镜头探查胸腔 递 11 号手术刀、8 mm Trocar 1 个 递 11 号手术刀、8 mm Trocar 1 个 递 11 号手术刀、12 mm Trocar 1 个
8. 对接机器	巡回护士按要求将病人操作平台推进,手术医生确认位置后,锁定病人操作平台
9. 置入镜头与器械臂 ① 置入镜头 ② 置入 1 号器械臂 ③ 置入 2 号器械臂	递机器人镜头,协助助手置入镜头 递单极电凝钩,协助助手置入 1 号器械臂,连接单极电凝线 递双极电凝抓钳,协助助手置入 2 号器械臂,连接双极电凝线
10. 游离肺门,离断血管及支气管 ① 游离肺门组织 ② 离断肺段(叶)动脉 ③ 离断肺段(叶)静脉 ④ 结扎周围小分支血管 ⑤ 游离肺段(叶)支气管 ⑥ 离断肺段(叶)支气管	双极抓钳提起血管外膜,电凝钩分开血管外膜,并钝性分离血管 递 F14 脑室引流管牵引肺段(叶)动脉,递腔镜直线切割缝合器离断动脉 递 F14 脑室引流管牵引肺段(叶)静脉,递腔镜直线切割缝合器离断静脉 递腔镜血管钳、2-0 慕丝线结扎,或递可吸收血管夹夹闭 递可吸收血管夹夹闭支气管动脉 递 F14 脑室引流管牵引支气管,直线切割缝合器离断支气管
11. 切除肿瘤 ① 切除肺肿瘤 ② 取出肺肿瘤 ③ 标记肿瘤,送术中冰冻病理检查 ④ 若病理结果是恶性肿瘤,行系统性淋巴结清扫	递腔镜直线切割缝合器切除肺段(叶) 递腔镜卵圆钳、小弯血管钳及一次性取物袋,取出标本 递 6×17 圆针 2-0 慕丝线标记肿瘤,巡回护士与手术医生双人即刻核对后送检标本 递腔镜淋巴结钳,协助主刀医生操作

续表

手 术 步 骤	手 术 配 合
12. 肺充气试验	递 37 ℃生理氯化钠溶液 1000 ml,肺充气试验后递腔镜吸引器吸出胸腔内液体;如肺部有漏气,则递 6×17 圆针 2-0 慕丝线缝扎漏气部位
13. 放置胸腔引流管	同机器人辅助腹腔镜下前列腺根治性切除术
14. 清点撤离	
15. 覆盖切口	

7. 巡回护士手术配合要点

（1）手术前严格执行病人安全核查,包括病人的基本信息、手术方式、麻醉方式、术中特殊用物及药品等。

（2）术前完善仪器设备检查及准备,正确使用电外科设备,妥善安置电外科设备回路负极板,预防电灼伤的发生。

（3）术中根据病人需要采取综合保温措施,预防低体温的发生。

（4）器械护士建立无菌屏障时,需严格控制手术间人员走动。

（5）术毕及时撤离器械臂系统,并放于稳妥处,防止器械臂碰撞、损伤。

（6）手术结束后,妥善固定病人静脉通路及其他管路,并确保管路通畅,保证病人安全转运。

8. 器械护士手术配合要点

（1）器械护士术前熟悉手术方法、步骤,提前准备手术所需用物及器械。

（2）术中传递器械时应"稳、准、轻",传递镜头时需确保交接一方握紧后方可松手,每次置入镜头时需与助手共同确认镜头固定妥善,无松动。

（3）首次置入器械臂时需再次与助手及巡回护士核对。

五、机器人辅助腹腔镜下肝切除术

肝脏为恶性肿瘤好发部位,且多为转移性恶性肿瘤。作为人体最大的实质性器官,肝脏需完成人体内各类代谢工作,因此,肝脏肿瘤容易引发严重的后果。肝脏自身丰富的血供、周围重要血管的毗邻关系以及肝脏肿瘤的隐匿性等因素都使得肝脏肿瘤的治疗更为困难,疗效及预后较差。机器人辅助三维立体成像以及机械臂的精细操作为肝脏肿瘤的手术治疗提供强而有力的帮助,能有效改善病人治疗效果及预后。

1. 适应证

同腹腔镜辅助下肝切除术。

2. 手术间布局

机器人辅助腹腔镜下肝切除术手术间布局如图 18-2-5 所示。以手术床为中心,麻醉机、吸引器位于手术床左侧,病人操作平台、影像平台位于手术床头侧,温毯仪位于手术床尾侧,医生操作平台位于远离无菌区域的手术间角。主刀医生位于操作平台,一助位于病人右侧,器械护士位于一助右侧。

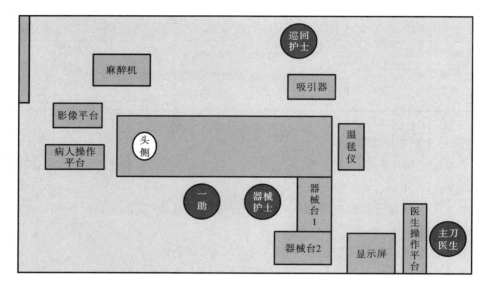

图 18-2-5　手术间布局图

3. 物品准备

（1）器械准备：

肝脏外科腔镜基础器械包 1 个、肝脏外科腔镜器械包 1 个、机器人 7 件器械包 1 个、术中超声探头 1 个、专用超声刀 1 个、超声刀内芯 1 个、马里兰双极电凝抓钳 1 个、专用大力持针器 1 个。

（2）敷料准备：

大腹包 1 个、基础包 1 个、中单包 1 个、手术衣 4 件、治疗碗 6 个。

（3）用物准备：

11 号刀片 1 个、22 号刀片 1 个、12 枚针 1 套、1-0 慕丝线、2-0 慕丝线、3-0 慕丝线、4-0 血管缝合线、一次性手控电刀笔 1 个、一次性使用吸引管 2 根、F8 一次性使用导尿管 1 根、一次性使用输血器 1 个、显影纱条 2 根、12 mm Trocar 3 个、机器人 8 mm Trocar 封帽 3 个、机器人手臂套 2 个、机器人镜头臂套 1 个、机器人镜头套 1 个。

（4）药品准备：

37 ℃复方氯化钠注射液 500 ml、37 ℃生理氯化钠溶液 500 ml、1％活力碘,灭菌纯化水。

（5）仪器设备准备：

达芬奇手术机器人 1 台、电外科设备 1 台、负压吸引器 2 台、气腹机 1 台、30°机器人镜头 1 个、气腹管 1 根。

4. 麻醉与体位

（1）麻醉方式：

全身麻醉。

（2）体位：

左外叶、左半肝、右半肝和病变位于Ⅰ、Ⅱ、Ⅲ、Ⅳ、Ⅴ、Ⅷ段的病人取仰卧位。右后叶或单独Ⅵ、Ⅶ段肝切除的病人取 60°左侧卧位。

5. 皮肤消毒范围

1‰活力碘消毒皮肤，上至乳头平面，下至耻骨联合，两侧至腋中线。

6. 手术配合

机器人辅助腹腔镜下肝切除术手术配合如表 18-2-5 所示。

表 18-2-5　机器人辅助腹腔镜下肝切除术手术配合

手 术 步 骤	手 术 配 合
1. 清点用物	同机器人辅助腹腔镜下前列腺根治性切除术
2. 消毒、铺巾	
3. 建立无菌屏障	
4. 连接管线	
5. 镜头准备	
6. Time Out	
7. 建立气腹，置入 Trocar ① 于脐孔下缘作弧形切口，穿刺气腹针，建立气腹后置入 12 mm Trocar 作为镜头孔	核对无误后，器械护士将 11 号手术刀置于弯盘内，递给主刀医生 递布巾钳两把、气腹针、12 mm Trocar 1 个、机器人镜头
② 于左肋缘下 2～4 cm 腋前线处置入 8 mm Trocar，作为 1 号臂通道	递 11 号手术刀、8 mm Trocar 1 个
③ 于右肋缘下 2～4 cm 锁骨中线处置入 8 mm Trocar，作为 2 号臂通道	递 11 号手术刀、8 mm Trocar 1 个
④ 于右腋中线处置入 12 mm Trocar，作为 3 号臂通道	递 11 号手术刀、8 mm Trocar 1 个
⑤ 于脐左下 2～4 cm 处作为辅助孔	递 11 号手术刀、12 mm Trocar 1 个
8. 对接机器	巡回护士按要求将病人操作平台推进，手术医生确认位置后，锁定病人操作平台
9. 置入镜头与器械臂 ① 置入镜头	递机器人镜头，协助助手置入镜头

续表

手 术 步 骤	手 术 配 合
② 置入 1 号器械臂 ③ 置入 2 号器械臂	组装超声刀,测试无误后递超声刀,协助助手置入 1 号器械臂 递双极电凝抓钳,协助助手置入 2 号器械臂,连接双极电凝线
10. 显露肝十二指肠韧带,显露和分离肝脏周围韧带	递腔镜吸引器、腔镜无损伤抓钳,协助主刀医生操作
11. 探查肿瘤部位	递腔镜超声探头,术中探查,辅助医生进行肿瘤定位
12. 解剖第一肝门 ① 游离患侧肝动脉,结扎离断 ② 游离患侧门静脉分支,结扎离断	递腔镜吸引器、腔镜无损伤抓钳,协助主刀医生操作 递 hemolock 夹、腔镜剪刀 递 hemolock 夹、腔镜剪刀
13. 切除肿瘤 ① 阻断第一肝门 ② 离断肝实质,以超声刀沿肿瘤边缘 5 mm 外切除肿瘤 ③ 解除阻断	递 F8 一次性使用导尿管、hemolock 夹阻断肝门,巡回护士记录阻断时间(阻断时长≤15 min),阻断期间观察病人生命体征变化 递腔镜吸引器、腔镜无损伤抓钳,协助主刀医生操作,递钛夹夹闭离断肝内<5 mm 血管及胆道,递 4-0 血管缝合线缝扎肝内出血部位 递取夹钳,解除肝门阻断
14. 延长脐部 Trocar 孔切口,取出标本	递腔镜吸引器、无损伤抓钳,协助主刀医生操作,递 22 号刀片、短有齿镊、一次性手控电刀笔
15. 放置引流管	
16. 清点撤离	同机器人辅助腹腔镜下前列腺根治性切除术
17. 覆盖切口	

7. 巡回护士手术配合要点

(1)手术前严格执行病人安全核查,包括病人的基本信息、手术方式、麻醉方式、术中特殊用物及药品等。

(2)术前完善仪器设备检查及准备,正确使用电外科设备,妥善安置电外科设备回路负极板,预防电灼伤的发生。

(3)术中根据病人需要采取综合保温措施,预防低体温的发生。

(4)机器人系统对接过程中注意保持机械臂及镜头臂的无菌状态,推进床旁手推车时注意保护头部,确保中心柱未挤压病人头部。

(5)病人操作平台与机器人套管连接好后,则不能再次调整病人体位,以免机器发生报警,影响手术进程。若必须调整病人体位,则应先将病人操作平台与套管分离,再进行调整。

(6)手术结束后,妥善固定病人静脉通路及其他管路,并确保管路通畅,保证病人安全转运。

8. 器械护士手术配合要点

(1)器械护士术前熟悉手术方法、步骤,提前准备手术所需用物及器械。

（2）手术过程中时刻动态观察机械臂的工作状态，如出现绞锁、移位及对病人皮肤造成积压等特殊情况，及时提醒手术医生并作相应处理。

（3）首次置入器械臂时需再次与助手及巡回护士核对。

（4）阻断肝门时告知麻醉医生和巡回护士计时，计时到 15 min 时需及时提醒手术医生。

六、机器人辅助腔镜下口腔咽喉肿瘤切除术

口腔咽喉肿瘤是头颈部常见的恶性肿瘤，主要发生在软腭、扁桃体、舌根、会厌周围及咽壁等部位，临床常规采取开放手术切除肿瘤、放疗、化疗或放化疗联合治疗。随着机器人辅助手术的开展，经口入路微创手术在临床的推广应用都极大地推动了口腔咽喉部肿瘤微创手术的发展。

1. 适应证

（1）肿瘤经口入路可获得良好暴露者。

（2）TNM 分期为 T1、T2 或经过选择的 T3、T4a 者。

（3）肿瘤未侵犯颈内动脉或颈总动脉者。

（4）肿瘤未侵犯甲状软骨板、舌骨及下颌骨，椎前筋膜未受累者。

（5）无全身远处转移者。

2. 手术间布局

机器人辅助腔镜下口腔咽喉肿瘤切除术的手术间布局如图 18-2-6 所示。以手术床为中心，麻醉机、影像平台位于手术床左侧，病人操作平台位于手术床右侧，距离手术床 80～100 cm，吸引器位于手术床头侧，温毯仪位于手术床尾侧。医生操作平台位于远离无菌区域的手术间角，主刀医生位于医生操作平台，一助位于病人头侧，器械护士位于一助右侧。

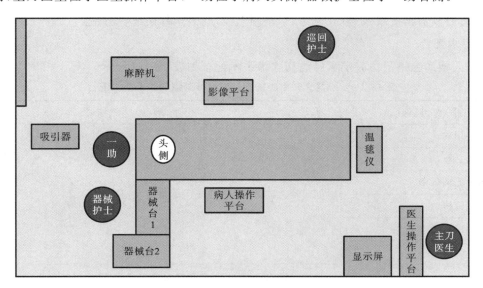

图 18-2-6　手术间布局图

3. 物品准备

（1）器械准备：

耳鼻喉机器人基础器械包 1 个、机器人 7 件器械包 1 个、Crowe-Davis 开口器械包 1 件、专用单极热铲 1 个、双极电凝钳 1 个。

（2）敷料准备：

大腹包 1 个、基础包 1 个、手术衣 4 件、治疗碗 6 个。

（3）用物准备：

一次性使用吸引管 2 根、显影小纱布 5 片、一次性吸引器头 2 根、12 mm Trocar 1 个、机器人手臂套 2 个、机器人镜头臂套 1 个、机器人镜头套 1 个。

（4）药品准备：

37 ℃复方氯化钠注射液 500 ml、70 ℃ 0.9%氯化钠注射液 500 ml、37 ℃生理氯化钠溶液 500 ml、75%酒精。

（5）仪器设备准备：

达芬奇手术机器人 1 台、电外科设备 1 台、负压吸引器 2 台、气腹机 1 台、30°机器人镜头 1 个、气腹管 1 根。

4. 麻醉与体位

（1）麻醉方式：

全身麻醉。

（2）体位：

平卧位。

5. 皮肤消毒范围

1%活力碘消毒皮肤，上至眶上缘，下至颈上线，两侧至耳前线，全口腔。

6. 手术配合

机器人辅助腔镜下口腔咽喉肿瘤切除术手术配合如表 18-2-6 所示。

表 18-2-6　机器人辅助腔镜下口腔咽喉肿瘤切除术手术配合

手 术 步 骤	手 术 配 合
1. 清点用物	同机器人辅助腹腔镜下前列腺根治性切除术
2. 消毒、铺巾	
3. 建立无菌屏障	
4. 连接管线	
5. 镜头准备	
6. Time Out	
7. 对接机器	将病人操作平台以 30°的角度由病人右侧推进，保持手术床、镜头臂套卡座及开口器中心在同一水平线

续表

手 术 步 骤	手 术 配 合
8. 放置套管 ①将 12 mm Trocar 与镜头对接后置入镜头,将镜头伸入口腔内 ②将 8 mm Trocar 与器械臂连接,将 1、2 号臂穿刺器套管伸入口腔 ③置入器械臂	递开口器,协助助手医生充分暴露口腔 递 12 mm Trocar 1 个,递机器人镜头 递 8 mm Trocar 2 个 递单极电铲 1 把、马里兰双极电凝抓钳 1 把,协助医生置入口腔内,连接单双级电凝线
9. 切除肿瘤 ①探查肿瘤位置,切除肿瘤 ②肿瘤切除后,用双极电凝进行创面止血	递腔镜吸引器 递肿瘤钳取出肿瘤,巡回护士与器械护士共同完成关腔前用物清点
10. 撤离病人操作平台	按要求撤离机器人设备。巡回护士与器械护士共同完成关腔后用物清点
11. 拆除开口器	拆除开口器,递生理氯化钠溶液纱布擦拭病人口唇。第四次清点物品数目

7. 巡回护士手术配合要点

(1) 手术前严格执行病人安全核查,包括病人的基本信息、手术方式、麻醉方式、术中特殊用物及药品等。

(2) 术前完善仪器设备检查及准备,正确使用电外科设备,妥善安置电外科设备回路负极板,预防电灼伤的发生。

(3) 术中根据病人需要采取综合保温措施,预防低体温的发生。

(4) 病人操作平台与机器人套管连接好后,则不能再次调整病人体位,以免机器发生报警,影响手术进程。若必须调整病人体位,则应先将病人操作平台与套管分离,再进行调整。

(5) 手术结束后,妥善固定病人静脉通路及其他管路,并确保管路通畅,保证病人安全转运。

8. 器械护士手术配合要点

(1) 器械护士术前熟悉手术方法、步骤,提前准备手术所需用物及器械。

(2) 手术过程中时刻关注机械臂的工作状态,观察器械臂活动和进出是否损伤嘴唇、牙齿和口腔黏膜。

参 考 文 献

[1] 张旭. 泌尿外科腹腔镜与机器人手术学[M]. 北京:人民卫生出版社,2008.

[2] 赵体玉,盛芳.腔镜手术护理学[M].北京:人民军医出版社,2015.

[3] 王共先,曾玉,盛夏.机器人手术护理学[M].西安:世界图书出版社西安有限公司,2017.

[4] 郭莉.手术室护理实践指南[M].北京:人民卫生出版社,2022.

[5] 陈红.10 例机器人辅助下腹腔镜小儿肾盂输尿管成型术的手术配合[J].护理学杂志,2017,32(2):40-41.

(陈红,李乔,张莹,曾莉莉,文华,李玉珊)

第 19 章　小儿外科手术护理配合

第一节　小儿外科常用手术体位的安置方法

一、仰卧位

1. 适应证

仰卧位适用于开腹手术、外生殖器手术、疝气手术等。

2. 体位用物

肩枕 1 个、软枕 1 个、上下肢约束带各 2 根。

3. 安置方法

仰卧位如图 19-1-1 所示。

（1）病人取仰卧位,肩部置于肩枕上,肩关节外展不超过 90°,以免损伤臂丛神经。上肢掌心朝上,肘部用上肢约束带固定。

（2）骶尾部置软枕,下肢用约束带固定,松紧适宜。

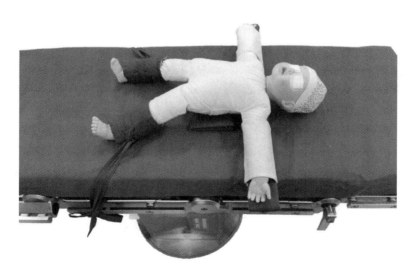

图 19-1-1　仰卧位

4. 注意事项

（1）进行病人术中获得性压力性损伤风险评估，手术受压部位使用预防性敷料进行局部减压。

（2）病人麻醉诱导期及苏醒期需有巡回护士及麻醉医生守护，以免坠床。

（3）关注病人体温，注意保暖，预防低体温的发生。

（4）病人约束不宜过紧，预防骨筋膜室综合征。

（5）软枕垫于病人骶尾部，便于暴露术野。

（6）行全身麻醉后，覆盖双眼，予以保护。

二、侧卧位

1. 适应证

侧卧位适用于儿童食管气管瘘、肺部手术、肾脏类手术等。

2. 体位用物

头枕 1 个、胸垫 1 个、软枕 1 个、下肢约束带 2 根。

3. 安置方法

侧卧位如图 19-1-2 所示。

（1）病人取仰卧位，头部置头枕，胸部置胸垫。

（2）医护人员共同配合，采用轴线翻身法，取健侧卧位。

（3）患侧上肢屈曲呈抱球状，远端关节稍低于近端关节；健侧上肢外展，远端关节稍高于近端关节，共同维持胸廓自然舒展，肩关节外展或上举不超过 90°。

（4）健侧下肢伸直，患侧下肢屈曲约 45°，若为肾脏类手术，则健侧下肢屈曲，患侧下肢伸直，两腿间垫一软枕，约束带固定肢体，松紧适宜，防止损伤腓总神经。

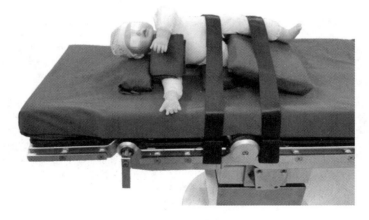

图 19-1-2　侧卧位

4. 注意事项

（1）注意对病人心肺功能的保护。

（2）进行病人术中获得性压力性损伤风险评估,手术受压部位使用预防性敷料进行局部减压。

（3）病人约束不宜过紧,预防骨筋膜室综合征。

（4）术中调节手术床时需密切观察,防止体位移位,以免重要器官受压。

（5）关注病人体温,及时保暖,预防低体温的发生。

（6）摆放体位前固定好各种管路,体位安置完成后检查皮肤有无受压。

三、截石位

1. 适应证

截石位适用于膀胱镜类手术、肛瘘挂线手术等。

2. 体位用物

肩枕 1 个,上、下肢约束带各 2 根。

3. 安置方法

截石位如图 19-1-3 所示。

（1）病人取仰卧位,骶尾部与手术床背板下缘平齐。

（2）撤去手术床腿板。

（3）肩部置肩枕,上、下肢用约束带固定,松紧适宜。

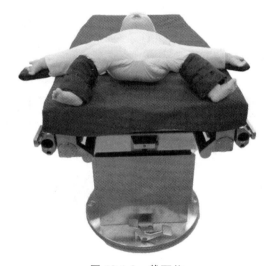

图 19-1-3　截石位

4. 注意事项

（1）进行病人术中获得性压力性损伤风险评估,手术受压部位使用预防性敷料进行局部减压。

（2）安置体位时避免过度牵拉,以免损伤神经。

（3）术中严密观察病人体温,预防低体温的发生。

第二节　小儿外科手术配合

一、尿道下裂术

尿道下裂指男性的尿道发育畸形，由前尿道发育不全导致尿道开口未能达到正常龟头顶端的位置，而是开口在阴茎腹侧或正常尿道口近端等，形成不同程度的尿道下裂，尿道下裂是小儿泌尿生殖系统最常见的畸形之一。

1. 适应证

（1）阴茎皮肤为材料的修复术适用于阴茎体型和阴茎阴囊型尿道下裂。

（2）阴囊纵隔皮瓣适用于阴茎阴囊交界处尿道下裂，且阴囊发育良好者。

（3）膀胱黏膜尿道成形术适用于尿道下裂修复失败再次成形取材困难者。

（4）其他各类型先天性尿道下裂者。

2. 手术间布局

尿道下裂术手术间布局如图 19-2-1 所示。以手术床为中心，电外科设备位于手术床左侧，吸引器位于手术床右侧，麻醉机位于手术床头侧，温毯仪位于手术床尾侧。主刀医生位于病人右侧，一助位于主刀医生对侧，器械护士位于主刀医生右侧。

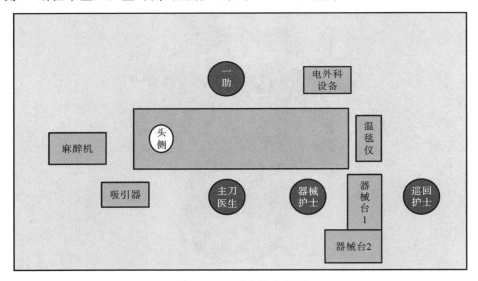

图 19-2-1　手术间布局图

3. 物品准备

（1）器械准备：

小儿尿道成形器械包 1 个。

（2）敷料准备：

小腹包 1 个、手术衣 6 件、治疗碗 6 个。

（3）用物准备：

11 号刀片 1 个、一次性手控电刀笔 1 个、一次性使用不粘双极电凝镊 1 个、一次性使用吸引器管 1 根、显影小纱布 5 片、5 ml 一次性使用注射器 1 个、10 ml 一次性使用注射器 1 个、3 号头皮针 1 个、F6/F8 单腔导尿管 1 根、F6/F8 硅胶导尿管 1 根、引流袋 1 个、网眼纱布 1 片、5-0 血管缝合线、4-0 可吸收缝线、6-0 可吸收缝线、7-0 可吸收缝线、弹力绷带 1 卷。

（4）药品准备：

37 ℃复方氯化钠注射液 500 ml、37 ℃ 0.9％氯化钠注射液 250 ml、37 ℃生理氯化钠溶液 500 ml、1％活力碘、75％医用酒精。

（5）仪器设备准备：

电外科设备 1 台、负压吸引器 1 台。

4．麻醉与体位

（1）麻醉方式：

全身麻醉。

（2）体位：

仰卧位。

5．皮肤消毒范围

1％活力碘消毒皮肤，上至脐平面，下至大腿上 1/3 处，两侧至腋中线。

6．手术配合

尿道下裂术手术配合如表 19-2-1 所示。

表 19-2-1　尿道下裂术手术配合

手术步骤	手术配合
1．清点用物	器械护士提前 15 min 洗手，整理器械台及相关用物，与巡回护士共同进行术前清点，巡回护士及时准确记录
2．消毒、铺巾	递海绵钳夹持活力碘纱布依次消毒皮肤 3 遍，常规铺巾
3．连接管线	器械护士按规范固定一次性手控电刀笔、一次性使用不粘双极电凝镊、一次性使用吸引管，巡回护士依次连接各管线，并设置参数
4．Time Out	切皮前，手术医生、麻醉医生、手术室护士三方核查
5．牵引龟头	核对无误后，递 1％活力碘小纱布消毒，递 5-0 血管缝合线悬吊阴茎头
6．探查尿道开口位置并留置导尿	递注射器抽取 0.5％活力碘 5 ml 消毒尿道，递 F6/F8 单腔导尿管，递 1.5 ml/3 ml 生理盐水充盈尿管气囊，递引流袋连接尿管，递组织钳固定
7．游离阴茎皮肤，分离阴茎背侧	递 11 号手术刀、精细镊、眼科剪
8．阴茎勃起试验下曲矫正	递 F6/F8 硅胶尿管，递 3 号头皮针、10 ml 注射器抽取 37 ℃生理氯化钠溶液注入阴茎海绵体内。如阴茎下曲，递 4-0 可吸收缝线缝合阴茎背侧，再次注入 10 ml 37 ℃生理氯化钠溶液，观察阴茎下曲是否矫正

续表

手 术 步 骤	手 术 配 合
9. 游离并切取包皮内板	
① 游离尿道外口,修剪成斜形	递眼科剪、精细镊,修剪尿道外口
② 切取带蒂包皮内板	递眼科剪、精细镊
10. 缝合带蒂包皮内板,新尿道成形	递 7-0 可吸收缝线缝合带蒂包皮内板,巡回护士与器械护士共同完成关腔前用物清点
11. 包皮成形	递 6-0 可吸收缝线缝合包皮,巡回护士与器械护士共同完成关腔后用物清点
12. 再次清点	第四次清点物品数目及完整性
13. 覆盖切口	递组织钳夹持活力碘纱布消毒皮肤,递网眼纱布及弹力绷带包扎阴茎

7. 巡回护士手术配合要点

（1）手术前严格执行病人安全核查,包括病人的基本信息、手术方式、麻醉方式、术中特殊用物及药品等。

（2）术前完善仪器设备检查及准备,正确使用电外科设备,妥善安置电外科设备回路负极板,预防电灼伤的发生。

（3）术中根据病人需要采取综合保温措施,预防低体温的发生。

（4）妥善约束病人,防止病人躁动,发生坠床。

（5）手术结束后,妥善固定病人静脉通路及其他管路,确保管路通畅,保证病人安全转运。

8. 器械护士手术配合要点

（1）器械护士术前熟悉手术方法、步骤,提前准备手术所需用物及器械。

（2）术中传递器械时,应"稳、准、轻"。

（3）注意精细器械保养与维护。

二、先天性肾盂输尿管连接部梗阻术

先天性肾盂输尿管连接部梗阻（Ureteropelvic Junction Obstruction,UPJO）是临床上最常见的引起小儿肾积水的原因,多由于肾盂输尿管连接部的平滑肌发育障碍所致。切除梗阻段的离断式肾盂成形术是手术治疗的金标准,成功率可达 95%。

1. 适应证

先天性肾盂输尿管连接部梗阻者。

2. 手术间布局

UPJO 手术（左侧）手术间布局如图 19-2-2 所示。以手术床为中心,显示屏、电外科设备位于手术床左侧,吸引器、麻醉机位于手术床头侧,温毯仪位于手术床尾侧。主刀医生位于病人右侧,一助位于主刀医生左侧,器械护士位于主刀医生右侧。

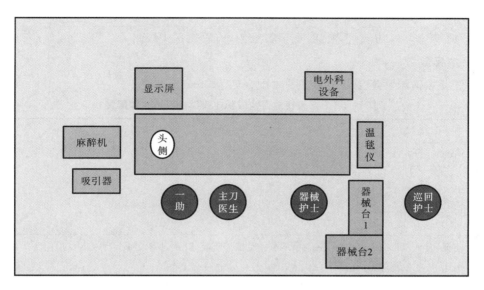

图 19-2-2　手术间布局图

3. 物品准备

（1）器械准备：

小儿疝器械包 1 个、小儿腔镜器械包 1 个。

（2）敷料准备：

大腹包 1 个、基础包 1 个、手术衣 6 件、治疗碗 6 个。

（3）用物准备：

11 号刀片 1 个、8 枚针 1 套、2-0 慕丝线、一次性使用吸引管 1 根、10 ml 一次性使用注射器 1 个、1-0 可吸收缝线、2-0 可吸收缝线、3-0 可吸收缝线、4-0 可吸收缝线、6-0 可吸收缝线、双 J 管 1 根、F22 引流管 1 根、引流袋 1 个、9 cm×7 cm 敷贴 1 个。

（4）药品准备：

37 ℃复方氯化钠注射液 500 ml、37 ℃ 0.9％氯化钠注射液 250 ml、37 ℃生理氯化钠溶液 500 ml、1％活力碘。

（5）仪器设备准备：

电外科设备 1 台、吸引器 1 台、超声刀 1 台、腹腔镜设备 1 套（高清显示器、冷光源、高清摄像头控制器、气腹机）、30°视觉镜头 1 个、气腹管 1 根、光源线 1 根、超声刀手柄线 1 根。

4. 麻醉与体位

（1）麻醉方式：

全身麻醉。

（2）体位：

侧卧位。

5. 皮肤消毒范围

1‰活力碘消毒皮肤,上至腋窝,下至腹股沟,前后过正中线。

6. 手术配合

先天性肾盂输尿管连接部梗阻术手术配合如表 19-2-2 所示。

表 19-2-2　先天性肾盂输尿管连接部梗阻术手术配合

手 术 步 骤	手 术 配 合
1. 清点用物	同尿道下裂术
2. 消毒、铺巾	
3. 连接管线	
4. Time Out	
5. 建立气腹,置入 Trocar	核对无误后,器械护士将 11 号手术刀置于弯盘内,递给主刀医生
① 于脐正中下缘作弧形切口,穿刺 Trocar,建立气腹	递短有齿镊、5 mm Trocar 1 个
② 于脐正中上缘、脐与患侧髂前上棘连线中点分别作 5 mm 皮肤切口,并置入 Trocar 作操作孔	递短有齿镊、5 mm Trocar 2 个
6. 游离肾盂及近段输尿管,暴露肾盂输尿管连接部	递超声刀,游离结肠系膜及肾周脂肪囊
7. 悬吊上段输尿管及肾盂下缘	递 2-0 可吸收缝线、小弯血管钳
8. 修剪狭窄肾盂输尿管连接部及部分扩张肾盂	递腔镜剪刀纵行剪开病变输尿管约 1.5 cm
9. 肾盂输尿管成形	
① 连续吻合输尿管和肾盂后壁行肾盂成形术	递 6-0 可吸收缝线,递双 J 管
② 检查吻合口是否对合良好	递 4-0 可吸收缝线,缝合肾盂
③ 取出标本	递腔镜血管钳
10. 缝合切口	
① 冲洗切口	递 37 ℃生理氯化钠溶液冲洗切口
② 放置引流管	递 F22 引流管,长弯血管钳夹闭引流管尾端协助置管,递短有齿镊、9×24 三角针 2-0 慕丝线,固定引流管,巡回护士与器械护士共同完成关腔前用物清点
③ 缝合腹膜及肌层	递短无齿镊、1-0 可吸收缝线间断缝合
④ 缝合皮下组织	递短有齿镊、3-0 可吸收缝线缝合,巡回护士与器械护士共同完成关腔后用物清点
⑤ 缝合皮肤	递短有齿镊、4-0 可吸收缝线缝合,第四次清点物品数目及完整性
11. 覆盖切口	递组织钳夹持活力碘棉球消毒皮肤,递 9 cm×7 cm 敷贴覆盖切口

7. 巡回护士手术配合要点

（1）手术前严格执行病人安全核查，包括病人的基本信息、手术方式、麻醉方式、术中特殊用物及药品等。

（2）术前完善仪器设备检查及准备，正确使用电外科设备，妥善安置电外科设备回路负极板，预防电灼伤的发生。

（3）术中根据病人需要采取综合保温措施，预防低体温的发生。

（4）为了便于手术操作，病人腹侧位于手术床边缘，妥善约束病人，以免坠床。

（5）术中进行调节体位时，需提前与麻醉医生和手术医生沟通，以免管道滑脱。

（6）手术结束后，妥善固定病人静脉通路及其他管路，确保管路通畅，保证病人安全转运。

8. 器械护士手术配合要点

（1）器械护士术前熟悉手术方法、步骤，提前准备手术所需用物及器械。

（2）术中传递器械时，应"稳、准、轻"，将器械送入 Trocar 孔中，使主刀医生的双眼在不离开显示屏的情况下能自如地操作。

三、先天性胆道闭锁肝空肠 Roux-y 成形术

先天性胆道闭锁是一种肝内外胆道的先天性畸形性疾病，肝内外胆道出现阻塞导致胆性淤积性肝硬化，最终发展为肝衰竭的先天性疾病，是引起新生儿持续性黄疸的常见病因。本病可累及整个胆道，以肝外胆道闭锁常见，占 $85\%\sim90\%$，发病率女性高于男性。先天性胆道闭锁可出现黄疸、营养不良、发育迟缓、肝脾大等症状。手术治疗是唯一治疗先天性胆道闭锁的方法。

1. 适应证

先天性胆道闭锁。

2. 手术间布局

先天性胆道闭锁肝空肠 Roux-y 成形术手术间布局如图 19-2-3 所示。以手术床为中心，电外科设备位于手术床左侧，吸引器、麻醉机位于手术床头侧，温毯仪位于手术床尾侧。主刀医生位于病人右侧，一助、二助位于主刀医生对侧，器械护士位于主刀医生右侧。

3. 物品准备

（1）器械准备：

新生儿急诊器械包 1 个、胆道闭锁 12 件器械包 1 个。

（2）敷料准备：

大腹包 1 个、基础包 1 个、手术衣 4 件、治疗碗 6 个。

（3）用物准备：

11 号刀片 1 个、22 号刀片 1 个、8 枚针 1 套、1-0 慕丝线、2-0 慕丝线、3-0 慕丝线、10 ml 一次性使用注射器 1 个、一次性手控电刀笔 1 个、一次性使用吸引管 1 根、F30 一次性使用吸引头 1 个、显影纱球 1 个、F22 引流管 1 根、引流袋 1 个、9 cm×7 cm 敷贴 1 个。

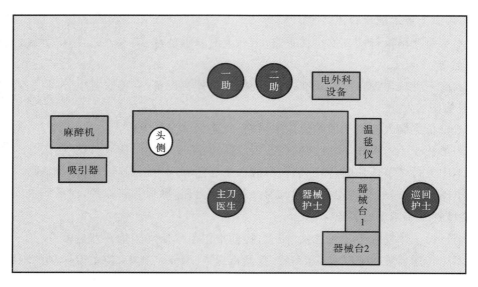

图 19-2-3　手术间布局图

（4）药品准备：

37 ℃复方氯化钠注射液 500 ml、37 ℃生理氯化钠溶液 500 ml、37 ℃ 0.9％氯化钠注射液 500 ml、1％活力碘。

4. 麻醉与体位

（1）麻醉方式：

全身麻醉。

（2）体位：

仰卧位。

5. 皮肤消毒范围

1％活力碘消毒皮肤，上至乳头，下至耻骨联合，两侧至腋中线。

6. 手术配合

先天性胆道闭锁肝空肠 Roux-y 成形术手术配合如表 19-2-3 所示。

表 19-2-3　先天性胆道闭锁肝空肠 Roux-y 成形术手术配合

手 术 步 骤	手 术 配 合
1. 清点用物	同尿道下裂术
2. 消毒、铺巾	
3. 连接管线	
4. Time Out	
5. 于右上腹作横切口，逐层进入腹腔	核对无误后，器械护士将 22 号手术刀置于弯盘内，递给主刀医生，递短有齿镊、一次性手控电刀笔

续表

手　术　步　骤	手　术　配　合
6. 探查腹腔	递 S 状拉钩、长无齿镊
7. 游离肝外胆管	递 10 ml 0.9％氯化钠注射液,注入胆囊窝内,递一次性手控电刀笔、蚊式血管钳、直角血管钳,游离胆囊床至胆囊管、肝总管及肝管汇合处
8. 剥离及切除肝门部结缔组织块	递 8×20 圆针 1-0 慕丝线悬吊肝脏,递扁桃剪、蚊式血管钳,沿门静脉左右分支向两侧分离,递 2-0/3-0 慕丝线结扎门静脉小分支,递组织钳、扁桃剪,切除纤维块,观察创面有无黄色胆汁渗出
9. 游离空肠肠管 ① 游离肠系膜血管 ② 距屈氏韧带 15 cm 处离断空肠	递蚊式血管钳、组织剪、一次性手控电刀笔游离肠系膜血管并结扎 递肠钳 2 把、组织剪离断空肠,递活力碘纱布消毒肠管
10. 肝门空肠吻合	递 6×17 圆针 3-0 慕丝线以及 4-0 可吸收缝线吻合空肠远端与肝门部,递 6×17 圆针 3-0 慕丝线加固
11. 关闭横结肠系膜裂孔	递 4-0 可吸收缝线,关闭横结肠系膜裂孔
12. 空肠端侧吻合	距肝门吻合口 35～40 cm 处与近端空肠进行吻合。递 6×17 圆针 3-0 慕丝线间断缝合黏膜层,递 4-0 可吸收线间断缝合浆肌层
13. 肝脏组织活检	递 8×20 圆针 1-0 慕丝线在肝脏边缘做褥术缝合,递一次性手控电刀笔切取肝组织
14. 缝合切口 ① 冲洗切口 ② 放置引流管 ③ 缝合各肌层 ④ 缝合皮下组织 ⑤ 缝合皮肤	 递 37 ℃生理氯化钠溶液冲洗 递 F22 引流管弯血管钳夹闭引流管尾端协助置管,递短有齿镊、8×20 三角针 2-0 慕丝线,固定引流管,巡回护士与器械护士共同完成关腔前用物清点 递短无齿镊、8×20 圆针 1-0 慕丝线间断缝合 递短有齿镊、8×20 三角针 3-0 慕丝线间断缝合,巡回护士与器械护士共同完成关腔后用物清点 递短有齿镊、8×20 三角针 3-0 慕丝线间断缝合,第四次清点物品数目及完整性
15. 覆盖切口	递组织钳夹持活力碘纱布消毒皮肤,递 9 cm×7 cm 敷贴覆盖切口

7. 巡回护士手术配合要点

（1）手术前严格执行病人安全核查,包括病人的基本信息、手术方式、麻醉方式、术中特殊用物及药品等。

（2）术前完善仪器设备检查及准备,正确使用电外科设备,妥善安置电外科设备回路负极板,预防电灼伤的发生。

（3）术中根据病人需要采取综合保温措施,预防低体温的发生。

（4）胆道闭锁病人一般有不同程度贫血,需提前备血。

（5）手术结束后,妥善固定病人静脉通路及其他管路,确保管路通畅,保证病人安全转运。

8. 器械护士手术配合要点

（1）器械护士术前熟悉手术方法、步骤,提前准备手术所需用物及器械。

（2）术中妥善管理手术标本,严格执行手术隔离技术。

四、腹腔镜辅助下巨结肠切除术

先天性巨结肠是一种小儿常见的先天性消化系统疾病,严重影响病人的健康,病因未完全明确,但多认为与遗传因素有关。其发病机制是由于病人机体发育障碍,消化道发育不良,肠管神经节细胞缺如或无成熟神经节细胞,导致肠段丧失部分功能,引起一系列的临床症状,故也被称为先天性无神经节细胞症。其常见的临床特征主要有便秘、排便困难、腹胀等。先天性巨结肠发病率较高,在先天性消化道畸形病变的排名中位居第二。研究表明,我国部分地区先天性巨结肠的发病率约为 0.76‰,且男性发病率明显比女性发病率高。

1. 适应证

（1）巨结肠合并小肠结肠炎。

（2）巨结肠合并营养不良、高热、贫血、腹胀。

2. 手术间布局

腹腔镜辅助下巨结肠切除术手术间布局如图 19-2-4 所示。以手术床为中心,麻醉机、温毯仪、吸引器位于手术床头侧,电外科设备、吸引器、显示屏位于手术床尾侧。主刀医生位于病人右侧,一助、二助位于主刀医生对侧,器械护士位于主刀医生右侧。

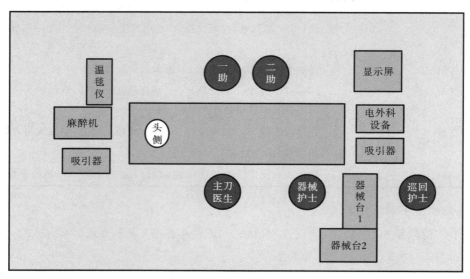

图 19-2-4　手术间布局图

3. 物品准备

（1）器械准备：

新生儿急诊器械包或小儿急诊器械包 1 个、小儿腹腔镜器械包 1 个。

（2）敷料准备：

大腹包 1 个、基础包 1 个、中单包 1 个、手术衣 6 件、治疗碗 6 个。

（3）用物准备：

11 号刀片 1 个、22 号刀片 1 个、12 枚针 1 套、2-0 慕丝线、3-0 慕丝线、4-0 可吸收缝线、显影小纱布 5 片、10 ml 与 50 ml 一次性使用注射器各 1 个，一次性手控电刀笔 1 个、一次性使用不粘双极电凝镊 1 个，一次性使用吸引管 2 根、F30 一次性使用吸引头 2 个、引流袋 1 个、无菌绷带 2 卷、F28 引流管 1 根。

（4）药品准备：

37 ℃复方氯化钠注射液 500 ml、37 ℃生理氯化钠溶液 500 ml、1%活力碘、无菌石蜡油 1 支。

（5）仪器设备准备：

电外科设备 1 台、负压吸引器 2 台、超声刀 1 台、腹腔镜设备 1 套（高清显示器、冷光源、高清摄像头控制器、气腹机）、30°视觉镜头 1 个、气腹管 1 根、光源线 1 根、超声刀手柄线 1 根。

4. 麻醉与体位

（1）麻醉方式：

全身麻醉。

（2）体位：

仰卧位。

5. 皮肤消毒范围

1%活力碘消毒皮肤，上至剑突，下至双足，两侧至腋中线。

6. 手术配合

腹腔镜辅助下巨结肠切除术手术配合如表 19-2-4 所示。

表 19-2-4　腹腔镜辅助下巨结肠切除术手术配合

手 术 步 骤	手 术 配 合
1. 清点用物	同尿道下裂术
2. 消毒、铺巾	
3. 连接管线	
4. Time Out	
5. 建立气腹，置入 Trocar ① 于脐孔下缘作弧形切口，穿刺 Trocar，建立气腹	核对无误后，器械护士将 11 号手术刀置于弯盘内，递给主刀医生 递短有齿镊、5 mm Trocar
② 探查腹腔	递腹腔镜镜头，探查腹腔

续表

手　术　步　骤	手　术　配　合
③ 于剑突左下方、右肋缘下右腋前线处,右肋缘下腹直肌旁及剑突与脐中点左侧 1～2 cm 处分别置入 Trocar,作为操作孔	递 11 号手术刀、5 mm Trocar 2 个,递 9×24 三角针 2-0 慕丝线固定 Trocar
6. 探查腹腔	递腔镜抓钳探查腹腔,递超声刀在正常肠段处标记
7. 游离病变肠段	递腔镜抓钳、腔镜吸引器、超声刀
8. 肛门区域手术操作 ① 将直肠、结肠套叠式拖出肛门,切断直肠,将扩张的结肠拖出	递卵圆钳、一次性手控电刀笔
② 纵向切开直肠背侧至齿状线上 0.5 cm,游离直肠周围结缔组织	递组织剪、小弯血管钳、一次性手控电刀笔,递 6×17 圆针 3-0 慕丝线缝合浆肌层
③ 切除病变肠管	递肠钳组织剪切除病变肠管,递 0.5% 活力碘纱布消毒
④ 结肠直肠吻合	递 4-0 可吸收缝线吻合结肠、直肠
⑤ 放置肛管引流	递 F28 引流管,弯血管钳夹引流管尾端协助置管,递短有齿镊、9×24 三角针、2-0 慕丝线,固定引流管
9. 重建气腹,观察肠管血供及有无扭转,冲洗腹腔	递腔镜吸引器,37 ℃生理氯化钠溶液 500 ml 冲洗腹腔
10. 缝合切口	同尿道下裂术
11. 覆盖切口	

7. 巡回护士手术配合要点

（1）手术前严格执行病人安全核查,包括病人的基本信息、手术方式、麻醉方式、术中特殊用物及药品等。

（2）术前完善仪器设备检查及准备,正确使用电外科设备,妥善安置电外科设备回路负极板,预防电灼伤的发生。

（3）术中根据病人需要采取综合保温措施,预防低体温的发生。

（4）手术结束后,妥善固定病人静脉通路及其他管路,并确保管路通畅,保证病人安全转运。

8. 器械护士手术配合要点

（1）器械护士术前熟悉手术方法、步骤,提前准备手术所需用物及器械。

（2）严格执行手术隔离技术,肛门部手术操作器械不可用于腹部切口,以免交叉感染。

五、子宫外产时手术

子宫外产时手术（Ex-utero Intrapartum Treatment,EXIT）是指在保持胎儿胎盘循环的同时对胎儿进行气管插管或行胎儿手术,以保证胎儿离开母体时的气道通气、氧气供应或缺陷矫正。EXIT 的前提是维持子宫松弛及保持胎儿胎盘循环,分两种操作形式:一种是对胎儿进行气管插管,建立人工通气后再断脐,胎儿离开母体进行下一步处置;一种是完全胎盘支持的产时胎儿手术,即一直保持胎儿胎盘循环,通过胎盘循环对胎儿进行麻醉并施行手术,术后再断脐,将胎儿与母体分离。

1. 适应证

(1) 胎儿颈部巨大肿物、先天性小颌畸形、喉部瓣膜、喉闭锁、喉部囊肿、气管闭锁和狭窄等。

(2) 先天性高位气道阻塞综合征。

(3) 纵隔肿瘤如先天性肺囊性腺瘤样畸形、隔离肺;严重膈疝过渡到体外膜肺支持等。

2. 手术间布局

子宫外产时手术手术间布局如图 19-2-5 所示。

布局 1:以手术床为中心,吸引器 1 位于手术床左侧,吸引器 2、电外科设备位于手术床右侧,麻醉机位于手术床头侧,温毯仪 1 位于手术床尾侧。主刀医生位于病人的右侧,器械护士1 位于主刀医生的右侧,一助、二助、器械护士 2 位于主刀医生的对侧。

布局 2:以新生儿台为中心,麻醉机、吸引器 3、电外科设备位于新生儿台头侧,温毯仪 2 位于新生儿台尾侧。

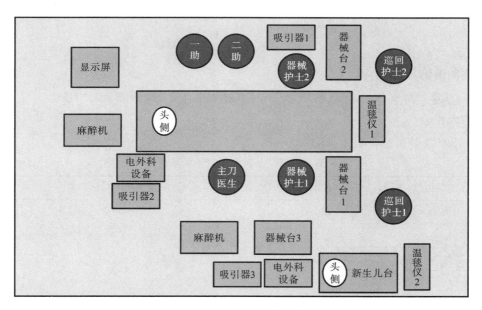

图 19-2-5　手术间布局

3. 物品准备

(1) 器械准备:

剖宫产器械包 1 个、新生儿器械包 1 个。

(2) 敷料准备:

大腹包 1 个、基础包 1 个、中单包 1 个、手术衣 6 件、治疗碗 6 个。

（3）用物准备：

11 号刀片 1 个、22 号刀片 2 个、12 枚针 1 套、1-0 慕丝线、3-0 慕丝线、1-0 可吸收缝线、2-0 可吸收缝线、4-0 可吸收缝线、一次性手控电刀笔 1 个、针式电刀头 1 个、1 ml 一次性使用注射器 3 个、5 ml 与 10 ml 一次性使用注射器各 1 个、一次性使用吸引管 3 根、一次性使用吸引头 2 个、45 cm×45 cm 一次性使用手术膜 3 个、24G 一次性使用留置针 1 个、输血器 2 个、灭菌新生儿喉镜 1 个、灭菌监护电极片 1 包、灭菌监护导线 1 套、无菌血氧饱和度探头 1 个、气管导管 COOK 宫腔球囊 1 个、保温帽 1 个、9 cm×20 cm 敷贴 1 个。

（4）药品准备：

37 ℃复方氯化钠注射液 500 ml、37 ℃生理氯化钠溶液 500 ml、灭菌石蜡油 1 支、阿托西班注射液（0.9 ml：6.75 mg/瓶）、卡前列素氨丁三醇注射液（1 ml：250 μg/支）、缩宫素注射液（1 ml：100 μg/支）、1％活力碘。

（5）仪器设备准备：

电外科设备 2 台、吸引器 3 台、温毯仪 2 台、新生儿辐射台 1 台。

4. 麻醉与体位

（1）麻醉方式：

全身麻醉。

（2）体位：

平卧位。

5. 皮肤消毒范围

1％活力碘消毒皮肤，上至乳房下缘，下至大腿中上 1/3 处，两侧至腋中线。

6. 手术配合

子宫外产时手术配合如表 19-2-5 所示。

表 19-2-5　子宫外产时手术配合

手术步骤	手术配合
1. 清点用物	同尿道下裂术
2. 消毒、铺单	
3. 连接管线	
4. Time Out	
5. 作下腹部横切口	核对无误后，器械护士将 22 号手术刀置于弯盘内，递给主刀医生
6. 游离腹直肌前鞘，扩大筋膜切口，显露前鞘	递 22 号手术刀、组织钳 3 把、弯组织剪
7. 切开腹膜，探查腹腔	递弯血管钳 2 把、22 号手术刀、方钩 2 把、S 状拉钩 1 把、长无损伤镊
8. 于子宫下段作 2～3 cm 横行切口，刺破胎膜，胎头娩出，及时清理胎儿呼吸道	递 22 号手术刀、弯血管钳

续表

手 术 步 骤	手 术 配 合
9. 宫腔灌注	递宫腔灌注管协助手术医生将管道放入宫腔
10. 行胎儿气管插管	麻醉医生行胎儿气管插管
11. 建立胎儿静脉通道	递保温帽、24G 一次性使用留置针,器械护士为胎儿佩戴保温帽并在上肢建立静脉通道,协助粘贴监护电极并连接导线
12. 于胎儿腹部作横切口,暴露手术野	递 22 号手术刀、小甲状腺拉钩
13. 还原疝内容物,修补胎儿膈肌	递 8×20 圆针 1-0 慕丝线修补胎儿膈肌,巡回护士与器械护士共同完成关腔前用物清点
14. 缝合胎儿腹部切口	
① 缝合腹膜及肌层,皮下组织	递 8×20 圆针 1-0 慕丝线间断缝合,巡回护士与器械护士共同完成关腔后用物清点
② 缝合皮下组织及皮肤	递 8×20 三角针 3-0 慕丝线,巡回护士与器械护士共同完成关腔后用物清点
15. 停止宫腔灌注液,断脐,将新生儿转运至新生儿操作台,准备转运	递弯血管钳、组织剪,器械护士第四次清点物品数目及完整性
16. 缝合子宫切口	
① 缝合子宫肌层和浆膜层	递长无损伤镊、弯血管钳、1-0 可吸收缝线连续缝合,巡回护士与器械护士共同完成关腔前用物清点
② 探查子宫及双附件	递长无损伤镊、方头拉钩
17. 清理腹腔,缝合切口	
① 缝合腹膜及肌层	递短有齿镊、2-0 可吸收缝线间断缝合,巡回护士与器械护士共同完成关腔前用物清点
② 缝合皮下组织	递短有齿镊、2-0 可吸收缝线间断缝合,巡回护士与器械护士共同完成关腔后用物清点
③ 缝合皮肤	递短有齿镊、4-0 可吸收缝线皮内缝合
18. 覆盖切口	递组织钳夹持活力碘纱布消毒皮肤,递 9 cm×20 cm 敷贴覆盖切口

7. 巡回护士手术配合要点

(1) 手术前严格执行病人安全核查,包括病人的基本信息、手术方式、麻醉方式、术中特殊用物及药品等。

(2) 术前完善仪器设备检查及准备,正确使用电外科设备,妥善安置电外科设备回路负极板,预防电灼伤的发生。

(3) 环境温度控制:独立空调系统、层流净化手术间;术前 1 h 开始维持手术间温度在 24~26 ℃;限制外来人员参观及人员走动;必要时使用取暖器。

(4) 术中注意局部保暖减少暴露,新生儿头部戴保温帽,尽可能保持新生儿皮肤干燥;新生儿手术备用区(新生儿复苏台)持续供热,维持新生儿复苏台的温度在 32~34 ℃。

(5) 输注液体加温:术中输液需加温至 37 ℃,术中宫腔灌注液(林格氏液)温度维持 37 ℃。

(6) 新生儿转运温箱温度一般设置为 32 ℃。

(7) 保持输液通道标识正确、清晰、醒目。

(8) 新生儿静脉通路使用精密输液泵,严格控制输液量;保证宫腔灌注通道持续性。

8. 器械护士手术配合要点

(1) 器械护士术前熟悉手术方法、步骤,提前准备手术所需用物及器械。

(2) 严格执行手术隔离技术,胎儿手术器械和母体手术器械分开使用和放置。

(3) 密切关注手术进展,迅速建立胎儿静脉通道,精准传递手术器械,缩短胎儿手术时间。

参 考 文 献

[1] 冯杰雄,郑珊. 小儿外科学[M]. 2 版. 北京:人民卫生出版社,2014.

[2] 周学锋,张文,袁继炎,等. 改良 Snodgrass 手术治疗小儿尿道下裂[J]. 中华小儿外科杂志,2005,26(10):511-513.

[3] 郑妍,赵琦. TIP 与 Onlay-tube-onlay 术治疗小儿尿道下裂的效果对比研究[J]. 国际泌尿系统杂志,2018,38(2):234-237.

[4] 中华医学会小儿外科学分会内镜外科学组. 腹腔镜肾盂输尿管连接部梗阻手术操作指南(2017 版)[J]. 微创泌尿外科杂志,2017,6(3):129-135.

[5] 李凯,卢光军,李爱武,等. 经腹腔镜 Anderson-Hynes 术不同操作通道在婴幼儿 UPJO 治疗中的对比研究[J]. 中华小儿外科杂志,2021,42(9):788-793.

[6] 中华医学会小儿外科学分会肝胆外科学组. 胆道闭锁 Kasai 术后胆管炎诊疗专家共识(2022 版)[J]. 中华小儿外科杂志,2022,43(09):769-774.

[7] 中华医学会小儿外科学分会肝胆外科学组,中国医师协会器官移植医师分会儿童器官移植学组. 胆道闭锁诊断及治疗指南(2018 版). 中华小儿外科杂志,2019,40(5):7.

[8] 陈永卫,侯大为,张钦明,等. 腹腔镜在新生儿及小婴儿巨结肠根治术中的应用[J]. 中华小儿外科杂志,2001,22(3):133-135.

[9] 唐小捷,吴杨,向波. 腹腔镜辅助下改良 Soave 短肌鞘术式治疗儿童常见型先天性巨结肠症的临床研究[J]. 中华小儿外科杂志,2018,39(6):419-422.

[10] 李秋玲,张志涛,刘彩霞. 产房外科手术和产时子宫外处理在治疗出生缺陷儿中的应用[J]. 中华妇产科杂志,2009,44(4):285-287.

[11] 翟春雨,冯杰雄. 产时外科诊治新进展及展望[J/CD]. 中华妇幼临床医学杂志(电子版),2017,13(1):1-9.

(陈红,吴祖璇,熊锦,刘兴艳,严瑾)

第 20 章　妇产科手术护理配合

第一节　妇产科常见手术体位的安置方法

一、截石位

1. 适应证

截石位适用于妇产科腹腔镜手术、宫腔镜手术、会阴部手术、盆底手术及腹会阴联合手术等。

2. 体位用物

截石位腿架 2 个、头垫 1 个、下肢约束带 2 根。

3. 安置方法

截石位如图 20-1-1 所示。

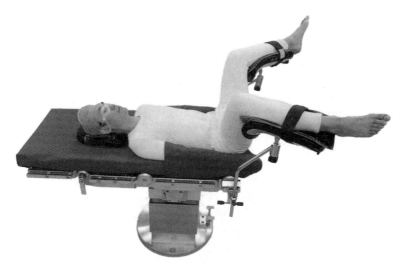

图 20-1-1　截石位

(1) 病人取仰卧位,骶尾部超出背板约 5 cm。

(2) 靠近髋关节平面放置截石位腿架,根据病人下肢长度和手术要求调整截石位腿架高度。

(3) 双下肢屈曲外展,放置于截石位腿架上,约束带固定。

(4) 双下肢外展不超过 120°,大腿前屈的角度根据手术需要酌情调整。

（5）双上肢掌心朝向身体两侧，肘部微屈用布单固定。

（6）术中需调节头低脚高位时可使用肩托，防止病人向头侧移动。

4. 注意事项

（1）麻醉前安置体位，确保病人肢体处于功能位。

（2）腿架托住小腿及膝部，防止损伤腘窝血管、神经及腓肠肌。

（3）术中防止重力压迫膝部，避免肢体及关节受损。

（4）术中调节体位前与手术医生和麻醉医生及时沟通，关注病人生命体征的变化。

（5）术后复位时，双下肢应单独、缓慢放下，并通知麻醉医生，防止因回心血量减少，引起低血压。

（6）妇产科腹腔镜手术需调节头低脚高位，行全身麻醉后，覆盖双眼，予以保护，预防眼睑损伤。

二、大字位

1. 适应证

大字位适用于有大出血风险的剖宫产手术，如前置胎盘。此体位在剖宫产手术时便于观察子宫出血情况，并利于一次性宫腔压迫止血球囊的置入。

2. 体位用物

托手板及可调节托手架 2 个、上肢约束带 2 根，下肢约束带 4 根。

3. 安置方法

大字位如图 20-1-2 所示。

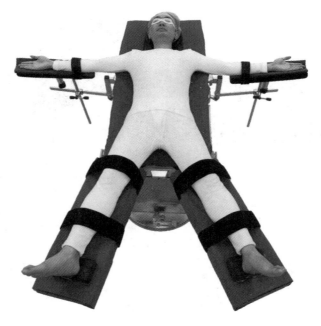

图 20-1-2　大字位

（1）病人取仰卧位,骶尾部平手术床背板下缘。

（2）双上肢分别放置于托手板上,远端关节略高于近端关节,有利于上肢肌肉韧带放松和静脉回流,肩关节外展不超过 90°,以免损伤臂丛神经。

（3）调节腿板,使双下肢分开约 30°,足下垫足跟垫,约束带固定双下肢,以能容纳一指为宜,防止腓总神经损伤。

4. 注意事项

（1）产科大字位双下肢分开以 30°左右为宜,便于术中观察子宫出血情况。

（2）病人约束不宜过紧,预防骨筋膜室综合征。

（3）调节曲线仰卧位,使病人舒适,降低术中获得性压力性损伤发生风险。

第二节　妇产科手术配合

一、腹腔镜辅助下乙状结肠代阴道术

先天性无阴道（Mayer-Rokitansky-Küster-Hauser,MRKH）综合征为女性胚胎期苗勒氏管发育异常所致的一系列临床体征,发生率为 1/5000～1/4000。临床表现为外阴发育正常,阴道缩短为一凹窝,始基子宫或痕迹子宫,双侧输卵管、卵巢多发育正常,有正常女性第二性征,MRKH 综合征以手术治疗为主,多采用阴道成形术。根据人工阴道覆盖物的不同,手术可分为腹膜法、羊膜法、肠代法、皮瓣法、黏膜法及生物补片法等。但多存在移植物易坏死、需长期放置模具等缺点,随着腹腔镜技术的发展,腹腔镜下施行乙状结肠代阴道成形术技术成熟,具有切口隐蔽、创伤轻、对腹腔内环境干扰小、胃肠功能恢复早、减少肠粘连等优点,易被病人接受。

1. 适应证

（1）先天性无阴道、先天性阴道闭锁者。

（2）阴道癌根治术后的放射性阴道瘢痕挛缩、膀胱阴道瘘、直肠阴道瘘及做过人工阴道成形术但是失败或手术时损伤膀胱直肠者。

2. 手术间布局

腹腔镜辅助下乙状结肠代阴道术手术间布局如图 20-2-1 所示。以手术床为中心,超声刀、吸引器、电外科设备位于手术床右侧,麻醉机位于手术床头侧,显示屏位于手术床尾侧。主刀医生位于病人左侧,扶镜手位于病人头侧,一助位于主刀医生对侧,二助位于病人双下肢之间,器械护士位于主刀医生左侧。

3. 物品准备

（1）器械准备:

胃肠器械包 1 个、乙状结肠代阴道补充器械包 1 个、妇科腔镜器械包 1 个。

（2）敷料准备:

小腹包 1 个、中单包 2 个、手术衣 6 件、治疗碗 6 个。

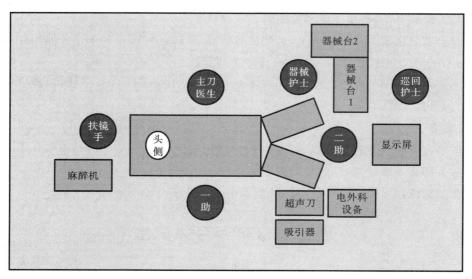

图 20-2-1　手术间布局图

（3）用物准备：

11 号刀片 1 个、15 枚针 1 套、1-0 慕丝线、2-0 慕丝线、3-0 慕丝线、2-0 可吸收缝线、2-0 血管缝合线、一次性手控电刀笔 1 个、一次性使用吸引管 2 根、10 ml 与 50 ml 一次性使用注射器各 1 个、F14 一次性使用导尿管 1 根、引流袋 1 个、显影小纱布 5 片、显影纱条 1 根、45 cm×45 cm 一次性使用无菌手术膜 1 个、F28 引流管 1 根、9 cm×7 cm 敷贴 5 个、凡士林纱布 1 块、碘仿纱条 1 根。

（4）药品准备：

37 ℃复方氯化钠注射液 500 ml、37 ℃生理氯化钠溶液 500 ml、1％活力碘。

（5）仪器设备准备：

电外科设备 1 台、负压吸引器 2 台、超声刀 1 台、腹腔镜设备 1 套（高清显示器、冷光源、高清摄像头控制器、气腹机）、30°视觉镜头 1 个、气腹管 1 根、光源线 1 根、超声刀手柄线 1 根、单极电凝线 1 根。

4. 麻醉与体位

（1）麻醉方式：

全身麻醉。

（2）体位：

截石位。

5. 皮肤消毒范围

1％活力碘消毒皮肤，上至乳房下缘，下至耻骨联合、肛门周围及臀、大腿上 1/3 内侧，肛门内应用 0.5％活力碘消毒，两侧过腋中线。

6. 手术配合

腹腔镜辅助下乙状结肠代阴道术手术配合如表 20-2-1 所示。

表 20-2-1　腹腔镜辅助下乙状结肠代阴道术手术配合

手　术　步　骤	手　术　配　合
1. 清点用物	器械护士提前 15 min 洗手,整理器械台及相关用物,与巡回护士共同进行术前清点,巡回护士及时准确记录
2. 消毒、铺巾	递海绵钳夹持活力碘纱布依次消毒皮肤 3 遍,常规铺巾
3. 连接管线	器械护士按规范固定一次性使用吸引管、气腹管、光源线、腹腔镜镜头、腔镜双极电凝线、超声刀连接线等管线,巡回护士依次连接各管线,并设置参数
4. Time Out	切皮前,手术医生、麻醉医生、手术室护士三方核查
5. 留置导尿	递 F14 一次性使用导尿管连接引流袋留置导尿
6. 建立气腹,置入 Trocar	器械护士将 11 号手术刀置于弯盘内,递给主刀医生
① 在脐上两横指处做弧形切口,建立气腹	递布巾钳两把、气腹针
② 置入 Trocar,探查腹腔	递 10 mm Trocar 1 个、腹腔镜镜头
③ 于左、右下腹麦氏点、腹直肌外缘腋前线分别置入 Trocar,作为胃肠操作孔	递 10 mm Trocar 1 个、5 mm Trocar 3 个
7. 游离肠管	递超声刀及腔镜血管钳游离并切取约 15 cm 保留血管瓣的乙状结肠
8. 肠管断端吻合	递腔镜直线切割缝合器和管状吻合器将乙状结肠断端行端端吻合
9. 人工阴道成形	
① 游离肠道	递 11 号刀片、组织钳、血管钳、一次性手控电刀笔,切开直肠子宫窝腹膜,将游离的乙状结肠远心端从盆腔转移至阴道口切缘
② 形成人工阴道	递 2-0 可吸收缝线将肠段远心端与阴道口切缘对齐后行间断缝合,形成人工阴道
③ 消毒	递 0.5% 活力碘消毒人工阴道
④ 置入模具	递大小适宜的模具置入人工阴道内用于支撑,递 1-0 慕丝线固定,肠壁四周压力适中均匀,使肠管与穴壁紧贴便于愈合
10. 固定游离的乙状结肠	递 2-0 血管缝合线将游离肠端与肠系膜固定于骶骨岬
11. 缝合切口	
① 冲洗腹腔	递腔镜吸引器、37 ℃生理氯化钠溶液冲洗腹腔,递止血药物冲洗创面,止血材料覆盖创面
② 于切口处放置引流管	递 F28 引流管,递长弯血管钳协助置管,巡回护士与器械护士共同完成关腔前用物清点
③ 缝合腹膜及肌层	递短无齿镊、13×24 圆针 1-0 慕丝线间断缝合
④ 缝合皮下组织	递短有齿镊、9×24 三角针 3-0 慕丝线间断缝合,巡回护士与器械护士共同完成关腔后用物清点

手 术 步 骤	手 术 配 合
⑤ 缝合皮肤	递短有齿镊、9×24 三角针 3-0 慕丝线间断缝合,第四次清点物品数目及完整性
12. 覆盖切口	递组织钳夹持活力碘纱布消毒皮肤,递 7 cm×9 cm 敷贴覆盖切口

7. 巡回护士手术配合要点

（1）手术前严格执行病人安全核查,包括病人的基本信息、手术方式、麻醉方式、术中特殊用物及药品等。

（2）术前完善仪器设备检查及准备,正确使用电外科设备,妥善安置电外科设备回路负极板,预防电灼伤的发生。

（3）术中根据病人需要采取综合保温措施,预防低体温的发生。

（4）手术结束后,妥善固定病人静脉通路及其他管路,确保管路通畅,保证病人安全转运。

8. 器械护士手术配合要点

（1）器械护士术前熟悉手术方法、步骤,提前准备手术所需用物及器械。

（2）严格落实手术隔离技术,腹部手术与会阴部手术器械分区放置。

（3）此手术涉及腹腔、盆腔及会阴部操作,器械护士需时刻关注手术进展,与巡回护士及时清点手术用物。

二、阴式子宫切除术

阴式子宫切除术,即从阴道切除子宫。术后腹部没有任何伤口,对胃肠道的影响小,病人术后恢复快,疼痛轻。

1. 适应证

（1）子宫脱垂。

（2）子宫良性肿瘤。

（3）部分子宫腺肌症和子宫内膜增生性疾病。

2. 手术间布局

阴式子宫切除术手术间布局如图 20-2-2 所示。以手术床为中心,电外科设备、吸引器位于手术床右侧,麻醉机位于手术床头侧。主刀医生与一助位于病人双下肢之间,二助位于病人左侧,器械护士位于主刀医生右侧。

3. 物品准备

（1）器械准备:

阴式全宫器械包 1 个。

（2）敷料准备:

小腹包 1 个、中单包 2 个、手术衣 6 件、治疗碗 6 个。

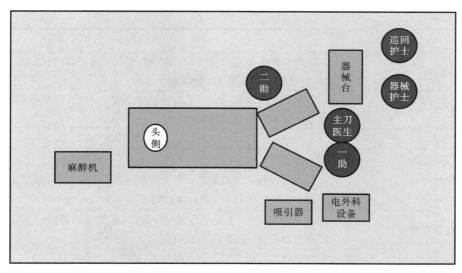

图 20-2-2　手术间布局图

（3）用物准备：

15 号刀片 1 个、15 枚针 1 套、1-0 慕丝线、2-0 慕丝线、3-0 慕丝线、1-0 可吸收缝线、2-0 可吸收缝线、一次性手控电刀笔 1 个、一次性使用吸引管 1 根、10 ml 一次性使用注射器 1 个、F14 一次性使用导尿管 1 根、引流袋 1 个、凡士林纱布 1 块、碘仿纱条 1 根、45 cm×45 cm 一次性使用无菌手术膜 1 个、显影小纱布 5 片。

（4）药品准备：

37 ℃复方氯化钠注射液 500 ml、37 ℃ 0.9％氯化钠注射液 500 ml、1％活力碘。

（5）仪器设备准备：

电外科设备 1 台、负压吸引器 2 台。

4. 麻醉与体位

（1）麻醉方式：

全身麻醉。

（2）体位：

截石位。

5. 皮肤消毒范围

1％活力碘消毒皮肤，上至耻骨联合，下至臀部，两侧至大腿内侧上 1/3 处。

6. 手术配合

阴式子宫切除术手术配合如表 20-2-2 所示。

表 20-2-2　阴式子宫切除术手术配合

手 术 步 骤	手 术 配 合
1. 清点用物	器械护士提前 15 min 洗手，整理器械台及相关用物，与巡回护士共同进行术前清点，巡回护士及时准确记录

手 术 步 骤	手 术 配 合
2. 消毒、铺巾	递海绵钳夹持活力碘纱布依次消毒皮肤 3 遍,常规铺巾,递 45 cm×45 cm 一次性使用无菌手术膜覆盖手术野
3. 连接管线	器械护士按规范固定一次性手控电刀笔、一次性使用吸引管,巡回护士依次连接各管线,设置参数
4. Time Out	切皮前,手术医生、麻醉医生、手术室护士三方核查
5. 确定切口位置 ① 排空膀胱 ② 暴露手术野	 递金属导尿管探测膀胱底部并导出尿液 递 9×24 三角针 3-0 慕丝线固定小阴唇于大阴唇外侧皮肤上
6. 暴露宫颈后壁	器械护士将 15 号手术刀置于弯盘内,递给主刀医生由宫颈侧方切开阴道后壁黏膜,暴露子宫直肠窝
7. 离断宫骶韧带	递中弯血管钳钳夹一侧宫骶韧带,递弯组织剪离断,递 11×17 圆针1-0 慕丝线缝扎(同法处理对侧)
8. 离断主韧带	递中弯血管钳钳夹主韧带,递弯组织剪离断,递 11×17 圆针 1-0 慕丝线缝扎,保留残端缝线(同法处理对侧)
9. 显露膀胱腹膜反折 ① 打开反折 ② 标记	 递弯组织剪,分离子宫膀胱腹膜反折及子宫直肠腹膜反折 递中弯血管钳提起腹膜,于腹膜前后缘中点及两侧角用 8×20 圆针2-0 慕丝线做标记
10. 处理阔韧带、圆韧带及卵巢固有韧带 ① 离断阔韧带 ② 缝合 ③ 离断圆韧带与卵巢固有韧带 ④ 子宫切除	 递中弯血管钳 2 把钳夹阔韧带,递组织剪离断 递 11×17 针 1-0 慕丝线缝扎,保留外侧缝线 同法离断圆韧带和卵巢固有韧带 递 11×17 圆针 1-0 慕丝线缝扎,切除子宫,妥善安置标本,巡回护士与器械护士共同完成关腔前用物清点
11. 缝合盆底腹膜、重建盆底支柱 ① 缝合腹膜切口 ② 处理韧带残端 ③ 重建盆底支柱	 递长有齿镊、8×20 圆针 2-0 慕丝线缝合腹膜切口两侧 递 8×20 圆针 2-0 慕丝线连续缝合前后反折腹膜,使各韧带残端留置于腹膜外 递 2-0 可吸收缝线分别缝合两侧圆韧带、输卵管、卵巢韧带及子宫骶骨韧带,以重建盆底支柱
12. 缝合阴道前后壁	递 1-0 可吸收缝线缝合阴道残端,巡回护士与器械护士共同完成关腔后用物清点
13. 留置导尿	递 F14 一次性使用导尿管连接引流袋留置导尿,第四次清点物品数目及完整性
14. 填塞阴道	递凡士林纱布、碘仿纱布填塞阴道

7. 巡回护士手术配合要点

（1）术前严格执行病人安全核查，包括病人的基本信息、手术方式、麻醉方式、术中特殊用物及药品等。

（2）术前完善仪器设备检查及准备，正确使用电外科设备，妥善安置电外科设备回路负极板，预防电灼伤的发生。

（3）术中根据病人需要采取综合保温措施，预防低体温的发生。

（4）合理安置体位，充分暴露手术野。

（5）准确记录阴道填塞内容物种类及数量，与手术医生核对并签字。

（6）手术结束后，妥善固定病人静脉通路及其他管路，确保管路通畅，保证病人安全转运。

8. 器械护士手术配合要点

（1）器械护士术前熟悉手术方法、步骤，提前准备手术所需用物及器械。

（2）严格落实无菌技术操作原则。

三、全盆底重建术

女性盆底功能障碍（Female Pelvic Floor Dysfunction，FPFD）是指各种原因引起盆底支持薄弱，导致盆腔脏器移位、功能异常的一类疾病，主要表现为压力性尿失禁、盆腔器官脱垂、大便失禁等。

盆底重建手术是一种盲法穿刺的微创手术，其包括前盆腔重建术、中盆腔重建术和后盆腔重建术，可对全盆腔进行修复。它将一种特殊定制的网片系统植入盆底，从而达到结构与功能的重建。该手术具有安全、有效、省时、微创等特点，几乎适用于所有盆底功能障碍的病人。

1. 适应证

（1）因盆底支撑结构发生损伤或者功能障碍导致子宫、膀胱、直肠等盆腔脏器及阴道壁、阴道顶端等不能维持在正常位置，进而沿着阴道下降的情况，包括子宫脱垂、阴道前后壁脱垂等。

（2）因盆腔器官脱垂进行过手术治疗又复发者。

2. 手术间布局

全盆底重建术手术间布局如图 20-2-3 所示。以手术床为中心，电外科设备、吸引器位于手术床右侧，麻醉机位于手术床头侧。主刀医生与一助位于病人双下肢之间，二助位于病人左侧，器械护士位于主刀医生的右侧。

3. 物品准备

（1）器械准备：

阴式全宫器械包 1 个、盆底重建 4 件器械包 1 个。

（2）敷料准备：

小腹包 1 个、中单包 2 个、手术衣 6 件、治疗碗 6 个。

（3）用物准备：

11 号刀片 1 个、22 号刀片 1 个、15 枚针 1 套、1-0 慕丝线、2-0 慕丝线、3-0 慕丝线、2-0 可吸

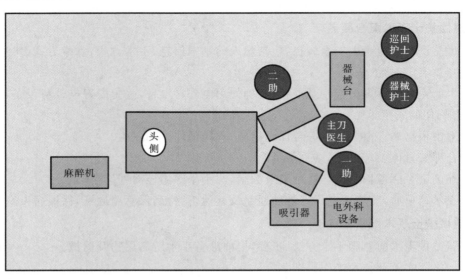

图 20-2-3　手术间布局图

收缝线、一次性手控电刀笔 1 个、一次性使用吸引管 1 根、10 ml 一次性使用注射器 2 个、F14 一次性使用导尿管 1 根、引流袋 1 个、凡士林纱布 1 块、碘仿纱条 1 根、45 cm×45 cm 一次性使用无菌手术膜 1 个、显影小纱布 5 片。

（4）药品准备：

37 ℃复方氯化钠注射液 500 ml、37 ℃ 0.9%氯化钠注射液 500 ml、1%活力碘。

（5）仪器设备准备：

电外科设备 1 台、负压吸引器 2 台。

4. 麻醉与体位

（1）麻醉方式：

全身麻醉。

（2）体位：

截石位。

5. 皮肤消毒范围

1%活力碘消毒皮肤，上至耻骨联合，下至臀部，两侧至大腿内侧上 1/3 处。

6. 手术配合

全盆底重建术手术配合如表 20-2-3 所示。

表 20-2-3　全盆底重建术手术配合

手 术 步 骤	手 术 配 合
1. 清点用物	同阴式子宫切除术
2. 消毒、铺巾	
3. 连接管线	
4. Time Out	

续表

手 术 步 骤	手 术 配 合
5. 暴露宫颈	核对无误后,器械护士递组织钳 2 把,分别钳夹宫颈 6 点、12 点位置,递 0.5%活力碘小纱布再次消毒宫颈
6. 分离膀胱阴道间隙和直肠阴道间隙	
① 阴道前壁组织浸润	递 10 ml 一次性使用注射器在阴道前壁注入 37 ℃ 0.9%氯化钠注射液
② 分离膀胱阴道间隙	递 22 号手术刀切开阴道前壁,递 0.9%氯化钠注射液小纱布钝性分离至闭孔两侧、坐骨棘水平
③ 分离直肠阴道间隙	递 10 ml 一次性使用注射器在阴道后壁注入 37 ℃ 0.9%氯化钠注射液,递弯组织剪锐性分离阴道直肠间隙至暴露黄色脂肪,再钝性分离阴道直肠间隙,扪及坐骨棘
7. 皮肤穿刺点定位	递 11 号手术刀在相应皮肤穿刺点作 0.5 cm 皮肤切口
① 前盆穿刺点	前部切口分别位于平尿道水平,双侧耻骨下支的外侧 0.5 cm 处;后部切口分别位于前部穿刺点外
② 后盆穿刺点	切口位于肛门外缘 3 cm、外后 3 cm 处,外后下 2 cm 处
8. 放置网片,调整并固定	
① 修剪补片	递手术剪、钢尺,协助医生根据病人情况适当修剪补片大小
② 放置网片	递弧形穿刺针引出 6 根吊带,前盆网片无张力平铺于膀胱前方,后盆网片平铺于直肠前
③ 固定网片上下缘	递 13×24 圆针 1-0 慕丝线将网片下缘分别缝于两侧主韧带附着处的宫颈环处,网片的上缘荷包缝合于膀胱筋膜上,递 6×17 圆针 3-0 慕丝线将网片荷包缝合于直肠筋膜上。巡回护士与器械护士共同完成关腔前用物清点
④ 修补阴道前壁	递组织剪将两侧阴道壁切缘稍做修剪,递 2-0 可吸收缝线将两侧阴道壁切口缝合
⑤ 修补阴道后壁	递 13×24 圆针 1-0 慕丝线缝合肛提肌,切除部分阴道黏膜,递 2-0 可吸收缝线缝合阴道后壁切口,巡回护士与器械护士共同完成关腔后用物清点
9. 缝合皮肤切口	递 9×24 三角针 3-0 慕丝线缝合穿刺点皮肤切口,递 9 cm×7 cm 敷贴 2 个覆盖切口,第四次清点物品数目及完整性
10. 留置导尿	递 F14 一次性使用导尿管连接引流袋留置导尿
11. 填塞阴道	递凡士林纱布、碘仿纱布填塞阴道

7. 巡回护士手术配合要点

（1）手术前严格执行病人安全核查,包括病人的基本信息、手术方式、麻醉方式、术中特殊用物及药品等。

（2）术前完善仪器设备检查及准备,正确使用电外科设备,妥善安置电外科设备回路负极板,预防电灼伤的发生。

（3）术中根据病人需要采取综合保温措施，预防低体温的发生。

（4）术中遵医嘱用药，及时与麻醉医生沟通，关注病人生命体征变化。

（5）准确记录阴道填塞内容物种类及数量，与手术医生核对并签字。

（6）手术结束后，妥善固定病人静脉通路及其他管路，确保管路通畅，保证病人安全转运。

8. 器械护士手术配合要点

（1）器械护士术前熟悉手术方法、步骤，提前准备手术所需用物及器械。

（2）严格落实无菌操作原则。

四、腹腔镜下宫颈癌根治术

宫颈癌又称子宫颈癌，阴道顶端穹窿将子宫颈分为宫颈阴道部和宫颈阴道上部，发生在宫颈阴道部的宫颈癌以鳞癌为主，发生在宫颈阴道上部的宫颈癌以腺癌为主。宫颈感染 HPV 病毒后出现子宫颈癌临床表现，早期宫颈癌可能没有症状，部分人可能会出现接触性出血。晚期会出现宫颈流血、流液、异味、坠胀等表现。宫颈癌根据非典型增生、原位癌、镜下早期浸润癌、浸润癌等不同病理分型有不同处理方法。临床常用手术治疗方法有广泛性子宫切除术和盆腔淋巴结清扫术，即腹腔镜下宫颈癌根治术，其切除范围包括子宫、宫颈、部分阴道、阴道旁周围的韧带和组织以及盆腔淋巴结。根据年龄和分期以及组织病理类型切除或保留卵巢和输卵管。

1. 适应证

（1）I_{B1}—II_{A2}期子宫颈癌。

（2）II 期子宫内膜癌。

2. 手术布间局

腹腔镜下宫颈癌根治术手术间布局如图 20-2-4 所示。以手术床为中心，超声刀、电外科设备、吸引器位于手术床右侧，麻醉机位于手术床头侧，显示屏位于手术床尾侧。主刀医生位于病人左侧，扶镜手位于手术床头侧，一助位于主刀医生对侧，器械护士位于主刀医生左侧，二助位于病人双下肢之间。

3. 物品准备

（1）器械准备：

宫腹腔镜器械包 1 个、妇科肿瘤腹腔镜器械包 1 个。

（2）敷料准备：

小腹包 1 个、中单包 2 个、手术衣 6 件、治疗碗 3 个。

（3）用物准备：

11 号刀片 1 个、10 ml 一次性使用注射器 1 个、一次性使用吸引管 3 根、F14 一次性使用导尿管 1 根、引流袋 1 个、1-0 可吸收缝线、2-0 可吸收缝线、显影小纱布 5 片、F28 引流管 1 根，9 cm×7 cm 敷贴 5 个、5 mm Trocar 3 个、10 mm Trocar 2 个、长柄超声刀刀头 1 个、百克钳 1 把。

（4）药品准备：

37 ℃复方氯化钠注射液 500 ml、37 ℃ 0.9％氯化钠注射液 500 ml、1％活力碘。

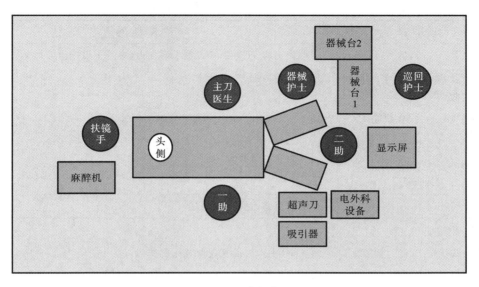

图 20-2-4　手术间布局图

（5）仪器设备准备：

电外科设备 1 台、负压吸引器 2 台、超声刀 1 台、腹腔镜设备 1 套（高清显示器、冷光源、高清摄像头控制器、气腹机）、30°视觉镜头 1 个、气腹管 1 根、光源线 1 根、超声刀手柄线 1 根。

4. 麻醉与体位

（1）麻醉方式：

全身麻醉。

（2）体位：

截石位。

5. 皮肤消毒范围

1‰活力碘消毒皮肤，上至乳房下缘，下至大腿中上 1/3 处，两侧达腋中线。

6. 手术配合

腹腔镜下宫颈癌根治术手术配合如表 20-2-4 所示。

表 20-2-4　腹腔镜下宫颈癌根治术手术配合

手术步骤	手术配合
1. 清点用物	同腹腔镜辅助下乙状结肠代阴道术
2. 消毒、铺巾	
3. 连接管路	
4. Time Out	
5. 留置导尿	

手 术 步 骤	手 术 配 合
6. 建立人工气腹，置入 Trocar	器械护士将 11 号手术刀置于弯盘内，递给主刀医生
① 在脐上两横指处作弧形切口，建立气腹	递布巾钳两把、气腹针
② 置入 Trocar，探查腹腔	递 10 mm Trocar 1 个、腹腔镜镜头
③ 于左下腹麦氏点、右下腹麦氏点、耻骨上二横指正中分别置入 Trocar，作为操作孔	递 11 号手术刀、12 mm Trocar 1 个、5 mm Trocar 2 个
7. 腹腔探查	递腔镜血管钳探查腹腔
8. 置入举宫器	
① 作皮肤切口	递 11 号手术刀沿宫底位置作皮肤切口
② 置入举宫器	递弯血管钳扩开切口，置入举宫器
③ 固定举宫器	递 1-0 可吸收缝线、腔镜持针器及腔镜血管钳固定子宫及举宫器
9. 游离双侧附件	递超声刀和百克钳，离断卵巢动静脉，游离双侧附件，显露输尿管
10. 清扫淋巴结	
① 腹主动脉旁淋巴结清扫	递超声刀、百克钳、腔镜血管钳沿腹主动脉清扫双侧腹主动脉旁淋巴结。递一次性使用取物袋，取出淋巴结，标本分类放置，妥善保管
② 盆腔淋巴结清扫	递无损伤抓钳提起一侧髂外动脉和输尿管，递超声刀沿血管鞘清扫盆腔淋巴结，同法处理对侧。递一次性使用取物袋，取出淋巴结，标本分类放置，妥善保管
11. 切除子宫	
① 游离子宫	递超声刀离断子宫圆韧带，打开子宫阔韧带前后叶及膀胱腹膜反折处，显露膀胱宫颈韧带，处理子宫动脉，游离输尿管，离断子宫骶韧带及宫旁组织
② 置入环扎带	递腔镜分离钳、腔镜抓钳，置入环扎带
③ 切除子宫	递电凝钩切开阴道前壁，沿阴道壁环形切除子宫并从阴道取出
12. 缝合残端	递 1-0 可吸收缝线缝合残端，重建盆底，巡回护士与器械护士共同完成关闭腔隙后的用物清点
13. 冲洗腹腔	递腔镜吸引器冲洗腹腔，递止血药物冲洗创面，止血材料覆盖创面
14. 于操作孔置入引流管	递 F28 引流管，协助置管，递短有齿镊、2-0 可吸收缝线固定引流管，巡回护士与器械护士共同完成关腔前用物清点
15. 缝合切口	同腹腔镜辅助下乙状结肠代阴道术
16. 覆盖切口	

7．巡回护士手术配合要点

（1）手术前严格执行病人安全核查,包括病人的基本信息、手术方式、麻醉方式、术中特殊用物及药品等。

（2）术前完善仪器设备检查及准备,正确使用电外科设备,妥善安置电外科设备回路负极板,预防电灼伤的发生。

（3）术中根据病人需要采取综合保温措施,预防低体温的发生。

（4）进行体位安置时需妥善约束,术中调节体位前需告知麻醉医生及手术医生,同时关注病人的生命体征及气道压,缓慢调节。

（5）关注手术进展,清扫腹主动脉旁淋巴结时,备好血管缝合线。

（6）手术结束后,妥善固定病人静脉通路及其他管路,确保管路通畅,保证病人安全转运。

8．器械护士手术配合要点

（1）器械护士术前熟悉手术方法、步骤,提前准备手术所需用物及器械。

（2）严格落实手术隔离技术,腹部手术与会阴部手术器械分开放置。

五、经腹卵巢癌根治术

卵巢癌恶性程度高,是女性生殖器官常见的恶性肿瘤之一。在我国,卵巢癌年发病率居女性生殖系统肿瘤第 3 位,位于子宫颈癌和子宫体恶性肿瘤之后,其中最常见的是卵巢上皮性癌,约占 85%,其次是恶性生殖细胞肿瘤和性索间质肿瘤,各约占 10% 和 5%。由于卵巢癌起病隐匿,一经发现,多处于中晚期。卵巢癌的临床表现包括腹胀、食欲减退、纳差等。卵巢癌首选的治疗方式是手术治疗。

1．适应证

（1）浆液性囊腺癌。

（2）黏液性囊腺癌。

（3）卵巢子宫内膜样癌。

（4）透明细胞癌。

（5）恶性生殖细胞肿瘤。

（6）性索间质细胞肿瘤。

2．手术间布局

经腹卵巢癌根治术手术间布局如图 20-2-5 所示。以手术床为中心,电外科设备、吸引器位于手术床左侧、麻醉机位于手术床头侧。主刀医生位于病人左侧,一助和器械护士位于主刀医生对侧,二助位于主刀医生左侧。

3．物品准备

（1）器械准备:

妇科肿瘤器械包 1 个、关腹器械包 1 个、治疗碗 6 个。

（2）敷料准备:

大腹包 1 个、基础包 1 个、中单包 1 个、手术衣 6 件。

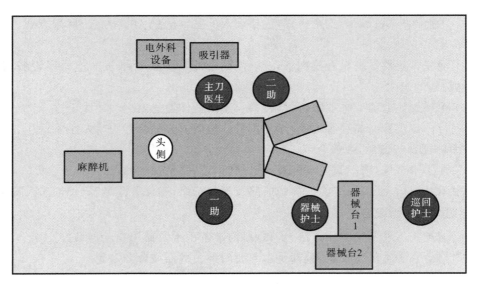

图 20-2-5 手术间布局图

（3）用物准备：

11 号刀片 1 个、22 号刀片 1 个、15 枚针 1 套、1-0 慕丝线、2-0 慕丝线、3-0 慕丝线、一次性手控电刀笔 1 个、一次性使用吸引管 1 根、一次性使用吸引头 1 个、45 cm×45 cm 一次性使用无菌手术膜 1 个、9 cm×7 cm 敷贴 5 个、显影小纱布 5 片、F28 引流管 1 根、1-0 可吸收缝线、2-0 可吸收缝线、一次性使用切口保护套 1 个。

（4）药品准备：

37 ℃复方氯化钠注射液 500 ml、37 ℃生理氯化钠溶液 500 ml、1％活力碘、37 ℃灭菌纯化水 500 ml。

（5）仪器设备准备：

电外科设备 1 台、负压吸引器 2 台。

4. 麻醉与体位

（1）麻醉方式：

全身麻醉。

（2）体位：

人字位。

5. 皮肤消毒范围

1％活力碘消毒皮肤，上至乳头连线，下至大腿中上 1/3 处，两侧达腋中线。

6. 手术配合

经腹卵巢癌根治术手术配合如表 20-2-5 所示。

表 20-2-5　经腹卵巢癌根治术手术配合

手 术 步 骤	手 术 配 合
1. 清点用物	器械护士提前 15 min 洗手,整理器械台及相关用物,与巡回护士共同进行术前清点,巡回护士及时准确记录
2. 消毒、铺巾	递海绵钳夹持活力碘纱布依次消毒皮肤 3 遍,常规铺巾
3. 连接管线	器械护士按规范固定一次性手控电刀笔、一次性使用吸引管,巡回护士依次连接各管线,设置参数
4. Time Out	切皮前,手术医生、麻醉医生、手术室护士三方核查,核对无误后,器械护士将 22 号手术刀置于弯盘内,递给主刀医生
5. 腹腔探查	递短有齿镊、一次性手控电刀笔切开皮肤及皮下各层组织。递一次性切口保护套进行切口保护,探查卵巢肿瘤与周围组织器官情况,查看有无粘连及肿瘤组织转移情况
6. 细胞学检查	递 50 ml 一次性使用注射器 1 个抽取腹水做细胞学检查。如无腹水可用 100～200 ml 37 ℃生理氯化钠溶液,依次冲洗横膈下、结肠旁沟、子宫直肠窝等处,再抽取腹水行细胞学检查
7. 切除子宫、附件、大网膜及清扫淋巴结	
① 切除大网膜	递中弯血管钳沿横结肠切除大网膜,2-0 慕丝线结扎
② 处理血管	递长组织剪从骨盆漏斗韧带内侧的骨盆边缘剪开后腹膜,暴露髂动脉及输尿管,递 1-0 慕丝线结扎卵巢动静脉
③ 游离盆腔	递一次性手控电刀笔剥离盆腔侧腹膜及膀胱浆膜,直达阔韧带前叶,离断缝扎圆韧带,下推膀胱至阴道前穹隆
④ 切除子宫及附件	递中弯血管钳 2 把、1-0 慕丝线 11×17 圆针缝扎,递组织剪离断子宫动脉,递一次性手控电刀笔切除子宫及附件
⑤ 淋巴清扫	递一次性手控电刀笔、长弯血管钳切除腹膜后腹主动脉旁淋巴结及盆腔淋巴结
8. 建立隔离区域	准备专用隔离盘放置肿瘤标本和直接接触肿瘤的器械
① 冲洗腹腔	递 37 ℃灭菌纯化水反复冲洗腹腔
② 更换手套	手术医生及器械护士更换无菌手套
③ 铺置肿瘤隔离区域	递四块无菌单铺置切口周围,更换器械、敷料及一次性吸引器头
④ 止血,于切口处放置引流管	递止血药物冲洗创面,止血材料覆盖创面。递 F28 引流管、长弯血管钳协助置管,递短有齿镊、9×24 三角针 2-0 慕丝线,固定引流管,巡回护士与器械护士共同完成关腔前用物清点
9. 关闭腹腔	
① 缝合腹膜及肌层	递短无齿镊、1-0 可吸收缝线连续缝合腹膜及肌层
② 缝合皮下组织	递短有齿镊、2-0 可吸收缝线缝合皮下组织,巡回护士与器械护士共同完成关腔后用物清点

续表

手术步骤	手术配合
③ 缝合皮肤	递短有齿镊、9×24 三角针 3-0 慕丝线间断缝合，第四次清点物品数目及完整性
10. 覆盖切口	递组织钳夹持活力碘纱布消毒皮肤，递 9 cm×25 cm 敷贴 1 个、14 cm×12 cm 敷贴 1 个覆盖切口

7. 巡回护士手术配合要点

(1) 手术前严格执行病人安全核查，包括病人的基本信息、手术方式、麻醉方式、术中特殊用物及药品等。

(2) 术前完善仪器设备检查及准备，正确使用电外科设备，妥善安置电外科设备回路负极板，预防电灼伤的发生。

(3) 术中根据病人需要采取综合保温措施，预防低体温的发生。

(4) 手术结束后，妥善固定病人静脉通路及其他管路，确保管路通畅，保证病人安全转运。

8. 器械护士手术配合要点

(1) 器械护士术前熟悉手术方法、步骤，提前准备手术所需用物及器械。

(2) 严格执行手术隔离技术原则。

六、外阴癌根治术

外阴恶性肿瘤是一种少见的妇科恶性肿瘤，多发生于绝经后妇女，占所有女性生殖系统恶性肿瘤的 2%～5%。外阴癌的主要治疗手段为手术切除，根据病人病情采取个体化的手术方式，主要为外阴病灶根治性切除术和腹股沟淋巴结切除术。本章以局部病灶广泛性切除以及腹腔镜下腹股沟浅淋巴结切除术为例进行介绍。

1. 适应证

(1) 肿瘤局限于外阴，最大直径≤2 cm，间质浸润≤1.0 mm^2，行外阴广泛性根治切除。

(2) 肿瘤最大径≥2 cm，间质浸润≥1.0 mm^2，淋巴结转移，行外阴广泛性根治性切除，腹股沟浅淋巴结切除术。

2. 手术间布局

外阴癌根治术包括局部病灶广泛性切除术与腹腔镜下腹股沟浅淋巴结切除术，其手术间整体布局如下所示。

局部病灶广泛性切除术手术间布局如图 20-2-6 所示。以手术床为中心，电外科设备、吸引器位于手术床右侧，麻醉机位于手术床头侧。主刀医生与一助位于病人双下肢之间，二助、三助分别位于病人两侧，器械护士位于主刀医生右侧。

腹腔镜下腹股沟浅淋巴结切除术手术间布局如图 20-2-7 所示。以手术床为中心，超声刀、电外科设备、吸引器位于手术床右侧，麻醉机位于手术床头侧，显示屏位于手术床尾侧。主刀医生位于病人左侧，一助位于主刀医生对侧，扶镜手位于病人头侧，器械护士位于主刀医生

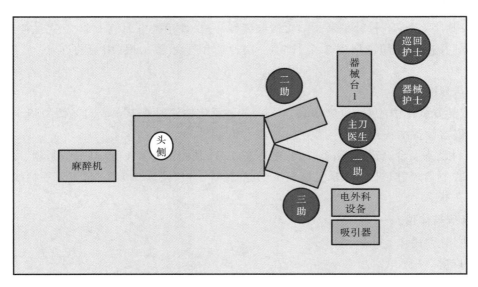

图 20-2-6　手术间布局图(局部病灶广泛性切除术)

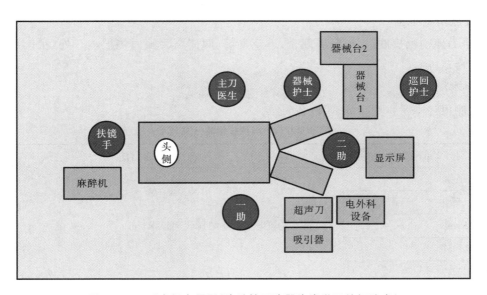

图 20-2-7　手术间布局图(腹腔镜下腹股沟浅淋巴结切除术)

左侧,二助位于病人双下肢之间。

3. 物品准备

(1)器械准备:

阴式全宫器械包 1 个、妇科肿瘤腹腔镜器械包 1 个。

(2)敷料准备:

小腹包 1 个、中单包 2 个、手术衣 6 件、治疗碗 6 个。

（3）用物准备：

11 号刀片 1 个、15 枚针 1 套、2-0 可吸收缝线、一次性手控电刀笔 1 个、一次性使用吸引管 1 根、10 ml 一次性使用注射器 1 个、F14 一次性使用导尿管 1 根、引流袋 1 个、显影小纱布 5 片。

（4）药品准备：

37 ℃复方氯化钠注射液 500 ml、37 ℃ 0.9％氯化钠注射液 500 ml、1％活力碘。

（5）仪器设备准备：

电外科设备 1 台、负压吸引器 2 台、超声刀 1 台、腹腔镜设备 1 套（高清显示器、冷光源、高清摄像头控制器、气腹机）、30°视觉镜头 1 个、气腹管 1 根、光源线 1 根、超声刀手柄线 1 根、单极电凝线 1 根。

4. 麻醉与体位

（1）麻醉方式：

全身麻醉。

（2）体位：

截石位。

5. 皮肤消毒范围

1％活力碘消毒皮肤，上至耻骨联合，下至臀部，两侧至大腿内侧上 1/3 处（视病灶位置适当扩大消毒范围）。

6. 手术配合

外阴癌根治术手术配合如表 20-2-6 所示。

表 20-2-6　外阴癌根治术手术配合

手 术 步 骤	手 术 配 合
1. 清点用物	同腹腔镜辅助下乙状结肠代阴道术
2. 消毒、铺巾	
3. 连接管线	
4. Time Out	
5. 留置导尿	
6. 建立气腹，置入 Trocar	器械护士将 11 号手术刀置于弯盘内，递给主刀医生
① 在脐上两横指处作弧形切口，建立气腹	递布巾钳两把、气腹针
② 置入 Trocar，探查腹腔	递 10 mm Trocar 1 个、腹腔镜镜头
③ 于左、右下腹麦氏点置入 Trocar 作为操作孔	递 11 号手术刀、12 mm Trocar 1 个、5 mm Trocar 1 个
7. 腹股沟浅淋巴结切除	递超声刀、腔镜血管钳切除两侧腹股沟浅淋巴结，妥善暂存标本，巡回护士与器械护士共同完成关腔前用物清点

续表

手 术 步 骤	手 术 配 合
8. 缝合切口	递 2-0 可吸收缝线缝合腹部切口,递 7 cm×9 cm 敷贴覆盖,局部加压包扎,巡回护士与器械护士共同完成关腔后用物清点
9. 作外阴皮瓣切口 ① 定位 ② 外阴部组织浸润	 递无菌记号笔作会阴部手术切口标记 递 10 ml 一次性使用注射器,在外阴注入 37 ℃ 0.9％氯化钠注射液进行组织浸润
10. 切除病灶 ① 切开皮肤 ② 切除深部肿块 ③ 冲洗	 递 11 号手术刀切开皮肤,递组织钳提拉,递血管钳夹血管 递一次性手控电刀笔止血,并整块切除肿瘤 递无菌纯化水冲洗手术创面,巡回护士与器械护士共同完成关腔前用物清点
11. 外阴整形	递 2-0 可吸收缝线缝合手术创面,必要时行带蒂皮瓣修复,巡回护士与器械护士共同完成关腔后用物清点
12. 包扎	递活力碘纱布消毒切口,递无菌敷料加压包扎,第四次清点物品数目及完整性

7. 巡回护士手术配合要点

(1) 手术前严格执行病人安全核查,包括病人的基本信息、手术方式、麻醉方式、术中特殊用物及药品等。

(2) 术前完善仪器设备检查及准备,正确使用电外科设备,妥善安置电外科设备回路负极板,预防电灼伤的发生。

(3) 术中根据病人需要采取综合保温措施,预防低体温的发生。

(4) 合理安置手术体位,术中根据需求调整体位,充分暴露手术野。

(5) 手术结束后,妥善固定病人静脉通路及其他管路,确保管路通畅,保证病人安全转运。

8. 器械护士手术配合要点

(1) 器械护士术前熟悉手术方法、步骤,提前准备手术所需用物及器械。

(2) 严格执行手术隔离技术,腹部腔镜手术器械与会阴部手术器械分区放置。

七、宫腹腔镜联合探查术

不孕症是指未避孕、有正常性生活、同居 1 年而未曾妊娠,分为原发性不孕和继发性不孕。原发性不孕是指未避孕从未妊娠者;继发性不孕是指曾有过妊娠而后未避孕连续 1 年不孕者。通过宫腹腔镜联合探查术可判断病人不孕的因素,起到检查及治疗的作用。

1. 适应证

(1) 输卵管因素:输卵管积水、粘连、堵塞等。

（2）卵巢因素：卵巢肿瘤、多囊卵巢综合征、卵巢发育不良等。

（3）子宫因素：子宫肿瘤、子宫内膜疾病、子宫内异物。

（4）盆腔因素：盆腔炎症所致的盆腔粘连。

（5）先天性生殖道畸形：阴道闭锁、双子宫、纵隔子宫等。

2. 手术间布局

宫腹腔镜联合探查术手术间布局如图 20-2-8 所示。

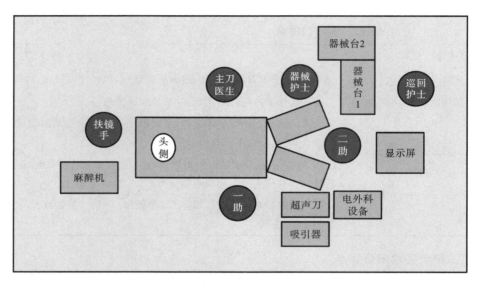

（a）宫腹腔镜联合探查术（腹腔）

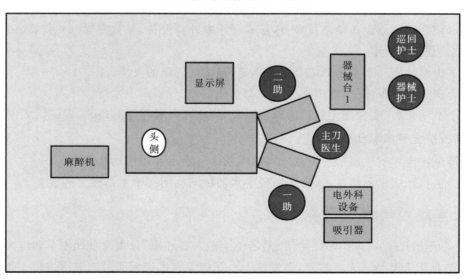

（b）宫腹腔镜联合探查术（宫腔）

图 20-2-8　手术间布局图

　　宫腹腔镜联合探查术(腹腔)手术间布局如图 20-2-8(a)所示。以手术床为中心,超声刀、电外科设备、吸引器位于手术床右侧,麻醉机位于手术床头侧,显示屏位于手术床尾侧。主刀医生位于病人左侧,扶镜手位于手术床头侧,一助位于主刀医生对侧,器械护士位于主刀医生左侧,二助位于病人双下肢之间。宫腹腔镜联合探查术(宫腔)手术间布局如图 20-2-8(b)所示。以手术床为中心,电外科设备、吸引器位于手术床右侧,麻醉机位于手术床头侧,显示屏位于手术床左侧。主刀医生位于病人双下肢之间,一助位于病人右侧,二助位于病人左侧,器械护士位于主刀医生右侧。

3. 物品准备

(1)器械准备:

宫腹腔镜器械包 1 个、妇计腔镜器械包 1 个、宫颈探条器械包 1 个。

(2)敷料准备:

小腹包 1 个、中单包 2 个、手术衣 6 件、治疗碗 6 个。

(3)用物准备:

11 号刀片 1 个、一次性使用吸引管 2 根、50 ml 一次性使用注射器 1 个、显影小纱布 5 片、9 cm×7 cm 敷贴 3 个、45 cm×45 cm 一次性使用无菌手术膜 1 个、F10 一次性使用导尿管 1 根、2-0 可吸收缝线、4-0 可吸收缝线。

(4)药品准备:

37 ℃复方氯化钠注射液 500 ml、37 ℃ 0.9%氯化钠注射液 500 ml、37 ℃ 0.9%氯化钠注射液 1000 ml、亚甲蓝注射液(2 ml:20 mg/支)、1%活力碘。

(5)仪器设备准备:

电外科设备 1 台、负压吸引器 2 台、腹腔镜设备 1 套(高清显示器、冷光源、高清摄像头控制器、气腹机)、30°视觉镜头 1 个、气腹管 1 根、光源线 1 根。

4. 麻醉与体位

(1)麻醉方式:

全身麻醉。

(2)体位:

截石位。

5. 皮肤消毒范围

1%活力碘消毒皮肤,上至乳房下缘,下至大腿中上 1/3 处,两侧达腋中线。

6. 手术配合

宫腹腔镜联合探查术手术配合如表 20-2-7 所示。

表 20-2-7　宫腹腔镜联合探查术手术配合

手 术 步 骤	手 术 配 合
1. 清点用物	同腹腔镜辅助下乙状结肠代阴道术
2. 消毒、铺巾	

手　术　步　骤	手　术　配　合
3. 连接管路	器械护士按规范固定腹腔镜光缆、气腹管、电凝线、一次性使用吸引管、宫腔镜光缆、水管等，巡回护士依次连接各管线，设置参数
4. Time Out	切皮前，手术医生、麻醉医生、手术室护士三方核查，核对无误后，器械护士将 11 号手术刀置于弯盘内，递给主刀医生
5. 建立气腹，置入 Trocar	
① 在脐上两横指处作弧形切口，建立气腹	递布巾钳两把、气腹针
② 置入 Trocar，探查腹腔	递 10 mm Trocar 1 个、腹腔镜镜头
③ 于左下腹麦氏点、右下腹麦氏点分别置入 Trocar，作为操作孔	递 11 号手术刀、5 mm Trocar 2 个
6. 探查腹腔，输卵管通液	
① 探查腹腔	递腔镜血管钳探查输卵管走形，显露输卵管伞端
② 排空膀胱	递 F10 一次性导尿管导尿
③ 暴露宫颈	递窥阴器暴露宫颈口，递 0.5％活力碘纱布消毒宫颈口，递宫颈钳或组织钳夹住宫颈
④ 探查宫腔	递探针探查宫颈口到宫底深度
⑤ 输卵管通液	递通液器、亚甲蓝注射液（亚甲蓝注射液 1 ml 与 37 ℃0.9％氯化钠注射液 200 ml 进行稀释，50 ml 一次性使用注射器抽吸），从宫腔注入，探查输卵管是否通畅
7. 宫腔镜探查，诊刮	
① 扩张宫颈，探查宫腔	递探条扩张宫颈口，连接宫腔镜，探查子宫角及双侧输卵管开口
② 诊断性刮宫	递刮匙、显影小纱布，刮取宫腔标本，递吸引器头，吸刮残余宫腔组织，递合适容器盛装标本并妥善安置
③ 会阴部消毒	递 0.5％活力碘纱布消毒宫颈口
8. 冲洗腹腔	同腹腔镜辅助下乙状结肠代阴道术
9. 缝合切口	
10. 覆盖切口	

7. 巡回护士手术配合要点

（1）手术前严格执行病人安全核查，包括病人的基本信息、手术方式、麻醉方式、术中特殊用物及药品等。

（2）术前完善仪器设备检查及准备，正确使用电外科设备，妥善安置电外科设备回路负极板，预防电灼伤的发生。

（3）术中根据病人需要采取综合保温措施，预防低体温的发生。

（4）进行宫腔操作时，准确记录出入水量，与医生及时沟通，严格限制进入宫腔液体量及宫腔操作时间，避免发生肺水肿等并发症。

（5）手术结束后，妥善固定病人静脉通路及其他管路，并确保管路通畅，保证病人安全转运。

8. 器械护士手术配合要点

（1）器械护士术前熟悉手术方法、步骤，提前准备手术所需用物及器械。

（2）膨宫泵管路使用前确定空气已排空。

（3）手术过程中，密切观察水泵压力及转速，有疑问及时和医生沟通。

（4）妥善保管内膜诊刮标本，规范送检。

八、腹腔镜下输卵管吻合术

输卵管端端吻合术适用于输卵管结扎绝育术后要求复孕者或输卵管严重阻塞但有强烈生育愿望者。该术在腹腔镜下使用精细的手术器械，切除结扎后的疤痕组织或炎症阻塞部分，将两断端靠拢缝合，减少了对组织的创伤，提高了手术的精确度，也提高了手术后输卵管通畅率与妊娠率。

1. 适应证

（1）输卵管绝育术后要求复通者。

（2）输卵管妊娠术后复通者。

（3）输卵管炎症后遗症输卵管节段性阻塞的复通者。

2. 手术间布局

腹腔镜下输卵管吻合术手术间布局如图 20-2-9 所示。以手术床为中心，超声刀、电外科

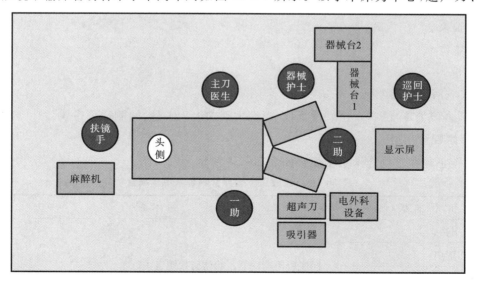

图 20-2-9　手术间布局图

设备、吸引器位于手术床右侧,麻醉机位于手术床头侧,显示屏位于手术床尾侧。主刀医生位于病人左侧,扶镜手位于病人头侧,一助位于主刀医生对侧,器械护士位于主刀医生左侧,二助位于病人双下肢之间。

3. 物品准备

(1) 器械准备:

宫腹腔镜器械包 1 个、妇计腔镜器械包 1 个、腔镜精细器械 1 套、宫颈探条器械包 1 个。

(2) 敷料准备:

小腹包 1 个、中单包 2 个、手术衣 6 件、治疗碗 3 个。

(3) 用物准备:

11 号刀片 1 个、5 ml 与 50 ml 一次性使用注射器各 1 个、一次性使用吸引管 2 根、显影小纱布 5 片、9 cm×7 cm 敷贴 3 个、F10 一次性使用硅胶导尿管 1 根、一次性使用无菌导尿包 1 个、三通 1 个、输液延长管 1 个、45 cm×45 cm 一次性使用无菌手术膜 1 个、4-0 可吸收缝线、5-0 可吸收缝线、6-0 可吸收缝线。

(4) 药品准备:

37 ℃复方氯化钠注射液 500 ml、37 ℃ 0.9％氯化钠注射液 500 ml、1％活力碘、垂体后叶素(1 ml：5 单位/支)、亚甲蓝注射液(2 ml：20 mg/支)。

(5) 仪器设备准备:

电外科设备 1 台、负压吸引器 2 台、腹腔镜设备 1 套(高清显示器、冷光源、高清摄像头控制器、气腹机)、30°视觉镜头 1 个、气腹管 1 根、光源线 1 根,超声刀手柄线 1 根、单极电凝线 1 根。

4. 麻醉与体位

(1) 麻醉方式:

全身麻醉。

(2) 体位:

截石位。

5. 皮肤消毒范围

1％活力碘消毒皮肤,上至乳房下缘,下至大腿中上 1/3 处,两侧达腋中线。

6. 手术配合

腹腔镜下输卵管吻合术手术配合如表 20-2-8 所示。

表 20-2-8　腹腔镜下输卵管吻合术手术配合

手 术 步 骤	手 术 配 合
1. 清点用物	同腹腔镜辅助下乙状结肠代阴道术
2. 消毒、铺巾	
3. 连接管路	
4. Time Out	

手术步骤	手术配合
5. 建立气腹,置入 Trocar	器械护士将 11 号手术刀置于弯盘内,递给主刀医生
① 在脐上两横指处作弧形切口,建立气腹	递布巾钳两把、气腹针
② 置入 Trocar,探查腹腔	递 10 mm Trocar 1 个、腹腔镜镜头
③ 于左下腹麦氏点、右下腹麦氏点分别置入 Trocar,作为操作孔	递 11 号手术刀、5 mm Trocar 2 个
6. 探查腹腔,输卵管通液	
① 探查腹腔	递腔镜血管钳两把,探查输卵管形态、结扎断端的长度,暴露输卵管伞端
② 排空膀胱	递 F10 一次性导尿管导尿
③ 暴露宫颈口	递窥阴器显露宫颈口
④ 消毒宫颈口	递宫颈钳或组织钳钳夹宫颈,递 0.5%活力碘小纱布消毒宫颈口
⑤ 探查宫腔	递探针探查宫颈口到宫底深度,递球囊置入宫腔
⑥ 输卵管通液	递亚甲蓝注射液(亚甲蓝注射液 2 ml 加入 37 ℃ 0.9% 氯化钠注射液 500 ml 中进行稀释)、50 ml 一次性使用注射器,依次连接三通、输液延长管、导尿管(置入宫腔内),术中持续进行输卵管通液,确定输卵管阻塞位置
7. 输卵管吻合	
① 注射止血药物	递垂体后叶素注射于输卵管浆膜层
② 游离输卵管	递腔镜剪刀分离输卵管近端阻塞部位浆膜层,游离断端的管心至合适长度,递腔镜剪刀剪断盲端,同法处理远心端
③ 吻合	递 6-0 可吸收缝线间断端端吻合输卵管肌层,递 5-0 可吸收缝线缝合浆膜层
④ 通液	经宫腔通液,确定吻合后的输卵管通畅
8. 冲洗腹腔	
9. 缝合切口	同腹腔镜辅助下乙状结肠代阴道术
10. 覆盖切口	

7. 巡回护士手术配合要点

(1) 手术前严格执行病人安全核查,包括病人的基本信息、手术方式、麻醉方式、术中特殊用物及药品等。

(2) 术前完善仪器设备检查及准备,正确使用电外科设备,妥善安置电外科设备回路负极板,预防电灼伤的发生。

(3) 术中根据病人需要采取综合保温措施,预防低体温的发生。

(4) 手术结束后,妥善固定病人静脉通路及其他管路,确保管路通畅,保证病人安全转运。

8.器械护士手术配合要点

（1）器械护士术前熟悉手术方法、步骤，提前准备手术所需用物及器械。

（2）宫腔放置一次性宫腔压迫止血球囊进行通液前注意排空管道内空气。

九、剖宫产术

剖宫产又称剖腹产，指妊娠周期满 28 周或以上，经腹部切开子宫取出胎儿以及其附属物的手术，可避免因阴道生产对母婴健康造成的危害。世界卫生组织建议剖宫产率不应超过 15％。

1.适应证

（1）骨盆狭窄。

（2）头盆不正。

（3）胎儿横位。

（4）软产道异常。

（5）中央性前置胎盘。

（6）胎盘早剥。

（7）脐带脱垂。

（8）相对适应证有胎儿窘迫、臀位，部分性前置胎盘和低置胎盘、过期妊娠、早产、胎儿发育迟缓、妊高症心脏病等有妊娠合并症。

2.手术间布局

剖宫产术手术间布局如图 20-2-10 所示。以手术床为中心，吸引器、吸氧装置、婴儿复温台位于手术床右侧，麻醉机位于手术床头侧。主刀医生位于病人右侧，一助及二助位于主刀医生对侧，器械护士位于主刀医生右侧。

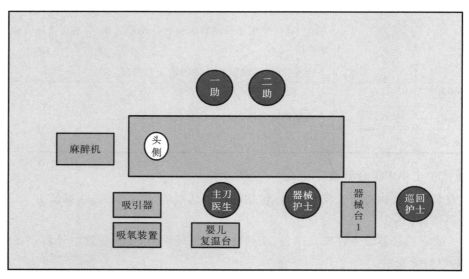

图 20-2-10　手术间布局图

3. 物品准备

（1）器械准备：

剖宫产器械包1个。

（2）敷料准备：

大腹包1个、基础包1个、手术衣6件、治疗碗6个。

（3）用物准备：

22号刀片2个、一次性使用吸引管2根、1-0可吸收缝线、2-0可吸收缝线、4-0可吸收缝线、F30一次性使用吸引头1个、婴儿吸痰管1根、5 ml一次性使用注射器1个（若抽脐血则应备10 ml一次性使用注射器1个）、10 cm×20 cm敷贴1个、湿化瓶1个、氧气装置1套。

（4）药品准备：

37 ℃复方氯化钠注射液500 ml、37 ℃生理氯化钠溶液500 ml、1%活力碘、缩宫素（1 ml：5单位/支）。

（5）仪器设备准备：

婴儿复温台1台、电外科设备1台。

4. 麻醉与体位

（1）麻醉方式：

椎管麻醉。

（2）体位：

仰卧位。

5. 皮肤消毒范围

1%活力碘消毒皮肤，上至乳房下缘，下至大腿中上1/3处，两侧达腋中线。

6. 手术配合

剖宫产术手术配合如表20-2-9所示。

表20-2-9　剖宫产术手术配合

手术步骤	手术配合
1. 清点用物	同腹腔镜辅助下乙状结肠代阴道术
2. 消毒、铺巾	
3. 连接管线	
4. Time Out	
5. 切开腹壁，保护腹壁切口	递短有齿镊在耻骨上作弧形切口，切开皮肤及皮下脂肪达腹壁筋膜层，递治疗巾2块、布巾钳4把，保护切口
6. 扩大筋膜切口，显露前鞘	递22号手术刀切开筋膜层，递弯组织剪游离并剪开腹直肌前鞘，递组织钳3把依次钳夹前鞘切口的上切缘，递弯组织剪剪开筋膜在腹白线的粘连部位

续表

手 术 步 骤	手 术 配 合
7. 暴露子宫	递血管钳 2 把固定腹膜两侧,递组织剪剪开腹膜进入腹腔,递方头拉钩 2 把、无损伤长镊 1 把、膀胱拉钩撑开腹腔暴露子宫
8. 切开子宫,娩出胎儿	递 22 号手术刀于子宫下段正中横行切开 2～3 cm,递弯组织剪沿两侧扩大切口,递血管钳破膜,吸引器吸除羊水,娩出胎儿,递干纱布清理呼吸道。递无齿海绵钳 4 把钳夹子宫切口的两端角及上下缘,递弯血管钳 2 把钳夹脐带两侧,递弯组织剪断脐
9. 娩出胎盘,清理宫腔	递缩宫素 10 单位宫体注射,促进子宫收缩。递长弯血管钳钳夹牵拉胎膜,娩出胎盘,递海绵钳钳夹干纱布清理宫腔,巡回护士与器械护士共同完成关闭子宫前用物清点
10. 缝合子宫切口	递方钩、无损伤长镊、湿纱布,递 1-0 可吸收缝线连续缝合子宫肌层和浆膜层,巡回护士与器械护士共同完成关闭子宫后用物清点
11. 缝合切口 ① 清理腹腔	递长无齿镊、37 ℃生理氯化钠湿纱布清理腹腔,切口周围加铺无菌巾,巡回护士与器械护士共同完成关腔前用物清点
② 缝合各肌层	递有齿短镊、1-0 可吸收缝线连续缝合腹膜,间断缝合肌层
③ 缝合皮下组织	递有齿短镊、2-0 可吸收缝线间断缝合皮下组织,巡回护士与器械护士共同完成关腔后用物清点
④ 缝合皮肤	递有齿短镊、4-0 可吸收缝线连续缝合皮肤,第四次清点物品数目及完整性
12. 覆盖切口	递组织钳夹持活力碘纱布消毒皮肤,递 9 cm×20 cm 敷贴覆盖切口

7. 巡回护士手术配合要点

（1）手术前严格执行病人安全核查,包括病人的基本信息、手术方式、麻醉方式、术中特殊用物及药品等。

（2）术中根据病人和新生儿需要采取综合保温措施,预防低体温的发生。

（3）充分评估病人病情,前置胎盘病人安置大字位,建立双静脉通道;凝血障碍病人需准备全麻手术配合。

（4）术中用药严格落实"三查八对"。

（5）胎儿娩出前,备好新生儿抢救用物,如遇特殊情况及时联系新生儿科,配合麻醉医生进行婴儿复苏。

（6）手术结束后,妥善固定病人静脉通路及其他管路,确保管路通畅,保证病人安全转运。

8. 器械护士手术配合要点

（1）器械护士术前熟悉手术方法、步骤,提前准备手术所需用物及器械。

（2）妥善安置脐带血,特别是双胞胎或多胞胎,标识明确。

（3）接触子宫内膜或胎膜、胎盘的器械和敷料应放于固定位置,避免污染其他器械及用物;缝合子宫的缝线分区放置,不应再用于缝合腹壁各层。

（4）手术结束,协助手术医生按压宫底,排除宫腔内积血,妥善处理胎盘。

参 考 文 献

［1］朱兰,郎景和,任常,等.改良盆底重建术［J］.中国妇产科临床杂志,2007,42(9):634-635.

［2］宋磊,付晓宇,李棪.新式经阴道盆腔脏器脱垂手术临床研究［J］.中国实用妇科与产科杂志,2018,34(11):1267-1270.

［3］於莉英,张桂宝,郑飞云.改良盆底重建术治疗盆腔器官脱垂的临床研究［J］.现代妇产科进展,2015,24(2):112-113.

［4］樊雨舟.腹腔镜下乙状结肠代阴道成形术的护理配合体会［J］.文摘版:医药卫生,2015(8):215-215.

［5］中国抗癌协会妇科肿瘤专业委员会.外阴癌诊断与治疗指南(第四版)［J］,中国实用妇科与产科杂志,2018,34(11):1230-1237.

（李岩,林敏,彭锐,费舒文,程凤丽,王甜,张红）

第 21 章　眼科手术护理配合

第一节　眼科常用手术体位的安置方法

眼科常用手术体位是仰卧位。

1. 适应证

仰卧位适用于各类眼科手术。

2. 体位用物

头垫 1 个、颈垫 1 个、下肢约束带 1 根。

3. 安置方法

仰卧位如图 21-1-1 所示。

（1）病人取仰卧位，头顶与手术床头板边缘平齐，病人视线垂直于天花板。

（2）选择合适的头垫置于病人枕后，颈下置颈垫。

（3）整理病人手术帽，前帽缘不超出病人发际线。

（4）双上肢掌心朝向身体两侧，肘部微屈用布单固定。

（5）全麻手术病人麻醉后覆盖健侧眼，予以保护。

（6）膝下垫膝枕，足下垫足跟垫，距离膝关节上 5 cm 处用约束带固定，松紧适宜，以能容纳一指为宜，防止腓总神经损伤。

（7）手术床旁放置手术托盘，手术托盘头侧边缘齐病人下颌，高度以托盘底部距病人胸部 5～10 cm 为宜。

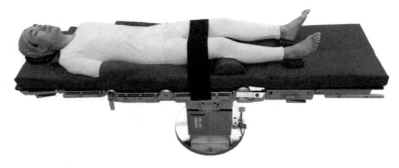

图 21-1-1　仰卧位

4. 注意事项

（1）根据病人头围选择合适尺寸头垫。

（2）保护病人颈椎,必要时垫颈垫以保持颈椎处于功能位置,避免病人因颈部长时间悬空造成的术后颈部肌肉疼痛。

（3）女性病人勿将头发扎成发髻置于脑后,以免手术过程中枕部受压引起不适。

（4）评估手术时长以及病人皮肤状况,必要时在不影响手术的情况下适当抬起受压部位,减轻局部压力。

第二节　眼科手术配合

一、超声乳化白内障吸除术联合人工晶体植入术

晶状体是一个双凸面的透明体,它位于虹膜与玻璃体之间,由晶状体悬韧带固定其位置。成人在调节静止状态下,晶状体直径为 9～10 mm,中央厚度为 4～5 mm。晶状体囊为一层具有高度弹性的透明薄膜,是身体组织中最厚的基底膜,包绕着整个晶状体。随着年龄增加,新的晶状体纤维不断产生,陈旧纤维被推向中心部,脱水、硬化并形成晶状体核。

1. 适应证

白内障病人。

2. 手术间布局

超声乳化白内障吸除术联合人工晶体植入术手术间布局如图 21-2-1 所示。以手术床为中心,麻醉机、吸引器位于手术床左侧,超乳机、显微镜位于手术床右侧。主刀医生位于病人头

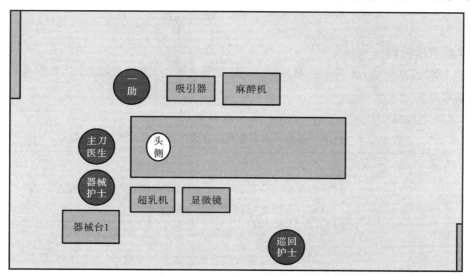

图 21-2-1　手术间布局图

侧,一助位于主刀医生左侧,器械护士位于主刀医生右侧。

3. 物品准备

(1) 器械准备:

眼科基础器械包 1 个、白内障器械包 1 个、撕囊镊 1 把、眼内剪 1 把。

(2) 敷料准备:

小腹包 1 个、手术衣 3 件。

(3) 用物准备:

1 ml 与 10 ml 一次性使用注射器各 1 个、5 ml 一次性使用冲洗注射器 2 个、无菌棉签 1 包、显影小纱布 5 片、18 cm×14 cm 一次性使用无菌手术膜 1 个、一次性超乳套包 1 个、15°穿刺刀 1 个、3.0 mm/2.2 mm 穿刺刀 1 个、0.5 ml 眼用透明质酸钠 1~2 支、人工晶体。

(4) 药品准备:

37 ℃复方氯化钠注射液 500 ml、37 ℃生理氯化钠溶液 500 ml、1%活力碘、盐酸丙美卡因滴眼液(0.4 ml:2 mg/支)、复方托吡卡胺滴眼液(1 ml/支)、盐酸肾上腺素注射液(1 ml:1 mg/支)、50%葡萄糖注射液(20 ml:10 g/支)、5%碳酸氢钠注射液(10 ml:0.5 g/支)、卡巴胆碱注射液(1 ml:0.1 mg/支)、盐酸利多卡因注射液(5 ml:0.1 g/支)、盐酸布比卡因注射液(5 ml:37.5 mg/支)、妥布霉素地塞米松眼膏(3.5 g/支)。

(5) 仪器设备准备:

显微镜 1 台、超乳机 1 台、超声乳化手柄 1 个。

4. 麻醉与体位

(1) 麻醉方式:

全身麻醉或局部麻醉。

(2) 体位:

仰卧位。

5. 皮肤消毒范围

1%活力碘消毒皮肤,患眼上方至发际,下方至上唇平面,内侧至鼻中线,外侧至耳根部。

6. 手术配合

超声乳化白内障吸除术联合人工晶体植入术手术配合如表 21-2-1 所示。

表 21-2-1　超声乳化白内障吸除术联合人工晶体植入术手术配合

手 术 步 骤	手 术 配 合
1. 清点用物	器械护士提前 15 min 洗手,整理器械台及相关用物,与巡回护士共同进行术前清点;巡回护士及时准确记录
2. 消毒、铺巾	递组织钳夹活力碘棉球依次消毒皮肤 3 遍,常规铺巾
3. 连接管线	器械护士按规范固定超乳手柄及管线,巡回护士依次连接各管线,进行机器检测,调节参数

手 术 步 骤	手 术 配 合
4. Time Out	手术开始前,手术医生、麻醉医生、手术室护士三方核查,核对无误后开始手术
5. 开睑及冲洗	递显影小纱布、18 cm×14 cm 一次性使用无菌手术膜、眼科剪,剪开手术膜暴露眼球,递开睑器撑开上下眼睑,0.1%活力碘冲洗结膜囊
6. 作手术切口 ① 作角膜缘辅助切口 ② 作角膜缘主切口	递15°穿刺刀、显微有齿镊作角膜缘辅助切口,递0.5 ml眼用透明质酸钠注入前房进行填充 递3.0 mm/2.2 mm穿刺刀作角膜缘主切口
7. 撕囊	递撕囊镊环形撕开晶状体囊膜
8. 行水分离和水分层	递5 ml一次性使用冲洗注射器(内装眼内灌注液 4 ml)注入前房行水分离
9. 超声乳化	递超声乳化手柄、劈核器对混浊晶状体行超声乳化并吸出
10. I/A 抽取	递I/A超声注吸手柄和有齿镊抽取残余皮质
11. 植入人工晶体 ① 注入透明质酸钠 ② 植入人工晶体 ③ 调整晶体位置	巡回护士与手术医生再次核对人工晶体度数、型号,器械护士按要求预装人工晶体 递0.5 ml眼用透明质酸钠注入前房及囊袋内 递预装好的人工晶体并植入囊袋内 递人工晶体调位钩调整晶体位置
12. 清理前房	递I/A超声注吸手柄吸出前房残余透明质酸钠,巡回护士与器械护士共同完成关腔前用物清点
13. 水密切口	递5 ml一次性使用冲洗注射器(内装眼内灌注液)注入前房密封切口,巡回护士与器械护士共同完成关腔后用物清点
14. 清点用物	第四次清点物品数目及完整性
15. 覆盖术眼	递妥布霉素地塞米松眼膏涂抹术眼,递9 cm×7 cm 敷贴覆盖术眼

7. 巡回护士手术配合要点

(1) 手术前严格执行病人安全核查,包括病人的基本信息、手术方式、麻醉方式、术中特殊用物及药品等。

(2) 术前完善仪器设备准备及检查,确保中心供气压力范围在 0.5～0.6 MPa,仪器设备功能完好。

(3) 术前加强病人心理护理,并检查病人扩瞳效果。

(4) 术中根据病人需要采取综合保暖措施,预防低体温的发生。

(5) 人工晶体型号与度数需与手术医生核对无误后方可使用。

(6) 术中及时关注灌注液的流速,及时更换。

（7）随时应对手术变化，提前备好手术用物（20％甘露醇 250 ml、前段玻切头、特殊小件器械等）。

（8）保持手术间安静，避免大声喧哗。

（9）手术结束后，协助病人从手术床转移至轮椅或转运床，保证病人安全转运。

8．器械护士手术配合要点

（1）器械护士术前熟悉手术方法、步骤，提前准备手术所需用物及器械。

（2）器械护士术中传递器械时，应"稳、准、轻"，保证主刀医生视线在不离开显微镜的情况下能自如地操作。

（3）术中随时检查进入眼内的器械完整性，及时清理器械上的残存物。

（4）正确执行人工晶体的安装操作。

（5）术后妥善处理精细器械及特殊用物，规范交接。

二、青光眼小梁切除术

青光眼是一种常见的不可逆性致盲眼病，其主要临床特征是病理性眼压升高以及视神经、视功能损害。青光眼小梁切除术的目的是在前房与球结膜之间建立新的房水眼外引流通道，形成滤过泡而使眼压下降。

1．适应证

（1）确诊的原发性开角青光眼，或用药后达不到目标眼压，视野仍呈进行性损害。

（2）原发性闭角型青光眼，房角粘连闭合≥180°。

（3）先天性青光眼。

（4）继发性青光眼。

（5）高眼压症病人经药物治疗后眼压持续＞35 mmHg 者。

2．手术间布局

青光眼小梁切除术手术间布局如图 21-2-2 所示。以手术床为中心，麻醉机、吸引器位于手术床左侧，显微镜位于手术床右侧。主刀医生位于病人头侧，一助位于主刀医生左侧。

3．物品准备

（1）器械准备：

眼科基础器械包 1 个、青光眼小梁切除器械包 1 个、维纳斯剪（小梁剪）1 把。

（2）敷料准备：

小腹包 1 个、手术衣 3 件。

（3）用物准备：

1 ml、5 ml 及 10 ml 一次性使用注射器各 1 个、5 ml 一次性使用冲洗注射器 1 个、无菌棉签 1 包、无菌棉球 1 包、显影小纱布 5 片、18 cm×14 cm 一次性使用无菌手术膜 1 个、15°穿刺刀 1 个、10-0 可吸收缝线、电凝笔。

（4）药品准备：

37 ℃复方氯化钠注射液 500 ml、37 ℃生理氯化钠溶液 500 ml、盐酸丙美卡因滴眼液（0.4

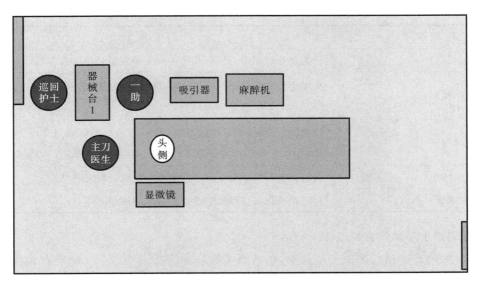

图 21-2-2　手术间布局图

ml：2 mg/支)、盐酸利多卡因注射液(5 ml：0.1 g/支)、妥布霉素地塞米松眼膏(3.5 g/支)。

（5）仪器设备准备：

显微镜。

4. 麻醉与体位

（1）麻醉方式：

全身麻醉或局部麻醉。

（2）体位：

仰卧位。

5. 皮肤消毒范围

1%活力碘消毒皮肤,患眼上方至发际,下方至上唇平面,内侧至鼻中线,外侧至耳根部。

6. 手术配合

青光眼小梁切除术手术配合如表 21-2-2 所示。

表 21-2-2　青光眼小梁切除术手术配合

手 术 步 骤	手 术 配 合
1. 清点用物	巡回护士与手术医生进行术前清点,及时准确记录
2. 消毒、铺巾	同超声乳化白内障吸除术联合人工晶体植入术
3. Time Out	
4. 开睑及冲洗	
5. 局部麻醉及悬吊	局麻病人抽取盐酸利多卡因注射液(5 ml：0.1 g/支)行结膜下注射(根据病人麻醉方式及配合程度酌情缝上直肌固定眼球)

续表

手　术　步　骤	手　术　配　合
6. 制瓣	依次制作结膜瓣、巩膜瓣,根据病人眼压适时行前房穿刺
7. 切除小梁组织	小梁剪切除小梁组织,15°穿刺刀行周边虹膜切开,巡回护士与手术医生共同完成关腔前用物清点
8. 切口缝合	依次缝合巩膜瓣、结膜瓣,巡回护士与手术医生共同完成关腔后用物清点;5 ml 一次性使用冲洗注射器(内装眼内灌注液)注入前房平衡眼压
9. 清点用物	巡回护士与手术医生第四次清点物品数目及完整性
10. 覆盖术眼	同超声乳化白内障吸除术联合人工晶体植入术

7. 巡回护士手术配合要点

(1) 手术前严格执行病人安全核查,包括病人的基本信息、手术方式、麻醉方式、术中特殊用物及药品等。

(2) 术前输入 20% 甘露醇注射液的病人,需嘱其提前排空膀胱。

(3) 术前加强病人心理护理,并检查病人扩瞳效果。

(4) 术中根据病人需要采取综合保暖措施,预防低体温的发生。

(5) 术中遵医嘱使用化疗药,巡回护士与主刀医生双人核对后正确配置。

(6) 术中保持手术间安静,避免大声喧哗。

(7) 手术结束后,协助病人从手术床转移至轮椅或转运床,保证病人安全转运。

三、23G 微创玻璃体切割术

玻璃体是一种透明的胶样物质,是由胶原样纤维构成的网状支架,在其上面附有透明质酸分子,后者结合大量的水分子从而形成这种具有粘弹性的胶体。玻璃体腔的容量为 4~4.5 ml,前面与晶状体贴合,后面大部分与视网膜连接。

1. 适应证

(1) 玻璃体混浊。

(2) 视网膜脱离。

(3) 增殖性糖尿病视网膜病变。

(4) 黄斑部病变。

(5) 严重眼外伤导致玻璃体脱出。

(6) 眼内炎。

(7) 其他如先天性视网膜病变及眼内寄生虫等疾病。

2. 手术间布局

23G 微创玻璃体切割术手术间布局如图 21-2-3 所示。以手术床为中心,麻醉机、吸引器、冷冻机位于手术床左侧,玻切机、激光机、显示屏、显微镜位于手术床右侧。主刀医生位于病人

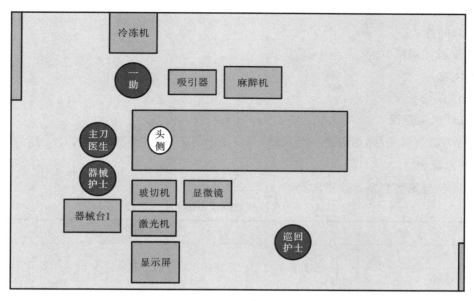

图 21-2-3　手术间布局图

头侧,一助位于主刀医生左侧,器械护士位于主刀医生右侧。

3. 物品准备

(1) 器械准备:

眼科基础器械包 1 个、玻切器械包 1 个、膜镊 1 把、膜剪 1 把、角膜接触镜/广角镜/非接触全镜 1 个、硅油推注器 1 个、激光线 1 根、冷冻头 1 个、电凝线 1 根。

(2) 敷料准备:

小腹包 1 个、手术衣 3 件。

(3) 用物准备:

1 ml、5 ml 及 10 ml 一次性使用注射器各 1 个、5 ml 一次性使用球后注射器 1 个、5 ml 一次性使用冲洗注射器 2 个、25 cm×30 cm 一次性使用无菌手术膜 1 个、显影小纱布 5 片、无菌棉签 1 包、8-0 可吸收缝线、23G 玻切套包 1 个、眼用硅油、眼用重水。

(4) 药品准备:

37 ℃复方氯化钠注射液 500 ml、37 ℃生理氯化钠溶液 500 ml、1％活力碘、盐酸丙美卡因滴眼液(0.4 ml∶2 mg/支)、复方托吡卡胺滴眼液(1 ml/支)、盐酸肾上腺素注射液(1 ml∶1 mg/支)、50％葡萄糖注射液(20 ml∶10 g/支)、5％碳酸氢钠注射液(10 ml∶0.5 g/支)、卡巴胆碱注射液(1 ml∶0.1 mg/支)、盐酸利多卡因注射液(5 ml∶0.1 g/支)、盐酸布比卡因注射液(5 ml∶37.5 mg/支)、妥布霉素地塞米松眼膏(3.5 g/支)、醋酸曲安奈德注射液(1 ml∶40 mg/支)、注射用吲哚菁绿(25 mg/支)、注射用地塞米松磷酸钠(5 mg/支)。

(5) 仪器设备准备:

显微镜 1 台、玻切机 1 台、激光机 1 台、冷冻机 1 台。

4．麻醉与体位

（1）麻醉方式：

全身麻醉或局部麻醉。

（2）体位：

仰卧位。

5．皮肤消毒范围

1‰活力碘消毒皮肤，患眼上方至发际，下方至上唇平面，内侧至鼻中线，外侧至耳根部。

6．手术配合

23G 微创玻璃体切割术手术配合如表 21-2-3 所示。

表 21-2-3　23G 微创玻璃体切割术手术配合

手　术　步　骤	手　术　配　合
1．清点用物	同超声乳化白内障吸除术联合人工晶体植入术
2．消毒、铺巾	
3．抽取药物	巡回护士与器械护士双人核对无误后，于注射器表面粘贴药品名称标签
① 局麻药	5 ml 一次性使用注射器抽取盐酸利多卡因注射液（5 ml：0.1 g/支）2 ml、盐酸布比卡因注射液（5 ml：37.5 mg/支）2 ml
② 扩瞳药	1 ml 一次性使用注射器抽取盐酸肾上腺素注射液（1 ml：1 mg/支）1 ml
③ 玻璃体显影药	5 ml 一次性使用注射器抽取醋酸曲安奈德注射液（1 ml：40 mg/支）1 ml
4．连接管线	同超声乳化白内障吸除术联合人工晶体植入术
5．Time out	
6．开睑及冲洗	
7．作切口	
① 作灌注切口	递显微有齿镊、23G 穿刺刀作灌注切口，确保有效灌注后妥善固定灌注管
② 作照明切口	同法作照明切口
③ 作操作切口	同法作操作通道切口
8．切除玻璃体	递 30°斜镜或广角镜观察玻璃体基底部，递玻切头及光纤切玻璃体。术中关注灌注液用量，避免因灌注液不足引起眼压降低
9．复位视网膜	递精细膜镊剥除视网膜上的增殖膜，器械进出眼内前均要严格检查完整性及性能。递 23G 笛针吸出网膜下积液。必要时连接电凝线水下电凝止血

续表

手 术 步 骤	手 术 配 合
10. 封闭网膜孔	递激光线或冷冻头,根据病人情况采用光凝或冷凝技术封闭网膜脱落部位或裂孔部位
11. 注入填充物 ① 填充硅油 ② 填充空气	主刀医生根据病人视网膜情况选择硅油或气体进行玻璃体腔填充 　递连接好的硅油填充所需的管道,填充量以病人玻璃体腔的量而定,一般为 4～6 ml,递玻切头或笛针吸出玻璃体腔内的空气或重水 　器械护士遵医嘱调节气压压力,旋转三通方向进行气液交换,递笛针或玻切头吸出玻璃体腔内重水
12. 清点用物	器械护士与巡回护士共同完成关腔前用物清点
13. 关闭切口	递显微持针器夹 8-0 可吸收缝线、有齿显微镊缝合巩膜切口,巡回护士与器械护士共同完成关腔后用物清点
14. 清点用物	同超声乳化白内障吸除术联合人工晶体植入术
15. 覆盖术眼	

7. 巡回护士手术配合要点

（1）手术前严格执行病人安全核查,包括病人的基本信息、手术方式、麻醉方式、术中特殊用物及药品等。

（2）术前完善仪器设备准备及检查,确保中心供气压力范围在 0.5～0.6 MPa,仪器设备功能完好。

（3）术前加强病人心理护理,并检查病人扩瞳效果,必要时根据医嘱给予病人氧气吸入。

（4）对全麻病人,覆盖健侧眼部,予以保护,未留置尿管病人需与麻醉医生沟通,适当控制液体输入量。

（5）术中根据病人需要采取综合保暖措施,预防低体温的发生。

（6）术中随时观察灌注液的流速,及时更换。

（7）术中用药严格落实"三查八对"。

（8）术中保持手术间安静,避免大声喧哗。

（9）手术结束后,协助病人从手术床转移至轮椅或转运床,保证病人安全转运。

8. 器械护士手术配合要点

（1）器械护士术前熟悉手术方法、步骤,提前备齐手术所需用物。

（2）术前做好机器自检,检查显微镜亮度及玻切机使用的中心供氧压力,确保正常使用。

（3）器械护士术中传递器械时,应"稳、准、轻",保证主刀医生视线不离开显微镜的情况下能自如地操作。

（4）密切关注病人眼压变化,保证灌注通道通畅。

（5）术中随时检查显微器械的完整性,及时清理干净器械上的残存物。

（6）术中使用的药物及时粘贴药品标签,避免混淆。

（7）术后妥善处理精细器械及特殊用物,规范交接。

四、硅油取出术（机器取油法）

在进行玻璃体视网膜手术后，玻璃体腔需要进行填充，填充材料有气体、液体、硅油等，填充硅油的病人待术眼恢复或出现并发症时需再次手术取出硅油。

1. 适应证

在硅油填充术后出现以下指征时需取出硅油。

（1）视网膜复位已稳定。

（2）无纤维组织增殖迹象。

（3）出现严重的硅油并发症。

（4）术后视网膜脱离复发需再次手术。

（5）眼球已无功能，当出现其他并发症时作为对症处理。

2. 手术间布局

硅油取出术手术间布局如图 21-2-4 所示。以手术床为中心，麻醉机、吸引器、冷冻机位于手术床左侧，玻切机、激光机、显示屏、显微镜位于手术床右侧。主刀医生位于病人头侧，一助位于主刀医生左侧，器械护士位于主刀医生右侧。

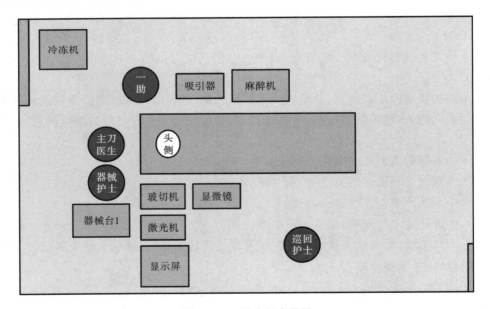

图 21-2-4　手术间布局图

3. 物品准备

（1）器械准备：

眼科基础器械包 1 个、玻切器械包 1 个、20D 镜头 1 个。

（2）敷料准备：

小腹包 1 个、手术衣 3 件。

（3）用物准备：

1 ml 与 10 ml 一次性使用注射器各 1 个、5 ml 一次性使用冲洗注射器 1 个、显影小纱布 5 片、无菌棉签 1 包、25 cm×30 cm 一次性使用无菌手术膜 1 个、输血器 2 个、三通 1 个、输液器 1 个、过滤嘴 1 个、8-0 可吸收缝线、23G 眼用穿刺刀 2 个、灌注头 1 个。

（4）药品准备：

37 ℃复方氯化钠注射液 500 ml、37 ℃生理氯化钠溶液 500 ml、1％活力碘、盐酸丙美卡因滴眼液（0.4 ml：2 mg/支）、复方托吡卡胺滴眼液（1 ml/支）、盐酸肾上腺素注射液（1 ml：1 mg/支）、50％葡萄糖注射液（20 ml：10 g/支）、5％碳酸氢钠注射液（10 ml：0.5 g/支）、盐酸利多卡因注射液（5 ml：0.1 g/支）、盐酸布比卡因注射液（5 ml：37.5 mg/支）、妥布霉素地塞米松眼膏（3.5 g/支）、注射用地塞米松磷酸钠（5 mg/支）。

（5）仪器设备准备：

显微镜 1 台、眼底镜 1 个、玻切机 1 台。

4. 麻醉与体位

（1）麻醉方式：

全身麻醉或局部麻醉。

（2）体位：

仰卧位。

5. 皮肤消毒范围

1％活力碘消毒皮肤，患眼上方至发际，下方至上唇平面，内侧至鼻中线，外侧至耳根部。

6. 手术配合

硅油取出术手术配合如表 21-2-4 所示。

表 21-2-4　硅油取出术手术配合

手 术 步 骤	手 术 配 合
1. 清点用物	同超声乳化白内障吸除术联合人工晶体植入术
2. 消毒、铺巾	
3. 连接管线	
① 机器检测	器械护士按规范固定灌注、吸除、气液交换管线，巡回护士依次连接各管线，并调节参数
② 调节参数	器械护士连接并填装集液盒，进行机器检测
	检测通过后器械护士调节玻切"Pole 模式"后进入"吸除"模块，调节负压至 600 mmHg
4. Time Out	同超声乳化白内障吸除术联合人工晶体植入术
5. 开睑及冲洗	
6. 作切口	
① 作灌注切口	递显微有齿镊、23G 穿刺刀作灌注切口，连接灌注后妥善固定
② 作负压切口	同法作负压切口，连接负压管道

手 术 步 骤	手 术 配 合
7. 硅油取出	打开负压开始吸除硅油
8. 气液交换	递笛针、调节气压压力、旋转三通方向进行气液交换,灌洗玻璃体腔内乳化硅油滴
9. 检查眼底	巡回护士辅助医生佩戴眼底镜,递顶压器与20D镜头检查眼底及周边视网膜情况
10. 清点用物	同超声乳化白内障吸除术联合人工晶体植入术
11. 关闭切口	
12. 清点用物	
13. 覆盖术眼	

7. 巡回护士手术配合要点

(1)手术前严格执行病人安全核查,包括病人的基本信息、手术方式、麻醉方式、术中特殊用物及药品等。

(2)术前完善仪器设备准备及检查,确保中心供气压力范围在 0.5～0.6 MPa,仪器设备功能完好。

(3)术前加强病人心理护理,并检查病人扩瞳效果,必要时根据医嘱给予病人氧气吸入。

(4)术中根据病人需要采取综合保暖措施,预防低体温的发生。

(5)间接眼底镜在使用前检查功能是否完好,调节好使用参数,给主刀医生佩戴间接眼底镜时需动作轻柔、迅速。

(6)术中保证手术间安静,避免大声喧哗,眼底检查时关闭房间照明灯。

(7)手术结束后,嘱局麻病人缓慢坐起,避免因体位性低血压引起晕厥。

(8)手术结束后,妥善协助病人从手术床转移至轮椅或转运床,保证病人安全转运。

8. 器械护士手术配合要点

(1)器械护士术前熟悉手术方法、步骤,提前准备手术所需用物。

(2)术前做好机器自检,备齐手术用物。

(3)严格执行无菌操作,避免因操作不规范引起手术部位感染。

(4)正确连接玻切机以及取硅油管线,选择正确的操作模式及参数。

(5)术中随时检查进入眼内器械的完整性,及时清理干净器械上的残存物。

(6)术后妥善处理精细器械及特殊用物,规范交接。

五、外路网脱复位(巩膜扣带)术

视网膜脱离是视网膜神经感觉层与色素上皮层之间的脱离,而不是视网膜与脉络膜之间的分离。临床上分为原发性与继发性两大类。

外路网脱复位(巩膜扣带)术是通过压迫巩膜,使眼球壁内陷,在眼内形成隆起。一方面可以使脱离的视网膜与色素上皮层相贴,另一方面可以封堵视网膜裂孔以及缓解病变的玻璃体对视网膜的牵拉。

1. 适应证

孔源性网脱。

2. 手术间布局

外路网脱复位(巩膜扣带)术手术间布局如图 21-2-5 所示。以手术床为中心,麻醉机、吸引器、冷冻机位于手术床左侧。主刀医生位于病人头侧,一助位于主刀医生左侧。

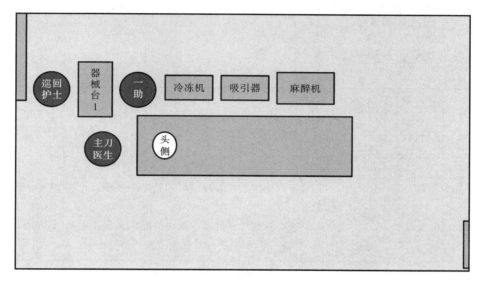

图 21-2-5　手术间布局图

3. 物品准备

(1) 器械准备:

眼科基础器械包 1 个、网脱包 1 个、冷冻头 1 个、20D 镜头 1 个。

(2) 敷料准备:

小腹包 1 个、手术衣 3 件。

(3) 用物准备:

1 ml、5 ml 及 10 ml 一次性使用注射器各 1 个、5 ml 一次性使用冲洗注射器 1 个、25 cm×30 cm 一次性使用无菌手术膜 1 个、显影小纱布 5 片、无菌棉签 1 包、4-0 带针丝线、15°穿刺刀 1 个、5-0 网脱线、8-0 可吸收缝线、硅海绵/环扎带。

(4) 药品准备:

37 ℃复方氯化钠注射液 500 ml、37 ℃生理氯化钠溶液 500 ml、盐酸丙美卡因滴眼液 (0.4 ml：2 mg/支)、盐酸利多卡因注射液(5 ml：0.1 g/支)、妥布霉素地塞米松眼膏(3.5 g/支)、亚甲蓝注射液(2 ml：20 mg/支)、硫酸庆大霉素注射液(2 ml：80 mg/支)。

（5）仪器设备准备：

冷冻机。

4. 麻醉与体位

（1）麻醉方式：

全身麻醉或局部麻醉。

（2）体位：

仰卧位。

5. 皮肤消毒范围

1％活力碘消毒皮肤，患眼上方至发际，下方至上唇平面，内侧至鼻中线，外侧至耳根部。

6. 手术配合

外路网脱复位术手术配合如表 21-2-5 所示。

表 21-2-5　外路网脱复位术手术配合

手 术 步 骤	手 术 配 合
1. 清点用物	同青光眼小梁切除术
2. 消毒、铺巾	
3. 抽取药物 ① 抽取亚甲蓝	5 ml 一次性使用注射器抽取亚甲蓝注射液（2 ml：20 mg/支）1 ml，染色定位
② 抽取硫酸庆大霉素	5 ml 一次性使用注射器抽取硫酸庆大霉素注射液（2 ml：80 mg/支）4 ml，加 40 ml 37 ℃生理氯化钠溶液于小药杯中
4. 连接管线	巡回护士备好冷冻机，连接冷冻头
5. Time Out	同 23G 微创玻璃体切割术
6. 开睑及冲洗	
7. 暴露视野	以角巩缘、穹窿为基底剪开球结膜，暴露手术野，4-0 带针丝线作眼外肌牵引线
8. 裂孔定位	协助手术医生佩戴眼底镜以推压法定位，定位点位于裂孔后缘 0.5 mm 处
9. 裂孔封闭	在间接眼底镜直视下以冷冻头冷冻裂孔
10. 预置缝线	取下间接眼底镜，用 5-0 网脱线预先缝合固定于巩膜
11. 置入垫压材料	选择合适的垫压材料，垫压裂孔
12. 结扎缝线	眼压偏高时行前房穿刺放出少量房水，降低眼压，视网膜复位
13. 检查光感及眼压	通过间接眼底镜，检查术眼有无光感以及眼压是否正常，使用 1：4000 硫酸庆大霉素注射液（2 ml：80 mg/支）冲洗结膜囊及外垫压物

手　术　步　骤	手　术　配　合
14. 清点用物	同超声乳化白内障吸除术联合人工晶体植入术
15. 关闭切口	
16. 清点用物	
17. 覆盖术眼	

7. 巡回护士手术配合要点

（1）手术前严格执行病人安全核查，包括病人的基本信息、手术方式、麻醉方式、术中特殊用物及药品等。

（2）手术前检查冷冻机冷冻效果，二氧化碳气体低于 5 MPa 时需及时更换。

（3）术前加强病人心理护理，并检查病人扩瞳效果。

（4）术中根据病人情况适时调节手术间温湿度，做好综合保温措施，预防低体温。

（5）在使用前检查间接眼底镜功能是否完好，调好使用参数，给主刀医生戴间接眼底镜时需动作轻柔、迅速。

（6）手术结束后，协助病人从手术床转移至轮椅或转运床，保证病人安全转运。

六、角膜移植术

角膜位于眼球的前 1/6，与巩膜共同构成眼球坚韧的外壳。角膜为无血管组织，具有坚韧性和透明性。角膜的功能包括保护眼球、光学性能。

穿透性角膜移植是指包括 5 层角膜结构在内的全层角膜移植，治疗目的是提高视力、恢复角膜的完整性或控制角膜病变。板层角膜移植是指仅替换病变的角膜，完整保留健康的角膜组织，将相应厚度的植片移植到植床上。

1. 适应证

（1）穿透性角膜移植。

① 感染性角膜炎后的角膜瘢痕。

② 各种原因导致的角膜混浊。

③ 大泡性角膜病变、圆锥角膜、角膜营养不良或角膜变性。

（2）板层角膜移植。

① 中浅层角膜白斑。

② 各种实质浅层的角膜营养不良与角膜变性。

③ 角膜瘢痕虽达角膜深层，但有希望剖切至植床透明，而全身情况或局部情况不适宜行穿透性角膜移植的病人。

2. 手术间布局

角膜移植术手术间布局如图 21-2-6 所示。以手术床为中心，麻醉机、吸引器位于手术床左侧，显微镜位于手术床右侧。主刀医生位于病人头侧，一助位于主刀医生左侧。

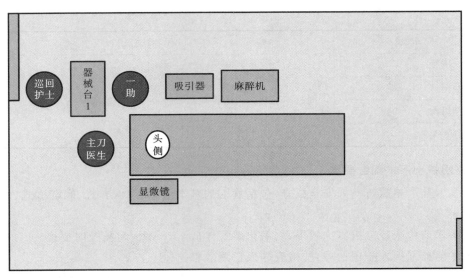

图 21-2-6 手术间布局图

3. 物品准备

（1）器械准备：

眼科基础器械包 1 个、角膜移植器械包 1 个、角膜移植钻台 1 个。

（2）敷料准备：

小腹包 1 个、手术衣 3 件。

（3）用物准备：

1 ml 与 10 ml 一次性使用注射器各 1 个、5 ml 一次性使用冲洗注射器 1 个、显影小纱布 5 片、18 cm×14 cm 一次性使用无菌手术膜 1 个、输血器 1 个、10-0 可吸收缝线、15°穿刺刀 1 个、0.5 ml 眼用透明质酸钠 1 个、止血海绵 1 包、一次性环钻。

（4）药品准备：

37 ℃复方氯化钠注射液 500 ml、37 ℃生理氯化钠溶液 500 ml、盐酸肾上腺素注射液（1 ml∶1 mg/支）、卡巴胆碱注射液（1 ml∶0.1 mg/支）、妥布霉素地塞米松眼膏（3.5 g/支）。

（5）仪器设备准备：

显微镜。

4. 麻醉与体位

（1）麻醉方式：

全身麻醉。

（2）体位：

仰卧位。

5. 皮肤消毒范围

单眼手术：1‰活力碘消毒皮肤，患眼上方至发际，下方至上唇平面，内侧至鼻中线，外侧至耳根部。

6. 手术配合

穿透性角膜移植术手术配合如表 21-2-6 所示。

表 21-2-6　穿透性角膜移植术手术配合

手　术　步　骤	手　术　配　合
1. 清点用物	同青光眼小梁切除术
2. 消毒、铺巾	
3. 连接管线	
4. Time Out	
5. 开睑及冲洗	
6. 制作受体植床 ① 标记角膜位置 ② 切取病变角膜	核对负压环钻 确定角膜中心,用无菌记号笔及角膜印模标记位置 用角膜环固定眼球,以负压环钻钻取病变角膜,角膜剪完整切取病变角膜组织,前房注入眼用透明质酸钠
7. 制作角膜植片	将待移植角膜片放于角膜移植钻台上,以普通环钻切取相应大小的植片放于角膜移植片铲上备用
8. 缝合植片	将角膜植片置于患侧眼上,显微持针器夹 10-0 可吸收缝线按标记线间断(或连续)缝合植片
9. 清点用物	同青光眼小梁切除术
10. 重建前房	用 5 ml 一次性使用冲洗注射器抽取 37 ℃复方氯化钠注射液,检查前房密封性并置换前房内透明质酸钠,巡回护士与手术医生共同完成关腔后用物清点
11. 再次清点用物	同青光眼小梁切除术
12. 覆盖术眼	

板层角膜移植术手术配合如表 21-2-7 所示。

表 21-2-7　板层角膜移植术手术配合

手　术　步　骤	手　术　配　合
1. 清点用物	巡回护士与手术医生进行行术前清点,及时准确记录
2. 消毒、铺巾	同青光眼小梁切除术
3. Time Out	
4. 开睑及冲洗	
5. 切除病变角膜 ① 切开角膜 ② 剔除角膜组织	确定病变角膜范围,以环钻包绕病变区角膜做板层角膜切开 以眼用穿刺刀(月形刀)从适当深度剔除环钻区内板层角膜组织至透明基质

手 术 步 骤	手 术 配 合
6. 制作角膜植片	将待移植角膜片放于角膜移植钻台上,以普通环钻切取相应大小的植片,去除后弹力膜组织做全厚板层植片,放于角膜移植植片铲上备用,巡回护士与手术医生共同完成关腔前用物清点
7. 缝合植片	将板层角膜植片覆盖于角膜植床区,显微持针器夹 10-0 可吸收缝线间断缝合植片,巡回护士与手术医生共同完成关腔后用物清点
8. 清点用物	同青光眼小梁切除术
9. 覆盖术眼	

7. 巡回护士手术配合要点

(1) 手术前严格执行病人安全核查,包括病人的基本信息、手术方式、麻醉方式、术中特殊用物及药品等。

(2) 手术前与主刀医生共同核对供体眼球有效期及类别。

(3) 术中根据病人需要采取综合保暖措施,预防低体温的发生。

(4) 一次性环钻需与手术医生核对型号无误后再使用。

(5) 手术结束后,协助病人从手术床转移至转运床,保证病人安全转运。

七、上睑下垂矫正术

上睑下垂指的是提上睑肌功能部分或全部丧失,以致上睑部分或完全不能上提。

上睑下垂手术一般分为两类,一类是上睑提肌缩短术,以增强提上睑肌的功能;另外一类是额肌瓣悬吊术,如利用额肌、上直肌牵拉提高上睑缘位置等。

1. 适应证

(1) 先天性上睑下垂。

(2) 部分后天性上睑下垂病例。

2. 手术间布局

上睑下垂矫正术手术间布局如图 21-2-7 所示。以手术床为中心,麻醉机、吸引器位于手术床左侧,显微镜、电外科设备位于手术床右侧。主刀医生位于病人头侧,一助位于主刀医生左侧。

3. 物品准备

(1) 器械准备:

眼科基础器械包 1 个、上睑下垂器械包 1 个。

(2) 敷料准备:

小腹包 1 个、手术衣 3 件。

(3) 用物准备:

11 号刀片 1 个、显影小纱布 5 片、无菌棉签 1 包、一次性手控电刀笔 1 个、5-0 带针丝线、

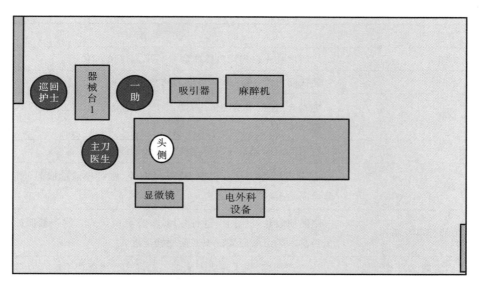

图 21-2-7　手术间布局图

5-0 可吸收缝线、6-0 可吸收缝线。

（4）药品准备：

37 ℃复方氯化钠注射液 500 ml、37 ℃生理氯化钠溶液 500 ml、盐酸利多卡因注射液（5 ml：0.1 g/支）、妥布霉素地塞米松眼膏（3.5 g/支）。

（5）仪器设备准备：

电外科设备 1 台。

4. 麻醉与体位

（1）麻醉方式：

全身麻醉或局部麻醉。

（2）体位：

仰卧位。

5. 皮肤消毒范围

1%活力碘消毒皮肤，上方达发际，内侧过鼻中线，下方到上唇平面，外侧到耳根部，消毒区域呈四方形。

6. 手术配合（以额肌瓣手术为例）

上睑下垂矫正术手术配合如表 21-2-8 所示。

表 21-2-8　上睑下垂矫正术手术配合

手 术 步 骤	手 术 配 合
1. 清点用物	巡回护士提前 15 min 洗手，整理器械台及相关用物，与手术医生进行术前清点，巡回护士及时准确记录

续表

手 术 步 骤	手 术 配 合
2. 消毒、铺巾	同超声乳化白内障吸除术联合人工晶体植入术
3. 连接管线	连接电刀线,遵医嘱调节电刀功率
4. Time Out	手术开始前,手术医生、麻醉医生、手术室护士三方核查,核对无误后开始手术
5. 切口标记	使用无菌标记笔在上睑皮肤切口处划线标记
6. 暴露睑板	递11号手术刀切开皮肤、皮下组织等,将睑板前的眼轮匝肌去除,充分暴露睑板
7. 额肌瓣的分离及制作	眶隔前眼轮匝肌向上进行分离,暴露额肌,分离、制作额肌瓣。巡回护士与手术医生共同完成关腔前用物清点
8. 缝合、固定额肌瓣及睑板	5-0可吸收缝线于额肌瓣末端三对褥式缝线缝合于睑板适当位置
9. 重睑成型	6-0可吸收缝线在额肌处间断缝合皮肤形成重睑,下睑缘作牵引缝线。巡回护士与手术医生共同完成关腔后用物清点
10. 清点用物	同超声乳化白内障吸除术联合人工晶体植入术
11. 覆盖患眼	

7. 巡回护士手术配合要点

（1）手术前严格执行病人安全核查,包括病人的基本信息、手术方式、麻醉方式、术中特殊用物及药品等。

（2）正确使用电外科设备,妥善安置电外科设备回路电极板,预防电灼伤的发生,手术中遵医嘱随时调整功率。

（3）术前加强病人心理护理,并检查病人扩瞳效果。

（4）术中根据病人需要采取综合保暖措施,预防低体温的发生。

（5）手术结束后,协助病人从手术床转移至轮椅或转运床,保证病人安全转运。

八、经鼻内镜鼻腔泪囊吻合术

泪器包括泪腺和泪道两部分。泪道由泪点、泪小管、泪囊和鼻泪道组成。鼻腔泪囊吻合术是在泪囊内侧与相邻的鼻腔之间建立一个新通道,代替原有已闭塞的鼻泪管。对于慢性泪囊炎、泪囊黏液囊肿和单纯性鼻泪管阻塞病人,该术既可解除泪囊长期积脓的隐患,又能恢复排泪功能。

1. 适应证

（1）泪点与泪小管均正常,冲洗时针头可触及泪囊窝骨壁。

（2）泪囊无明显缩小。

（3）鼻部无息肉、无严重鼻中隔偏曲、无严重化脓性鼻窦炎及萎缩性鼻炎。

（4）病人年龄＜65 岁，无明显高血压、心脏病及出血性疾病。

2. 手术间布局

经鼻内镜鼻腔泪囊吻合术手术间布局如图 21-2-8 所示。以手术床为中心，麻醉机、吸引器、内窥镜位于手术床左侧。主刀医生位于病人右侧，一助位于病人头侧，器械护士位于主刀医生左侧。

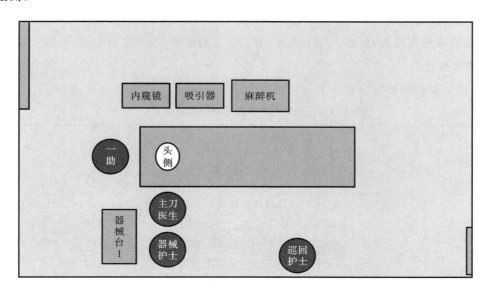

图 21-2-8　手术间布局图

3. 物品准备

（1）器械准备：

眼科基础器械包 1 个、鼻腔泪囊吻合器械包 1 个、0°鼻内镜 1 个、冷光源光缆 1 根（必要时备磨钻）。

（2）敷料准备：

小腹包 1 个、手术衣 3 件。

（3）用物准备：

12 号刀片 1 个、1 ml 一次性使用注射器 2 个、5 ml 一次性使用球后注射器 1 个、5 ml 一次性使用注射器 1 个、一次性使用吸引管 1 根、显影小纱布 5 片、25 cm×30 cm 一次性使用无菌手术膜 1 个、棉片 1 包、鼻用纳吸棉或明胶海绵 1 包。

（4）药品准备：

37 ℃生理氯化钠溶液 500 ml、盐酸赛洛唑啉鼻用喷雾剂（诺通 10 ml/5 mg）、盐酸肾上腺素注射液（0.4 ml：2 mg/支）、盐酸利多卡因注射液（5 ml：0.1 g/支）、醋酸曲安奈德注射液（1 ml：40 mg/支）、妥布霉素地塞米松眼膏（3.5 g/支）。

（5）仪器设备准备：

眼内窥镜系统 1 台、动力系统 1 台。

4. 麻醉与体位

（1）麻醉方式：

全身麻醉。

（2）体位：

仰卧位，头高足低 30°。

5. 皮肤消毒范围

1％活力碘消毒皮肤，患眼上方至发际，下方至上唇平面，内侧至鼻中线，外侧至耳根部。

6. 手术配合

经鼻内镜鼻腔泪囊吻合术手术配合如表 21-2-9 所示。

表 21-2-9　经鼻内镜鼻腔泪囊吻合术手术配合

手 术 步 骤	手 术 配 合
1. 清点用物	同超声乳化白内障吸除术联合人工晶体植入术
2. 消毒、铺巾	
3. 抽取药物	用 1 ml 注射器抽取盐酸利多卡因注射液（5 ml：0.1 g/支）与盐酸肾上腺素注射液（1 ml：1 mg/支），用 5 ml 注射器抽取曲安奈德（1 ml：40 mg/支）2 ml，诺通 1 支倒入药杯，并做好药品标识
4. 连接管线	用 25 cm×30 cm 一次性使用无菌手术膜固定在术侧，用 1％活力碘浸湿的显影小纱布固定在手术膜上方。连接内镜系统及吸引装置
5. Time Out	同超声乳化白内障吸除术联合人工晶体植入术
6. 开睑	递眼科剪剪开手术膜暴露眼球
7. 填塞	递卷成烟卷状的诺通棉片及枪状镊填塞病人鼻腔
8. 注射麻药	递抽取好的局麻药注射入中鼻甲
9. 暴露切口	递 12 号手术刀在中鼻甲处作梭形切口，制作鼻黏膜瓣后用黏膜剥离子翻转鼻黏膜瓣，暴露上颌骨额突和泪骨交界处
10. 制作骨孔	递咬骨钳自颌泪缝咬出大部分上颌骨额突和泪骨制作骨孔，大小约 10 mm×10 mm
11. 暴露泪囊	递泪道探针，在其指引下用 12 号刀片"工"字形切开泪囊黏膜并做修剪
12. 穿泪道	递硅胶管，在上下泪点穿入细硅胶管，经过吻合口并结扎固定
13. 清点用物	巡回护士与器械护士共同完成关腔前用物清点
14. 伤口填塞	递枪状镊、羊膜组织包裹明胶海绵塞入吻合口，将曲安奈德注入伤口。巡回护士与器械护士共同完成关腔后用物清点
15. 清点用物	同超声乳化白内障吸除术联合人工晶体植入术
16. 覆盖术眼	

7. 巡回护士手术配合要点

（1）手术前严格执行病人安全核查，包括病人的基本信息、手术方式、麻醉方式、术中特殊用物及药品等。

（2）术前完善仪器设备准备及检查，仪器设备功能完好。

（3）术中根据病人需要采取综合保暖措施，预防低体温的发生。

（4）与器械护士做好药物核对。

（5）手术后需将冷光源亮度调至最低再关机。

（6）手术结束后，协助病人从手术床转移至转运床，保证病人安全转运。

8. 器械护士手术配合要点

（1）器械护士术前熟悉手术方法、步骤，提前准备手术所需用物及器械。

（2）手术中及时清点棉片的数量，确保清点无误。

（3）术后妥善处理鼻内镜，规范交接。

参 考 文 献

[1] 葛坚、刘奕志. 眼科手术学［M］. 北京：人民卫生出版社，2015.

[2] 赵凤银. 表麻下超声乳化联合小梁切除术治疗青光眼合并白内障［J］. 中国实用眼科杂志，2005，23（4）：436.

[3] 段直光，俞丽云，陈银朝，等. 23G 微创玻璃体切割术的临床应用［J］. 国际眼科杂志，2014（2）：293-296.

[4] 赵燕，吴建华. 23G 微创玻璃体切割术治疗瞳孔残膜一例［J］. 中国实用眼科杂志，2014，32（8）：1034.

[5] 郭长梅，王雨生，惠延年. 两种硅油取出术并发症分析［J］. 国际眼科杂志，2008，8（1）：167-170.

（李岩，陈敏，李梅，陈菲）

第22章 耳鼻咽喉-头颈外科手术护理配合

第一节 耳鼻咽喉-头颈外科常用手术体位的安置方法

一、仰卧位

1. 适应证

仰卧位适用于所有鼻手术,包括鼻窦、鼻中隔、鼻骨骨折、鼻前庭、鼻出血、脑脊液鼻漏修补术等。

2. 体位用物

头垫1个、肩垫1个、颈垫1个、膝枕1个、足跟垫2个、下肢约束带1根。

3. 安置方法

仰卧位如图22-1-1所示。

(1)病人取仰卧位,头顶与手术床前缘平齐。

(2)头部置头垫,颈下置颈垫,肩下置肩垫(平肩峰),使头后仰,保持头颈中立位,充分显露手术部位。

(3)双上肢掌心朝向身体两侧,肘部微屈用布单固定于身体两侧。

(4)膝下垫膝枕,足下垫足跟垫,距离膝关节上5cm处用约束带固定,松紧适宜,以能容纳一指为宜,防止腓总神经损伤。

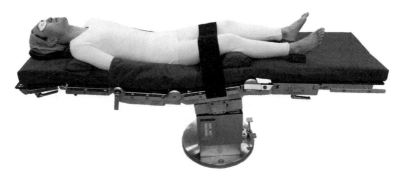

图 22-1-1 仰卧位

4. 注意事项

（1）进行病人术中获得性压力性损伤风险评估，手术受压部位使用预防性敷料进行局部减压。

（2）病人约束不宜过紧，预防骨筋膜室综合征。

（3）防止颈部过度扭曲，牵拉臂丛神经引起损伤。

（4）在调节曲线仰卧位的基础上按需降低头板，形成颈伸位，充分暴露手术野。

（5）行全身麻醉后，覆盖双眼，予以保护。

二、侧头仰卧位

1. 适应证

侧头仰卧位适用于所有耳手术，包括耳前瘘管、外耳道、中耳、镫骨、人工耳蜗、面神经、颞骨肿瘤手术等。

2. 体位用物

头垫 1 个、肩垫 1 个、颈垫 1 个、膝枕 1 个、足跟垫 2 个、下肢约束带 1 根。

3. 安置方法

侧头仰卧位如图 22-1-2 所示。

（1）病人取仰卧位，头顶与手术床上缘平齐。

（2）头部置头垫，颈下置颈垫，肩下置肩垫（平肩峰），头偏向健侧，避免健侧耳廓受压。

（3）双上肢掌心朝向身体两侧，肘部微屈用布单固定于身体两侧。

（4）膝下垫膝枕，足下垫足跟垫，距离膝关节上 5 cm 处用约束带固定，松紧适宜，以能容纳一指为宜，防止腓总神经损伤。

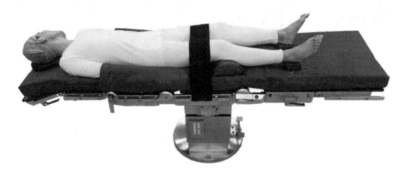

图 22-1-2　侧头仰卧位

4. 注意事项

（1）进行病人术中获得性压力性损伤风险评估，手术受压部位使用预防性敷料进行局部减压。

（2）病人约束不宜过紧，预防骨筋膜室综合征。

（3）防止颈部过度扭曲，牵拉臂丛神经引起损伤。

（4）行全身麻醉后，覆盖双眼，予以保护。

三、喉手术仰卧位

1. 适应证

喉手术仰卧位适用于所有咽及喉手术，包括扁桃与腺样体、支撑喉镜、全喉、半喉、气管切开手术等。

2. 体位用物

头垫1个、肩垫1个、颈垫1个、膝枕1个、足跟垫2个、下肢约束带1根。

3. 安置方法

喉手术仰卧位如图22-1-3所示。

（1）病人仰卧位于手术床上，头顶与手术床前缘平齐。

（2）枕部置头垫，肩下置肩垫（平肩峰），颈下置颈垫，使头后仰，使口、咽、喉保持在一条直线上，充分显露手术部位。

（3）双上肢掌心朝向身体两侧，肘部微屈用布单固定于身体两侧。

（4）膝下垫膝枕，足下垫足跟垫，距离膝关节上5 cm处用约束带固定，松紧适宜，以能容纳一指为宜，防止腓总神经损伤。

（5）覆盖双眼，予以保护。

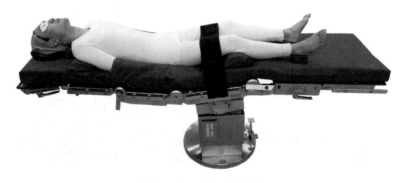

图 22-1-3　喉手术仰卧位

4. 注意事项

（1）进行病人术中获得性压力性损伤风险评估，手术受压部位使用预防性敷料进行局部减压。

（2）病人约束不宜过紧，预防骨筋膜室综合征。

（3）颈椎病病人防止颈部过度扭曲，保护颈椎。

（4）在调节曲线仰卧位的基础上按需降低头板，形成颈伸位，充分暴露手术野。

（5）行全身麻醉后，覆盖双眼，予以保护。

第二节　耳鼻咽喉-头颈外科手术配合

一、乳突根治鼓室成形术

耳分为外耳、中耳和内耳三部分。外耳包括耳廓及外耳道；中耳包括鼓室、咽鼓管、鼓窦及乳突 4 部分；内耳又称迷路，位于颞骨岩部内，由复杂的管道组成。鼓室为含气空腔，位于鼓膜与内耳外侧壁之间。鼓室有内、外、前、后、顶、底 6 个壁。鼓室外壁又称鼓膜壁，由骨部及膜部构成，骨部较小，膜部较大（即鼓膜）。鼓膜介于鼓室与外耳道之间，为向内凹入、椭圆形、半透明的模型结构。鼓室内包括听骨、听骨的韧带、鼓室肌肉，其中听骨为人体中最小的一组小骨，由锤骨、砧骨和镫骨连接成听骨链。完壁式乳突根治鼓室成形术能彻底实现对乳突病灶的清除，充分保障外耳道的完整结构，符合中耳与外耳道对应的生理功能和耳道解剖结构，同时不会对中耳正常通气引流系统造成影响，有利于提升病人术后听力水平。

1. 适应证

（1）鼓膜穿孔：因刺伤、气压伤、颞骨骨折等外伤引起；3 个月以上不愈合者，如穿孔较大，血供不良；咽鼓管功能障碍。

（2）急性化脓性中耳炎：细菌感染引起的中耳黏膜的急性化脓性炎症。

（3）中耳胆脂瘤。

2. 手术间布局

乳突根治鼓室成形术（左耳）手术间布局如图 22-2-1 所示。以手术床为中心，显示屏、显微镜、吸引器、麻醉机位于手术床左侧，电外科设备、动力系统、手术托盘等位于手术床右侧，温毯仪位于手术床尾侧。主刀医生位于病人左侧，器械护士位于主刀医生对侧。

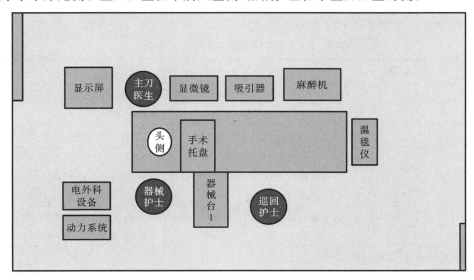

图 22-2-1　手术间布局图

3．物品准备

（1）器械准备：

乳突根治器械包 1 个、耳显微器械包 1 个。

（2）敷料准备：

小腹包 1 个、中单包 1 个、手术衣 4 件、治疗碗 6 个。

（3）用物准备：

15 号刀片 1 个，45 cm×45 cm 一次性使用无菌手术膜 1 个，30 cm×50 cm 一次性使用无菌手术膜 1 个，一次性手控电刀笔 1 个，一次性使用不粘双极电凝镊 1 个，一次性使用吸引管 1 个，F12 一次性使用吸引头 1 个，5 ml、10 ml 及 50 ml 一次性使用注射器各 1 个，显微镜保护套 1 个，显影小纱布 5 片、4-0 可吸收缝线。

（4）药品准备：

37 ℃复方氯化钠注射液 500 ml、37 ℃ 0.9％氯化钠注射液 500 ml、1％活力碘。

（5）仪器设备准备：

电外科设备 1 台、耳动力系统 1 台、显微镜 1 台。

4．麻醉与体位

（1）麻醉方式：

全身麻醉。

（2）体位：

侧头仰卧位。

5．皮肤消毒范围

1％活力碘消毒皮肤，以患耳为中心逐步向四周环绕，直径大于 10 cm。

6．手术配合

乳突根治鼓室成形术手术配合如表 22-2-1 所示。

表 22-2-1　乳突根治鼓室成形术手术配合

手 术 步 骤	手 术 配 合
1. 清点用物	器械护士提前 15 min 洗手，整理器械台及相关用物，与巡回护士进行术前清点，巡回护士及时准确记录
2. 消毒、铺巾	递组织钳夹持活力碘纱布依次消毒皮肤 3 遍，常规铺巾
3. 连接管线	器械护士按规范固定一次性使用吸引管、一次性使用不粘双极电凝镊、一次性手控电刀笔、动力系统电缆线，巡回护士依次连接各管线，设置参数
4. Time Out	切皮前，手术医生、麻醉医生、手术室护士三方核查，核对无误后，器械护士将 15 号手术刀放于弯盘内，递给主刀医生
5. 沿耳廓附着的皱褶线外作弧形切口，切口的上下端离耳廓皱褶 0.5 cm，切口的中点离耳廓皱褶线 2 cm	递一次性使用不粘双极电凝镊止血

续表

手 术 步 骤	手 术 配 合
6. 取颞肌筋膜	
① 暴露筋膜	递皮肤拉钩向侧方牵拉,显露紧贴颞肌组织的筋膜
② 剥离筋膜	递剥离子沿肌肉表面分离筋膜
③ 按手术所需取大小合适的筋膜,自然干燥	递组织剪剪取大小合适筋膜,递筋膜板
7. 乳突根治及清理病变	
① 电钻磨开乳突,暴露胆脂瘤破坏腔,削薄前方外耳道骨壁,上缘平鼓窦盖,后缘达乙状窦前骨壁,将残余的骨质及乳突内气房或板障骨磨除,充分显露颅中后窝脑膜和乙状窦(即为乳突轮廓化)	递耳动力系统暴露乳突,递 50 ml 一次性注射器抽取 37 ℃ 0.9% 氯化钠注射液,协助主刀医生在手术野注水,避免骨屑飞溅和局部灼热
② 清除病变组织,检查鼓窦盖及乙状窦骨壁是否破坏	递息肉钳、镰状刀、耳剥离子清除乳突腔内、鼓窦处胆脂瘤皮屑及肉芽等病变
③ 断桥及修平面神经嵴在外耳道后壁近鼓窦盖处深部,充分开放上鼓室	递耳动力系统,递 50 ml 注射器抽取 37 ℃ 0.9% 氯化钠注射液,协助主刀医生在手术野注水,避免骨屑飞溅和局部灼热
8. 重建听骨链及鼓膜修补	
① 重建听骨链	递麦粒钳、耳剥离子垫软骨或乳突皮质骨于面神经骨管上缘的上鼓室内壁,以承托鼓膜
② 修补鼓膜	递麦粒钳、耳钩针、耳剥离子(如镫骨缺损,则取听骨或软骨柱立于足板,外侧与移植鼓膜相连;如镫骨完好,则移植人工听骨扣于镫骨头,外侧端与鼓膜相连)
9. 填塞及缝合切口	
① 压迫外耳道鼓膜瓣及移植组织外侧面	递麦粒钳、浸湿抗生素的明胶海棉块压迫,巡回护士和器械护士共同完成关腔前用物清点
② 外耳道填塞	递碘仿纱布与凡士林纱条填塞外耳道,巡回护士和器械护士共同完成关腔后用物清点
③ 缝合切口	递短有齿镊、4-0 可吸收缝线间断缝合皮肤切口。第四次清点物品数目及完整性
④ 加压包扎	递纱布、绷带加压包扎耳部

7. 巡回护士手术配合要点

(1) 手术前严格执行病人安全核查,包括病人的基本信息、手术方式、麻醉方式、术中特殊用物及药品等。

(2) 术前完善仪器设备检查及准备,正确使用电外科设备,妥善安置电外科设备回路负极板,预防电灼伤的发生。

(3) 术中根据病人需要采取综合性保温措施,预防低体温的发生。

(4) 术中动力系统使用完毕后,及时进行预处理。

（5）术中显微镜操作时,适当调暗手术间照明光线,使主刀医生更专注于镜下操作。

（6）手术结束后,妥善固定病人静脉及其他管路,并确保管路通畅,保持病人安全转运。

8. 器械护士手术配合要点

（1）器械护士术前熟悉手术方法、步骤,提前准备手术所需用物及器械。

（2）术中传递器械时,应"稳、准、轻",将器械放置在主刀医生虎口处,使主刀医生在双眼不离开显微镜目镜的情况下能自如地操作。

（3）术后妥善处理显微器械,规范交接。

二、鼻窦成形术（导航辅助下全组鼻窦成形术）

鼻窦是鼻腔周围含气颅骨内的内腔左右成对,共有 4 对,依其所在骨命名,即上颌窦、筛窦、额窦及蝶窦。各窦的形态大小不同,发育常有差异。窦内黏膜与鼻腔黏膜连接,各有窦口与鼻腔相通。按其解剖位置和窦口所在部位,可将鼻窦分为前后两组:前组鼻窦包括上颌窦、前组筛窦和额窦,窦口均位于中鼻道;后组鼻窦包括后组筛窦和蝶窦,前者窦口位于上鼻道,后者窦口位于上鼻道后上方的蝶筛隐窝。

1. 适应证

（1）鼻窦炎:一个或多个鼻窦发生炎症。分为急性和慢性鼻窦炎 2 种。急性鼻窦炎多由上呼吸道感染引起,细菌与病毒感染可同时并发。慢性鼻窦炎较急性者多见,常为多个鼻窦同时受累。

（2）鼻息肉:是赘生于鼻腔或鼻窦黏膜上突出于鼻腔黏膜表面的增生组织团。以鼻阻塞或鼻分泌物增多为常见表现,伴面部疼痛或肿胀感,嗅觉减退或丧失。

（3）上颌窦病变:上颌窦居于上颌骨体内,为鼻窦中最大者。凡慢性化脓性上颌窦炎采用非手术疗法或上颌窦鼻内开窗术无效者,上颌窦囊肿及良性肿瘤切除、窦腔异物的取出、上颌窦恶性肿瘤可疑者的探查或活检,手术治疗是最有效的治疗方法。

2. 手术间布局

鼻窦成形术（右侧鼻窦）（导航辅助下全组鼻窦炎术）手术间布局如图 22-2-2 所示。以手术床为中心,导航系统主机、电外科设备、动力系统、吸引器、麻醉机位于手术床左侧,手术托盘位于手术床右侧,显示屏位于手术床头侧,温毯仪位于手术床尾侧。主刀医生位于病人右侧,一助位于主刀医生对侧,器械护士位于主刀医生右侧。

3. 物品准备

（1）器械准备:

导航器械包 1 个、鼻内镜器械包 1 个、鼻内镜 32 件器械包 1 个、鼻动力系统 1 套。

（2）敷料准备:

小腹包 1 个、中单包 1 个、手术衣 4 件、治疗碗 3 个。

（3）用物准备:

12 号刀片 1 个,一次性使用不粘双极电凝镊 1 个,一次性使用吸引管 1 根,5 ml、10 ml 及 50 ml 一次性使用注射器各 1 个,显影小纱布 5 片,鼻用纱条 10 根。

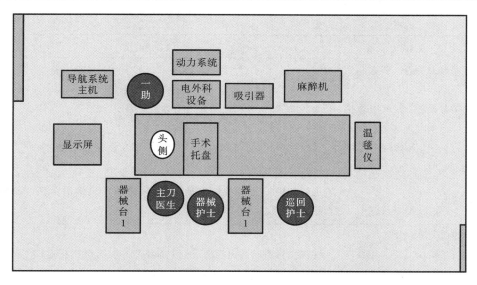

图 22-2-2　手术间布局图

（4）药品准备：

37 ℃复方氯化钠注射液 500 ml、37 ℃ 0.9％氯化钠注射液 500 ml、75％乙醇。

（5）仪器设备准备：

电外科设备 1 台、高清摄像系统 1 套、鼻动力系统 1 台。

4．麻醉与体位

（1）麻醉方式：

全身麻醉。

（2）体位：

仰卧位。

5．皮肤消毒范围

75％乙醇消毒皮肤，以鼻部为中心逐步向四周环绕，直径大于 10 cm。

6．手术配合

鼻窦成形术（导航辅助下全组鼻窦炎术）手术配合如表 22-2-2 所示。

表 22-2-2　鼻窦成形术（导航辅助下全组鼻窦炎术）手术配合

手术步骤	手术配合
1．清点用物	同乳突根治鼓室成形术
2．连接导航和高清摄像系统	器械护士按规范固定一次性使用吸引管、一次性使用不粘双极电凝镊、动力系统、高清摄像系统等管线，巡回护士依次连接各管线，并设置参数
3．Time Out	手术前，手术医生、麻醉医生、手术室护士三方核查。核对无误后，器械护士将 12 号手术刀置于弯盘内，递给主刀医生

续表

手　术　步　骤	手　术　配　合
4. 分离中鼻道黏膜,暴露并切除钩突 ① 确定切口轨迹,分离中鼻道黏膜 ② 分离钩突上、下两端与鼻腔外侧壁并咬除	递鼻黏膜刀、鼻剥离子分离中鼻道黏膜 递反咬钳、筛窦钳分离钩突上、下两端与鼻腔外侧壁并咬除
5. 切除筛泡	递咬切钳沿切口咬切中鼻道黏膜,递筛窦钳暴露筛泡、咬开筛泡并切除
6. 清理筛房 ① 清理前组筛房 ② 清理中组筛窦 ③ 清理后组筛房	递筛窦钳钳除前组筛房(上达额窦底与中筛房顶相连,外达纸样板与中筛房区纸样板相连,前达额突内侧面) 递筛窦钳清理中组筛窦直至筛顶(防止损伤前颅底,避免脑脊液鼻漏) 递筛窦钳清理后组筛房(上达筛顶、外达纸样板、后达蝶窦前壁、内为中鼻甲,使整个筛窦成为一个空腔)
7. 开放窦口 ① 开放额窦 ② 开放上颌窦 ③ 开放蝶窦	递刮匙、额窦钳沿额窦开口逐渐扩大周边,开放范围大于 0.5 cm,边缘光滑,防术后闭塞 递上颌窦钳开放上颌窦,开放范围在 1 cm 以上 递蝶窦咬骨钳经筛窦入路开放整个蝶窦前壁
8. 切除异物	递筛窦钳进一步清除残留病变,递一次性使用吸引管吸除窦道内的脓性分泌物、真菌球、肥厚黏膜及息肉,巡回护士和器械护士共同完成关腔前用物清点
9. 冲洗与填塞止血	递 10 ml 一次性使用注射器抽取 37 ℃ 0.9%氯化钠注射液冲洗鼻腔,巡回护士和器械护士共同完成关腔后用物清点
10. 再次清点	第三次清点物品数目及完整性
11. 填塞止血	递敷料钳钳取可吸收止血材料填塞术腔,第四次清点物品数目及完整性

7. 巡回护士手术配合要点

(1)手术前严格执行病人安全核查,包括病人的基本信息、手术方式、麻醉方式、术中特殊用物及药品等。

(2)术前完善仪器设备检查及准备,正确使用电外科设备,妥善安置电外科设备回路负极板,预防电灼伤的发生。

(3)术中根据病人需要采取综合性保温措施,预防低体温的发生。

(4)术中动力系统使用完毕后,及时进行预处理。

8. 器械护士手术配合要点

（1）器械护士术前熟悉手术方法、步骤，提前准备手术所需用物及器械。

（2）术中传递器械时，应"稳、准、轻"，将器械放置在主刀医生虎口处，使主刀医生的双眼在不离开显示屏的情况下能自如地操作。

（3）术后妥善处理特殊器械，规范交接。

三、扁桃体切除术

扁桃体切除术是指根据病变情况经手术将扁桃体整个切除或部分切除，是耳鼻喉科最常见的手术。扁桃体炎多由急性扁桃体炎反复发作或因隐窝引流不畅，窝内细菌、病毒滋生感染而演变为慢性炎症。

1. 适应证

（1）慢性扁桃体炎反复急性发作或多次发作，扁桃体周围脓肿。

（2）扁桃体过度肥大，妨碍吞咽、呼吸功能以及语言含混不清者。

（3）慢性扁桃体炎引起风湿热、肾炎、关节炎、风心病等疾病，或与邻近组织器官病变相关联者。

（4）扁桃体角化或白喉带菌者，经保守治疗无效者。

2. 手术间布局

扁桃体切除术手术间布局如图 22-2-3 所示。以手术床为中心，等离子系统、电外科设备、吸引器、麻醉机位于手术床左侧，手术托盘位于手术床右侧，温毯仪位于手术床尾侧。主刀医生位于病人头侧，器械护士位于主刀医生右侧。

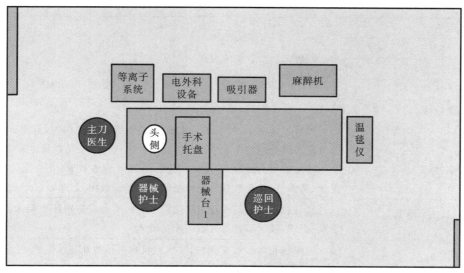

图 22-2-3　手术间布局图

3. 物品准备

（1）器械准备：

扁桃切除器械包 1 个。

（2）敷料准备：

小腹包 1 个、手术衣 2 件、治疗碗 3 个。

（3）用物准备：

一次性使用不粘双极电凝镊 1 个、一次性使用吸引管 1 个、12 号刀片 1 个、显影小纱布 5 片、显影纱条 1 根、4-0 可吸收缝线。

（4）药品准备：

37 ℃复方氯化钠注射液 500 ml、37 ℃ 0.9％氯化钠注射液 500 ml、0.5％活力碘。

（5）仪器设备准备：

等离子系统 1 套、电外科设备 1 台、吸引器 2 台。

4. 麻醉与体位

（1）麻醉方式：

全身麻醉。

（2）体位：

喉手术仰卧位。

5. 皮肤消毒范围

0.5％活力碘消毒皮肤，以术区为中心逐步向四周环绕，直径大于 10 cm。

6. 手术配合

扁桃体切除术手术配合如表 22-2-3 所示。

表 22-2-3 扁桃体切除术手术配合

手 术 步 骤	手 术 配 合
1. 清点用物	同乳突根治鼓室成形术
2. 消毒、铺巾	
3. 连接管线	
4. Time Out	
5. 剥离扁桃体 ① 作切口	器械护士将 12 号手术刀放于弯盘内，递给主刀医生，自腭舌弓上端沿其游离缘外侧约 1 cm 处作切口，递一次性使用不粘双极电凝镊止血
② 剥离扁桃体	递扁桃剥离子沿切口剥离黏膜，暴露扁桃体被膜，剥离扁桃体上端被膜、腭舌弓、三角襞及扁桃窝底部少许坚韧组织
6. 切除扁桃体	递扁桃体圈套器通过扁桃体钳由上而下套住扁桃体下端未剥离的"蒂状"组织，收紧圈套器截断切除扁桃体
7. 止血	递扁桃止血钳夹棉球，放入扁桃窝内压迫止血。巡回护士与器械护士共同完成关腔前用物清点
8. 缝合切口	递 4-0 可吸收缝线连续缝合切口，巡回护士与器械护士共同完成关腔后用物清点
9. 清点用物	第四次清点物品数目及完整性

7. 巡回护士手术配合要点

（1）手术前严格执行病人安全核查,包括病人的基本信息、手术方式、麻醉方式、术中特殊用物及药品等。

（2）术前完善仪器设备检查及准备,正确使用电外科设备,妥善安置电外科设备回路负极板,预防电灼伤的发生。

（3）术中根据病人需要采取综合性保温措施,预防低体温的发生。

（4）该手术多见于儿童,病人入手术间后应加强沟通,妥善约束,防止跌倒、坠床。

8. 器械护士手术配合要点

（1）器械护士术前熟悉手术方法、步骤,提前准备手术所需用物及器械。

（2）术中传递器械时,应"稳、准、轻",将器械放置在主刀医生虎口处。

（3）术中妥善处理特殊器械,规范交接。

四、全喉切除术

喉居颈前正中,舌骨下方,上通喉咽,下接气管。喉上端为会厌上缘,下端为环状软骨下缘,约在成年男性第 3～6 颈椎平面。喉是以软骨为支架,间以肌肉、韧带、纤维组织及黏膜等构成的一个锥形管腔状器官。

1. 适应证

喉癌,多见为声门区癌和声门上区癌。

2. 手术间布局

全喉切除术手术间布局如图 22-2-4 所示。以手术床为中心,电外科设备、吸引器、麻醉机位于手术床左侧,手术托盘位于手术床右侧,温毯仪位于手术床尾侧。主刀医生位于病人右

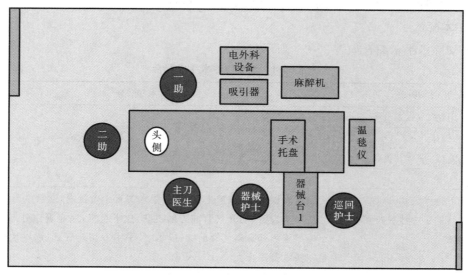

图 22-2-4　手术间布局图

侧,一助位于主刀医生对侧,二助位于病人头侧,器械护士位于主刀医生右侧。

3. 物品准备

(1)器械准备:

全喉器械包1个。

(2)敷料准备:

大腹包1个、基础包1个、中单包1个、手术衣6件、治疗碗6个。

(3)用物准备:

11号刀片1个、12号刀片1个、10号刀片2个、12枚针1套、2-0慕丝线、4-0可吸收缝线、3-0慕丝线、一次性手控电刀笔1个、一次性使用不粘双极电凝镊1个、一次性使用吸引管1个、一次性12号吸引头2个、5 ml与10 ml一次性使用注射器各1个、显影小纱布5片、全喉气管套管1套。

(4)药品准备:

37 ℃复方氯化钠注射液500 ml、37 ℃ 0.9%氯化钠注射液500 ml、1%活力碘。

(5)仪器设备准备:

电外科设备1台、吸引器1台。

4. 麻醉与体位

(1)麻醉方式:

局麻或全身麻醉。

(2)体位:

喉手术仰卧位。

5. 皮肤消毒范围

1%活力碘消毒皮肤,上至下颌,下至乳头水平,两侧达腋后线。

6. 手术配合

全喉切除术手术配合如表22-2-4所示。

表 22-2-4　全喉切除术手术配合

手 术 步 骤	手 术 配 合
1. 清点用物	同乳突根治鼓室成形术
2. 消毒、铺巾	
3. 连接管线	
4. Time Out	
5. 局麻下行气管切开 　① 沿气管的正中线纵行切开气管前壁组织	核对无误后,器械护士将10号手术刀置于弯盘内,递给主刀医生 递短有齿镊,切开气管前方的皮肤、皮下组织,递血管钳分离颈前组织至甲状腺峡部显露气管前壁,递12号手术刀切开气管,递一次性使用不粘双极电凝镊止血
② 气管撑开器撑开气管的切口,插入气管插管	递气管撑开器,插入气管插管

续表

手 术 步 骤	手 术 配 合
6. 确定切口,作垂直切口或者T形切口	递 10 号手术刀、一次性手控电刀笔切开皮肤、皮下组织,用一次性使用不粘双极电凝镊止血
7. 下行切除法,自上而下切除喉	
① 切开及分离皮瓣	递血管钳、一次性手控电刀笔切开皮肤、皮下组织、颈浅筋膜、颈阔肌,血管钳钳开皮瓣,暴露颈前肌
② 切断甲状腺峡部及部分切除颈前带状肌	递弯血管钳、一次性手控电刀笔钝性分离、切断甲状腺峡部及颈前带状肌,递 8×20 圆针 2-0 慕丝线缝扎止血,暴露上端气管
③ 切除舌骨	递甲状腺拉钩暴露舌骨,血管钳分离舌骨表面肌肉,递骨剪于舌骨中部剪断
④ 切除喉部	递血管钳钳夹喉上动静脉及周围韧带,递 2-0 慕丝线结扎;递骨剪剪断喉体并取出肿瘤组织,妥善放置标本
8. 安放鼻饲管	自鼻腔置入鼻饲管,并妥善固定
9. 缝合咽壁 ① 第 1 层褥式缝合	递 6×17 圆针 3-0 慕丝线褥式缝合,创口的黏膜边缘翻向咽腔,腔内打结
② 第 2 层黏膜下加固缝合	递 6×17 圆针 3-0 慕丝线间断缝合,进行黏膜下加固缝合,巡回护士和器械护士共同完成咽壁缝合后的用物清点
10. 缝合气管断端	递短有齿镊、6×17 圆针 3-0 慕丝线将气管黏膜与造瘘口处皮肤在前、后、左、右各固定 1 针。巡回护士和器械护士共同完成关腔前用物清点
11. 放置引流管,切口缝合	递一次性负压引流球、递弯血管钳协助置管,递 4-0 可吸收缝线间断缝合皮下组织,巡回护士和器械护士共同完成关腔后用物清点
12. 缝合皮肤	递短有齿镊、4-0 可吸收缝线间断缝合皮肤。第四次清点物品数目及完整性
13. 更换气管套管	拔出气管插管,递全喉切除气管套管
14. 包扎	递绷带行颈部加压包扎

7. 巡回护士手术配合要点

(1) 手术前严格执行病人安全核查,包括病人的基本信息、手术方式、麻醉方式、术中特殊用物及药品等。

(2) 术前完善仪器设备检查及准备,正确使用电外科设备,妥善安置电外科设备回路负极板,预防电灼伤的发生。

(3) 进行病人术中获得性压力性损伤风险评估,手术受压部位使用预防性敷料进行局部减压。

（4）术中根据病人需要采取综合性保温措施，预防低体温的发生。

（5）术中密切关注病人生命体征和尿量变化。

（5）手术结束后，妥善固定病人静脉及其他管路，并确保管路通畅，保证病人安全转运。

8. 器械护士手术配合要点

（1）器械护士术前熟悉手术方法、步骤，提前准备手术所需用物及器械。

（2）术中传递器械时，应"稳、准、轻"，将器械放置在手术医生虎口处。

（3）术中切除肿瘤时，需严格落实手术隔离技术，防止肿瘤种植转移。

参 考 文 献

[1] 黄宇童,潘滔,鲁兆毅,等.完壁式乳突切开鼓室成形术后胆脂瘤复发 21 例临床分析[J]. 临床耳鼻咽喉头颈外科杂志,2021,35(01):66-69.

[2] 韩德民.2005 耳鼻喉头颈外科学新进展[M].北京:人民卫生出版社,2005.

[3] 黄选兆,汪吉宝,孔维生.实用耳鼻咽喉头颈外科学[M].2 版.北京:人民卫生出版社,2008.

[4] 王正敏,陆书昌.现代耳鼻咽喉科学[M].北京:人民军医出版社,2001.

[5] 王天铎.喉科手术学[M].北京:人民卫生出版社,2000.

（李岩,韩凌,李媛媛,周秀娟）

第23章 口腔颌面外科手术护理配合

第一节 口腔颌面外科常用手术体位的安置方法

口腔颌面外科常用手术体位是仰卧位。

1. 适应证

仰卧位适用于口腔颌面外科手术。

2. 体位用物

头垫1个、颈垫1个、肩垫1个、膝枕1个、足跟垫2个、下肢约束带1根。

3. 安置方法

仰卧位如图23-1-1所示。

（1）病人取仰卧位，头顶与手术床头板边缘平齐。

（2）肩下置肩垫（平肩峰），颈下置颈垫，头下置头垫，使头后仰，保持头颈中立位。

（3）膝下垫膝枕，足下垫足跟垫，距离膝关节5 cm处用约束带固定，松紧适宜，以能容纳一指为宜，防止腓总神经损伤。

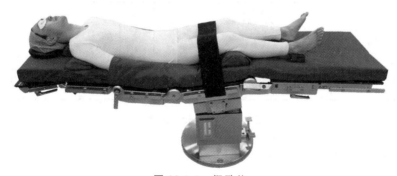

图 23-1-1 仰卧位

4. 注意事项

（1）妥善整理各种管线，避免器械相关压力性损伤。

（2）注意保护病人颈椎，保持颈椎处于功能位置，避免颈部悬空而造成术后颈部肌肉酸痛。

（3）女性病人避免将头发扎成发髻置于脑后，以免手术过程中枕部受压引起不适。

（4）行全身麻醉后，覆盖双眼，予以保护。

第二节　口腔颌面外科手术配合

一、口腔颌面部骨折修复术

颌面部骨折包括上颌骨骨折和下颌骨骨折等,按照骨折创伤是否暴露,可分为开放性骨折和闭合性骨折。颌面部骨折在全身骨折中约占 3%～4%,是颌面外科的主要疾病之一。

1. 适应证

口腔颌面部骨折。

2. 手术间布局

口腔颌面部骨折修复术手术间布局如图 23-2-1 所示。以手术床为中心,吸引器、麻醉机、电外科设备、动力系统位于手术床左侧,温毯仪位于手术床尾侧。主刀医生位于病人右侧,一助位于主刀医生对侧,二助位于病人头侧,器械护士位于主刀医生右侧。

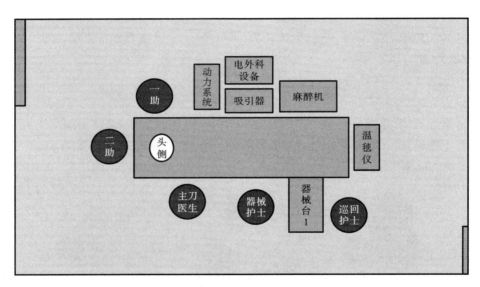

图 23-2-1　手术间布局图

3. 物品准备

(1) 器械准备:

口腔器械包 1 个、导管固定 3 件器械包 1 个、动力系统 1 套、颌间结扎 6 件器械包 1 个、正颌器械包 1 个。

(2) 敷料准备:

小腹包 1 个、中单包 1 个、手术衣 6 件、治疗碗 6 个。

(3) 用物准备:

15 号刀片 1 个、8×20 三角针 1 套、6×17 圆针 1 套、4×10 三角针 1 套、3-0 可吸收缝线、

5-0 血管缝合线、2-0 慕丝线、3-0 慕丝线、4-0 慕丝线、一次性手控电刀笔 1 个、一次性使用吸引管 1 根、一次性使用不粘双极电凝镊 1 个、F14 一次性使用吸引头 1 个、显影小纱布 5 片、5 ml 一次性使用球后注射器 1 个、1 ml 与 50 ml 一次性使用注射器各 1 个、22G 一次性使用动脉穿刺针 1 个、骨蜡 1 个、头皮夹 1 包、医用无菌防护套 1 个、7 cm×11 cm 一次性使用无菌手术膜 1 个、钛板、钛钉、一次性使用负压球 1 个。

(4) 药品准备:

盐酸肾上腺素注射液(1 ml:1 mg/支)、37 ℃复方氯化钠注射液 500 ml、37 ℃生理氯化钠溶液 500 ml、37 ℃ 0.9%氯化钠注射液 500 ml、妥布霉素地塞米松眼膏、1%活力碘。

(5) 仪器设备准备:

电外科设备 1 台、负压吸引器 1 台、动力系统 1 台。

4. 麻醉与体位

(1) 麻醉方式:

全身麻醉。

(2) 体位:

仰卧位。

5. 皮肤消毒范围

1%活力碘消毒皮肤,以术区中心逐步向四周环绕,直径>10 cm。

6. 手术配合

口腔颌面部骨折修复术手术配合如表 23-2-1 所示。

表 23-2-1　口腔颌面部骨折修复术手术配合

手 术 步 骤	手 术 配 合
1. 清点用物	器械护士提前 15 min 洗手,整理器械台及相关用物,与巡回护士共同进行术前清点,巡回护士及时准确记录
2. 消毒、铺巾	递海绵钳夹持活力碘纱布依次消毒皮肤 3 遍,常规铺巾
3. 连接管线	器械护士按规范固定一次性使用吸引管、一次性使用不粘双极电凝镊、一次性手控电刀笔、动力系统电缆线,巡回护士依次连接各管线,设置参数
4. 口腔消毒	递开口器、压舌板打开口腔,递 0.5%活力碘棉球消毒口腔
5. Time Out	切皮前,手术医生、麻醉医生、手术室护士三方核查,核对无误后,器械护士将 15 号手术刀置于弯盘内,递给主刀医生
6. 睑缘下切口 ① 设计眼睑切口 ② 悬吊下眼睑 ③ 暴露睑缘下骨折线	递无菌记号笔标记眼睑切口 递弯纹式血管钳、4×10 三角针 4-0 慕丝线、持针器悬吊下眼睑 递 15 号手术刀,切开皮肤及皮下组织,递骨膜分离器,分离暴露睑缘下骨折线

手 术 步 骤	手 术 配 合
7. 冠状切口 ① 标记冠状切口 ② 切口药物注射 ③ 作切口,暴露骨折线	递无菌记号笔作切口标记 递抽取好的注射液(用一次性使用球后注射器抽取盐酸肾上腺素注射液(1 ml∶1 mg/支)0.5 ml 加入 40 ml 37 ℃ 0.9％氯化钠注射液中) 递 15 号手术刀,递头皮夹钳、头皮夹,递骨膜分离器,分离骨膜,暴露颧额缝、颧骨颧弓骨折线
8. 口内切口 ① 暴露术野 ② 分离,暴露上下颌骨骨折线	递开口器、压舌板 递一次性手控电刀笔,递骨膜分离器,分离骨膜,暴露上下颌骨骨折线
9. 置入牵引钉,颌间牵引	递装有牵引钉的持钉器,置入牵引钉,递钢丝作颌间牵引
10. 骨折复位 ① 固定骨折线 ② 固定上下颌骨	递电钻打孔,递微型钛板、钛钉,固定颧额缝、颧骨颧弓 递电钻打孔,递小型钛板、钛钉,固定上下颌骨
11. 缝合切口 ① 冲洗切口 ② 于切口处放置引流管 ③ 缝合各肌层、皮下组织 ④ 缝合皮肤	递 37 ℃生理氯化钠溶液 500 ml 冲洗切口 递一次性使用负压球,小弯血管钳夹住引流管尾端协助置管,递短有齿镊,8×20 三角针 2-0 慕丝线,固定引流管,巡回护士与器械护士共同完成关腔前用物清点 递短有齿镊、3-0 可吸收缝线间断缝合,巡回护士与器械护士共同完成关腔后用物清点 递短有齿镊、5-0 血管缝合线连续缝合,第四次清点物品数目及完整性
12. 覆盖切口	递妥布霉素地塞米松眼膏涂抹切口,递小纱布覆盖切口

7. 巡回护士手术配合要点

（1）手术前严格执行病人安全核查,包括病人的基本信息、手术方式、麻醉方式、术中特殊用物及药品等。

（2）术前完善仪器设备检查及准备,正确使用电外科设备,妥善安置电外科设备回路负极板,预防电灼伤的发生。

（3）术前双人清点钛钉、钛板等植入物的数量并正确记录。

（4）术中根据病人情况采取综合保温措施,预防低体温的发生。

（5）手术结束后,妥善固定病人静脉通路及其他管路,并确保管路通畅,保证病人安全转运。

8. 器械护士手术配合要点

（1）器械护士术前熟悉手术方法、步骤,提前准备手术所需用物及器械。

（2）术后妥善处理动力系统和特殊器械,规范交接。

二、口腔颌面部肿瘤切除术及皮瓣修复术

口腔颌面部恶性肿瘤以癌为常见，肉瘤较少。绝大多数癌肿为鳞状细胞癌，其次为腺性上皮癌，其余为基底细胞癌、未分化癌、淋巴上皮癌等。

1. 适应证

口腔颌面部恶性肿瘤或颌骨成釉细胞瘤等。

2. 手术间布局

口腔颌面部肿瘤切除术及皮瓣修复术手术间布局如图 23-2-2 所示。以手术床为中心，吸引器、麻醉机、电外科设备、动力系统位于手术床右侧，温毯仪在手术床尾侧。两位主刀医生分别位于病人头部右侧和腿部左侧，两位一助分别位于主刀医生对面，二助位于患者头侧，器械护士位于病人左侧。

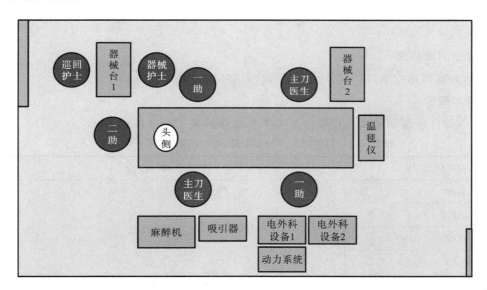

图 23-2-2　手术间布局图

3. 物品准备

（1）器械准备：

口腔器械包 2 个、口腔任意皮瓣器械包 1 个、导管固定 3 件器械包 1 个、口腔显微器械 10 件器械包 1 个、动力系统 1 套。

（2）敷料准备：

大腹包 1 个、基础包 1 个、中单包 1 个、手术衣 6 件、治疗碗 6 个。

（3）用物准备：

10 号、11 号、15 号刀片各 1 个、6×17 圆针 1 套、8×20 圆针 1 套、8×20 三角针 2 套、2-0 慕丝线、3-0 慕丝线、4-0 慕丝线、3-0 可吸收缝线、4-0 可吸收缝线、8-0 血管缝合线、5-0 血管缝合线、一次性手控电刀笔 2 个、一次性使用不粘双极电凝镊 1 个、5 ml 一次性使用球后注射器 1 个、1 ml 与 10 ml 一次性使用注射器各 1 个、50 ml 一次性使用注射器 2 个、一次性使用吸引

管 2 根、F14 一次性使用吸引头 2 个、22G 一次性使用动脉穿刺针 2 个、7 cm×11 cm 一次性使用无菌手术膜 1 个、骨蜡 1 个、钛板和钛钉、血管吻合器。

（4）药品准备：

盐酸肾上腺素注射液(1 ml：1 mg/支)、盐酸利多卡因注射液(5 ml：0.1 g/支)、肝素钠注射液(2 ml：12500 单位/支)、37 ℃复方氯化钠注射液 500 ml、37 ℃生理氯化钠溶液 500 ml、37 ℃0.9％氯化钠注射液 500 ml、妥布霉素地塞米松眼膏、灭菌纯化水 500 ml、1％活力碘。

（5）仪器设备准备：

电外科设备 2 台、负压吸引器 2 台、动力系统 1 台、显微镜 1 台。

4. 麻醉与体位

（1）麻醉方式：

全身麻醉。

（2）体位：

仰卧位。

5. 皮肤消毒范围

1％活力碘消毒皮肤，以术区中心逐步向四周环绕，直径＞10 cm。

6. 手术配合

口腔颌面部肿瘤切除术及皮瓣修复术手术配合如表 23-2-2 所示。

表 23-2-2　口腔颌面部肿瘤切除术及皮瓣修复术手术配合

手 术 步 骤	手 术 配 合
1. 清点用物	同口腔颌面部骨折修复术
2. 消毒、铺巾	
3. 连接管线	
4. Time Out	
5. 清扫颈淋巴结	核对无误后，器械护士将 15 号手术刀置于弯盘内，递给主刀医生
① 标记切口	递无菌记号笔标记
② 切口药物注射	递抽取好的注射液（一次性使用球后注射器抽取盐酸肾上腺素注射液（1 ml：1 mg/支)0.5 ml 加入 40 ml 37 ℃ 0.9％氯化钠注射液中）
③ 切皮，悬吊皮肤	递 15 号手术刀切开皮肤，一次性使用不粘双极电凝镊止血，递 8×20 三角针 2-0 慕丝线悬吊皮肤
④ 清扫淋巴结	递弯蚊式血管钳，一次性手控电刀笔分离血管组织，暴露淋巴结，必要时递 3-0 慕丝线结扎缝合血管，一次性使用不粘双极电凝镊止血，清除淋巴组织
6. 离断下颌骨	
① 消毒口腔	递 0.5％活力碘棉球消毒口腔
② 标记切口	递无菌记号笔沿颈部切口向上延伸作切口标记

手 术 步 骤	手 术 配 合
③ 作切口,分离组织,暴露下颌骨	递 15 号手术刀延长切口,递拔牙钳拔除截骨线上的牙齿,递血管钳、一次性手控电刀笔分离组织,暴露下颌骨
④ 离断下颌骨	递电锯锯开下颌骨,递 50 ml 一次性使用注射器抽取 37 ℃生理氯化钠溶液协助医生冲洗手术视野,避免高温损坏电锯
7. 切除肿瘤原发灶	
① 切开唇颊侧牙龈	递一次性手控电刀笔、弯蚊式血管钳切开唇颊侧牙龈,显露下颌体,递一次性使用双极电凝镊止血
② 切除病灶	递一次性使用双极电凝镊、3-0 慕丝线结扎,扩大切除病灶,妥善保存标本,留取切缘组织进行术中冰冻标本送检
8. 切口冲洗	递 37 ℃灭菌纯化水 2000 ml 冲洗切口,巡回护士与器械护士共同清点所有物品无误后,立即更换所有器械
9. 股前外侧皮瓣制备	
① 标记皮瓣切口	递无菌记号笔标记
② 切皮,暴露血管,制取皮瓣	递 10 号刀片切开皮肤及皮下组织,递 3-0、4-0 慕丝线结扎缝合血管,按要求制取皮瓣
③ 于切口处放置引流管	递引流管,递弯蚊式血管钳协助置管,器械护士与巡回护士共同完成关腔前用物清点
④ 关闭切口	递 8×20 圆针、8×20 三角针、2-0 慕丝线依次缝合,器械护士与巡回护士共同完成关腔后用物清点
10. 血管吻合	递 8-0 血管缝合线在显微镜下吻合动脉,递血管吻合器吻合静脉,冲洗吻合口
11. 皮瓣修复	递 11 号刀片,递 3-0 和 4-0 可吸收缝线缝合皮瓣
12. 下颌骨解剖复位内固定	递电钻、钛钉、钛板复位下颌骨
13. 缝合切口	同口腔颌面部骨折修复术
14. 覆盖切口	

7. 巡回护士手术配合要点

（1）手术前严格执行病人安全核查,包括病人的基本信息、手术方式、麻醉方式、术中特殊用物及药品等。

（2）术前完善仪器设备检查及准备,正确使用电外科设备,妥善安置电外科设备回路负极板,预防电灼伤的发生。

（3）进行病人术中获得性压力性损伤风险评估,手术受压部位使用预防性敷料进行局部减压。

（4）术中根据病人需求采取综合保温措施,预防低体温的发生。

（5）术前清点钛钉、钛板数量,术后与医生再次清点核对。

（6）手术结束后,妥善固定病人静脉通路及其他管路,并确保管路通畅,保证病人安全转运。

8. 器械护士手术配合要点

（1）器械护士术前熟悉手术方法、步骤，提前准备手术所需用物及器械。

（2）严格落实手术隔离技术，术中不同切口的器械分开使用。

（3）术后及时处理动力系统和特殊器械，规范交接。

三、颞下颌关节手术

颞下颌关节又称"颞颌关节"或"下颌关节"，由下颌头与颞骨下颌窝和关节结节组成，左右合成一联合关节，主理张口、闭口和咀嚼运动。关节囊松弛，侧方为内、外侧韧带所加强。囊内的关节盘呈卵圆形，由纤维软骨组成，区分为前、中、后三部分。上面呈鞍状，前凹后凸，与关节结节和下颌窝的凸凹轮廓相对应；下面凹正对下颌头，周缘与关节囊相接，前缘与穿过关节囊的翼外肌腱相连。关节盘将关节腔分成上、下两半。关节外更有蝶下颌韧带（蝶棘至下颌小舌）和茎突下颌韧带（茎突至下颌角）予以加固。颞下颌关节手术是一种治疗关节炎的手术。

1. 适应证

颞下颌关节脱位或有明显器质性破坏以及严重功能障碍者。

2. 手术间布局

颞下颌关节手术（右颞下颌关节）手术间布局如图 23-2-3 所示。以手术床为中心，吸引器、麻醉机、电外科设备、动力系统位于手术床左侧，温毯仪位于手术床尾侧。主刀医生位于病人右侧，一助位于主刀医生对侧，二助位于病人头侧，器械护士位于主刀医生右侧。

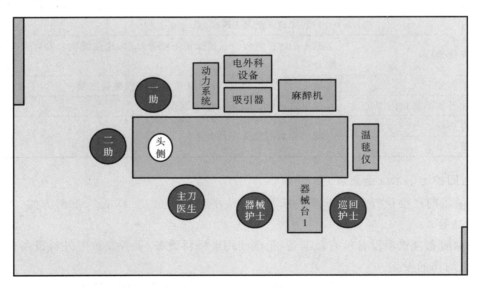

图 23-2-3　手术间布局图

3. 物品准备

（1）器械准备：

口腔器械包 1 个、动力系统 1 套、颌间结扎 6 件器械包 1 个。

（2）敷料准备：

小腹包 1 个、中单包 1 个、手术衣 6 件、治疗碗 6 个。

（3）用物准备：

15 号刀片 1 个、12 号刀片 1 个、2-0 慕丝线、3-0 慕丝线、4-0 慕丝线、4-0 可吸收缝线、一次性手控电刀笔 1 个、一次性使用吸引管 1 根、F14 一次性使用吸引头 1 个、显影小纱布 5 片、5 ml 一次性使用球后注射器 1 个、1 ml 与 50 ml 一次性使用注射器各 1 个、9 cm×11 cm 敷贴、22G 一次性使用动脉穿刺针 1 个、医用无菌防护套 1 个、牵引钉、微型可吸收缝线锚钉、0.5 ml 医用透明质酸钠凝胶 1 支。

（4）药品准备：

盐酸肾上腺素注射液（1 ml：1 mg/支）、37 ℃复方氯化钠注射液 500 ml、37 ℃生理氯化钠溶液 500 ml、37 ℃ 0.9％氯化钠注射液 500 ml、妥布霉素地塞米松眼膏。

（5）仪器设备准备：

电外科设备 1 台、负压吸引器 2 台、动力系统 1 台。

4. 麻醉与体位

（1）麻醉方式：

全身麻醉。

（2）体位：

仰卧位。

5. 皮肤消毒范围

1％活力碘消毒皮肤，以术区中心逐步向四周环绕，直径＞10 cm。

6. 手术配合

颞下颌关节手术手术配合如表 23-2-3 所示。

表 23-2-3　颞下颌关节手术手术配合

手 术 步 骤	手 术 配 合
1. 清点用物	同口腔颌面部骨折修复术
2. 消毒、铺巾	
3. 连接管线	
4. Time Out	
5. 沿耳屏前至颞部作弧形切口	
① 标记切口	递无菌记号笔标记切口
② 沿切口皮下注射药物	递抽取好的注射液 0.5 ml（用一次性使用球后注射器抽取盐酸肾上腺素注射液（1 ml：1 mg/支）8 滴加入 40 ml 37 ℃ 0.9％氯化钠注射液中）
③ 切皮及皮下组织	器械护士将 15 号手术刀置于弯盘内，递给主刀医生，递电凝镊止血
6. 显露关节囊并切开关节上腔	递弯蚊式血管钳，分离关节周围组织，递骨膜剥离器分离显露关节囊，递 15 号手术刀切开关节上腔，递扁桃剪和 12 号刀片松解关节盘前附着物

续表

手 术 步 骤	手 术 配 合
7. 悬吊关节盘	递微型可吸收缝线锚钉和 4-0 可吸收缝线悬吊关节盘,递 0.5 ml 医用透明质酸钠注入关节盘内防粘连
8. 放置引流	递引流球放置引流
9. 关闭切口	递 4-0 可吸收缝线分层缝合切口
10. 留置口内牵引钉	递 0.5%活力碘棉球消毒口腔,递牵引钉

7. 巡回护士手术配合要点

(1) 手术前严格执行病人安全核查,包括病人的基本信息、手术方式、麻醉方式、术中特殊用物及药品等。

(2) 术前完善仪器设备检查及准备,正确使用电外科设备,妥善安置电外科设备回路负极板,预防电灼伤的发生。

(3) 术中根据病人需求采取综合保温措施,预防低体温的发生。

(4) 术前双人清点牵引钉等植入物的数量并正确记录。

(5) 手术结束后,妥善固定病人静脉通路及其他管路,并确保管路通畅,保证病人安全转运。

8. 器械护士手术配合要点

(1) 器械护士术前熟悉手术方法、步骤,提前准备手术所需用物及器械。

(2) 术后及时处理动力系统和特殊器械,规范交接。

参 考 文 献

[1] 包柳明,程跃军,潘菲泉. 坚固内固定术联合牵引复位固定术治疗口腔颌面部创伤性骨折的效果及并发症观察[J]. 中国药物与临床,2020,20(1):86-88.

[2] 孙雯,房维. 颞下颌关节镜手术方法的研究进展[J]. 中华口腔医学杂志,2022,57(12):1272-1276.

[3] 陈萍. 颞下颌关节脱位保守治疗与手术治疗的研究进展[J]. 口腔材料器械杂志,2022,31(3):205-209.

[4] 冯铁军,谢宇,林雅琪,等. 腔镜手术与传统手术对腮腺良性肿瘤的治疗效果的 Meta 分析[J]. 南方医科大学学报,2021,41(3):464-470.

[5] 朱宇梦,傅涛,刘雁鸣. 腮腺肿瘤手术方法研究进展[J]. 中华口腔医学杂志,2021,56(9):933-938.

(李岩,吴素兰,黄蓉,童秋蓉)